Transfusionsmedizin 1993/94

Beiträge zur Infusionstherapie und Transfusionsmedizin
Contributions to Infusion Therapy and Transfusion Medicine

Band 32

KARGER

Basel · Freiburg · Paris · London · New York · New Delhi · Bangkok · Singapore · Tokyo · Sydney

26. Kongreß der Deutschen Gesellschaft für Transfusionsmedizin und Immunhämatologie, Rostock, 16.–18. September 1993

Transfusionsmedizin 1993/94

Bandherausgeber
W. Sibrowski, Münster; *W. Stangel*, Hannover;
S. Wegener, Rostock

120 Abbildungen und 128 Tabellen, 1994

KARGER

Basel · Freiburg · Paris · London · New York · New Delhi · Bangkok · Singapore · Tokyo · Sydney

Beiträge zur Infusionstherapie und Transfusionsmedizin
Contributions to Infusion Therapy and Transfusion Medicine

Dosierungsangaben von Medikamenten

Autoren und Herausgeber haben alle Anstrengungen unternommen, um sicherzustellen, daß Auswahl und Dosierungsangaben von Medikamenten im vorliegenden Text mit den aktuellen Vorschriften und der Praxis übereinstimmen. Trotzdem muß der Leser im Hinblick auf den Stand der Forschung, Änderungen staatlicher Gesetzgebungen und den ununterbrochenen Strom neuer Forschungsergebnisse bezüglich Medikamenteneinwirkung und Nebenwirkungen darauf aufmerksam gemacht werden, daß unbedingt bei jedem Medikament der Packungsprospekt konsultiert werden muß, um mögliche Änderungen im Hinblick auf die Indikation und Dosis nicht zu übersehen. Gleiches gilt für spezielle Warnungen und Vorsichtsmaßnahmen. Ganz besonders gilt dieser Hinweis für empfohlene neue und/oder nur selten gebrauchte Wirkstoffe.

Printed in Germany by Saarpfalz-Druck Ermer GmbH & Co.KG, D-66424 Homburg-Saarpfalz
ISBN 3-8055-6025-7

Inhalt

Transfusionsassoziierte Risiken: Infektionen und Immunmodulation

Molekularbiologie, Biochemie und Immunologie erythrozytärer Blutgruppensysteme

Untersuchungsverfahren für thrombozytäre und granulozytäre Alloantigensysteme

HLA-System: Nachweismethoden und praktische Bedeutung

Präparative und therapeutische Hämapherese

Qualitätssicherung und Qualitätskontrolle von Blut und Blutkomponenten

Klinische Transfusionspraxis

Autologe Hämotherapie

Varia

Vorwort

Zum 26. Kongreß der Deutschen Gesellschaft für Transfusionsmedizin und Immunhämatologie kamen mehr als 600 Transfusionsmediziner und transfusionsmedizinisch Interessierte aus Klinik, Praxis, Wissenschaft, Industrie und Behörden. Die große Zahl aktiver Teilnehmer stellte die Herausgeber des Kongreßbandes 93 vor das äußerst schwierige Problem, die eingereichten Manuskripte in einem Band unterzubringen. Nach Absprachen mit den Autoren, dem Karger-Verlag und dem Vorstand der DGTI ist es gelungen, einen kompakten, übersichtlichen und wissenschaftlich anspruchsvollen Kongreßband herauszugeben.

Der Band Transfusionsmedizin 1993/94 spiegelt in eindrucksvoller Weise die Entwicklung der modernen Transfusionsmedizin in den letzten Jahren wider. Hervorzuheben sind hier insbesondere die Fortschritte bei der Präparation von Blutkomponenten, die Qualitätssicherung und die Aufnahme neuer analytischer Methoden, wie z.B. die PCR-Technik und die Durchflußzytometrie, in das diagnostische Spektrum der transfusionsmedizinischen Laboratorien.

Alles in allem repräsentiert der Kongreßband 93/94 die vielseitigen und aktuellen ärztlichen und wissenschaftlichen Aktivitäten der Transfusionsmediziner in Blutspendeeinrichtungen, Kliniken und Forschungsinstituten und belegt damit eindrucksvoll die Notwendigkeit der Entscheidung, daß Transfusionsmedizin ein eigenständiges Fachgebiet sein muß. Gerade der sogenannte «AIDS-Skandal» hat gezeigt, daß eine sichere Herstellung und ein optimaler Einsatz von Blutprodukten zum Wohle der Patienten besondere transfusionsmedizinische Fachkompetenz voraussetzen. Aus-, Fort- und Weiterbildung auf dem Gebiet der Transfusionsmedizin sollten deshalb für Ärzte zur Pflicht werden. Die Transfusionsmediziner sind dabei aufgerufen, ihre Forschungsergebnisse und praktischen Erfahrungen in die ärztliche Aus- und Fortbildung einzubringen.

Der Kongreßband 1993/94 stellt, wie auch die bisher erschienenen Bände, eine aktuelle umfassende Übersicht wichtiger Themen aus dem Gebiet der Transfusionsmedizin dar und vermittelt auch Kollegen anderer Fachdisziplinen nützliche Informationen unseres Fachgebietes.

Wir danken allen Autoren für ihre kooperative Mitarbeit und den Firmen, die durch ihre finanzielle Unterstützung des Kongresses auch den vorliegenden Kongreßband ermöglicht haben.

Nachdem Herr Professor Volker Kretschmer uns die Herausgeberschaft der Kongreßbände «Transfusionsmedizin» übergeben hat, möchten wir nicht versäumen, ihm für seine jahrelange Betreuung und Herausgabe der Bände auch an dieser Stelle zu danken.

Münster - Hannover - Rostock, Juli 1994

Die Herausgeber

Sibrowski W, Stangel W, Wegener S (Hrsg): Transfusionsmedizin 1993/94.
Beitr Infusionsther Transfusionsmed. Basel, Karger, 1994, vol 32, pp 1 – 5

Leukozytenfiltration von Vollblutkonserven vor der Komponentenpräparation

J. Riggert, G. Simson, J. Dittmann, J.U. Wieding, M. Köhler

Abteilung für Transfusionsmedizin der Universitätsklinik Göttingen, Deutschland

Einführung

Bluttransfusionen können unterschiedlichste Transfusionsreaktionen [1, 2] und Immunisierungsprozesse auslösen [2–6]. Buffy-coat-arme Erythrozytenkonzentrate (EK) enthalten noch genügend Leukozyten [7, 8], um Immunisierungen bewirken zu können [2–6]. Immunsupprimierte oder -inkompetente Patienten sollten deshalb mit gefilterten Blutkomponenten versorgt werden, deren Restleukozytengehalt unter 5×10^6 (CILL) [9–11] liegt. Durch die Filtration verringert sich auch das Risiko einer Infektion durch leukozytenassoziierte Viren (z.B. CMV) [12, 13]. Die Notwendigkeit, alle zu transfundierenden Einheiten zu filtern, wird kontrovers diskutiert [14, 15]. In der vorliegenden Studie wurden 20 Vollblutkonserven vor der Verarbeitung in EK und Frischplasmen (FP) durch das «Top and bottom»-System [16, 17] leukozytengefiltert. Die Ergebnisse wurden verglichen mit 20 EK und 20 FP, die konventionell hergestellt und nach der Präparation einzeln gefiltert wurden. Bezugswerte lieferten 10 konventionell hergestellte ungefilterte EK und FP.

Material und Methoden

Für die Vorfiltration wurde aus dem Primärbeutel eines Dreifachbeutelsystems das CPD entnommen und an den Abnahmeschlauch mittels «steril docking» ein Leukozytenfilter mit vorgeschaltetem Primärbeutel (mit Stabilisator) konnektiert. Nach 4 h Lagerung bei Raumtemperatur wurde das abgenommene Vollblut gefiltert und danach mittels automatischer Separation in Einzelkomponenten verarbeitet. Die 30 konventionell hergestellten Konserven wurden in nicht modifizierten Dreifachbeuteln abgenommen und nach 4 h Lagerung bei Raumtemperatur aufgetrennt. 20 von ihnen wurden nach der Verarbeitung in EK und FP jeweils einzeln gefiltert. An Filtern wurden zu gleichen Teilen der BPF-4 (Pall Biomedizin GmbH, Dreieich, Deutschland) und der BIO R 01 Plus (Biotrans, Dreieich, Deutschland) eingesetzt. Vor und nach jedem Präparations- oder Filtrationsschritt wurden Proben abgenommen und die Produkte gewogen. Volumina wurden nach Abzug des Leerbeutelgewichtes durch Multiplikation mit den spezifischen Gewichten [18] ermittelt. Untersucht wurden im Vollblut vor Verarbeitung/Filtration Leukozyten- und Thrombozytenzahl (Neubauer-Kammer, Probenverdünnung 1:10), nach Filtration Leukozytenzahl (Nageotte-Kammer im Phasenkontrastmikroskop, Probenverdünnung 1:10 in Ammoniumoxalat, Nachweisgrenze 0,1 Leukozyten/µl) und Thromboyztenzahl (Neubauer-Kammer, Verdünnung 1:10), vor und nach jedem Präparations- oder Filtrationsschritt Hb, Hämatokrit-Wert und Erythrozytenzahl (Sysmex E 5000, Colora, Lorch, Deutschland) und zu Beginn und nach Lagerzeit von 35 Tagen bei 4–8 °C aus dem EK-Überstand Na, K, LDH (Hitachi, Boehringer Mannheim, Deutschland) und zum Teil freies Hb (ACA, Dupont, Bad Homburg, Deutschland). In den Plasmen wurde nach Einfrieren Faktor V, VIII, von Willebrand-Faktor (Asserchrom vWF, Boehringer Mannheim GmbH, Mannheim, Deutschland), Thrombin-Antithrombin-III-Komplex (Enzygnost TAT micro, Behring, Frankfurt/Main, Deutschland) und Plättchenfaktor 4 (Asserchrom PF4, Boehringer Mannheim GmbH, Mannheim, Deutschland) bestimmt. Die Ergebnisse wurden in Mittelwert und Standardabweichung angegeben und mittels Student's t-Test auf Signifikanzen geprüft.

Ergebnisse

Die Ausgangsvolumina der untersuchten Gruppen unterschieden sich nicht. Nach Präparation/Filtration hatten EK und Plasmen der Vorfiltrationsgruppe ein signifikant höheres Volumen im Vergleich zu konventionell hergestellten und einzeln gefilterten Produkten (Tab. 1). Bis auf ein etwas geringeres Restvolumen des BPF-4 in den EK der Komponentenfiltrationsgruppe gegenüber dem BIO R 01 Plus wiesen die beiden Filter keine Unterschiede auf (Tab. 2). Das niedrigere Volumen in der Komponentenfiltrationsgruppe ist zum Teil durch den Einsatz von jeweils 2 Filtern bedingt. Dies allein macht aber nicht die Differenz von etwa 45 ml aus. Die Restleukozyten lagen in beiden Filtrationsgruppen durchweg unter 1×10^5 pro EK und Plasma. Der Bezug zu den Ausgangswerten des Vollblutes nach Abnahme von etwa 3×10^9 zeigt eine Reduktion um fast 5 $\log_{10}$-Stufen durch Kombination von Separation und Filtration, unabhängig davon, welcher Verarbeitungsschritt zuerst erfolgt. Der Vergleich der beiden Filter zeigt kaum Unterschiede in der Zahl der Restleukozyten in den fertigen Präparaten.

Hämoglobin, Hämatokritwert, Thrombozyten und Erythrozytenzahlen wiesen weder im Vollblut direkt nach der Abnahme noch nach Fertigstellung der EK oder nach 35 Tagen Lagerung bei 4–8 °C signifikante Unterschiede zwischen den beiden gefilterten Gruppen auf. Auch pH, Na, K, LDH und freies Hb aus dem Überstand der EK unterschieden sich hier nach Lagerung nicht. Im Plasma gab es nach Auftauen bei Faktor V, VIII, von-Willebrand-Faktor und Thrombin-Antithrombin-III-Komplex keine außerhalb der Normbereiche liegenden Werte oder

Tab. 1. Vergleich Komponentenfiltration/Vorfiltration (Mittelwerte ± Standardabweichungen)

	Kontrollgruppe ohne Filtration (n = 10)	Komponenten-filtration (n = 20)	Vorfiltration (n = 20)	Komponenten versus Vorfiltration
Produktvolumen, ml				
VB	569 ± 27	569 ± 15	563 ± 18	**n.s.**
EK	275 ± 14	257 ± 19	288 ± 19	**p < 0,0001**
FP	301 ± 18	259 ± 19	274 ± 20	**p < 0,05**
EK und FP	576 ± 20	516 ± 16	562 ± 16	**p < 0,0001**
Filterrestvolumen, ml				
VB	–	–	27 ± 2	–
EK	–	30 ± 3	–	–
FP	–	25 ± 1	–	–
EK und FP	–	55 ± 4	27 ± 2	**p < 0,0001**
Gesamtleukozyten im				
VB	$2{,}92 \pm 0{,}73 \times 10^9$	$2{,}99 \pm 0{,}96 \times 10^9$	$3{,}27 \pm 1{,}04 \times 10^9$	**n.s.**
EK	$4{,}22 \pm 3{,}73 \times 10^8$	$3{,}46 \pm 1{,}49 \times 10^4$	$3{,}45 \pm 1{,}17 \times 10^4$	**n.s.**
FP	$5{,}77 \pm 7{,}56 \times 10^6$	$2{,}86 \pm 0{,}89 \times 10^4$	$3{,}42 \pm 1{,}99 \times 10^4$	**n.s.**

VB = Vollblut, EK = Erythrozytenkonzentrat, FP = Frischplasma, n.s. = nicht signifikant.

signifikanten Differenzen. Lediglich Plättchenfaktor 4 war in der Vorfiltrationsgruppe mit 7,4 ± 4,9 IU/l signifikant höher als in der Gruppe der konventionell hergestellten Plasmen mit 1,3 ± 0,2 IU/l. Die Filtrationszeiten von BPF-4 und BIO R 01 Plus waren vergleichbar.

Diskussion

Es konnten keine signifikanten Unterschiede hinsichtlich Qualität, Wirkstoffgehalt, Restleukozytengehalt und Biokompatibilität von EK und Plasmen gefunden werden, wenn Vollblut vor Verarbeitung in seine Komponenten leukozytengefiltert wird im Vergleich zur Filtration der Einzelkomponenten nach Herstellung. Vorteil gegenüber Filtration der Einzelkomponenten ist der niedrigere Volumenverlust in EK und Plasmen. Verglichen mit den derzeit auf dem Markt befindlichen Inline-Filtrationsverfahren für EK bietet die Vorfiltration den Vorteil, daß alle Probleme der mitzuzentrifugierenden Filter entfallen. Es resultieren 2 gefilterte

Tab. 2. Vergleich BPF-4/BIO R 01 Plus (Mittelwert ± Standardabweichungen)

	Komponentenfiltration			Vorfiltration		
	Bio R 01 Plus (n = 10)	BPF-4 (n = 10)	p	Bio R 01 Plus (n = 10)	BPF-4 (n = 10)	p
Produktvolumen, ml						
VB	575 ± 13	564 ± 16	**n.s.**	556 ± 18	569 ± 16	**n.s.**
EK	254 ± 20	260 ± 18	**n.s.**	286 ± 17	290 ± 22	**n.s.**
FP	261 ± 14	257 ± 24	**n.s.**	275 ± 22	273 ± 18	**n.s.**
EK und FP	515 ± 12	518 ± 19	**n.s.**	560 ± 20	562 ± 12	**n.s.**
Filterrestvolumen, ml						
VB	–	–		27,3 ± 0,9	26,2 ± 2,5	**n.s.**
EK	32,0 ± 3,0	27,0 ± 1,0	**<0,001**	–	–	
FP	26,0 ± 1,1	25,4 ± 1,3	**n.s.**	–	–	
Gesamtleukozyten im						
VB [$\times 10^9$]	3,15 ± 1,27	2,83 ± 0,53	**n.s.**	3,0 ± 0,91	3,53 ± 1,14	**n.s.**
EK [$\times 10^4$]	3,56 ± 1,35	3,35 ± 1,69	**n.s.**	2,86 ± 0,17	4,04 ± 1,44	**<0,05**
FP [$\times 10^4$]	2,61 ± 0,14	3,11 ± 1,22	**n.s.**	2,99 ± 0,67	3,84 ± 2,74	**n.s.**

VB = Vollblut, EK = Erythrozytenkonzentrat, FP = Frischplasma, n.s. = nicht signifikant.

Endprodukte, EK und FP. Die eingesetzten Filter zeigten gute Ergebnisse und unterschieden sich nur marginal. Insgesamt ist das Vorfiltrationsverfahren zur Leukozytenfiltration innerhalb der Produktion geeignet. Hinsichtlich Durchführbarkeit, Arbeitsaufwand und Kosten ist es alternativen Vorgehensweisen überlegen.

Summary

Prophylaxis of infection and alloimmunisation is the main reason for leucocyte depletion by filtration of blood components. The question is whether all red cell concentrates (RCC) should be filtered and whether plasma has to be filtered, too. For leucocyte-poor units whole blood was filtered before preparation using the 'top and bottom' system. These units of buffy-coat-poor RCC and plasma were compared with components filtered after preparation. Non-filtered RCCs and plasmas served as a control. By prefiltration of whole blood and filtration of components we obtained RCCs and plasmas with less than 1×10^5 leucocytes in every unit. In conclusion, leucocyte filtration before preparation seems to be an easy and cost-effective method in order to get two filtered components (RCC and plasma) with one filter.

Literatur

1 Perkins HA, et al: Vox Sang 1966;11:578–600.
2 Snyder EL: Transfusion 1989;29:568–571.
3 Sirchia G, et al: Vox Sang 1986;51 (suppl 1):2–8.
4 Brand A, et al: Vox Sang 1988;54:160–166
5 Saarinen UM, et al: Blood 1990;75:512–517.
6 van Marwijk Kooy M, et al: Blood 1991;77:201–205.
7 Kretschmer V, et al: Infusionstherapie 1988;15:232–239.
8 Pietersz RNI, et al: Vox Sang 1990;59:205–208.
9 Eernisse JG, Brand A: Exp Hematol 1981;9:77–83.
10 Brand A: Transfusion medicine in the 1990's. Arlington, VA: American Association of Blood Banks 1990:35–61.
11 Chapman JR, et al: Transplantation 1986;41:468–473.
12 Gilbert GL, et al: Lancet 1989:1228–1231.
13 de Graan-Hentzen YCE, et al: Transfusion 1989;29:757–760.
14 Dzik WH: Transfusion 1991;31:789–791.
15 Perkins HA: Transfusion 1993;33:626–627.
16 Kretschmer V, et al: Infusionstherapie 1988;15:232–239.
17 Pietersz RNI, et al: Vox Sang 1990;59:205–208.
18 Wissenschaftliche Tabellen Geigy, Hämatologie und Humangenetik; 8. Aufl. Ciba-Geigy-Ag Basel, 1979, p 68.

Joachim Riggert
Abteilung für Transfusionsmedizin der Universitätsklinik Göttingen
Robert-Koch-Straße 40
D-37075 Göttingen (Deutschland)

Sibrowski W, Stangel W, Wegener S (Hrsg): Transfusionsmedizin 1993/94.
Beitr Infusionsther Transfusionsmed. Basel, Karger, 1994, vol 32, pp 6 – 8

Leukozytendepletion durch In-line-Filtration

E. Krandick, A. Vornwald, E. Gossrau

Blutspendedienst im Deutschen Roten Kreuz Berlin gGmbH, Deutschland

Einleitung

Die vorliegende Arbeit soll klären, ob das getestete System zur In-line-Filtration von Erythrozytenkonzentraten (EK) praktikabel ist und ob eine Leukozytenreduktion auf $< 5 \times 10^6$/EK erreicht wird.

Material und Methoden

Aus 30 Vollblutkonserven (VK) von je 450 ml in 3fach-U-Blutbeutelsystemen (Optipac®, Baxter) mit integriertem Filter (Sepacell R 2000®) wurden EK hergestellt: 15 min Zentrifugation bei 3600 U/min, 2 VK/Einsatz (Cryofuge 8000, Heraeus); Filtration nach 48 h. Durchgeführte Untersuchungen: Leukozytenzählung nach Herstellung des EK (Coulter), nach Filtration Zählung in der Nageotte-Kammer und Berechnung der Leukozytenkonzentration [1, 2].

$$\text{Berechnung der Leukozyten/EK} = \frac{(\text{gezählte Leukozyten/ml}) \times \text{Gewicht gefilterter EK [g]}}{\text{spezifisches Gewicht [g/ml]}}$$

Das spezifische Gewicht wurde anhand des durchschnittlichen spezifischen Gewichts von 2 gefilterten EK mit mittlerem Hämatokrit (Hk) bestimmt. Der Erythrozytenverlust wurde mit Hilfe des mittleren Gewichtsverlustes und des mittleren Hk vor und nach Filtration ermittelt. Die Filtrationszeit wurde bei 15 EK gemessen. 10 Proben dienten nach Filtration als Sterilkontrolle. Die Hämolyserate wurde bei 8 EK in 7-Tage-Abständen bis zum 42. Tag der Laufzeit bestimmt.

Ergebnisse

Die Handhabung war leicht. Alle Filter überstanden die Zentrifugation ohne makroskopische Defekte. Die Filtrationszeit betrug im Mittel 25–30 min. Die

Sterilproben waren keimfrei. Das Endgewicht der gefilterten EK lag bei 267 ± 18 g (M ± SD). Der Erythrozytenverlust durch Filtration betrug etwa 12 g (7%). Als mittlere Hämolyserate der gefilterten EK ermittelten wir 0,4% am 42. Tag. Die Leukozytenkonzentration im ungefilterten EK betrug (3 ± 1,6) × 10^9/l (M ± SD). Die Leukozytenreduktion betrug etwa 2 × 10^4/l pro EK. Nach Filtration wurden (6 ± 4,5) × 10^5 Leukozyten/l gezählt (Median ± Quartilabstand). Das spezifische Gewicht der gefilterten EK wurde mit 1,084 g/l bei einem Hk von 0,58% bestimmt. Wir errechneten einen Gehalt von 1,5 × 10^5 Leukozyten/EK (Median). In 4 gefilterten EK waren keine Leukozyten nachweisbar. Ein gefiltertes Ausreißer-EK enthielt 6,62 × 10^6 Leukozyten. In 97% wurden Werte deutlich < 5 × 10^6 Leukozyten/gefiltertes EK erreicht.

Diskussion

In 29/30 EK (97%) befanden sich nach Filtration weniger als 5 × 10^6 Leukozyten. Diese Zahl wird als kritische Grenze einer Immunisierung im HLA-Bereich angesehen [3]. Die Ergebnisse entsprechen der Leistung anderer moderner Filter [4]. Der Vertrauensbereich, für den mit 99%iger Wahrscheinlichkeit im geprüften System diese Grenze unterschritten wird, beträgt 77,73–99,98%. Der Erythrozytenverlust im Filter und die Hämolyserate waren tolerabel. Zur Vermeidung von Transfusionsreaktionen wird empfohlen, innerhalb von 24 h nach Entnahme zu filtern [5, 6]. Weiterführende Studien sind daher wünschenswert und in Anbetracht der hier vorliegenden Daten vielversprechend. Der Ausreißer belegt die Notwendigkeit von Qualitätskontrollen. Die einfache Handhabung und die volle Auslastung der Zentrifuge ermöglichen den Routineeinsatz des getesteten Beutelsystems.

Summary

Leukocyte depletion was tested in 30 red cell concentrates (RCC) using a new 450-ml triple U blood-bag system (Optipac®, Baxter) with an integrated polyester filter (Sepacell R 2000®). Centrifugation at 3,600 rpm was well tolerated by all filters. RCC were filtered 48 h after preparation (mean time 25–30 min). Filtration loss of red blood cells was about 7%. Prefiltration leukocyte concentration averaged 3 × 10^9 leukocytes/l (Coulter). After filtration 6 × 10^5 leukocytes/l (median) were counted in the Nageotte chamber (NC). 1.5 × 10^5/RCC leukozytes (WBC) per filtered RCC were calculated (median). 29/30 (97%) RCC contained less than 5 × 10^6 WBC, in 4 cases no WBC were detectable in the NC, but 6.62 × 10^6 WBC remained in 1 RCC. The rate of hemolysis (8/30) averaged 0.4% on day 42. Handling was easy, allowing routine use. Quality controls are necessary.

Literatur

1 Masse M, et al: Transfusion 1992;32:565–571.
2 Rebulla P, et al: Transfusion 1993;33:128–133.
3 Fisher M, et al: Vox Sang 1985;49:331-335.
4 Pietersz RNI, et al: Transfus Med Rev 1993;7:17–24.
5 Frewin DB, et al: Semin Hematol 1991;28(suppl 5):18–21.
6 Humbert JR, et al: Semin Hematol 1991;28,3(suppl 5):10–13.

Elisabeth Krandick
Blutspendedienst im Deutschen Roten Kreuz Berlin gGmbH
Hindenburgdamm 30
D-12203 Berlin (Germany)

Sibrowski W, Stangel W, Wegener S (Hrsg): Transfusionsmedizin 1993/94.
Beitr Infusionsther Transfusionsmed. Basel, Karger, 1994, vol 32, pp 9 – 11

Maschinelle Vollblutspende mit gleichzeitiger Gewinnung von Erythrozytenkonzentrat und Frischplasma mittels MCS-3P

G. Matthes, E. Richter, U. Tofoté, I. Pawlow

Institut für Transfusionsmedizin, Universitätsklinikum Charité, Humboldt-Universität zu Berlin, Deutschland

Einleitung

Erstmals wird mit dem Zellseparator MCS-3P eine maschinelle Vollblutspende vorgestellt, die die gleichzeitige Gewinnung von einer Einheit SAGM-Erythrozytenkonzentrat (EK) und 2 Einheiten Frischplasma ermöglicht und damit das Einsatzspektrum dieses mobilen Gerätes wesentlich erweitert [1].

In dieser Kurzfassung werden die Daten zur maschinellen Vollblutspende und die Ergebnisse zur hypothermen Lagerung der gewonnenen Erythrozytenkonserven dargelegt.

Material und Methoden

32 freiwillige Spender (11 männlich, 21 weiblich, Durchschnittsalter 37 Jahre) spendeten mittels RBCP-Programm am Zellseparator MCS-3P (Haemonetics) innerhalb von 20 ± 2,8 min ein EK, resuspendiert in 80 ml SAG-Mannitol [EK-SAGM: 355 ± 58 g, Hk 0,53 ± 0,06, Hb 10,7 ± 1,4 mmol/l, WBC (5,92 ± 2,24) · 10^9/l, PLT (248 ± 60) · 10^9/l], und 2 Frischplasmen [411 ± 25 g, Proteingehalt 67 ± 4,3 g/l, RBC (0,03 ± 0,01) · 10^{12}/l, WBC (0,29 ± 0,13) · 10^9/l, PLT (35 ± 18,6) · 10^9/l]. Das prozessierte Blutvolumen betrug 957 ± 128 ml. Bei jedem Spender wurden 230 ml NaCl-Lösung zur Volumenkompensation und Verringerung der Viskosität des EKs nach dem ersten Zyklus reinfundiert. Zur Charakterisierung der Erythrozyten wurden folgende Parameter in wöchentlichen Abständen bis zum 42. Lagerungstag gemessen: Hb, Hk, MCV, MCHC (Dilab-Analyzer), ATP- und 2,3-DPG-Gehalt (Test-Kit, Fa. Boehringer, Fa. Serva), pH-Wert (Orion 720 A), freies Hämoglobin (Cyan-Methämoglobin-Methode, Hitachi-UV-Photometer), Kalium-, Glukose- und Laktatgehalt (Hitachi-Analyzer), p050 (AVL 500). Am Ende der Lagerung waren alle Erythrozyten- und Plasmapräparate steril.

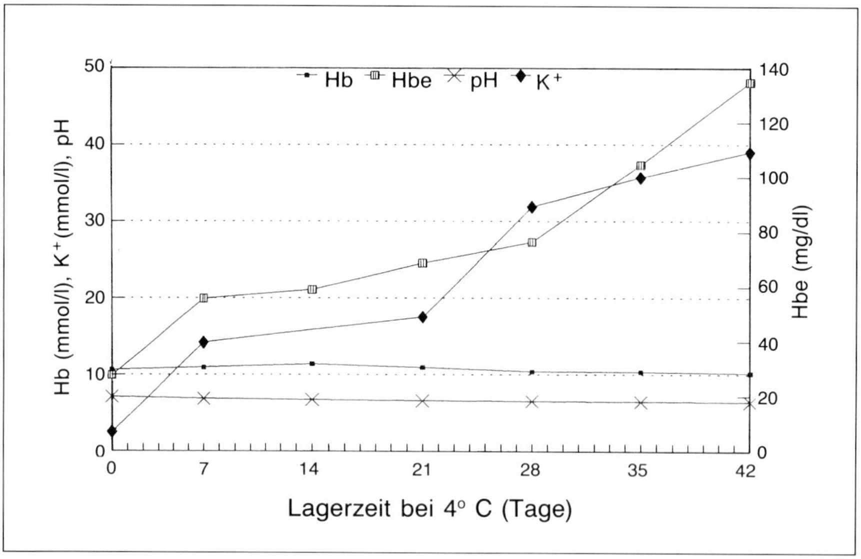

Abb. 1. Verhalten von Hämoglobin, freiem Hämoglobin, pH und Kaliumionen während der hypothermen Lagerung von maschinell gewonnenem Erythrozytenkonzentrat, resuspendiert in SAG-Mannitol (Haemonetics-Zellseparator MCS-3P, RBCP-Programm, n = 32).

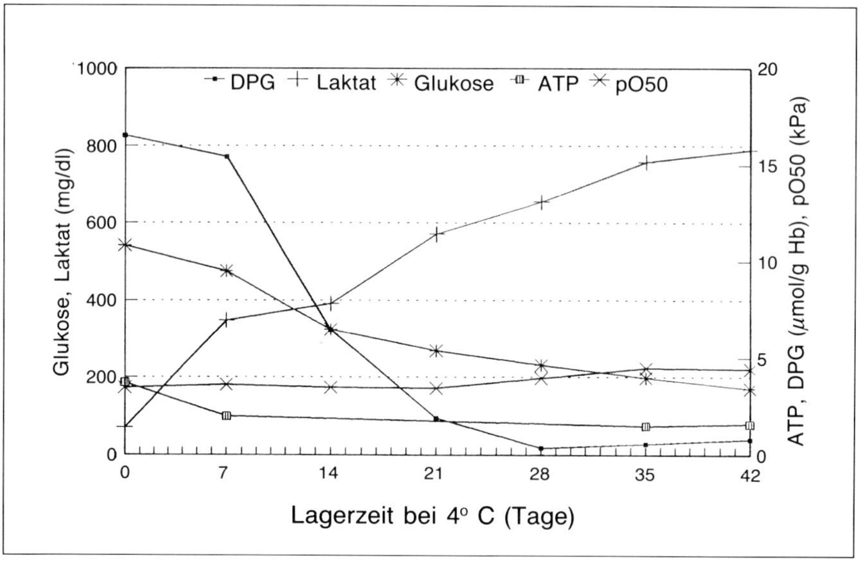

Abb. 2. Verhalten von zellulärem ATP und 2,3-DPG, Glukose und Laktat während der hypothermen Lagerung von maschinell gewonnenem und filtriertem Erythrozytenkonzentrat, resuspendiert in SAG-Mannitol (Haemonetics-Zellseparator MCS-3P, RBCP-Programm, n = 32).

Ergebnisse und Schlußfolgerungen

Alle maschinellen Vollblutspenden konnten innerhalb der vorgesehenen Zeit von 20 min durchgeführt werden. Zwei Spender beschrieben ein Kältegefühl im Arm bei der Rückgabe im ersten Zyklus, eine Spenderin hatte milde periorale Zeichen einer Hypocalciämie. Die hergestellten EK-SAGM zeigen im Verlaufe der Lagerung bis zu 42 Tagen keine Unterschiede zu konventionell separierten EK (Abb. 1, 2); der 2,3-DPG-Gehalt ist innerhalb von 7–14 Tagen eher besser erhalten [2]. Da die EK-SAGM eine nahezu dem Vollblut entsprechenden Leukozytengehalt aufwiesen, wurden 11 Präparate innerhalb von 6 h leukozytendepletiert (Pall BPF4, Biotrans Bio R01+). Der Restleukozytengehalt betrug danach $2{,}3 \pm 0{,}4 \times 10^6$ pro EK-SAGM. Die PLT-Konzentration in den Frischplasmen könnte durch eine Modifikation der Separationsparameter auf einen Restgehalt von unter 30×10^9/l reduziert werden.

Mit der maschinellen Vollblutspende am Zellseparator MCS-3P ist eine Komponentenauftrennung (Erythroplasmapherese) einfach und ohne zusätzlichen Aufwand an Personal, Raum usw. umzusetzen.

Summary

The new 'Multi-Component System-3 pump' (MCS-3P) is an apheresis system giving the flexibility to collect red blood cells, plasma, and platelets in one step. The objective was to perform an automated donation of red cells and plasma (erythroplasmapheresis), collecting in less than 20 min 350 ml red cells including 80 ml of SAG-M and 400 ml plasma. For this study we have evaluated 32 donations. The results obtained for red blood cells (42 days) and plasma (after freezing) are as good as with standard collection (parameter such as Hb, Hk, MCV, MCHC, 2,3-DPG, ATP, free Hb and potassium, glucose, lactose, protein).

Literatur

1 Pawlow I, et al: Infusionsther Transfusionsmed 1993;20 (suppl 3):37.
2 Högman CF, et al: Transfusion 1978;18:233–242.

Prof. Dr. med. Gert Matthes
Institut für Transfusionsmedizin
Universitätsklinikum Charité
Medizinische Fakultät der Humboldt-Universität zu Berlin
Schumannstraße 20/21
D-10098 Berlin (Deutschland)

Sibrowski W, Stangel W, Wegener S (Hrsg): Transfusionsmedizin 1993/94.
Beitr Infusionsther Transfusionsmed. Basel, Karger, 1994, vol 32, pp 12 – 15

Komponententrennung von Eigenblut mittels Schwerkraftsedimentation

H. Eichler, V. Kretschmer

Abteilung für Transfusionsmedizin und Gerinnungsphysiologie,
Universitätsklinikum Marburg, Deutschland

Im folgenden soll eine Untersuchung zur Diskussion gestellt werden, bei der lagerbare Blutkomponenten allein mit Hilfe einer durch Hydroxyäthylstärke (HES) unterstützten Schwerkraftsedimentation gewonnen wurden.

Material und Methoden

Von 8 gesunden Blutspendern wurden je 450 g Vollblut mittels Dreifach-U-Beutelsystem (Biotrans, Dreieich) entnommen. Dem Entnahmebeutel wurden vorher 80 ml 6%ige Hydroxyäthylstärke (HES) zugesetzt (MG 200 000, Fresenius, Bad Homburg). In die Plasmaleitung wurde ein Leukozyten-/Thrombozytenfilter (Biofil®, Biotrans, Dreieich) integriert. Nach der Entnahme wurde der Sammelbeutel mit Kunststoffplatten stabilisiert (BioPlate®, Baxter, Unterschleißheim) und mit dem Plasmaausgang nach oben senkrecht in einen Zentrifugenköcher gestellt. Die Präparate lagerten für 14–16 h bei 4 °C in einem Blutkonserven-Kühlschrank, anschließend für 3–4 h bei Raumtemperatur. Die Auftrennung erfolgte manuell mit Hilfe eines Separators (Biotrans), dessen Trenngrenzenerkennung nicht aktiviert war. Eine Rollenklemme am Plasmaschlauch regulierte den Fluß durch den Filter auf etwa 25 ml min^{-1}. Das Plasma gelangte in den Einfrierbeutel, die Erythrozyten in den Lagerungsbeutel mit PAGGS-Mannitol-Lösung. Das Restvolumen im Sammelbeutel wurde auf unter 20 ml begrenzt.

Neben Blutbildparametern der Spender wurden die Gewichte der Komponenten und die Zellkontamination des Plasmas untersucht.

Ergebnisse

Die Separationsergebnisse sind in Tabelle 1 aufgeführt. Bei einer relativ großen Streuung und offenbar ohne enge Korrelation zu den Ausgangswerten der Spender lag der mittlere Hämatokrit der Erythrozytenkonzentrate bei 58,1%; die

Tab. 1. Separationsergebnisse

	Spender	EK		Plasma			
	HK, %	G, g	HK, %	G, g	Thrombozyten, μl^{-1}	Leukozyten μl^{-1}	Erythrozyten μl^{-1}
1	45	300	57	300	2 000	30	1 400
2	45	389	49	239	5 000	80	900
3	49	335	60	220	13 000	50	1 000
4	45	331	57	302	5 000	30	400
5	50	278	55	256	6 000	10	900
6	42	344	59	240	71 000	50	600
7	49	365	65	288	5 000	30	1 500
8	46	377	63	275	6 000	380	3 800
$\bar{x}$	46,4	340	58,1	265	14 100	83	1 300

EK = Erythrozytenkonzentrat, HK = Hämatokrit, G = Gewicht.

Bruttogewichte schwankten erheblich zwischen 278 und 389 g ($\bar{x}$ = 340 g). Mit Ausnahme eines Präparates (71 000 μl^{-1}) lag die Thrombozytenkontamination der Plasmen unter 20 000 μl^{-1}. Die Leukozytenkontamination betrug stets weniger als 500 μl^{-1}. Die Hälfte der Plasmen wies mehr als 1000 Erythrozyten μl^{-1} auf.

Diskussion

Die Auftrennung von Vollblut in Blutkomponenten ermöglicht den Zusatz von additiven Nährlösungen, durch welche die Lagerungsdauer der Erythrozyten auf bis zu 7 Wochen verlängert wird. Bei Eigenblut verlängert sich hierdruch auch das Spendeintervall um 2 Wochen und damit die Chance, auch für größere Operationen eine ausreichende Anzahl von Blutpräparaten bereitzustellen. Darüber hinaus ist die Therapie mit Blutkomponenten, zumindest bei größerem Blutbedarf, der Substition von Vollblut aus verschiedenen Gründen überlegen [1]. Insbesondere ist dabei die Bereitstellung von gerinnungsaktivem Eigenplasma zu nennen.

Allerdings bedarf die Separation von Vollblut eine besondere Geräteausstattung und Erfahrung. Der Verzicht auf die Zentrifugation bei der Separation würde erhebliche Vorteile mit sich bringen. Im Rahmen dieser Studie wurde daher versucht, die Auftrennung durch Schwerkraftsedimentation mit Hilfe von HES zu ermöglichen. Gegen die Applikation von maximal 80 ml HES mit den beiden Komponenten einer Vollblutspende dürften in der Regel bei Eigenbluttransfusionen keine Bedenken bestehen. Wegen der Thrombogenität von kontaminierenden Zellen (vor allem Thrombozyten und Leukozyten) wurde versucht, diese vor Einfrieren der Frischplasmen durch einen integrierten Leukozytenfilter zu eliminieren.

Zunächst ergab sich, daß das Vollblut bei Raumtemperatur trotz HES-Zusatz nicht ausreichend sedimentierte. Die Lagerung bei 4 °C erbrachte zwar eine gute Sedimentation mit stabilen Trenngrenzen; das Plasma ließ sich jedoch, wahrscheinlich infolge Verlegung der Filterporen durch Kryopräzipitate, nicht filtrieren. Die notwendige Reinheit der Plasmen (pro µl < 20 000 Thrombozyten, < 500 Leukozyten und < 1000 Erythrozyten [2]) konnte nicht immer erreicht werden, obwohl das Plasma langsam filtriert wurde.

Darüber hinaus müßte ein entsprechendes Beutelsystem entwickelt werden, das für dieses Verfahren geeignet wäre: Entnahmebeutel mit CPD-HES, Plasmaleitung mit Inline-Thrombo-/Leukozytenfilter und ein weiterer Beutel mit additiver Lösung zum Einleiten des Erythrozytenkonzentrates. Hierdurch könnte die Separation dann auch automatisiert mit Hilfe entsprechender Blutseparatoren (z.B. Biotrans Separator) erfolgen. Inzwischen kam ein anderes Beutelsystem auf den Markt, bei dem Vollblut mittels eines Hohlfilters in Erythrozytenkonzentrat und Plasma ohne die Notwendigkeit von Sedimentation usw. aufgetrennt werden kann. Das erhaltene Plasma besitzt die geforderte Reinheit. Darüber hinaus wird das Erythrozytenkonzentrat weitgehend leukozytendepletiert [3]. Zwar steht einer breiten Anwendung der hohe Systempreis entgegen. Da es jedoch zumindest fraglich erscheint, ob die von uns vorgestellte Methode nach entsprechender Optimierung günstiger angeboten werden kann, wurde von einer weiteren Entwicklung Abstand genommen.

Dank

Wir danken Herrn Dr. W. H. Walker von der Firma Biotrans für die großzügige Bereitstellung der Biofil®-Leukozyten-/Thrombozytenfilter.

Summary

Our aim was to establish a new method for the separation of long-term storable blood components (red blood cells in additive solution and frozen plasma) from whole blood by a gravity sedimentation technique with hydroxyethyl starch. This investigation should offer a cheap and technically simple method of blood separation as an alternative to whole blood storage, valuable for autologous blood to extend the presurgical donation period. Although the separation of 8 whole blood units was successful, this method cannot be recommended for routine application. It is still too complicated, difficult to standardize and too time-consuming. Additionally, the cell contamination of the plasma is too high.

Literatur

1 Kretschmer V, Weippert-Kretschmer M: Beitr Infusionsther, vol 31. Basel, Karger, 1993, pp 209–214.

2 Fürst G: Beitr Infusionsther, vol 29, Basel, Karger, 1991, pp 49–55.

3 Schwarzfischer G, et al: Beitr Infusionsther, vol 30, Basel, Karger, 1992, pp 287–291.

Dr. med. Hermann Eichler
Blutspendezentrale Mannheim
DRK-Blutspendedienst Baden-Württemberg
Friedrich-Ebert-Straße 107
D-68167 Mannheim (Deutschland)

Sibrowski W, Stangel W, Wegener S (Hrsg): Transfusionsmedizin 1993/94.
Beitr Infusionsther Transfusionsmed. Basel, Karger, 1994, vol 32, pp 16 – 19

Blutkomponentenseparation mittels Schwerkraftfiltration: Herstellung eines leukozytendepletierten Erythrozytenkonzentrates

U. Taborski, J. Kollig, G. Müller-Berghaus

Abteilung Hämostaseologie und Transfusionsmedizin, Max-Planck-Institut für physiologische und klinische Forschung, Kerckhoff-Klinik, Bad Nauheim (Deutschland)

Einleitung

Die Auftrennung einer Frischblutkonserve über einen Hohlfaserfilter unter Ausnutzung allein der Schwerkraft wurde erstmals von Sekiguchi et al. [1] beschrieben. Neben dem Frischplasma (FP) konnte so aus dem Vollblut (VB) ein Blutzellkonzentrat (BK) gewonnen werden. Dieses BK enthält jedoch alle Leukozyten und Thrombozyten des VB, so daß es für eine Langzeitlagerung, etwa vergleichbar einem konventionell hergestellten Erythrozytenkonzentrat (EK), nicht geeignet ist.

Während von Schwarzfischer et al. [2] der Leukozytenfilter zur Herstellung des Buffy-coat-armen EKs zwischen Plasmafilter und EK-Blutbeutel positioniert wurde, wurde in dieser Studie die Leukozytenfiltration in einem zweiten Schritt durchgeführt. Ziel dieser Studie war es, durch Einsatz eines zusätzlichen Leukozyten-/Thrombozytenfilters ein Buffy-coat-armes EK herzustellen und die Lagerungseigenschaften dieses Präparates über einen Zeitraum von bis zu 6 Wochen zu untersuchen.

Material und Methoden

Vierfach-Blutbeutelsyteme (n = 10) mit integriertem Schwerkraft-Separationsfilter BCC-1 (Diamed, Köln) und integriertem Leukozytenfilter R 200 (Diamed, Köln) wurden mittels Sterilschweißgerät (SCD, DuPont) hergestellt. Der Primärbeutel enthielt 100 ml CPD, 450–500 ml VB wurden jeweils einem Blutspender gemäß den Richtlinien zur Blutgruppenbestimmung und Bluttransfusion [3] entnommen. Nach 1 h Lagerzeit bei Raumtemperatur wurde das Blut per Schwerkraft über den Hohlfaserfilter BCC-1 in BK und FP separiert. Die Filtrationszeiten wurden gemessen. Die jeweils hergestellten VB-, Blutzell- und EK-Präparationen wurden laboranalytisch charakterisiert (Volumen, Hämoglobin, Hämatokrit, Blutzellzahl).

Die Bestimmung des Blutbildes im VB und BK erfolgte am Zellcounter (Sysmex CC 180), die Leukozytenzahl des EKs wurde mittels Nageotte-Kammer (100 µl Blut, 900 µl Türksche Lösung) ermittelt, die Thrombozytenzahl mittels Thoma-Kammer. Die gewonnenen EKs wurden bei 4 °C gelagert; in wöchentlichem Abstand wurden der Hämatokrit, im Überstand die Konzentrationen von K^+ (Flammenfotometrie), LDH (optimierte Standardmethode, Lactatdehydrogenase, UV-Test; Boehringer Mannheim), das freie Hämoglobin (modifizierte Hämiglobincyanid-Methode nach van Kampen und Zijlstra, Boehringer Mannheim) und der pH-Wert gemessen. Die erhaltenen Werte wurden nicht hämatokrit korrigiert.

Ergebnisse

Tabelle 1 zeigt die Ergebnisse der Volumen- und Zellzahlbestimmung am Tag der Herstellung. Pro Präparat wurden 10 ml Probenvolumen unter sterilen Bedingungen gezogen; dieses muß bei einer Bilanzierung der Volumina der einzelnen Präparate berücksichtigt werden. Das Filter- und Schlauch-Rückstandsvolumen betrug im Durchschnitt 35 ml. Die Frischplasmen wiesen ein Volumen von 205 ± 31 ml auf. Die Filtrationszeiten betrugen für die Komponententrennung 13 ± 3,2 min, für die Leukozytenfiltration 8,4 ± 4,4 min. Vergleicht man das VB mit dem EK, errechnet sich für Leukozyten eine Filtrationseffizienz von 99,95–99,99%, was einer log-3- bis log-4-Reduktion entspricht. Dabei muß ein Gesamtverlust an Erythrozytenmasse von 19% hingenommen werden.

Tab. 1. Eigenschaften der Blutpräparate am Tag der Herstellung (n = 10)

	Vollblut	Zellkonzentrat	Erythrozyten-konzentrat
Volumen, ml	559 ± 12,4	378 ± 10,8	350 ± 12,5
Hb, g/100 ml	11,9 ± 1,04	15,7 ± 1,36	15,7 ± 1,42
Hämatokritwert, %	36,6 ± 0,95	47,8 ± 1,35	46,5 ± 1,27
Erythrozyten, 10^6/µl	3,98 ± 0,3	5,19 ± 0,27	5,17 ± 0,32
Gepacktes Erythrozytenvolumen, ml	202	181	163
Leukozyten			
Konzentration, μl^{-1}	4657 ± 588	6257 ± 724	0,59 ± 0,28
Gesamtzahl	$2,63 \times 10^9$	$2,45 \times 10^9$	$2,07 \times 10^5$
Thrombozyten			
Konzentration, μl^{-1}	$194 \times 10^3 \pm 24 \times 10^3$	$209 \times 10^3 \pm 21 \times 10^3$	3570 ± 290
Gesamtzahl	$107,4 \times 10^9$	$78,9 \times 10^9$	$1,251 \times 10^9$

Tab. 2. Langzeitlagerung der Erythrozytenkonzentrate bis zu 6 Wochen (n = 10)

	Zeitpunkt, Woche						
	0	1	2	3	4	5	6
Hämatokrit-wert, %	46,5±1,27	47,0±1,04	48,4±1,43	49,3±1,52	0,9±1,3	52,1±1,46	51,8±1,72
LDH, (U/l)	51,6±4,8	56,0±3,2	60,0±5,3	63,0±4,7	67,0±5,8	75,0±7,1	86,0±5,5
K^+, mmol/l	2,0±0,39	18,9±3,4	22,4±2,8	22,5±4,8	32,4±5,2	35,1±2,7	36,6±6,4
Freies Hb, mg/100 ml	36,0±3,5	46,0±7,1	50,0±4,8	62,0±6,9	75,0±8,5	81,0±5,0	101,0±12,4
pH	6,975	6,979	6,894	6,785	6,722	6,701	6,698

Tabelle 2 zeigt die Ergebnisse der Langzeitlagerung der EKs über einen Zeitraum von 6 Wochen. Es fanden sich, vergleichbar mit konventionell hergestellten EK ein Anstieg des Hämatokrits (von 46,8% auf 51,8%), ein Abfall des pH-Wertes (von 6,975 auf 6,698) und im Überstand ein Anstieg der K^+-Konzentration (von 2,0 auf 36,6 mmol/l), der LDH-Konzentration (von 51,6 auf 86,9 U/l) und des freien Hämoglobins (von 36,0 auf 101,0 mg/100 ml).

Diskussion

Dieses neue Hohlfaserfiltersystem zur Schwerkraftseparation einer Vollblutkonserve erlaubt in Verbindung mit einem Leukozytenfilter die Herstellung hochwertiger EKs und FPs aus einer Vollblutspende. Insbesondere die ausgezeichneten Eigenschaften der EKs bei der Langzeitlagerung lassen dieses Verfahren für die autologe Transfusion geeignet erscheinen, denn hier müssen methodenbedingt auch bis zu 6 Wochen gelagerte EKs transfundiert werden. Die K^+-Gesamtmenge im Überstand beträgt am Ende der 6wöchigen Lagerzeit 6,24 mmol. Michael et al. [4] fanden in CPD-Konserven nach 3 Wochen Lagerzeit eine K^+-Gesamtmenge von 5,8 mmol; der entsprechende Wert für die hier untersuchten EKs beträgt 3,8 mmol. Beim Vergleich entsprechender Laborparameter mit konventionell hergestellten Präparaten muß beachtet werden, daß es sich bei den EKs und FPs nicht um Standardpräparate im Sinne der bekannten Monografien handelt. So charakterisieren die Richtlinien zur Blutgruppenbestimmung und Bluttransfusion [3] unter Punkt 3.7.5 das Präparat «Human-Erythrozyten-Konzentrat, buffy-coat-frei in additiver Lösung» unter anderem wie folgt: Volumen etwa 310 ml, Hämatokrit etwa 60%. Das mittels Schwerkraftseparation hergestellte EK dagegen weist ein Volumen von etwa 350 ml und einen Hämatokrit von etwa 50% auf. Entsprechend wiesen 4 der 10 hergestellten FPs ein Volumen < 200 ml auf. Im autologen Bereich scheint diese Eigenschaft von untergeordneter Bedeutung zu sein im Vergleich zu den möglichen Vorteilen dieses Verfahrens: die hohe Qualität der Präparate, die sehr gute Praktikabilität und die Tatsache, daß zur Fraktionierung keine Blutzentrifuge benötigt wird.

Summary

In this study a leukocyte-depleted red-cell concentrate (RCC) was prepared by a new plasma separation filter separating by gravity. This separation filter and a leukocyte depletion filer were integrated in a 4-blood-bag system. The filtered RCC was characterized, the RCC was stored for 6 weeks, and tests to evaluate the quality of the stored RCC were performed every week. The leukocyte contamination of the RCC was ($0.59 \pm 0.28\ \mu l^{-1}$) immediately after filtration. Compared with conventionally prepared RCC, at the end of the 6-week storage period low concentrations of LDH (86.0 ± 5.5 U/l), K^+ (36.6 ± 6.4 mmol/l) and free hemoglobin (101.0 ± 12.4 mg/100 ml) in the supernatant were determined.

Literatur

1 Sekiguchi S, et al: Vox Sang 1990; 58:182–187.

2 Schwarzfischer G, et al: Kombination eines einfachen Hohlfasersystems mit einem Leukozytenfilter zur Herstellung leukozytendepletierter Erythrozytenkonzentrate und von Plasma. Beitr Infusionsther. Basel, Karger, 1992, vol 30, pp 287–291.

3 Richtlinien zur Blutgruppenbestimmung und Bluttransfusion, Köln, 1991.

4 Michael, JM, et al: Transfusion 15; 144.

Dr. U. Taborski
Max-Planck-Institut für physiologische und klinische Forschung
Kerckhoff-Klinik
Abteilung Hämostaseologie und Transfusionsmedizin
Beneckestraße 2-8
D-61231 Bad Nauheim (Deutschland)

Sibrowski W, Stangel W, Wegener S (Hrsg): Transfusionsmedizin 1993/94.
Beitr Infusionsther Transfusionsmed. Basel, Karger, 1994, vol 32, pp 20 – 22

Vergleich von Leukozytenfiltern für Erythrozytenkonzentrate

J. Hiller, B. Lubitz, T. Dominka, P. Kühnl

Universitäts-Krankenhaus Eppendorf, Hamburg, Deutschland

Einleitung

Die Leukozytendepletion von Erythrozytenkonzentraten (EK) mittels Filtration gilt heute als anerkannte Methode zur Verringerung des Risikos einer HLA-Immunisierung. Auch die Verminderung des Risikos einer Virusübertragung (CMV, HTLV-I) durch Leukozytendepletion gilt als gesichert.

Die neueste Generation von Leukozytenfiltern erreicht nach Herstellerangaben eine Leukozytenreduktion um den Faktor 10^4 (Log-4-Filter). Der Europa-Rat empfiehlt für gefilterte EK eine Reduktion des Leukozytengehalts auf weniger als 5×10^6 Leukozyten pro EK. Wir evaluierten neben drei bereits in der Routineherstellung eingesetzten Systemen zur Leukozytenfiltration auch einen älteren, wesentlich kostengünstigeren Log-3-Filter.

Material und Methoden

54 Vollblutspenden von 450 ml wurden im 4fach-Beutel entnommen und etwa 1 h später am Biotrans-Separator nach dem «Top-and-bottom»-Prinzip in Plasma und Buffy-coat-freies EK aufgetrennt. Die Erythrozyten wurden in 200 ml PAGGS-Mannitol suspendiert (Eppendorfer Modell) und für 24 h bei +4 °C gelagert. Die Präparationen wurden anschließend mit einem der vier eingesetzten Leukozytenfilter-Systeme (Biotrans Bio R01 Plus [n = 13], Diamed Sepacell RS-200 [n = 14], Pall BPF4 [n = 13] und Biotrans Bio R01 [n = 14]) entsprechend den Herstelleranweisungen gefiltert.

Die Messung von Gesamt-Hb und Leukozytenzahl im EK vor Filtration erfolgte maschinell am Coulter Counter S PLUS STKR. Die Leukozytenzahl im EK nach Filtration wurde am Phasenkontrastmikroskop ermittelt (Nageotte-Kammer, Nachweisgrenze 1 Leukozyt/10 µl).

Das freie Hb im Überstand wurde nach Zentrifugation photometrisch bestimmt. Während der Filtration wurden Gesamtfiltrationszeit und Füllverhalten der Filter dokumentiert.

Tab. 1. Leukozytengehalt pro Erythrozytenkonzentrat vor und nach Filtration

Parameter	Filter			
	Bio R01 (n = 14)	Bio R01 Plus (n = 13)	Sepacell RS-200 (n = 14)	Pall BPF4 (n = 13)
Vor Filtration				
Leukozyten/Unit				
Median	$4{,}39 \times 10^8$	$4{,}08 \times 10^8$	$4{,}53 \times 10^8$	$3{,}21 \times 10^8$
Maximum	$1{,}09 \times 10^9$	$8{,}70 \times 10^8$	$9{,}69 \times 10^8$	$8{,}36 \times 10^8$
Nach Filtration				
Leukozyten/Unit				
Median	$4{,}09 \times 10^7$	$8{,}95 \times 10^4$	$2{,}35 \times 10^5$	$7{,}14 \times 10^4$
Maximum	$2{,}29 \times 10^8$	$1{,}81 \times 10^6$	$8{,}44 \times 10^5$	$2{,}44 \times 10^5$
Leukozytenreduktion (Log)	1,05	3,51	3,21	3,85

Leukozytenreduktion (Log) = Log (Leukozytengehalt vor Filtration/Leukozytengehalt nach Filtration).

Ergebnisse

Tabelle 1 zeigt den Leukozytengehalt im EK vor und nach Filtration. Alle Log-4-Filter (Biotrans Bio R01 Plus, Diamed Sepacell RS-200, Pall BPF4) erreichten das oben genannte Qualitätskriterium von $< 5 \times 10^6$ Leukozyten/EK. Die Unterschiede zeigten dabei keine statistische Signifikanz. Der Log-3-Filter (Bio R01) erfüllte die Kriterien für leukozytenarme EK nicht und scheint unter diesen Bedingungen (Buffy-coat-reduzierte EK in 200 ml PAGGS-M) zur Leukozytenfiltration nach heutigem Standard nicht geeignet zu sein.

Bezüglich Hämoglobinverlust und Filtrationsdauer erzielte der Log-3-Filter (Bio R01) aufgrund seines kleineren Volumens den geringsten Verlust am Hämoglobin (4,4%) bei einer relativ hohen Filtrationsdauer (510 s).

Mit einem mittleren Hämoglobinverlust von 7,1 bzw. 6,5% erreichten die Filter Bio R01 Plus und Pall BPF4 ein signifikant besseres Ergebnis als der Sepacell RS-200 (9,7%). Auch bezüglich der Dauer der Filtration erzielten diese beiden Filter ein besseres Ergebnis: 315 s (Bio R01 Plus), 334 s (Pall BPF4) gegenüber 458 s (Sepacell RS-200). Auffällig beim Sepacell-Filter war die maximale Filtrationszeit von >17 min in einem Fall und >11 min in 3 weiteren Fällen.

Für das freie Hb ergab sich nach der Filtration für alle Filter lediglich ein leichter Anstieg auf Werte von maximal 26,3 mg/dl. In keinem Fall fanden wir Zeichen einer nennenswerten Hämolyse durch Filtration.

Summary

We compared the following leukocyte filter blood systems (BBS): Biotrans Bio R01 Plus, Diamed Sepacell RS-200, Pall BPF4 (log 4 filters) and Biotrans Bio R01 (log 3 filter). We evaluated the leukocyte removal, handling, the increase of free hemoglobin and the loss of red blood cells (RBC) by filtration.

A total of 54 buffy-coat-reduced RBCs were suspended in 200 ml PAGGS-M, stored at +4 °C for 24 h and filtered subsequently. Samples were taken before storage, immediately before and after filtration to measure total and free Hb and the white blood cell (WBC) contamination.

Results: (1) All log 4 filters showed a comparable reduction of the WBC content per RBC concentrate. (2) Differences were observed in total filtration time and loss of RBCs: Biotrans Bio R01 Plus and Pall BPF4 yielded significantly better results than Diamed Sepacell RS-200. (3) The log 3 filter did not meet the criteria of $< 5 \times 10^6$ WBCs per filtered unit of RBCs (as recommended by the Council of Europe).

Dr. J. Hiller
Universitäts-Krankenhaus Eppendorf
Abteilung für Transfusionsmedizin/Transplantationsimmunologie
Martinistraße 52
D-20246 Hamburg (Deutschland)

Sibrowski W, Stangel W, Wegener S (Hrsg): Transfusionsmedizin 1993/94.
Beitr Infusionsther Transfusionsmed. Basel, Karger, 1994, vol 32, pp 23 – 25

In-line-Filtration von Erythrozytenkonzentraten mittels Sepacell-Integra-System

N. Müller[a], *E. Richter*[b], *G. Matthes*[b], *J.G. Kadar*[a]

[a] Institut für Transfusionsmedizin, Universitätsklinikum Essen
[b] Institut für Transfusionsmedizin, Medizinische Fakultät (Charité), Humboldt-Universität zu Berlin, Deutschland

Einleitung

Die Leukozytenreduktion von Erythrozytenkonzentraten unmittelbar bei der Komponentenpräparation verspricht eine Reihe von Vorteilen. Aus dem untersuchten Spektrum werden einige Detailfragen hierzu vorgelegt.

Material und Methoden

53 Vollblutkonserven (VB) [500 ml VB + Antikoagulanz (AK), n = 36; 450 ml VB + AK, n = 17], zur In-line-Erythrozytenfiltration in Mehrfachbeutelsystemen der Fa. Diamed Transfusionstechnik (R-2000 Asahi, Japan) [Sepacell Integra®-Beutelsystem – konventionell bzw. Oben- und Untenabgang (T/B)] entnommen, wurden nach 2stündiger Lagerung bei Zimmertemperatur mittels spezieller Einsätze für die Filter zentrifugiert (3800 versus 2800 *g*, 12 bzw. 10 min bei 22 °C).

Bei 24 Konserven wurden weitere leukozytenreduzierende Maßnahmen vorgenommen: T/B-Bearbeitung (n = 20) Gruppe 1; manuelle Entfernung des Buffy coat (n = 4) Gruppe 3. Bei 29 VB wurde ausschließlich das Plasma entfernt (Gruppe 2), anschließend in-line-filtriert; Filtrationszeit 31,74 ± 16,6 min; die Leukozytenkontamination wurde mit der Nageotte-Kammerzählung (Nachweisgrenze $0{,}1 \times 10^6$/l Erythrozytenkonzentrat) bestimmt.

Die Daten wurden mit Microsoft Excel erfaßt und mit Student's t-Test analysiert.

Ergebnisse und Schlußfolgerung

Tabelle 1 zeigt die zusammenfassenden Ergebnisse, gruppiert nach Herstellungs- und Verarbeitungsmethode.

Mittels In-line-Filtration können hochwertige Präparate gewonnen werden, die die für die Lagerung und klinische Anwendung wichtige CILL-Dosis regelmäßig unterschreiten (CILL = critical immunogenic load for leukocytes). Die Sauerstoff-Trägerkapazitäten steigen bei gefilterten Erythrozytenkonzentraten im Verlauf der Lagerung gegenüber denjenigen von Kontrollkonzentraten in additiver Lösung an. Dies kann für die unmittelbar nach der Transfusion wirksam werdende Sauerstoffversorgung des bedürftigen Patienten Vorteile bringen.

Die Einführung des Systems führte zu keinen nennenswerten Beeinträchtigungen eingeübter Abläufe. Einige wenige technische Störungen wurden zu Beginn gesehen, sind aber im Routinebetrieb nicht zu erwarten. Die technische Lösung der Zentrifugation und Filtration für 6 Vollblutkonserven pro Zentrifugationsvorgang ist in ausreichendem Maße vorhanden und auf die jeweiligen Gegebenheiten anpaßbar. Mit diesem System sind weitere Qualitätsverbesserungen der

Tab. 1. Filtrationsleistung und Qualitätskontrolle der mittels Sepacell-Integra-Systemen hergestellten Erythrozytenkonzentrate

Parameter	Gruppe 1 n = 20 T/B	SD	p 1/2 [a]	Guppe 2 n = 29 mit BC	SD	p 2/3	Gruppe 3 n = 4 ohne BC	SD	p 3/1
Filtrationszeit, min	34,25	17,89	n.s.	30,68	16,40	< 0,0005	26,96	12,07	n.s.
Leukozytenzahl im EK vor Filtration, $\times 10^9$/l	5,58	2,99	n.s.	9,41	4,17	n.s.	6,65	0,93	n.s.
Leukozytenzahl im EK nach Filtration, $\times 10^5$/l	0,51	0,43	n.s.	0,58	0,45	n.s.	0,48	0,23	< 0,05
Erythrozytenzahl nach Filtration, $\times 10^{12}$/l	6,67	0,34	n.s.	6,64	0,71	n.s.	6,61	0,30	n.s.
Hämatokritwert nach Filtration, %	60,05	2,07	< 0,05	59,38	3,09	n.s.	63,50	2,65	< 0,05
Erythrozytenverlust durch Filtration, %	9,75	2,35	< 0,05	7,19	3,55	< 0,005	10,73	2,84	n.s.
EK-Gewicht nach Filtration, g	301,70	20,40	< 0,05	286,17	28,25	< 0,05	264,50	4,93	< 0,0005
Plasmagewicht nach Filtration, g	285,35	17,06	n.s.	306,76	27,02	< 0,001	290,00	17,96	n.s.
Nettogewicht der Erythrozyten, g	206,26	15,29	< 0,05	186,19	18,90	< 0,0005	167,93	6,92	< 0,0005

Gruppe 1 = T/B-Methode; Gruppe 2 = keine leukozytenreduzierenden Maßnahmen; Gruppe 3 = manuelle Abpressung des Buffy coat; n.s. = nicht signifikant; SD = Standardabweichung; EK = Erythrozytenkonzentrat; BC = Buffy coat. [a]p 1/2 = Vergleich zwischen Gruppe 1 und 2.

Komponententherapie geschaffen worden; zu ihrer Validierung wurden bereits über die hier in Kurzform dargestellten Ergebnisse hinaus Versuchsreihen in Form einer multizentrischen Studie eingeleitet.

Summary

Using the Sepacell Integra System for in-line filtration of red cell concentrates in additive solution the leukocyte depletion was efficient enough to keep leukocyte contamination below the critical immunogenic load for leukocytes (CILL). The data indicate improved storage conditions, made evident by significantly lower cell damage.

Prof. Dr. N. Müller
Institut für Transfusionsmedizin
Universitätsklinikum Essen,
Hufelandstraße 55
D-45122 Essen (Deutschland)

Sibrowski W, Stangel W, Wegener S (Hrsg): Transfusionsmedizin 1993/94.
Beitr Infusionsther Transfusionsmed. Basel, Karger, 1994, vol 32, pp 26 – 28

4-Log-Leukozytendepletion von Erythrozytenkonzentraten – ein Vergleich von 3 verschiedenen Filtern

E. Richter [a], *G. Matthes* [a], *U. Tofoté* [a], *E. Rath* [a], *T. A. Takahashi* [b], *M. Hosoda* [b], *S. Sekiguchi* [b]

[a] Institut für Transfusionsmedizin, Medizinische Fakultät (Charité), Humboldt-Universität zu Berlin
[b] Hokkaido Red Cross Blood Center, Sapporo, Japan

Einleitung

Die Filtration über Celluloseacetat bzw. Polyesterfasern erweist sich als hochwirksam zur Entfernung von Leukozyten aus Erythrozytenkonzentraten (EK) [1], dabei wird eine Leukozytenreduktion bis zu 3 Log-Stufen bei gelagerten Erythrozyten erzielt [2]. Diese Filtersysteme, Filter der 3. Generation, erweisen sich jedoch bei frischen Präparaten als ineffektiv, wobei vor allem polymorphkernige Zellen die Filter passieren [3]. Es besteht eine direkte Temperaturabhängigkeit, da schon nach 1 h Lagerung bei 4 °C anstelle von Raumtemperatur die Effizienz der Leukozytendepletion signifikant steigt [4]. Wir untersuchten die Filtrationseffektivität von Filtern der 4. Generation an frischem Vollblut (VB) im Vergleich zu 1 Tag bei 4 °C gelagerten SAGM-resuspendierten EK.

Material und Methoden

15 Vollblute (CPD-A) von gesunden Blutspendern wurden nach 1 h Lagerung bei Raumtemperatur (RT) unter Verwendung von 3 verschiedenen Filtersystemen (BPF 4, PALL Biomedical Products; RS 200, Asahi Med./Fa. Diamed; Bio R01 Plus, Fa. Biotrans) leukozytendepletiert. Im Vergleich dazu wurden 25 SAGM-resuspendierte EK, die 1 Tag bei 4 °C gelagert wurden, filtriert. Gemessen wurden Erythrozytenausbeute und Filtrationsdauer. Der Restleukozytengehalt wurde mittels Zählkammer Nageotte, Verdünnung 1/10 in Röhrchen) bzw. Laser Flow Cytometry (Cytoron, Fa. Ortho [5]) bestimmt.

Ergebnisse und Diskussion

Die Tabellen 1 und 2 zeigen die Ergebnisse in der Übersicht.

Der Bio R01 füllt sich spontan, wogegen die beiden anderen Filter durch Druck auf den Beutel gefüllt werden. Bei gleichbleibend geringem Erythrozytenverlust (VB: Bio R01 < BPF 4 < RS 200; EK: BPF 4 < Bio R01 < RS 200) wird mit den Filtern der 4. Generation eine Reduzierung des Leukozytengehaltes von über 4 log bei gelagerten Buffy-coat-arm-EK erreicht. Die Reduzierung bei frischem Vollblut liegt bei über 3 log, womit die Voraussetzung für die In-line-Filtration gegeben ist.

Es muß hier gefragt werden, inwieweit höhere Leukozytenreduzierungen (es liegen bereits erste experimentelle Ergebnisse über 6 log vor [6]) auch praktisch sinnvoll sind, da ein Restrisiko der Alloimmunisierung auch nach Transfusion «hochreiner» Blutzellpräparate bleibt [7].

Summary

Whole blood (WB) and SAGM-resuspended red cell concentrates (RCC) were leucocyte-depleted 1 h after donation by filtration using BF 4 (PALL), Sepacell RS 200 (Asahi Med.) and Bio R01 Plus (Biotrans). We compared the handling of the filter system, focusing routine blood bank

Tab. 1. Filtration von frischem Vollblut nach Lagerung über 1 h bei Raumtemperatur

Filter	n	Filtrationsdauer, min	Erythrozytenverlust, %	Restgehalt Leukozyten ($\times10^6$)	
				Cytoron	Nageotte
BPF 4	3	6,5 ± 2,1	8,0 ± 1,2	3,0	5,0
RS 200	5	6,8 ± 1,9	10,0 ± 2,4	1,2	3,0
Bio R01	7	7,1 ± 1,2	7,0 ± 1,0	–	3,8

Tab. 2. Filtration von SAGM-resuspendierten EK nach Lagerung über einen Tag bei 4 °C

Filter	n	Filtrationsdauer, min	Erythrozytenverlust, %	Restgehalt Leukozyten ($\times10^5$)	
				Cytoron	Nageotte
BPF 4	5	7,3 ± 2,1	9,0 ± 2,4	0,5	0
RS 200	10	10,9 ± 3,4	12,0 ± 3,0	0,4	0
Bio R01	10	7,0 ± 2,8	10,0 ± 1,7	–	2,7

practice, filtration efficiency [residual white cell count; flow cytometry (Ortho Cytoron) and Nageotte chamber] and the loss of red cells. Spontaneous filling was found to be an advantage of the Bio R01 Plus system, whereas the BPF 4 and the RS 200 have to be filled by pressure. The filtrations were of similar duration, even those of WB and resuspended RCC. Red cell loss was found to be 10–15% on RCC higher than on WB (7–10%) and varied between the filters used: BPF 4 < Bio R01 Plus < RS 200. The residual white cell count on WB was $1.2–5.8 \times 10^6$ (RS 200 < Bio R01 Plus < BPF 4) and on RCC was $0.5–3.0 \times 10^5$ (RS 200 < BPF 4 < Bio R01 Plus).The filters used are highly effective (4-log depletion on RCC) even on fresh WB and are therefore potential in-line filters.

Literatur

1 Brozovic B; in Sekiguchi S (ed): Clinical Application of Leucocyte Depletion. Oxford, Blackwell Scientific, 1993, pp 223–232.
2 Pietersz RNI, et al: Vox Sang 1992;62:76–81.
3 Segawa K, et al: Jpn J Transfus 1990;36:497–503.
4 Richter E, et al: in Smit Sibinga CTh, Das PC, The TH (eds): Immunology and Blood Transfusion. Dordrecht, Kluwer Academic Publ, 1993, pp 121–127.
5 Takahashi TA, et al: Jpn J Transfus 1990;36:429–437.
6 Sadoff BJ, et al: Transfusion 1992;32:129–133.
7 Meryman HT, Mincheff M; in Smit Sibinga CTh, Das PC, The TH (eds): Immunology and Blood Transfusion. Dordrecht, Kluwer Academic Publ, 1993, pp 11–19.

Dr. med. E. Richter
DRK-Blutspendezentrale Mannheim
Friedrich-Ebert-Straße 107
D-68167 Mannheim (Deutschland)

Sibrowski W, Stangel W, Wegener S (Hrsg): Transfusionsmedizin 1993/94.
Beitr Infusionsther Transfusionsmed. Basel, Karger, 1994, vol 32, pp 29 – 31

In-line-Filtration von Erythrozytenkonzentraten mittels Leukotrap-RC-System®

E. Richter, G. Matthes, U. Tofoté, E. Rath

Institut für Transfusionsmedizin, Medizinische Fakultät (Charité), Humboldt-Universität zu Berlin, Deutschland

Einleitung

Für polytransfundierte Patienten ist die Substitution mit leukozytendepletierten Erythrozyten- und Thrombozytenkonzentraten vorteilhaft. Belegt sind die Verringerung der nichthämolytischen febrilen Transfusionsreaktion (NHFTR) [1], die Reduzierung der Alloimmunisierung [2] und der Ausschluß der CMV-Übertragung [3]. Um die Transfusion von aus zerfallenen Leukozyten freigesetzten Viruspartikeln leukozytenassoziierter Viren zu vermeiden, diskutieren Rawal et al. [4] eine möglichst frühzeitige Leukozytenelimination. Dies kann mit dem sogenannten In-line-Filtersystem im Prozeß der Herstellung des Erythrozytenkonzentrates (EKs) geschehen [5].

Wir untersuchten die Filtrationseffektivität des In-line-Filtersystems Leukotrap-RC® und den Einfluß der Filtration auf die anschließende Lagerung.

Material und Methoden

12 Vollblute wurden im «triple-bag» des Leukotrap-RC-Systems abgenommen. 1 h nach der Blutabnahme wurden die Beutel zentrifugiert (10 min, 3000 rpm; Rotosilenta, Fa. Hettich). Notwendig sind runde Zentrifugenbecher, da der Filter auf die Beutel gelegt und fixiert wird. Das überstehende Plasma wurde mit (n = 6) bzw. ohne (n = 6) Buffy coat abgedrückt. Entsprechend resultierte ein EK ohne bzw. mit Buffy coat. Die Additivlösung (AS-3) wurde über den Filter auf das EK gegeben, das resuspendierte EK wurde gemischt, über den Filter in den Lagerbeutel geleitet und 35 Tage bei 4 °C gelagert. Untersucht wurden die Handhabbarkeit in der klinischen Routine, die Filtrationsdauer und -effektivität (Blutbild, CA 560 Fa. Dilab, Leukozyten vor/nach Filtration, Nageotte-Zählkammer, Verdünnung in Röhrchen) und die Lagerungsparameter (2,3-DPG, enzymatisch, Fa. Boehringer; K^+, pH, pO50, O_2Hb, AVL).

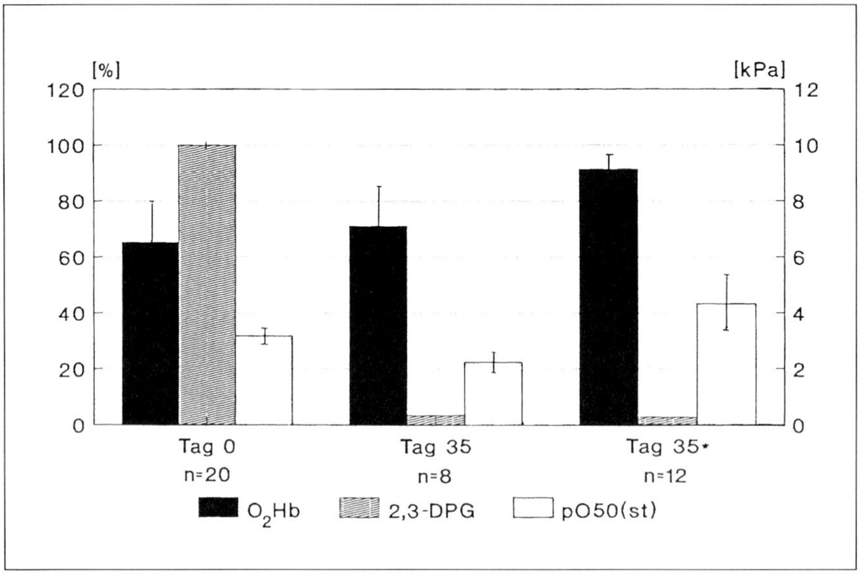

Abb. 1. Leukozytendepletion mittels Leukotrap-RC-System; * = gefiltert.

Ergebnisse und Diskussion

Das Leukotrap-RC-in-line-Filtersystem ist einfach und somit auch in der Routine einsetzbar. Der notwendige runde Zentrifugenbecher halbiert allerdings die Zentrifugenbelegung. Die Filtrationszeit ist bei Entfernung der Buffy-coat-Schicht vor der Filtration deutlich reduziert (37,2 ± 10,4 min für EK mit Buffy-coat; 14,7 ± 2,7 min für EK ohne Buffy-coat). Der Verlust an Erythrozyten beträgt 15%.

Alle Präparate lagen unter einem Restzellgehalt von 3×10^6 Leukozyten. Anders als bei den ungefilterten Kontrollen steigt der pO_{50} bei den in-line-gefilterten EK (keine Unterschiede bei EK mit bzw. ohne Buffy-coat) im Verlauf der Lagerung an, (2,1 vs. 4,3 kPa), obwohl der 2,3-DPG-Gehalt gegen 0 geht (Abb. 1). Die O_2Hb-Konzentration ist ebenfalls deutlich erhöht (71 vs. 93%). Dieses Phänomen wurde bisher nur nach Waschen von EK mit chloridfreier Lösung unter dem sogenannten «Chlorid-Shift» beobachtet [6]. Der Anstieg beginnt zwischen Tag 7 und Tag 14. Hieraus kann die sofortige Aufnahme der Sauerstofftransportfunktion der Erythrozyten post transfusionem im Empfängerorganismus abgeleitet werden, die normalerweise erst 24–48 h nach der Transfusion erreicht wird [7].

Summary

'In-line filtration' was performed on whole blood (WB) of 12 healthy donors. The WB was drawn into the triple-bag Leukotrap-RC system®. Six red cell concentrates (RCC) were filtrated 1 h after donation either with or without buffy-coat and stored 35 days in AS-3. We measured the loss of red cells, the residual white cell count (Nageotte chamber), platelet count in fresh frozen plasma (FFP); 2,3-DPG, K^+, Hbe, pH, O_2Hb and pO50.

The system was easy to handle but needed circular centrifugation holders because the filter is placed and fixed just at the top of the bags during centrifugation. RCC without buffy coat led to a faster filtration (15 vs, 38 min) and to an improved FFP quality (platelet count 23 vs, 54 Gpt/l). The leucocyte removal rate of the integrated PALL-RC-350 was similar, residual white cell count less than 3×10^6, in both preparations. All storage parameters were found within the normal range except a significant increase of O_2Hb in filtrated red cells compared with the unfiltered control.

Literatur

1 Sirchia G, et al; in Kurtz, Baldwin, Sirchia (eds): Controversies in Transfusion Medicine. Arlington, AABB, 1990, pp 1–12.

2 van Marwijk-Kooy M, et al: Blood 1991;77:201–205.

3 Gilbert GL, et al: Lancet 1989;i:1228–1231.

4 Rawal B, et al: Vox Sang 1991;60:214–218.

5 Menke-Möllers I, et al: Beitr Infusionsther. Basel, Karger, 1992, vol 30, pp 152–156.

6 Matthes G, et al: Elevated pO50 in the absence of 2,3-diphosphoglycerate in red cells stored in ARC-8 solution (zum Druck eingereicht).

7 Matthes G, et al: Beitr Infusionsther. Basel, Karger, 1990, vol 26, pp 76–80.

Dr. med. E. Richter
DRK-Blutspendezentrale Mannheim
Friedrich-Ebert-Straße 107
D-68167 Mannheim (Deutschland)

Sibrowski W, Stangel W, Wegener S (Hrsg): Transfusionsmedizin 1993/94.
Beitr Infusionsther Transfusionsmed. Basel, Karger, 1994, vol 32, pp 32 – 33

Das Herstellen weitgehend leukozytenfreier Erythrozytenkonzentrate durch Filtern mit dem Leukozytenfilter BPF 4 BBS

B. Zimmermann, I. Hillringhaus, U. Diekamp

Bluttransfusionsdienst, Zentralkrankenhaus St.-Jürgen-Straße, Bremen, Deutschland

Einleitung

Leukozytenentfernung aus Erythrozytenpräparationen vermeidet HLA-Sensibilisierungen des Empfängers [1], vermindert das Infektionsübertragungsrisiko [2] und reduziert Lagerungsveränderungen [3, 4]. Wir testeten das Blutbankfiltersystem BPF 4 BBS (PALL) im Hinblick auf die Effizienz der Leukozytenreduktion, den Erythrozytenverlust, den Zeitbedarf sowie die allgemeine Handhabung im Routinebetrieb.

Material und Methoden

Wir filterten 26 aus 500 ml Vollblut präparierte und in der additiven Lösung SAG-M resuspendierte, Buffy-coat-freie Human-Erythrozytenkonzentrate (HEK-BCF) innerhalb der ersten 48 h nach Abnahme, bei Raumtemperatur und maximaler Fließgeschwindigkeit. Wir bestimmten folgende Parameter vor und nach Filtration: Nettogewicht, Mikrohämatokrit (HKT), Leukozytenzahl (vor Filtration: Sysmex CC 180; nach Filtration: Nageotte-Kammer). Aus den gemessenen Werten wurden errechnet: Gesamtvolumen, Erythrozytenvolumen und Leukozytengehalt (LG), jeweils vor und nach Filtration.

Leukozytenzählung in der Nageotte-Kammer: 1:10-Verdünnung der Blutprobe mit Ammoniumoxalatlösung (Unopette, Becton-Dickinson, USA); nach ausreichender Lysezeit (10–20 min) Füllen und Auszählen von 2 Nageotte-Kammern (ausgezähltes Volumen = 100 µl). Die Sensitivität der Methode liegt bei 0,1 Leukozyten/µl.

Ergebnisse

Ausgangswerte in HEK-BCF waren: Volumen 281 ± 19,6 ml, HKT: 54 ± 3%, LG (7,47 ± 4,21) × 10^8. Vier HEK-BCF enthielten mehr als 1 × 10^9 Leukozyten. Bei 20 gefilterten HEK (HEK-FIL) fanden wir in der Nageotte-Kammer keine Leukozyten mehr. Bei einem mittleren Volumen dieser Konserven von 238

± 19,2 ml entspricht das einem LG < $2,38 \times 10^4$. Fünf HEK-FIL enthielten einen Leukozyt in 100 µl, entsprechend einem durchschnittlichen LG von $(2,35 \pm 0,01) \times 10^4$ pro Konserve. Insgesamt reduzierte das Filtern dieser 25 HEK-BCF den LG um mehr als 99,99%. Lediglich 1 HEK-FIL, dessen LG vor der Filtration größer als 1×10^9 war, enthielt nach dem Filtern mehr als 1×10^5 Leukozyten ($2,93 \times 10^5$). In diesem Fall betrug die Reduktionseffizienz 99,98%. Durch die Filtration gingen 11,4 ± 5,9 ml Erythrozyten verloren; das entspricht einer Erythrozyten-Recovery von 92,5 ± 3,8%. Die mittlere Filtrationszeit belief sich auf 8 min (5 – 11 min).

Die Handhabung der Filter im Routinebetrieb bot keinerlei Probleme.

Schlußfolgerungen

Das getestete Filtersystem führte unter den genannten Bedingungen bei mäßigem Erythrozytenverlust zu Leukozytenreduktion um 3,8 $\log_{10}$-Stufen. Es ist im Routinebetrieb einer Blutbank gut geeignet zur Herstellung leukozytendepletierter Erythrozytenkonzentrate, deren LG sowohl CALL (critical antigenic load for leukocytes) als auch CILL (critical immunogenic load for leukocytes) weit unterschreitet.

Summary

Leukocyte depletion prevents some undesirable effects of red cell transfusions. We evaluated the blood filter system BPF 4 BBS (PALL) by filtering 26 units of buffy coat-free red cell concentrates, prepared from 500 ml of whole blood and suspended in SAG-M-additive solution, over 8 min within 48 h after donation at room temperature. Filtration reduced the leukocyte content by more than 99.99% in 25 of the 26 units examined. In 20 instances, no leukocyte was found in the Nageotte counting chamber (2×50 µl) corresponding to a total leukocyte count below 2.38×10^4. In 5 instances a single leukocyte was seen, corresponding to a total leukocyte count of $(2.35 \pm 0.01) \times 10^4$. One unit contained 2.93×10^5 leukocytes after filtration, corresponding to a 99.98% leukocyte reduction. Red cell recovery was 92.5 ± 3.8%. This system is well suited for routine use.

Literatur

1 Oksanen K, et al: Transfusion 1991;31:588–594.
2 de Graan-Hentzen YCE, et al: Transfusion 1989;29:257–760.
3 Schleuning M, et al: Infusionstherapie 1992;19:242–244.
4 Riedner C, et al; in Mempel W, et al (Hrsg): Tiefkühlkonservierung von Blut. München, AV-Kommunikation und Medizin Verlag, 1989, pp 98–105.

Dr. med. B. Zimmermann
Bluttransfusionsdienst am Zentralkrankenhaus St.-Jürgen-Straße
D-28205 Bremen (Deutschland)

Sibrowski W, Stangel W, Wegener S (Hrsg): Transfusionsmedizin 1993/94.
Beitr Infusionsther Transfusionsmed. Basel, Karger, 1994, vol 32, pp 34 – 40

Metabolische und rheologische Veränderungen bei der hypothermen Langzeitlagerung von Erythrozytenkonzentraten über 15 Wochen

G. Matthes[a], *E. Richter*[a], *U. Tofoté*[a], *W. Kucera*[b], *D. Lerche*[b]

[a] Institut für Transfusionsmedizin und
[b] Institut für medizinische Physik und Biophysik, Universitätsklinikum Charité, Humboldt-Universität zu Berlin, Deutschland

Einleitung

Es ist bekannt, daß der erythrozytäre 2,3-Diphopsphoglyzeratgehalt (DPG) in Erythrozytenkonzentraten, die in heute üblichen Additivlösungen (wie SAGM, PAGGS, ADSOL, NUTRICEL oder ähnlichen) resuspendiert wurden, innerhalb von 14 Tagen abgesunken ist [1–3]. Ein hoher DPG-Spiegel ist jedoch Voraussetzung für eine sofortige Aufnahme der Sauerstofftransportfunktion der konservierten Erythrozyten nach Transfusion.

Das Ziel der vorliegenden Untersuchungen bestand darin, auf der Basis des von Minakami et al. 1976 beschriebenen Chlorid-Shift-Effektes [4] eine selektive intrazelluläre pH-Erhöhung zu erreichen und unter Verwendung der von Meryman beschriebenen chloridionenfreien Konservierungslösung [5] eine Langzeitkonservierung von Erythrozytenkonzentraten mit erhaltenem 2,3-DPG-Spiegel zu versuchen. Metabolische und rheologische Parameter dienten zur Charakterisierung der konservierten roten Blutzellen.

Material und Methodik

Zur Konservierung wurde Vollblut in CPDA-1-Stabilisator abgenommen. Nach Abtrennung des Plasmas wurden die roten Blutzellen unter Verwendung von sterilen Verbindungen (SCD-Gerät, Fa. Terumo) dreimal mit einer chloridfreien Konservierungslösung (139 m*M* Glucose, 33,3 m*M* Natirumcitrat, 2,9 m*M* Natriumhydrogenphosphat, 12 m*M* Dinatriumhydrogenphosphat, 2 m*M* Adenin, pH 7,4, Osmolalität 126 mosmol/l), die der von Meryman et al. verwendeten ARC8-Lösung

[5] entspricht, gewaschen (Zentrifuge Rotasilenta, Fa. Hettich). Nach dem Waschen wurden die Erythrozyten in der ARC8-Lösung resuspendiert (Hk 0,5) und bei 4 °C für 14 Wochen gelagert.

Zur Charakterisierung der Erythrozyten wurden folgende Parameter in wöchentlichen Abständen gemessen: Hb, Hk, MCV (mean corpuscular volume), MCHC (mean corpuscular haemoglobin concentration) (Dilab-Analyzer), 2,3-DPG-Gehalt (Test-Kit, Fa. Boehringer), extrazellulärer (pH_e) und intrazellulärer (pH_i, nach dreimaliger Gefrier-/Tau-Hämolyse) pH-Wert (Orion 720 A), Chloridionenkonzentration (Orion 720 A), Glukose- und Laktatgehalt (Hitachi-Analyzer), in zweiwöchentlichen Abständen morphologischer Shape Quality Index (SQI) und Filtrations-/Rigiditätsindex (FI) [Details in 6 und 7]. Bakteriologische Kontrollen zeigten, daß am Ende der Untersuchungsperiode alle Erythrozytenkonzentrate steril waren.

Ergebnisse und Diskussion

In den Abbildungen 1 und 2 sind die Ergebnisse der hypothermen Langzeitkonservierung von Erythrozytenkonzentraten, die nach mehrfacher Waschung in ARC8-Lösung und Resuspension in dieser chloridfreien Additivlösung gelagert wurden, dargestellt. Mit der Waschprozedur (1,5 l ARC8-Lösung) konnte der extrazelluläre Chloridionengehalt von 110 mmol/l auf Werte um 10–15 mmol/l reduziert werden (Abb. 1). Der pH_i-Wert stieg unmittelbar nach dem Waschprozeß erwartungsgemäß auf über 7,2. Die pH_i-Werte schwanken ab der 3. Lagerungswo-

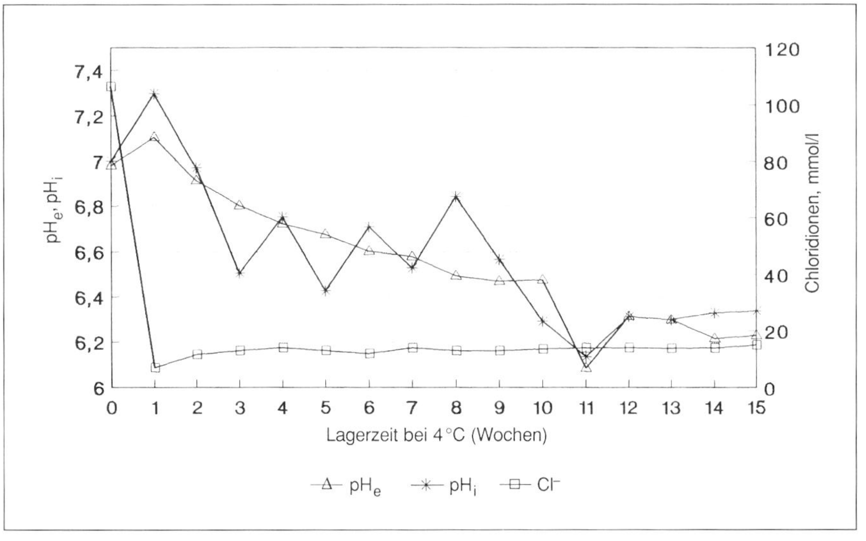

Abb. 1. Verhalten von extrazellulärem Chloridionengehalt (Cl^-), sowie extra- und intrazellulärem pH-Wert (pH_e, pH_i) im Verlaufe einer 15wöchigen hypothermen Lagerung von Erythrozytenkonzentraten (n = 15).

che um den pH_e und erreichen in diesem zitratreichen Medium nach 4–5 Wochen Werte unter 6,8.

Bemerkenswert ist, daß im Gegensatz zum bisher bekannten Abfall des DPG mit Beginn der Konservierung innerhalb von 14 Tagen der erythrozytäre 2,3-DPG-Spiegel auf mehr als 200% des Ausgangswertes ansteigt. Nach einer Konservierungszeit von 7–8 Wochen ist mit 180 mmol/mol Hb der DPG-Ausgangswert wieder erreicht. Erst nach 10 Wochen Lagerung in der chloridionenfreien Additivlösung sind einer 14tägigen SAGM-Konservierung vergleichbare Werte für das 2,3-DPG zu verzeichnen. Die gefundenen Veränderungen im 2,3-DPG-Gehalt spiegeln die mit der intrazellulären pH-Erhöhung verbundenen Auswirkungen auf den Erythrozytenstoffwechsel wider. Die gelagerten Blutzellen sind aufgrund eines pH_i-Wertes von ≥ 6,8 und der damit noch aktiven 2,3-DPG-Mutasereaktion über einen Zeitraum von 4 Wochen in der Lage, 2,3-DPG zu synthetisieren. Erst mit dem pH_i-Abfall auf unter 6,8 beginnt der von der üblichen Erythrozytenkonservierung her bekannte rasche Abfall des 2,3-DPG. Der etwa 8 Wochen lang erhaltene DPG-Gehalt ist insofern bedeutungsvoll, da bekannt ist [8–11], daß nach Transfusion von 2,3-DPG-verarmten Zellen im Empfängerkreislauf zwischen 24 und 48 h vergehen, bis die konservierten Erythrozyten das DPG wieder vollständig regeneriert haben. Eine sofortige Aufnahme der vollen Sauerstofftransportfunktion

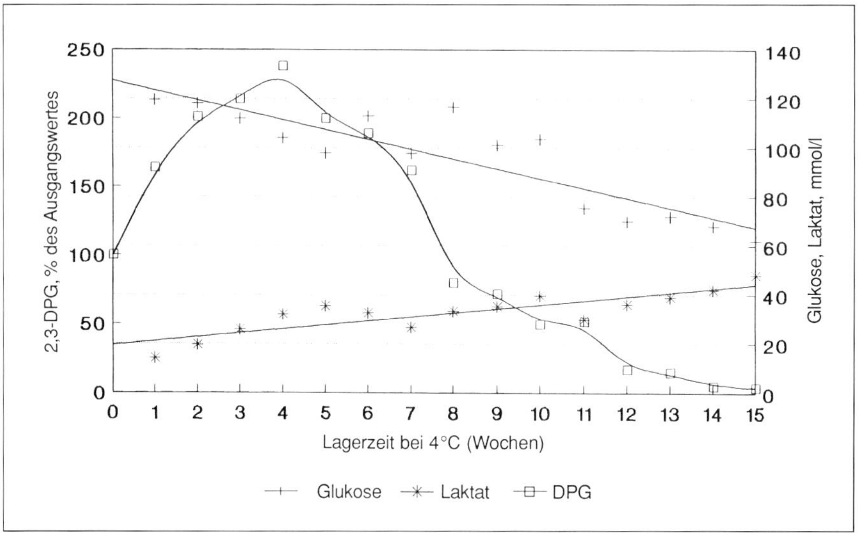

Abb. 2. 2,3-Diphosphoglyzeratkonzentration (in % des Ausgangswertes) sowie Glukose- und Laktatgehalt (mmol/l) in Erythrozytenkonzentraten während einer 15wöchigen hypothermen Lagerung (n = 15).

der transfundierten Zellen ist aber bei Massivtransfusionen oder bei Patienten mit eingeschränkter kardialer Kompensationsfähigkeit erforderlich. Die Glukosekonsumption und die Laktatakkumulation (in der Abb. 2 als lineare Regressionsgerade aufgezeichnet) zeigen einen intakten Konservierungsstoffwechsel bis zum Ende des Untersuchungszeitraumes nach 14 Wochen an.

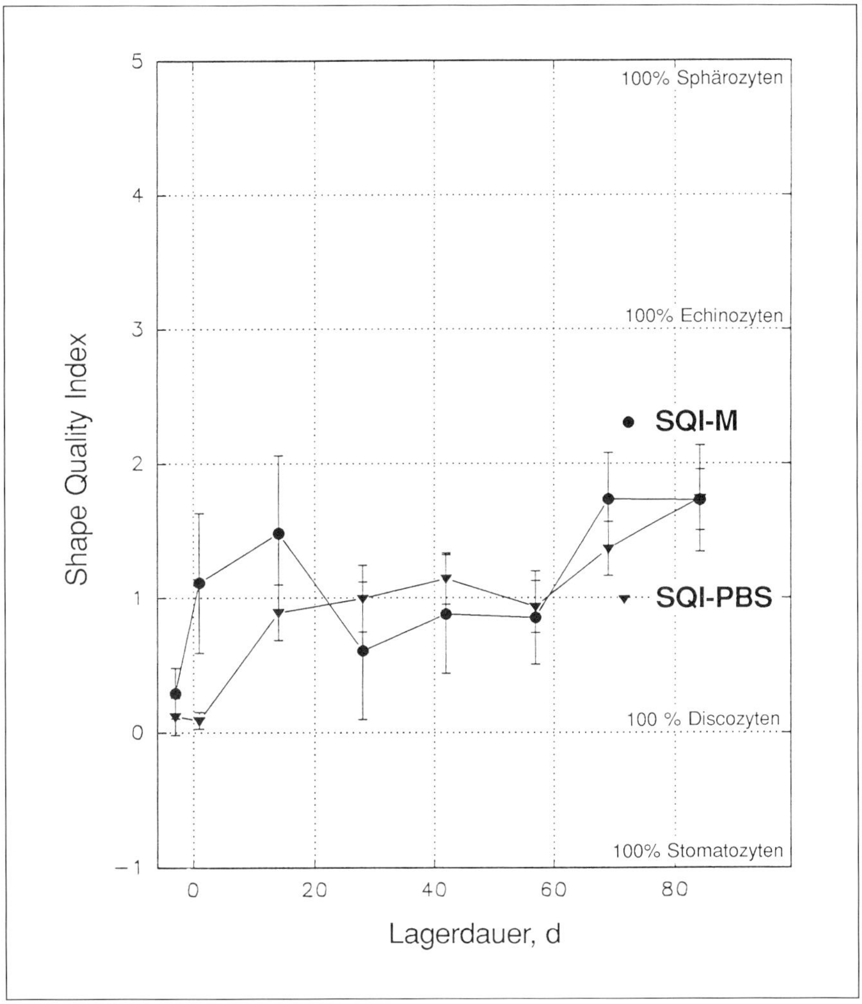

Abb. 3. Veränderungen des Shape Quality Index (SQI ± SD) der roten Blutzellen im eigenen Überstand (SQI-M) und in isotonem Phosphatpuffer (SQI-PBS) im Verlaufe einer 84tägigen Lagerung von Erythrozytenkonzentrat, gewaschen und resuspendiert in ARC8-Lösung.

Die rheologischen Veränderungen der langzeitgelagerten Erythrozyten sind in den Abbildungen 3 und 4 dargestellt. Der morphologische Index SQI-M (im eigenen Überstand) stieg unmittelbar nach Waschung und Resuspension der Zellen in ARC8-Lösung an (Anstieg an Echinozyten), war jedoch durch Resuspension der Erythrozyten in phosphatgepufferter Lösung (PBS) in der ersten Phase der Konser-

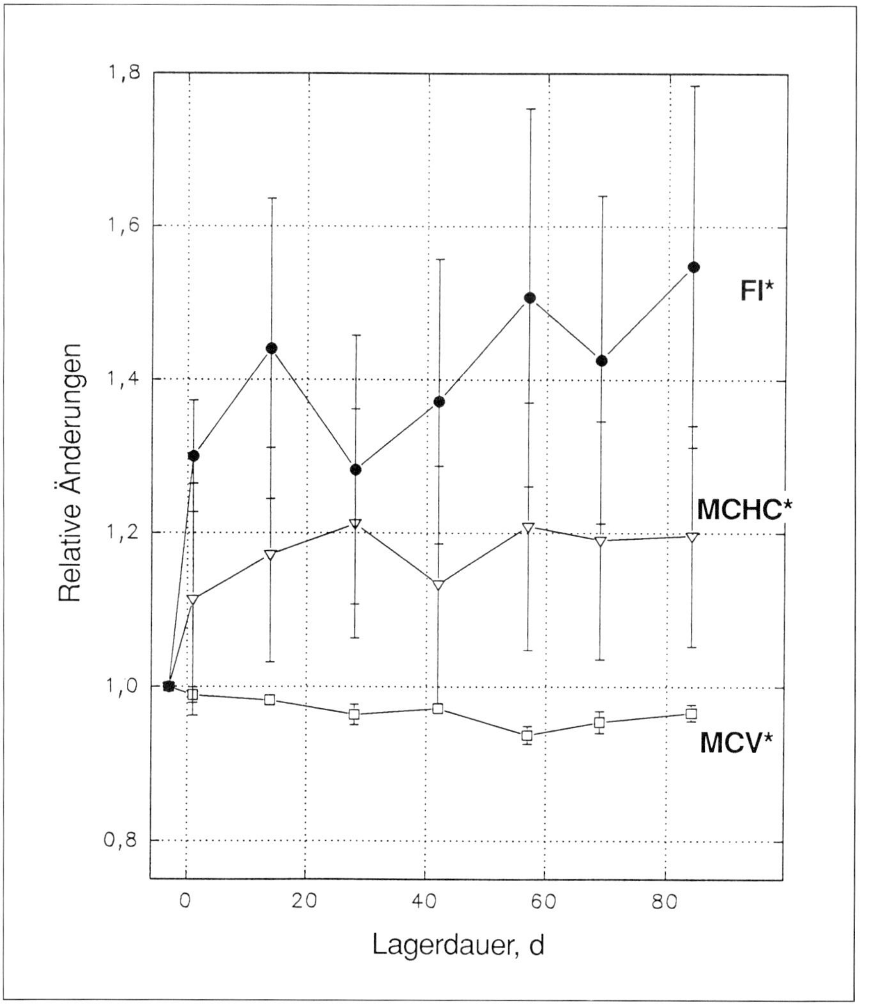

Abb. 4. Verhalten des Filtrations-/Rigiditätsindex (FI), MCV und MCHC während einer 84tägigen Lagerung von Erythrozytenkonzentrat, gewaschen und resuspendiert in ARC8-Lösung. *Mittelwerte, normalisiert auf den Initialwert im CPDA-1-Medium, ± SD.

vierung teilweise reversibel (Abb. 3). Es ist weiter festzuhalten, daß der SQI für 8 Wochen auf einem im Vergleich zu neu entwickelten, niedermolekularen Kontrastmitteln [12] relativ niedrigem Niveau verbleibt, um dann in der letzten Konservierungsperiode wieder anzusteigen. Der Verlauf des FI der konservierten Zellen zeigt erstmals eine erhaltene Deformationsfähigkeit von langzeitgelagerten roten Blutzellen (Abb. 4). Die Ausgangswerte sind mit den Initialwerten von CPDA-1-Bluten vergleichbar [13]. Unmittelbar nach Waschung und Resuspension steigt der FI von 10,4 auf 13,6, gefolgt von einem langsamen Anstieg um weitere 25%. Am Ende der Lagerung beträgt der FI 16,1. Vergleichsweise beträgt der FI von ACD-AG-Vollblut am 35. Lagerungstag 14,0 und für EK-SAGM 11,9 nach 35 Tagen [13]. Die Ursache für die Erhöhung des FI scheint offensichtlich in einer Verminderung des Zellvolumens (MCV-Abfall, MCHC-Anstieg) der Zellen zu liegen. Dadurch wird die intrazelluläre Viskosität der Erythrozyten erhöht, die die wesentlichste Determinante für die zelluläre Deformationsfähigkeit darstellt [4].

Die hier aufgeführte prinzipielle Möglichkeit zur Langzeitkonservierung von roten Blutzellen basiert auf dem von Meryman [5] eingeführten Verfahren eines Waschens und Resuspendierens von Erythrozyten in einer chloridfreien Konservierungslösung. Diese Methode ist jedoch aus praktischer Sicht kaum anwendbar (große Volumina von der Konservierungslösung werden benötigt, eine bakterielle Kontamination kann nicht ausgeschlossen werden). Daher sind von uns neue Wege beschritten worden, um durch eine einfache In-line-Filtration sowohl eine Chloridionen- als auch eine Leukozytendepletion zu erreichen, auf deren Basis dann das beschriebene Konservierungskonzept umgesetzt werden kann [15].

Weitere Untersuchungen (Adeninnukleotidbestimmung, extra- und intrazelluläre Zitrat- und Cl^--Bestimmungen, 31-P-NMR-Spektroskopie, Protonenspektroskopie) werden dazu beitragen, die bislang ungeklärten Wirkungsmechanismen dieses Konservierungskonzeptes aufzuklären. Als gesichert kann bisher angenommen werden, daß mit Hilfe einer Chloridionendepletion eine hypotherme Langzeitkonservierung von roten Blutzellen praktisch umsetzbar sein wird. Aufgrund der bis zu 14 Wochen möglichen Lagerung von erythrozytenhaltigen Blutpräparaten ist ein breits Anwendungsspektrum denkbar, wobei insbesondere für die Blutkonservierung nicht nur die Langzeitlagerung und damit die potentiell mögliche Quarantäne-Lagerung von Erythrozytenkonzentraten (Zweittestung von Blutspendern auf infektionsserologische Parameter wie aHIV, HBsAg, aHCV usw. sollte möglich sein), sondern die im Verlaufe von 35–42 Tagen zu jedem Zeitpunkt bessere Qualität der roten Blutzellen im Vergleich zu der heute üblichen Erythrozytenkonservierung von besonderem Vorteil ist.

Summary

With a multiple washing procedure in a chloride ion-free citrate–phosphate–glucose–adenine additive solution or with storage of red blood cells in a large volume of this solution, erythrocytes can be stored for 15 weeks at 4 °C. After 12 weeks' storage in this chloride-free solution the red blood cell parameters (2,3-DPG, glucose, lactose) measured are as good as stored erythrocytes resuspended in SAG-Mannitol after 21 days. Rheological parameters (morphology, filterability) show a maintenance of deformability of such preserved cells up to 84 days of storage. The preservation of erythrocytes by this method has the advantage that beside the hypothermic long-term storage (potential second aHIV screening of blood donors) the blood is of better quality in the first weeks of storage.

Literatur

1 Högman CF, et al: Lancet 1983;ii:269–272.
2 Heaton A, et al: Brit J Haemotol 1984;57:467–478.
3 Simon TL, et al: Transfusion 1987;27:178–182.
4 Minakami S, et al: in Brewer GJ ed: Erythrocyte Structure and Function. New York, Liss, pp 149–166
5 Meryman HT, et al: Vox Sang 1991;60:88–98.
6 Lerche, D, et al: Clin Hemorheol 1992;12,341–355.
7 Kucera, W, et al: Z Med Lab Diagn 1986;27,262–267.
8 Valeri CR, Hirsch NM: J Lab Clin Med 1969;73:722–733.
9 Beutler E, et al: Lab Clin Med 1969;74:300–304.
10 Heaton A, et al: Brit J Haematol 1989;71:131–136.
11 Matthes G, et al: Infusionsther Transfusionsmed 1993;20:89–92.
12 Lerche D, et al: Clin Hemorheol 1992;12:341-355.
13 Wegner G, et al: Z Ges Inn Med 1987;42:575–581.
14 Kucera W, et al: Biomed Biochim Acta 1986;45:353–358.
15 Matthes G, et al: Erfindungsanmeldung 93/30419-IAP, Fraunhofer-Gesellschaft.

Prof. Dr. med. Gert Matthes
Institut für Transfusionsmedizin
Medizinische Fakultät (Charité)
der Humboldt-Universität zu Berlin
Schumannstraße 20/21
D-10098 Berlin (Deutschland)

Sibrowski W, Stangel W, Wegener S (Hrsg): Transfusionsmedizin 1993/94.
Beitr Infusionsther Transfusionsmed. Basel, Karger, 1994, vol 32, pp 41 – 43

Untersuchungen zur Verbesserung der Lagerfähigkeit von Blutkonserven durch Einsatz von biokompatiblen Adsorbenzien

L. Mavrina [a], *G. Matthes* [a], *S. Frank* [a], *F. Loth* [b], *V. Melnikowa* [c]

[a] Institut für Transfusionsmedizin, Universitätsklinikum Charité, Humboldt-Universität zu Berlin, Berlin
[b] Fraunhofer-Institut für Angewandte Polymerchemie, Teltow, Deutschland
[c] Institut für Hämatologie und Bluttransfusion, St. Petersburg, Rußland

Einleitung

Meryman et al. [1] und Matthes et al. [2] haben die Nutzung des Chloridionen-Shift-Effektes (Entzug intrazellulärer Chloridionen und deren Austausch gegen OH^--Gruppen eines chloridfreien Mediums, was zum Anstieg des intrazellulären pH-Wertes führt) zur Verbesserung der Erythrozytenkonservierung beschrieben. Absolut ungeeignet für eine Praxisüberführung des von Meryman et al. vorgeschlagenen Verfahrens ist jedoch die notwendige Mehrfachwaschung bzw. die Lagerung der Erythrozyten in einem größeren Volumen (2 l) von chloridfreier Lösung. Daher wurde versucht, den Effekt des Chloridionen-Shiftes durch den Einsatz von biokompatiblen Adsorbenzien zu erreichen, die eine hohe Bindungskapazität für Chloridionen aufweisen.

Material und Methodik

Das aus dem CPD-Vollblut gewonnene Buffy-coat-haltige Erythrozytenkonzentrat (EK) wurde durch eine Filtervorrichtung geführt, die mit einem mehrschichtigen Filtermaterial aus Zellulosefasern (Karton) und mit der perlförmigen Diethylaminoethylzellulose (DEAE) gefüllt war [3], in einer chloridfreien Citrat-Phosphat-Glukose-Adenin-haltigen Additivlösung resuspendiert und bei 25 °C gelagert. Das filtrierte EK wurde anschließend auf den Gehalt an weißen Blutzellen (WBC), Blutplättchen (PLT) und roten Blutzellen (RBC) sowie Chloridionen untersucht (Technicon-H1, ionensensitive Elektroden, Orion). Anhand einiger Proben wurden der ATP- und 2,3-DPG-Spiegel sowie die Veränderungen an extra- und intrazellulären (nach Gefrier-/Tau-Hämolyse) pH-Werten im EK während der Lagerung verfolgt (Test-Kits Boehringer und Serva, Deutschland).

Ergebnisse und Diskussion

Beim Einsatz von Zellulosematerialien in verschiedenen Kombinationen zur Erythrozytenfiltration hat sich gezeigt, daß bei einigen kationisch modifizierten DEAE-Zellulosen der gewünschte Effekt aus Leukozytenadhäsion und Chloridionendepletion auftritt, der mit einer selektiven intrazellulären pH-Erhöhung als Basis für die langerhaltenen ATP- und 2,3-DPG-Spiegel verbunden ist (Abb. 1). Mit den gezeigten Lagerungsergebnissen bei 25 °C ist der prinzipielle Nachweis erbracht (1 Tag bei 25 °C entspricht etwa 1 Woche bei 4 °C), daß mit Hilfe der kombinierten Chloridionen- und Leukozytendepletion eine Langzeitkonservierung von RBC möglich sein wird. Das hier kurz dargestellte Verfahren ist im Gegensatz zu der von Meryman et al. beschriebenen Methodik praktisch anwendbar.

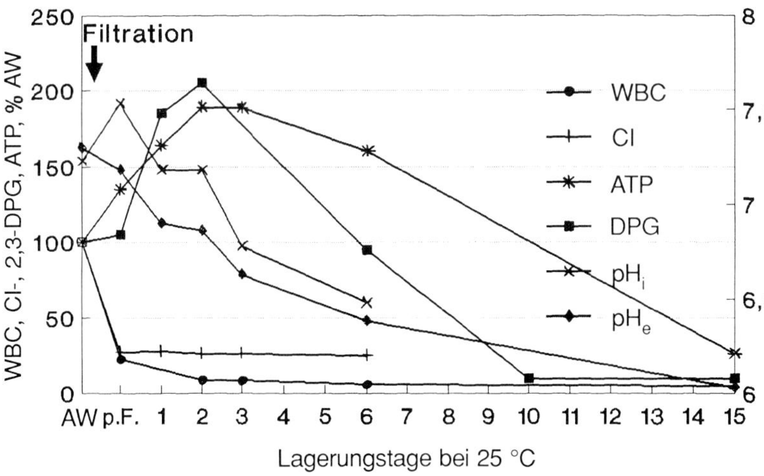

Abb. 1. Verhalten von zellulärem ATP, 2,3-DPG sowie intra- (pH_i) und extrazellulären (pH_e) pH-Werten in Erythrozytenkonzentraten über 15 Tage bei 25 °C nach In-line-Filtration mit DEAE-Zellulose. AW = Ausgangswerte; p. F. = post Filtration.

Summary

A new filtration method for leucocyte and chloride ion depletion of erythrocyte concentrates in one step by DEAE cellulose was developed. After passage of the packed red cells through this filter material a chloride depletion of 70–80% and a leucocyte depletion of 90% could be reached. The 25 °C storage of this in-line-filtered red cells characterized by metabolic parameters (ATP, 2,3-DPG) suggests the possibility of a long-term red blood cell storage.

Literatur

1 Meryman HT, et al: Vox Sang 1991;60:88–98.
2 Matthes G, et al: Infusionsther Transfusionsmed (im Druck)
3 Loth F, et al: Erfindungsanmeldung P 43 31 388.4. München, Deutsches Patentamt, 1993.

Dr. rer. nat. L. Mavrina
Institut für Transfusionsmedizin
Universitätsklinikum Charité
Schumannstraße 20/21
D-10115 Berlin (Deutschland)

Sibrowski W, Stangel W, Wegener S (Hrsg): Transfusionsmedizin 1993/94.
Beitr Infusionsther Transfusionsmed. Basel, Karger, 1994, vol 32, pp 44 – 47

Kryokonservierung von Erythrozyten mit Hydroxyethylstärke: In-vivo-Ergebnisse im autologen Retransfusionsmodell beim Menschen

A. Sputtek [a], G. Singbartl [b], R. Langer [c], W. Schleinzer [b], H. A. Henrich [c], P. Kühnl [a]

[a] Abteilung für Transfusionsmedizin und Transplantationsimmunologie, Universitäts-Krankenhaus Eppendorf, Hamburg
[b] Abteilung Anästhesiologie, Intensiv- und Transfusionsmedizin, ENDO-Klinik, Hamburg
[c] Chirurgische Universitätsklinik, Experimentelle Chirurgie, Würzburg, Deutschland

Einleitung

Aufbauend auf ersten In-vitro-Experimenten mit 20-µl-Proben in Kapillaren bezüglich des prinzipiellen Zusammenhangs von Hämatokrit, Hydroxyethylstärke (HES)-Konzentration und Kühlrate [1–3], wurde zunächst ein Verfahren für 40-ml-Proben entwickelt [4]. Nach weiterer Optimierung konnte die Überlebensrate der RBC auf über 90% gesteigert werden [5–7]. Nach vielversprechenden Ergebnisse, die zunächst an Hunden gewonnen wurden [8, 9], lag der Entschluß zu ersten Selbstversuchen nahe [10]. Vor der Retransfusion war dabei im Gegensatz zu der im folgenden beschriebenen Untersuchung noch ein Waschschritt erfolgt.

Material und Methoden

7 Freiwilligen wurden je 500 ml Vollblut (CPDA-1) entnommen und das plättchenreiche Plasma abgetrennt. Das so erhaltene Erythrozytenkonzentrat wurde anschließend fünfmal mit einer gepufferten Elektrolytlösung gewaschen. Der letzte Zentrifugationsschritt wurde so durchgeführt, daß Erythrozytenkonzentrate in einem Volumen von etwa 220 ml bei einem Hämatokrit von 86,2 ± 4,0% resultierten. Ein gleiches Volumen der kryoprotektiven Lösung (23,3 Gew.-% HES 200 000/0,5, Fa. Fresenius AG, Oberursel, NaCl-Gehalt auf etwa 60 mmol/l eingestellt) wurde unter sorgfältigem Mischen hinzugegeben, so daß für jeden Spender daraus 2 Aliquots zu 216 ml in Hemofreeze Bags DF 1200 (Fa. Gambro, München-Martinsried) abgefüllt werden konnten. Das Abkühlen, die Lagerung (24–26 d) und das Auftauen erfolgten wie bereits beschrieben [10]. Parallel zum Wiedererwärmen der Kryokonserven wurde jedem Probanden eine 2. Vollblutkonserve entnommen, bevor die autologe Retransfusion der getauten Konserve ohne Waschschritt begann.

Ergebnisse und Diskussion

In allen 7 Fällen verlief die Gabe der autologen Erythrozyten (RBC) ohne Probleme. Die Abbildungen 1 und 2 zeigen die zeitlichen Verläufe von Erythrozytenkonzentration und freiem Hämoglobin im Plasma. Aufgrund der Verluste im Verlauf der Präparation vor dem Einfrieren und wegen der 7 Blutentnahmen von je etwa 30 ml innerhalb der ersten 20 h post transfusionem (p. t.) konnte die RBC-Bilanz nicht ganz ausgeglichen werden. Die fehlenden etwa 200 ml machen rund 3% des mittleren Blutvolumens der Versuchspersonen von etwa 5,8 l aus. Demgemäß war auch ein Abfall um ungefähr 3% bei allen RBC-abhängigen Parametern (RBC-Konzentration, Gesamthämoglobin und Hämatokrit) innerhalb des 20-h-Zeitraums zu erwarten. Der vorübergehende geringfügige Abfall in der 1 h p. t. ist höchstwahrscheinlich auf die HES zurückzuführen, da sie neben der kryoprotektiven auch eine plasmaexpandierende Wirkung hat. Wenn alle retransfundierten RBC innerhalb der ersten 20 h zugrunde gegangen wären, hätte der Abfall etwa 12% betragen müssen. Die Erythrozytenindizes (MCV, MCH, MCHC) zeigten keine nennenswerten Veränderungen. ½ h nach dem Ende der Retransfusion, die zwischen 90 und 120 min dauerte, war ein deutlicher Anstieg des freien Hämoglo-

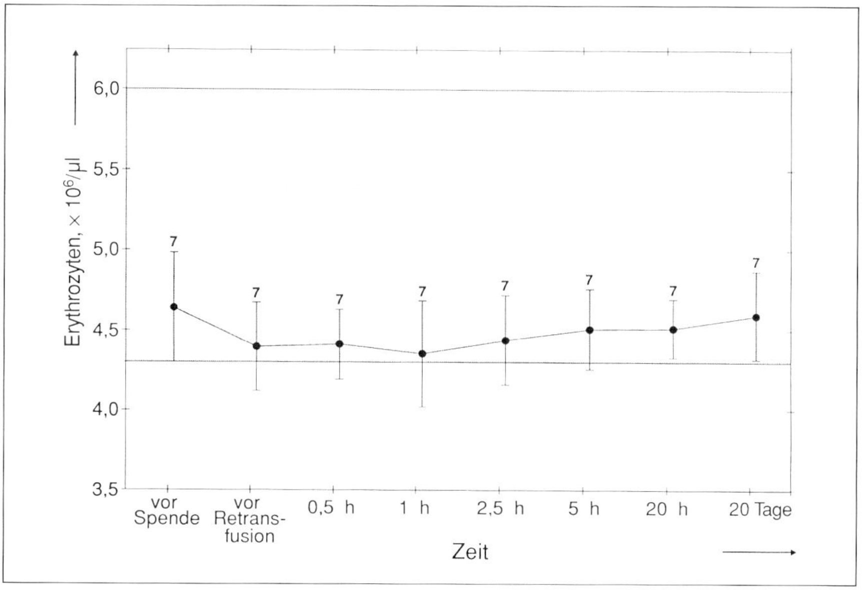

Abb. 1. Konzentrationsverlauf der Erythrozyten (venös). Normbereich gerastert, Mittelwerte und Standardabweichungen.

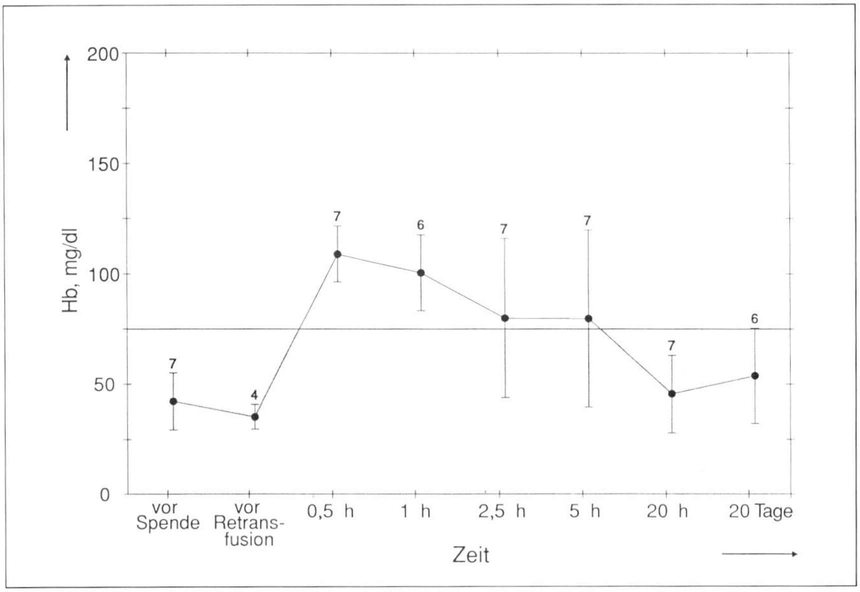

Abb. 2. Konzentrationsverlauf an «freiem» Hämoglobin im Plasma.

bins im Plasma (Abb. 2) zu beobachten. Darin spiegelt sich die Transfusion von Hämoglobin wider, das aus im Verlauf des Konservierungsprozesses zerstörten oder beschädigten RBC freigesetzt worden war. Die Maximalwerte 0,5 h p. t. variierten spenderabhängig von 88 bis 119 mg/dl. Dies bedeutet eine Überschreitung des bei 12 Versuchspersonen ermittelten Normalbereichs (Mittelwert ± 3 Standardabweichungen, gerastert) um die Hälfte. Mit Ausnahme von 2 Werten, nämlich 306 und 63 mg/dl, die 0,5 bzw. 2,5 h p. t. im Urin einer weiblichen Versuchsperson gefunden wurden, waren allerdings keine Anzeichen für eine Hämoglobinurie (> 20 mg/dl) innerhalb der ersten 20 h festzustellen. Eine geringfügige Leukozytose (9 ± 3 G/l), ein Anstieg des Gesamtbilirubins auf 1,67 ± 0,65 mg/dl und der LDH-Aktivität auf 245 ± 27 U/l normalisierten sich in den folgenden Stunden, begleitet von einem Wiederanstieg des freien Haptoglobins. Die Konzentration von Thrombozyten, Elektrolyten, Harnstoff, Gesamtprotein, Kreatinin sowie die Aktivitäten von S-GOT, S-GPT und S-γGT blieben innerhalb der physiologischen Normbereiche. Die untersuchten Gerinnungsparameter (Quick, PTT, TZ, Fibrinogen) blieben unverändert. Es liegt nahe, die Untersuchungen auf ein größeres Kollektiv und größere Volumina zu erweitern sowie die 24-h-Überlebensrate und die Gesamtlebensdauer der kryokonservierten RBC mittels ^{51}Cr exakt zu bestimmen.

Summary

The cryopreservation of human red blood cells (RBC) can be greatly beneficial in certain situations such as for rare blood groups, problems due to multiple antibodies, and as an interim aid during temporary shortages. Additionaly, cryopreserved erythrocytes may be useful in cases of civil or military disasters. Frozen/thawed autologous RBC are of particular interest as a supplement to liquid storage for elective operations (e. g. orthopedics, vascular and transplantation surgery) to extend the preoperative collection period, which is otherwise limited to 7 weeks. In this study using 7 healthy volunteers, 500 ml of whole blood was replaced by a suspension of cryopreserved autologous RBC [2 aliquots of 216 ml each, hematocrit (HCT) 43 ± 2% (v/v), HES (hydroxyethyl starch) concentration 11.5% (w/w)]. No washing step was performed after thawing. Viability of the red cells after thawing in terms of saline stability reached 91.9 ± 0.7% (n = 4). In all 7 cases the frozen/ thawed autologous RBC were tolerated very well. No adverse reactions could be detected. A slight posttransfusional leukocytosis as well as a moderate increase in LDH and bilirubin were observed, but these effects disappeared within 20 h. The concentrations of platelets, electrolytes, urea, protein and creatinine remained within their physiological ranges. The activities of the liver enzymes and the coagulation parameters investigated remained unchanged. Initially the level of free plasma hemoglobin increased by a factor of 2. Then it decreased within 20 h, accompanied by a restoration of haptoglobin. More than 85% of the HES was eliminated from the plasma within the 1st day.

Literatur

1 Nick HE: Hydroxyäthylstärke als Frierschutzmittel für Erythrozyten unter besonderer Berücksichtigung der Zellwasserkinetik während des Tiefkühlens; Diss Med Fak RWTH Aachen, 1979.

2 Körber C, et al: in Kretschmer V, Stangel W (eds): Beitr Infusionsther. Basel, Karger, 1987, vol 18, pp 174–177.

3 Geiser T, Scheiwe MW: Cryo-Letters 1981;2:291–360.

4 Sputtek A, et al: in Fuller BJ, Grout BWW (eds): Clinical Applications of Cryobiology. Boca Raton, CRC Press, 1991, pp 95–147.

5 Sputtek A, et al: Infusionstherapie 1992;19:269–275.

6 Sputtek A, et al: Cryobiology 1990;27:667–668.

7 Sputtek A, et al: Z Klin Med 1991;46:1567–1570.

8 Langer R, et al: in Landgraf H, et al (eds): Klinische Mikrozirkulation und Hämorheologie. Berlin, Blackwell, 1993, pp 233–239.

9 Sputtek A, et al: in Kretschmer V, Stangel W, Wiebecke D (eds): Beitr Infusionsther. Basel, Karger, 1992, vol 30, pp 292–296.

10 Sputtek A, et al: in Mempel W, et al (eds): Hämatologie. München, Sympomed, 1993, vol 2, pp 150–157.

Dr. med. A. Sputtek
Abteilung für Transfusionmedizin und Transplantationsimmunologie
Universitäts-Krankenhaus Eppendorf
Martinistraße 52
D-20246 Hamburg (Deutschland)

Sibrowski W, Stangel W, Wegener S (Hrsg): Transfusionsmedizin 1993/94.
Beitr Infusionsther Transfusionsmed. Basel, Karger, 1994, vol 32, pp 48 – 51

Optimierte «Babykonserven» für die Transfusion bei Frühgeborenen

G. Walther-Wenke [a], *E. Horstmann* [a], *N. Müller* [b]

[a] DRK-Blutspendedienst, Institut Münster,
[b] Institut für Transfusionsmedizin, Universitätsklinikum Essen, Deutschland

Einleitung

In annähernd 5 Jahren wurden etwa 12 000 CPD-«Babykonserven» (BEK) hergestellt. Sie sind seitdem wissenschaftlich umfassend dokumentiert worden [1–4].

Vorbehalte der Pädiater gegenüber Mannitol verhinderten die gleichzeitige Einführung der BEK mit dem SAGM-System bei der Einführung der Additivlösung SAGM in die Erythrozytenkonservierung. Nachdem in einzelnen Nachbarländern wie den Niederlanden oder der Schweiz über 5 Jahre Erfahrung mit der additiven Lösung sowohl bei der Transfusion Frühgeborener als auch mit der Austauschtransfusion vorliegen, ohne daß der Mannitolgehalt zu Komplikationen geführt hat, haben wir vergleichende Untersuchungen an verschiedenen Präparationen durchgeführt. Ziel war es, den Einfluß der SAGM-Stabilisation, der Leukozytendepletion und der Bestrahlung mit 30 Gy auf die Qualität der Präparationen zu erfassen.

Material und Methoden

Als Ausgangskonserve zur Aufteilung in 35-ml-Einheiten über sterile Schlauchverbindungen wurden folgende Erythrozytenkonzentrate EK hergestellt:

- CPD-EK, Hkt (Hämatokrit) bei 0,75 l/l
- CPD-EK, Hkt bei 0,75 l/l zusätzlich leukozytendepletiert
- SAGM-EK, Hkt bei 0,6 l/l
- SAGM-EK, Hkt bei 0,6 l/l, zusätzlich leukozytendepletiert
- SAGM-EK, Hkt bei 0,7 l/l nach Reduktion des SAGM-Überstandes um 50 ml
- SAGM-EK, Hkt bei 0,7 l/l nach Reduktion des SAGM-Überstandes um 50 ml, zusätzlich leukozytendepletiert.

Tag 1 war der Entnahmetag, am Tag 2 erfolgte die EK-Herstellung und Aufteilung in 35-ml-Einheiten. Um den Einfluß der Bestrahlung zu erfassen, wurde die Hälfte der insgesamt 118 Präparationen am Tag 2 bestrahlt.

An den Tagen 11 bzw. 14 wurden untersucht:

- Hkt (Zentrifugation nach DIN)
- ATP-Gehalt (enzymatische Bestimmung nach Bücher)
- freies Hämoglobin (photometrische Bestimmung nach Cripps)
- pH-Wert (potentiometrisch mit kombinierter Glas-Silberchlorid-Elektrode
- Kaliumgehalt im Überstand (flammenphotometrisch).

Eine weitere Untersuchungsreihe diente der Messung der Kaliumwerte in 40 SAGM-EK mit reduziertem SAGM-Überstand am 2., 5., 9., 11. und 14. Tag nach Entnahme mit und ohne Bestrahlung mit 30 Gy am Tag 2.

Ergebnisse

Die Vergleichsuntersuchungen zeigen deutlich höhere ATP-Werte in den SAGM-Präparationen, wobei die Reduktion des SAGM-Überstandes nur geringfügige Unterschiede bewirkt. Die pH-Werte liegen bei 7,1 am Tag 11 und bei 6,9 am Tag 14. Der Gehalt an freiem Hämoglobin ist in den verschiedenen CPD-Präparationen deutlich höher als in SAGM-Konserven.

Die Filtration der CPD-EK mit ihrem höheren Hkt führt zu einem deutlichen Anstieg an freiem Hb, SAGM-EK zeigen dies nicht. Die Bestrahlung mit 30 Gy hat nur geringen Einfluß auf die Hämolyserate.

Tabelle 1 zeigt die Auswirkungen der Kombination Bestrahlung und Filtration auf CPD- und SAGM-Konserven im Überblick. Der Kalium-Gehalt im

Tab. 1. Vergleichsuntersuchungen an bestrahlten + filtrierten und nichtbestrahlten + nichtfiltrierten CPD- und SAGM-Konserven

	n	Untersuchungstag	Bestrahlung + Filtration	ATP µmol/l Erythrozyten	pH	Hb mg/10 ml	K^+ mmol/10 ml
CPD	20	11	–	1398±134	7,07±0,01	1,13±0,70	0,09±0,01
CPD	12	11	+	1197±26	7,15±0,03	3,31±3,06	0,21±0,01
SAGM	12	11	–	1466±188	7,10±0,02	0,70±0,04	0,10±0,01
SAGM	12	11	+	1623±23	7,09±0,01	1,14±0,12	0,20±0,01
Stabilisator							
SAGM*	20	14	–	1578±119	6,93±0,03	0,90±0,21	0,11±0,01
SAGM*	20	14	+	1507±121	6,92±0,03	1,32±0,27	0,22±0,02

* Mit Reduktion von 50 ml Überstand.

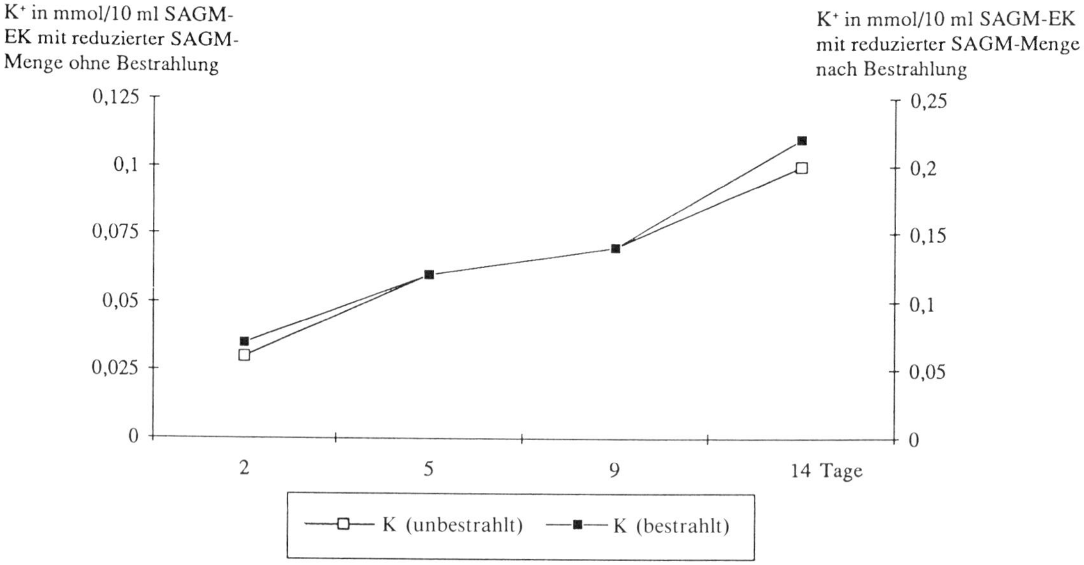

Abb. 1. Anstieg der K^+-Werte während der Laufzeit (jeweils n = 20).

Überstand liegt bei CPD- und SAGM-EK nach Bestrahlung allein und nach Kombination von Bestrahlung und Filtration um den Faktor 2 höher als in nichtbestrahlten Präparationen. Abbildung 1 zeigt den Einfluß der Bestrahlung auf die Kaliumwerte über 14 Tage.

Diskussion

Unsere Untersuchungen zeigen den Vorteil der SAGM-Stabilisation gegenüber CPD. Die Leukozytendepletion ist für Frühgeborene sicher wünschenswert. Der Kalium-Anstieg auf 0,2 mmol pro 10 ml bestrahltem EK am Ende der Laufzeit von 14 Tagen kann als klinisch nicht bedenklich eingestuft werden, zumal der Substitutionsbedarf der Frühgeborenen mit etwa 2 mmol/die um den Faktor 10 höher liegt.

Tabelle 2 gibt eine Übersicht über die Spezifikation der optimierten EK. Die Vorteile des Therapiekonzeptes für Patienten mit einem Geburtsgewicht bei etwa 500–1200 g liegen in der sicheren Handhabung standardisierter Präparate, der Vermeidung einer aufwendigen Transfusionsvorbereitung und in der Möglichkeit, ein Kind über 2 Wochen mehrfach mit den Erythrozyten desselben Spenders zu versorgen.

Tab. 2. Spezifikationen und QC-Werte der optimierten «Babykonserven» (BEK)

Spezifikation der optimierten BEK:	35 ml EK in Additivlösung SAG-Mannitol (SAGM-Menge gegenüber der Regelkonserve um fast die Hälfte reduziert) Mannitol-Gehalt < 1 mg/ml	
	Blutgruppe 0, Rh negativ (ccddee) hämolysinfrei Anti-CMV-frei	
	Spezialfiltriert zur Leukozytenentfernung Hämatokrit etwa 0,7 L/L Laufzeit 14 Tage	
Qualitätskontrollwerte am Ende der Laufzeit:	freies Hb in 10 ml:	0,90 mg
	Kalium-Gehalt in 10 ml:	0,10 mmol
	ATP-Gehalt:	1600 µmol/l Erythrozyten
	pH-Wert:	6,92
	Bestrahlung mit 30 Gy im Auftrag des anwendenden Arztes	
Untersuchungen an bestrahlten BEK zeigen am Tag 14 folgende Werte:	freies Hb in 10 ml:	1,35 mg
	Kalium-Gehalt in 10 ml:	0,20 mmol
	Alle anderen Parameter bleiben unverändert.	

Summary

For transfusion therapy of premature infants special packed red cells '0 rh-negative, anti-CMV-negative, hemolysin-free' are of great value. To optimize the preparations, we examined the influence of leukocyte depletion, suspension in SAGM and irradiation on ATP level, pH, free hemoglobin and potassium level. Results show the advantage of filtration and SAGM solution especially in respect to the ATP level. Irradiation leads to an increase of potassium to a twofold level, but is not of clinical significance in running time.

Literatur

1 Müller N: Pädiatr Prax 1988;37:197.

2 Hentschel R, et al: Monatsschr Kinderheilkd 1989;137:563.

3 Müller N, et al: in Kretschmer V, Stangel W, Wiebecke D (Hrsg): Transfusionsmedizin 1991/92. Beitr Infusionsther. Basel, Karger, 1992, vol 30, pp 145–148.

4 Jorch G, et al: Beitr Transfusionsmed 1990;6:5.

5 Strauss RG: Transfusion 1993;33:352.

6 Strauss RG: Transfusion 1990;30:675.

7 Brugnara C, et al: Transfusion 1992;32:246.

Dr. Gabriele Walther-Wenke

DRK-Blutspendedienst Münster, Sperlichstraße 15, D-48006 Münster (Deutschland)

Sibrowski W, Stangel W, Wegener S (Hrsg): Transfusionsmedizin 1993/94.
Beitr Infusionsther Transfusionsmed. Basel, Karger, 1994, vol 32, pp 52 – 54

Präparation leukozytenarmer Thrombozytenkonzentrate aus Buffy coat mittels einer neuartigen Trennvorrichtung

N. Müller[a], *H. Krüssel*[b]

[a] Institut für Transfusionsmedizin, Universitätsklinikum Essen
[b] Institut für Transfusionsmedizin, Universitätskliniken Münster, Deutschland

Einleitung

Bei der Thrombozytenpräparation (TK =Thrombozytenkonzentrat) aus Buffy coat (BC) kann es bei jeder Handhabung des Beutels infolge des abnehmenden Beutelfüllgrades zur Instabilität, Faltenbildung und Einsackung des Beutels im Zentrifugenbecher sowie Verwirbelung und Durchmischung der Grenzschichten kommen mit der Folge unerwünschter Zellkontamination des TK. Daher wurde eine spezielle Platte mit Auflagefläche und Halterung für den Blutbeutel entwikkelt, die sowohl für den Transport und das Handling, den Einsatz im Zentrifugenbecher als auch für die höhenverstellbare Plazierung in einer modifizierten Trennvorrichtung mit zwei zueinander bewegbaren Quetschprofilen (Patent 4205712) bei der Herstellung von TK aus BC mit gleichbleibender Qualität unter stabilen Bedingungen Verwendung finden kann (Abb. 1).

Material und Methoden

Im Vierfachbeutelsystem Top/Bottom (Biotrans Dreieich, Deutschland) wurde das frisch entnommene Vollblut (n = 60) für 1 h bei Raumtemperatur (RT) gelagert, anschließend bei 22 °C für 10 min bei 2950 × *g* (Hettich Roto Silenta RP) zentrifugiert. Nach Auftrennung mittels Biotrans Separator wurde der BC-Beutel mit Plasma aufgefüllt (127,4 ± 13,5 ml) und nach 2stündiger Lagerung bei RT, davon 30 min auf einem Flachbett-Horizontalschüttler , bei 390 × *g* für 9 min bei 22 °C zentrifugiert und der plättchenreiche Überstand mittels Trennhilfe (Abb. 1) in den Satellitenbeutel überführt. Die Thrombozytenzählung im TK erfolgte nach 1:2-Verdünnung in Coulter Counter T 660, die Leukozytenzählung in der Nageottekammer (Verdünnung 1:10 mit Türk-Lösung, Volumen 100 µl), die Erythrozytenzählung in der Neubauerkammer. Zusätzlich wurden der morphologische Score, der pH-Wert und die hypotone Belastbarkeit bestimmt.

Ergebnisse und Diskussion

Bei einem Volumen von 70,60 ± 6,44 ml betrug der durchschnittliche Thrombozytengehalt des TK (0,75 ± 0,18) × 10^{11}, die Leukozytenkontamination (0,32 ± 0,24) × 10^6, die Leukozytenkonzentration (4,41 ± 3,68)/µl, der Erythrozytengehalt (0,178 ± 0,178) × 10^8, die hypotone Belastbarkeit 94,51 ± 3,57%, der Anteil diskoider Plättchen 65,62 ± 4,29%, der pH-Wert 7,04 ± 0,09. Während der Zentrifugation und weiteren Verarbeitung wurden keine Faltenbildungen oder Verwirbelungen beobachtet, so daß gegenüber anderen Systemen mit starrer Halterung des Beutels und höhenbeweglich verstellbaren Trennleisten [1] bei dem hier vorgestellten System ohne besondere Beutelkonfigurationen oder Modifikationen der Zentrifugenbecher jeder Beutel stets unter stabilen, gleichbleibenden Bedingungen bearbeitet werden kann. Hierbei können Thrombozytenkonzentrate aus BC präpariert werden, die eine 10–20fach geringere Leukozytenkontamination gegenüber herkömmlichen Verfahren [2–4] bei guter In-vitro-Funktion aufweisen.

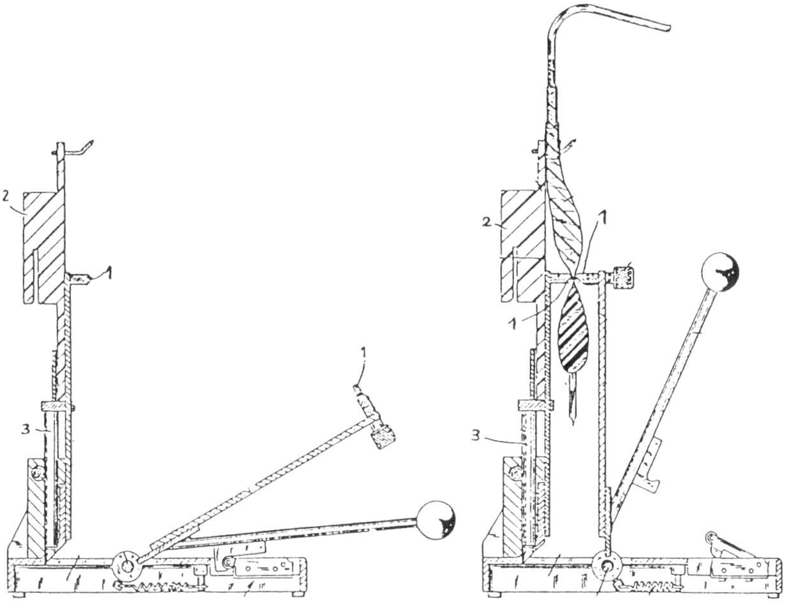

Abb. 1. Schematische Darstellung der Trennvorrichtung mit zwei zueinander bewegbaren Quetschprofilen (1) sowie höhenverstellbarer (3) Halteplatte (2) für den Blutbeutel.

Summary

A newly designed equipment of producing white cell-reduced platelet concentrates (PC) from buffy coat (BC) will be briefly described. A special insert and bag holder for centrifugation including a modified expressor (Patent 4205712) for careful drainage of the PC into the transfer bag from BC was developed. PCs prepared with this technique had an average volume of 70.60 ± 6.44 ml, platelet content of $(0.75 \pm 18) \times 10^{11}$, WBC content of $(0.32 \pm 0.24) \times 10^{6}$ per unit, and 4.41 ± 3.68 WBC/μl.

Literatur

1 Schneider W, et al: Med Welt 1979;30:1597–1601.
2 Kretschmer V, et al: in Kretschmer V, Stangel W, Sachs V (Hrsg): Transfusionsmedizin 1989/90. Beitr Infusionsther. Basel, Karger, 1990, vol 26, pp 65–70.
3 Müller N, et al: Beitr Transfusionsmed 1990;5:13–27.
4 Pietersz RNI, et al: in Kretschmer V, Stangel W, Sachs V (Hrsg): Transfusionsmedizin 1989/90. Beitr Infusionsther. Basel, Karger, 1990, vol 26, pp 60–64.

Univ.-Prof. Dr. N. Müller
Institut für Transfusionsmedizin
Universitätsklinikum Essen
Hufelandstraße 55
D-45122 Essen (Deutschland)

Sibrowski W, Stangel W, Wegener S (Hrsg): Transfusionsmedizin 1993/94.
Beitr Infusionsther Transfusionsmed. Basel, Karger, 1994, vol 32, pp 55 – 57

White Blood Cell Depletion of Single-Donor Platelet Preparations Using the New Adsorption Filter Biofil P 10 BBS

N. Müller

Institute of Transfusion Medicine, University Clinics Essen, Germany

Introduction

Filtration of platelet concentrates (PCs) to reduce the white blood cell content is a generally accepted method to avoid allo-immunization and subsequent refractoriness to transfused platelets [1]. Several filters are available for this purpose. We now report on the suitability of a newly developed filter system BIOFIL P 10 BBS (Biotrans Dreieich, Germany) for the removal of WBCs from single-donor platelet preparations.

Material and Methods

Platelets were collected from healthy donors using the Haemonetics PCS Plus cell separator (n = 11) and the Fenwal CS 3000 Plus cell separator (n = 11). The filtration was performed 60 min after the end of the final collection cycle of the pheresis procedure by gravity with a flow rate of 40–50 ml/min. All connections were made using a sterile docking device (SCD 312, Haemonetics). The leukocytes were counted manually pre-filtration using a Fuchs-Rosenthal counting chamber (total volume 6.4 µl; 1:50.5 dilution Unopette Microcollection System, Becton-Dickinson, Rutherford, NJ), post-filtration Nageotte chamber counting method (1:10 dilution Türk solution, volume 100 µl). Moreover, platelet counts were determined using an electronic cell counter T 660 Coulter and in vitro platelet measurements of pH determination, morphologic score and response to hypotonic stress.

Results and Conclusions

The results of leukocyte depletion are shown in table 1. For filtration of 'Haemonetics PCs' the WBC removal ratio was calculated as 99.82 ± 0.21%

Table 1. WBC depletion and platelet recovery due to filtration of different platelet suspensions using the BIOFIL P 10 BBS filter system[1]

Apheresis system	Leukocytes pre-filtration $\times 10^7$	post-filtration $\times 10^5$	reduction %	Platelet recovery %
Haemonetics PCS PLUS	30.78 ± 30,65	7.28 ± 14.20	99.82 ± 0.21	86.11 ± 6.74
Minimum	2.14	0.13	99.30	66.26
Maximum	102.42	38.98	99.99	93.77
Fenwal CS 3000 Plus	1.43 ± 2.21	0.25 ± 0.28	99.58 ± 0.01	83.04 ± 5.59
Minimum	0.06	0.09	98.47	72.85
Maximum	7.57	0.84	99.99	91.20

[1] Values are means ± standard deviations.

[WBCs/PCs: (0.13 to 48.98) $\times 10^5$] and 99.58 ± 0.01% for 'Fenwal PCs' [WBCs/PCs: (0.09 to 0.84) $\times 10^5$].

The mean number of leukocytes in the platelet suspension post-filtration was strongly dependent on the number of leukocytes present pre-filtration. Relatively high numbers of leukocytes post-filtration were found only when the number of leukocytes pre-filtration was high. The loss of platelets was about the same for each PC, and no significant changes could be observed for %HSR [pre 93.03 ± 4.17 (H); 90.22 ± 5.41% (CS); post 89.54 ± 4.96% (H); 86.89 ± 5.63% (CS)] and score [pre 312.27 ± 30.31 (H); 323.8 ± 24.82 (CS); post 3011.73 ± 23.84 (H), 313.64 ± 31.84 (CS)].

Platelet suspensions obtained by plateletpheresis using the Haemonetics PCS cell separator showed a wide variation in leukocyte contamination. Therefore these products were informative in establishing the performance of filters for leukocyte depletion of platelet concentrates [2]. The BIOFIL P 10 BBS filter tested effectively removed WBCs from single-donor PCs. Platelet loss was low, and the in vitro function parameters were identical to those of non-filtered platelets. The filter is easy to handle; the compatible SCD tubings provide the means to supply highly WBC-depleted PCs under sterile conditions and can improve the quality of stored platelets [3].

Summary

A newly developed adsorption filter has been evaluated for the removal of white blood cells (WBC) from platelet concentrates obtained by the blood cell separators Fenwal CS 3000 Plus (CS) and Haemonetics PCS Plus (H). WBC mean removal rate was 99.82 ± 0.21% (H) and 99.58 ± 0.01% (CS) with a mean WBC yield of (13.68 ± 21.52) × 10^5 (H) and (0.20 ± 0.23) × 10^5 (CS). Platelet recovery was 86.11 ± 6.74% (H) and 83.04 ± 5.59% (CS). Morphology, integrity and in vitro function parameters were not influenced by the filtration.

References

1 Sirchia G, et al: Vox Sang 1983;44:115–120.
2 Sintnicolas K, et al: Tansfus Sci 1993;14:211–215.
3 Gottschall II, et al: Vox Sang 1984;47:101–107.

Univ.-Prof. Dr. N. Müller
Institut für Transfusionsmedizin
Universitätsklinikum Essen
Hufelandstraße 55
D-45122 Essen (Germany)

Sibrowski W, Stangel W, Wegener S (Hrsg): Transfusionsmedizin 1993/94.
Beitr Infusionsther Transfusionsmed. Basel, Karger, 1994, vol 32, pp 58 – 60

White Blood Cell-Reduced Platelet Concentrates Prepared by Filtration Using the Sepacell PL 5 II / 10 II Filter

N. Müller, D. Knop

Institute of Transfusion Medicine, University Clinics Essen, Germany

Introduction

For the application in routine use a simple method is needed for the efficient and reliable leukocyte depletion of platelet suspensions. Several types of filters have been developed for this purpose. In this study we compared the in vitro performances of the Sepacell filter system for the removal of leukocytes from single-donor plateletpheresis products.

Material and Methods

Platelet concentrates (PCs) collected from healthy donors using the Haemonetics PCS Plus and the Fresenius AS 104 blood cell separators were filtered according the manufacturer's instructions by gravity without priming or rinsing the Sepacell PL 5 / 10 II. The filtration was performed 120 min after the end of the final collection cycle of the pheresis procedure. The flow rates were controlled at 40–50 ml/min for blood bank conditions BT filter type and at 3–5 ml/min for bedside AS filter type. To monitor the flow rate, a drip chamber was assembled in the tubing in front of the filter. All connections were made using a sterile docking device (SCD 312). Leukocyte counting pre-filtration was done microscopically using the Fuchs-Rosenthal chamber (volume 6.4 µl; limit 1.6 cells/µl), and the post-filtration Nageotte chamber counting method (volume 100 µl; limit 0.1 cell/µl).

Results and Conclusions

The results shown in table 1 suggest that the leukocyte removal and log reduction correlate with the WBC contents of the PCs, the capacity of the filters and the flow rates. The number of leukocytes in the post-filtration is strongly dependent on the number of leukocytes present pre-filtration, and relatively high numbers of leukocytes post-filtration could be found when the filtration was performed under blood banking conditions with high flow rates. Only the PL 10 II AS filter removes leukocytes most effectively also in higher WBC-loaded PCs under those filtration conditions. In none of these filtered PCs the number of residual leukocytes exceeded the proposed immunogenic dose [1, 2]. In routine situations, the time required for filtration is less important since several filtrations can be performed simultaneously. If filtration is to be performed 'on demand' and at irregular hours, a short filtration time will be of great advantage. The results indicate that the filter type should be selected in relation to the initial WBC contamination of the PCs, the needed flow rate and the clinical situation of the patient.

Table 1. Leukodepletion in relation to filter type, flow rate and WBC contamination of different apheresis platelet concentrates

Apheresis system	Filter type	Flow rate 40–50 ml/min			3–5 ml/min		
		Leukocytes BT[a]			Leukocytes AS[b]		
		pre-filtration $\times 10^8$	post-filtration $\times 10^5$	reduction %	pre-filtration $\times 10^8$	post-filtration $\times 10^5$	reduction %
Haemonetics PCS Plus	PL 5 II	9.17 ± 5.75	5.63 ± 6.44	99.87 ± 0.21	9.90 ± 5,45	1.31 ± 1.71	99.98 ± 0.03
	PL 10 II	8.26 ± 5.65	3.32 ± 4.23	99.96 ± 0.03	7.82 ± 2.19	0.36 ± 0.13	99.99 ± 0.01
Fresenius AS 104	PL 5 II	0.14 ± 0.13	0.30 ± 0.18	99.40 ± 0.67	0.35 ± 0.27	0.23 ± 0.01	99.85 ± 0.13
	PL 10 II	0.17 ± 0.22	0.23 ± 0.05	99.54 ± 0.56	0.25 ± 0.30	0.23 ± 0.01	99.67 ± 0.26

Values are means ± standard deviations.

[a] BT Blood Banking.

[b] AS Bedside.

Summary

The further developed adsorption filter Sepacell PL 5 / 10 II has been evaluated for the white blood cell (WBC) removal from platelet concentrates (PCs) collected using a blood cell separator Fresenius AS 104 (F) or Haemonetics PCS Plus (H). Filtration was carried out according to the manufacturer's instructions by gravity and flow rates of 40–50 ml/min (BT Blood Banking) or 3–5 ml/min (AS Bedside). Mean post-filtration WBC contents under blood bank conditions were $(5.63 \pm 6.44) \times 10^5$ (H) and $(0.30 \pm 0.18) \times 10^5$ (F) for the PL 5 II filter and $(3.32 \pm 4.23) \times 10^5$ (H) and $(0.23 \pm 0.05) \times 10^5$ (F) for the PL 10 II filter; under bedside conditions with low flow rates: $(1.31 \pm 1.71) \times 10^5$ (H) and $(0.23 \pm 0.01) \times 10^5$ (F) for the PL 5 II filter and $(0.36 \pm 0.13) \times 10^5$ (H) and $(0.23 \pm 0.01) \times 10^5$ (F) for the PL 10 II filter. The results suggest that the WBC removal and log reduction correlate with the rates of WBC content of the PCs, the capacity of the filters and the flow rates.

References

1 Eernisse JG, Brand A: Exp Hematol 1981;9:77–83.
2 Von Marwijk Kooy M, et al: Blood 1991;77:201–205.

Univ.-Prof. Dr. N. Müller
Institut für Transfusionsmedizin
Universitätsklinikum Essen
Hufelandstraße 55
D-45122 Essen (Germany)

Sibrowski W, Stangel W, Wegener S (Hrsg): Transfusionsmedizin 1993/94.
Beitr Infusionsther Transfusionsmed. Basel, Karger, 1994, vol 32, pp 61 – 65

Einfluß der Leukozytenkontamination auf die Lagerbarkeit von Thrombozytenkonzentraten aus gepooltem Buffy coat

H. Klüter[a], M. Klinger[b], M. Bauhaus[a], H. Kirchner[a]

[a] Institut für Immunologie und Transfusionsmedizin und
[b] Institut für Anatomie der Medizinischen Universität zu Lübeck, Deutschland

Methoden

Wir untersuchten den Einfluß kontaminierender Leukozyten auf die Qualität von Thrombozytenkonzentraten (TK) und evaluierten die Möglichkeit einer In-Prozeß-Filtration während der Präparation. Die TK wurden nach einer modifizierten Methode von Eriksson et al. [1] und Bertolini et al. [2] hergestellt. Bei Anwendung dieses Verfahrens ist die Integration eines Leukozytenfilters in den Herstellungsprozeß leicht möglich. Die Blutspende erfolgte in 3fach-Optipac-Beutel (Baxter, München). Innerhalb von 8 h wurden nach der Komponentenpräparation 8 ABO-identische Buffy coats (BC) und 2 Plasmen steril «in Reihe» verbunden, in einem 2-l-PVC-Beutel vereinigt, gemischt und in 2 gleiche Teile geteilt. Beim Anschweißen des speziellen Lagerungsbeutels (Pl-732, Baxter, München) wurde bei einem der beiden Beutel ein Leukozytenfilter (PL-50 HF, Pall, Dreieich) integriert. Bei dem Überführen des plättchenreichen Plasmaüberstandes in den Lagerungsbeutel nach der Zentrifugation wurde bei einer der beiden Fraktionen eine In-Prozeß-Filtration durchgeführt (Abb. 1).

Neben der Bestimmung des Volumens und der Zellzahlen unmittelbar nach der Präparation wurden am 1., 3., 5. und 8. Lagerungstag jeweils etwa 8 ml TK entnommen. Daraus erfolgte die Bestimmung des pH-Wertes sowie der pCO_2- und Bikarbonatkonzentrationen und aus dem zellfreien Überstand die Bestimmung der Konzentrationen von Glukose, Laktatdehydrogenase (LDH) und Laktat. Für die morphometrischen Untersuchungen mittels Transmissions-Elektronenmikroskopie wurden jeweils 9 ml TK am 1. und 5. Lagerungstag unter sterilen Bedingungen entnommen und innerhalb einer Stunde für 30 min bei 37 °C inkubiert. Die weitere Aufbereitung der Proben erfolgte nach einer kürzlich beschriebenen Methode [3]. In jeder Probe wurden 50 Thrombozyten, randomisiert nach Weibel [4], ausgemessen. Von jedem Plättchen, jedem lysosomalen und α-Granulum, sowie von jedem Anschnitt des offenen kanalikulären Systems (OCS) wurden Umfang und Fläche gemessen.

Ergebnisse

Die Ergebnisse der Zellzahlbestimmungen und der pH-, CO_2,- und Bikarbonatmessungen sowie die Glukose-, Laktat- und LDH-Werte sind in den Tabellen 1 und 2 wiedergegeben.

Tab. 1. Zellzahlbestimmung in Thrombozytenkonzentraten aus gepooltem BC; Median; n = 14

	Volumen, ml	Thrombozyten × 10^9	Leukozyten × 10^6
Ungefiltert	348	268	51,1
Gefiltert	335	240	0,04

Tab. 2. Ergebnisse der biochemischen Untersuchungen in gefilterten und ungefilterten Thrombozytenkonzentraten aus gepooltem Buffy coat während 8tägiger Lagerung (Mittelwert ± Standardabweichung, n = 14)

		Tag der Lagerung			
		1	3	5	8
pH	n.f.	7,32 ± 0,04	7,40 ± 0,13	7,37 ± 0,06	7,19 ± 0,16
	fil.	7,30 ± 0,04	7,41 ± 0,07	7,38 ± 0,08	7,22 ± 0,22
pCO_2, mm Hg	n.f.	26,5 ± 2,6	21,2 ± 5,9	18,8 ± 2,9	19,5 ± 4,7
	fil.	27,4 ± 3,3	18,8 ± 2,6	17,2 ± 3,0	15,3 ± 5,6
Bikarbonat, mmol/l	n.f.	13,2 ± 0,8	12,3 ± 1,8	10,5 ± 0,9	7,3 ± 1,8
	fil.	13,1 ± 0,7	11,6 ± 1,3	9,8 ± 1,3	7,5 ± 1,1
Glukose, mg/dl	n.f.	397,0 ± 13,0	369,0 ± 13,0	353,0 ± 18	313,0 ± 23,0
	fil.	395,0 ± 17,0	372,0 ± 11,0	355,0 ± 15	319,0 ± 16,0
Laktat, mmol/l	n.f.	2,8 ± 0,4	4,9 ± 0,7	6,3 ± 0,8	9,3 ± 1,9
	fil.	2,7 ± 0,6	4,7 ± 0,8	6,0 ± 0,7	9,0 ± 0,9
LDH, U/l	n.f.	140,0 ± 9,0	150,0 ± 12,0	153,0 ± 17,0	152,0 ± 9,0
	fil.	139,0 ± 10,0	146,0 ± 20,0	146,0 ± 21,0	145,0 ± 12,0

n.f. = Nicht gefiltert; fil. = gefiltert.

Am 1. Lagerungstag wiesen 90% der Thrombozyten die für den ruhenden Zustand typische Spindelform mit einem glatten Plasmalemm ohne Ausfaltungen auf. Die Plättchen waren reichlich mit lysosomalen und α-Granula, Mitochondrien, Dense bodies, Mikrotubuli, Teilen des OCS, elektronendichten Tubuli und zum geringen Teil mit Resten des Golgi-Apparates ausgestattet. In den filtrierten Präparaten war der Granulaanteil leicht erhöht (Abb. 2). Am 5. Lagerungstag lagen etwa 50% der Plättchen in der ursprünglichen Spindelform vor. Der Anteil von aufgeblähten oder lysierten Thrombozyten lag unter 1%. Einige α-Granula konfluierten, größere Zusammenlagerungen von diesen Granula waren allerdings nicht zu erkennen. Zwischen der filtrierten und nichtfiltrierten Untersuchungsgruppe lagen keine erkennbaren Unterschiede vor.

Diskussion

Der Leukozytenfilter PL-50 HF ließ sich problemlos in den Herstellungsprozeß integrieren und ermöglichte eine Leukozytendepletion von > 99,9%. Die Thrombozytenzahl im gefilterten Präparat lag im Median etwa 11% niedriger als im ungefilterten Vergleichsprodukt. Das Volumen des gefilterten TK lag etwa 13 ml niedriger.

Zur Ermittlung des Einflusses der Leukozytenkontamination auf die Lagerbarkeit der TK wurden Blutgasanalysen und biochemische Untersuchungen an verschiedenen Lagerungstagen durchgeführt. Die Ergebnisse dieser Untersuchungen sind im Vergleich zwischen beiden Fraktionen nahezu völlig übereinstimmend und ohne signifikanten Unterschied.

Die morphometrische Analyse ergab keinen wesentlichen Unterschied in der Morphologie der Thrombozyten zwischen beiden Untersuchungsgruppen. Nur am 1. Lagerungstag war der Anteil von Granula (V/V) im gefilterten Präparat signifikant erhöht. Dies kann ein Ausdruck besserer Qualität oder aber Zeichen einer geringgradigen Schwellung der Granula im Sinne einer Aktivierung durch den Filtrationsprozeß darstellen. Am 5. Lagerungstag ergaben die Messungen gleiche Werte für beide Gruppen.

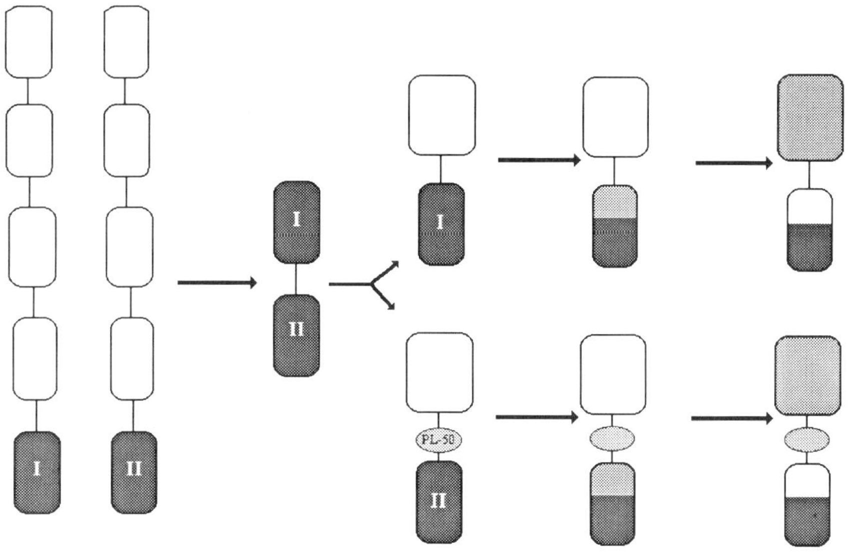

Abb. 1. Herstellung von ungefilterten und gefilterten Thrombozytenkonzentraten aus gepooltem Buffy Coat; Filter: PL-50 HF, Pall, Dreieich.

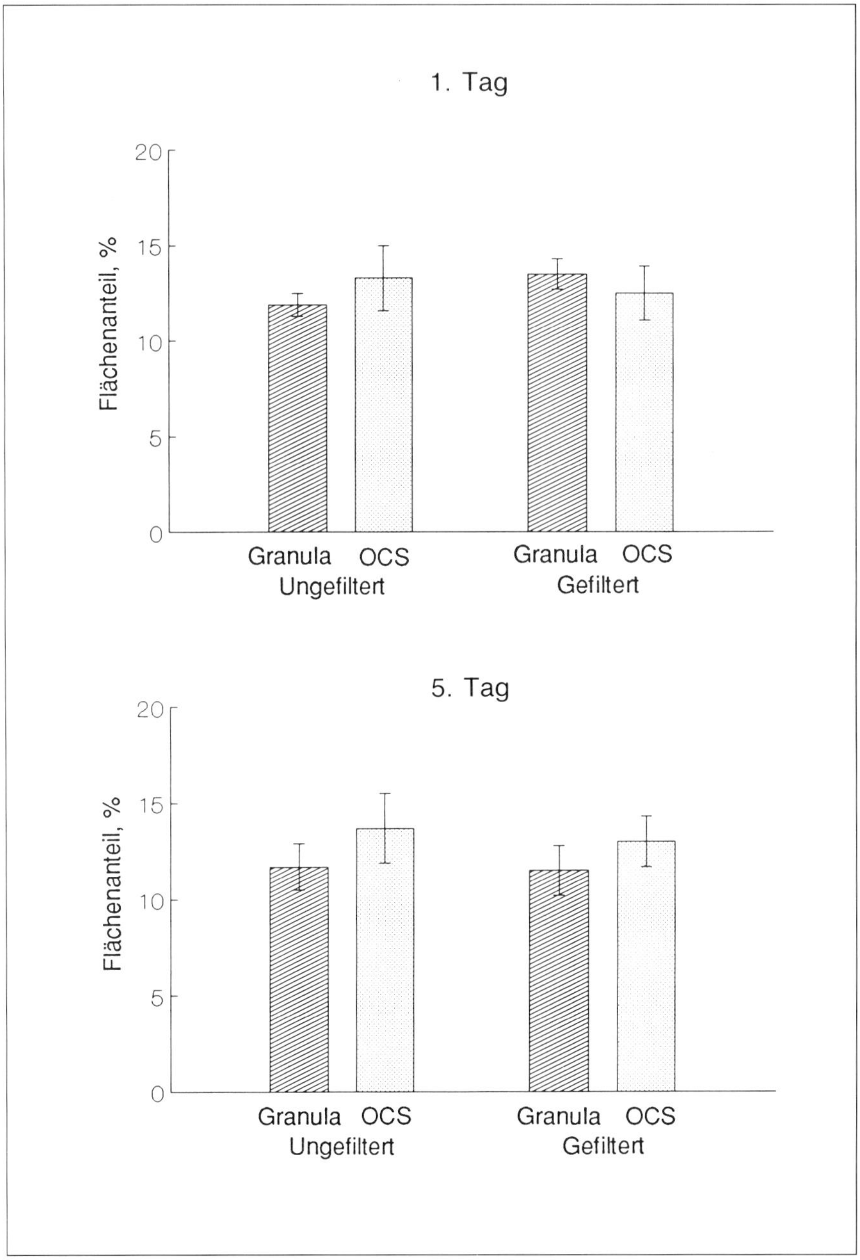

Abb. 2. Morphometrische Bestimmung der relativen Flächenanteile von lysosomalen und α-Granula sowie des offenen kanalikulären Systems (OCS) am 1. und 5. Tag der Lagerung.

Nach diesen Untersuchungen läßt sich kein negativer Effekt der Leukozyten auf die Lagerbarkeit von TK nachweisen. Die in der Literatur beobachteten Lagerungsveränderungen beziehen sich auf TK mit Leukozytenkontaminationen $> 5 \times 10^8$/l und deutlich geringerem Gesamtvolumen [5]. Es ist deshalb zu schließen, daß bei einer Leukozytenkontamination $< 10^8$/l kein Lagerungsschaden durch leukozytäre Produkte zu erwarten ist.

Summary

We examined the effect of white cell contamination on thrombocytes prepared from pooled buffy coats over a storage period of 8 days. Using this novel technique, a leukocyte depletion filter can be easily integrated during PC preparation. In a paired study (n = 14) eight ABO-identical BC were pooled in a 2-liter PVC bag within 8 h after whole-blood donation, thoroughly mixed and divided into two identical fractions. After soft-spin centrifugation the platelet-rich plasma (PRP) was transferred either (fraction A) using a leukocyte filter (PL 50-HF, Pall) or (fraction B) directly into the storage bag (Pl-732, Baxter), and stored under routine conditions. On days 1, 3, 5, and 8, aliquots of PC were withdrawn for determination of cell count and different biochemical parameters and for morphometric analyses of platelet ultrastructure by electron microscopy. Results showed a lower thrombocyte yield and white cell count ($p < 0.01$) in fraction A (268×10^9 vs. 240×10^9; 51.1×10^6 vs. 0.04×10^6), whereas no differences between the two preparations could be detected by analysis of pH, pCO_2, bicarbonate, and in LDH release over the storage period of 8 days. These results were supported in the study on the ultrastructural level where a good morphological integrity of the platelets was observed during the whole storage period in both fractions. In conclusion, storage lesions on platelets due to leukocyte effects are unlikely to occur in PC with white cell counts lower than 10^8/l.

Literatur

1 Eriksson L, et al: Vox Sang 1990;59:140–145.

2 Bertolini F, et al: Transfusion 1989;29:605–609.

3 Klinger M, et al: Ann Anat 1993;175:163–170.

4 Weibel ER: Stereological Methods I. Practical Methods for Biological Morphometry. London, Academic Press 1979.

5 Pietersz RNI, et al: Vox Sang 1988;55:14–20.

Dr. med. Harald Klüter
Institut für Immunologie und Transfusionsmedizin
Medizinische Universität zu Lübeck
Ratzeburger Allee 160
D-23538 Lübeck (Deutschland)

Sibrowski W, Stangel W, Wegener S (Hrsg): Transfusionsmedizin 1993/94.
Beitr Infusionsther Transfusionsmed. Basel, Karger, 1994, vol 32, pp 66 – 68

Lymphozyteninteraktion in Thrombozytenkonzentraten aus gepoolten Buffy coats. Bestimmung proliferierender Zellen mit Hilfe des Antikörpers KI-67

M. Müller-Steinhardt, H. Klüter, H. Kirchner

Institute für Immunologie und Transfusionsmedizin, Medizinische Universität zu Lübeck, Deutschland

Einleitung

Bei der Herstellung von plasmahaltigen Thrombozytenkonzentraten (TK) aus 4 gepoolten Buffy coats (BC) [1, 2] werden präparationsbedingt auch Leukozyten der 4 Spender zusammengeführt. Dies führte zu der Diskussion, ob in den TK, die bis zu 5 Tagen gelagert werden, eine gegenseitige Aktivierung im Sinne einer MLR (Mixed Lymphocyte Reaction) ablaufen könnte [3, 4]. Aus diesem Grunde sollte mit Hilfe des monoklonalen Antikörpers KI-67 untersucht werden, ob es zu einer Aktivierung von Leukozyten in den gepoolten TK kommt (n = 20).

Material und Methoden

Primärantikörper: Anti-KI-67 (4,5 µg/ml) (Dakopatts, Hamburg).

Brückenantikörper: RAM, APAAP-Komplex (Dakopatts, Hamburg).

Proben von je 100 µl wurden auf Objektträger zentrifugiert und nach Fixation (Aceton:Methanol, 1:1) durch die APAAP-Methode untersucht.

APAAP-Färbung: Die Inkubationsdauer für die Antikörper betrug jeweils 30 min. Dazwischen lagen Waschschritte mit Trispuffer (0,05 M, pH 7,6) für jeweils 10 min.

Gegenfärbung: Hämalaun (Merck, Darmstadt). Eindeckung mit Immunomount (Shandon, Astmoor, UK).

Ergebnisse

Mittels des Proliferationsmarkers KI-67 wurde der Anteil proliferierender Lymphozyten in TK festgestellt. KI-67-positive Zellen wiesen im Zellkern die hellrote APAAP-Färbung auf, negative Zellen waren durch die blaue Kerngegenfärbung zu erkennen. Unmittelbar nach der Präparation zeigte sich, daß nur vereinzelt (n = 3 Proben) oder überhaupt keine Zellen (n = 17) KI-67-positiv waren. Am Tag 1 der Lagerung waren bei 2 Proben vereinzelte Zellen positiv. Am 3. und 5. Tag bei 2 bzw. einer Probe. Eine signifikante Zunahme KI-67-exprimierender Zellen ließ sich nicht feststellen. Bei der Positivkontrolle (Präparate einer MLR) ergab sich dagegen über die Dauer der Inkubation von 5 Tagen eine signifikante Zunahme von KI-67-positiven Zellen.

Diskussion

Die Herstellung von TK aus gepoolten BC hat die Frage aufgeworfen, ob es in den TK zu einer Lymphozytenaktivierung kommen könnte. Die gewählte APAAP-Methode bietet gegenüber Durchflußzytometern den Vorteil, weniger Aufarbeitungsschritte zu benötigen, und ein störender Einfluß der hohen Thrombozytenkonzentrationen wurde vermieden [5, 6]. Wie wir zeigen konnten, läßt sich das Proliferationsantigen KI-67 nur bei vereinzelten Zellen nachweisen. Eine signifikante Zunahme proliferierender Leukozyten, wie sie bei einer MLR zu erwarten wäre, findet nicht statt. Daraus schließen wir, daß es zu keiner allogenen Aktivierung von Lymphozyten in den Präparaten kommt. In früheren Untersuchungen konnten wir zeigen, daß durchschnittlich 72% der Leukozyten in den TK mononukleäre Leukozyten waren [7], die während der Lagerung vital blieben. Sie hatten ihre Fähigkeit zu proliferieren noch nicht verloren.

Ein mögliches Risiko für Transfusionsempfänger durch aktivierte Lymphozyten ließ sich durch unsere Untersuchungen nicht belegen.

Summary

The preparation of platelet concentrates (PC) from pooled buffy coats has raised concern as to whether activation of lymphocytes may take place during the period of storage. Lymphocytes and HLA-DR-positive cells are of particular relevance, as they may induce a mixed lymphocyte reaction (MLR). Therefore we investigated the degree of leukocyte contamination and determined the quantitiy of proliferating leukocytes using the monoclonal antibody KI-67. The content of total leukocytes was $(0.07 \pm 0.05) \times 10^9$. Immunostaining of KI-67-positive cells proved that, directly after preparation, only single leukocytes were activated. On days 1, 3 and 5 after preparation the results were identical. Isolated cells were found to be KI-67-positive but there was no significant increase in proliferating cells as would have been expected in an MLR. We conclude that there is no allogenic activation of lymphocytes taking place in these PC during storage. Therefore transfusion of activated lymphocytes seems to be extremely unlikely.

Literatur

1 Erikson L, et al: Vox Sang 1990;59:140–145.
2 Högman CF, et al: Vox Sang 1988;55:211–217.
3 Snyder EL, et al: Transfusion 1989;29:390–395.
4 Perussia B, et al: J Immunol 1980;125:1589–1595.
5 Sherman ME, et al: Blood 1988;72:867–872.
6 Freedman J, et al: Transfusion 1991;31:433–440.
7 Müller-Steinhardt M, et al: in Kretschmer V, Stangel W, Wiebecke D (Hrsg): Transfusionsmedizin 1991/92. Beitr Infusionsther. Basel, Karger, 1992, vol 30, pp 127–130.

M. Müller-Steinhardt
Institut für Immunologie und Transfusionsmedizin
Medizinische Universität zu Lübeck
Ratzeburger Allee 160
D-23538 Lübeck (Deutschland)

Sibrowski W, Stangel W, Wegener S (Hrsg): Transfusionsmedizin 1993/94.
Beitr Infusionsther Transfusionsmed. Basel, Karger, 1994, vol 32, pp 69 – 72

Relation between Leucocyte Depletion and Storage

V. Weisbach [a], *M. Riewald* [b], *J. Zingsem* [a], *A. Putzo* [b], *R. Zimmermann* [a], *T. Zeiler* [b], *H. Riess* [b], *R. Eckstein* [a]

[a] Abteilung für Transfusionsmedizin, Chirurgische Klinik, FAU Erlangen-Nürnberg
[b] Abteilung Innere Med. m.S. Hämatologie und Onkologie, UKRV, FU Berlin, Germany

Introduction

Contaminating leucocytes may adversely affect the platelet function of stored platelet concentrates (PCs), [1], but little is known about the effects of small numbers of contaminating leucocytes which can be achieved by modern cell separators.

Materials and Methods

We prepared 10 'oversized' PCs (median 455 g; range 280–505 g) with a median content of 5.4 (3.0–7.7) $\times 10^{11}$ platelets and a median content of 0.7 (0.5–1.1) $\times 10^{8}$ leucocytes by cytapheresis (Fresenius AS 104; Fresenius, St. Wendel, Germany) in a closed system (C4L, Fresenius, St. Wendel). After a 6-hour storage period a sample(S1) was taken, the PC was equally divided in two parts, of which one was filtered immediately (S2 before and S3 after the 5-day storage period), the second half was stored unfiltered for 5 days, samples (S4 + S5) were taken before and after the post-storage filtration (Pall PL 50; Pall, Glen Clove, USA). Storage of PCs took place at room temperature under flat-bed agitation (60 rpm). All samples were tested for the following parameters: platelet (plt) count, mean plt volume, plt volume distribution, plt large cell ratio (Sysmex E 5000, TOA Medical; Cobe, Japan), leucocyte count (Schilling chamber; Zeiss, Oberkochen, Germany) pH, pCO_2 (AVL, Schaffhausen, Switzerland), spontaneous plt aggregation and plt aggregation to different concentrations of collagen (4–16 µg/ml PRP), ADP (0,1–0,4 m*M*), Thrombin (0,6 E/ml PRP), arachidonic acid (1,000 µg/ml PRP) [2], hypotonic shock reaction [3] (Apact-2-Kanal-Aggregometer; Labor, Ahrensburg, Germany), plt retraction. All tests dealing with plt function were done at a platelet count of 200,000/µl.

Results

Neither immediate nor delayed filtration effected a change in the measured parameters describing plt function and morphology. Leucocyte depletion and platelet loss showed no difference between immediate filtration and filtration after 5 days of storage (table 1).

All parameters tested concerning platelet function and morphology showed no advantage for pre-storage filtered PCs after 5 days of storage as compared to PCs stored without previous filtration (tables 2, 3). Some aggregation tests showed slightly better results in unfiltered PCs after 5 days of storage (table 3).

Discussion

The efficacy of leucocyte depletion by filtration is independent of the age of PCs, as could be shown by our data. Storage of filtered or unfiltered PCs effects

Table 1. Leucocyte depletion and platelet loss in immediate and post-storage filtration of PCs

	Immediate filtration			Post-storage filtration		
	pre	post	difference	pre	post	difference
Volume, ml	250	230	– 8.0%	215	200	–7.0%
Plt concentration, $\times 10^6/\mu l$	1.21	1.10	– 9.1%	1.19	1.08	–9.4%
Plt count, $\times 10^{11}$	2.90	2.45	–15.5%	2.56	2.14	–16.4%
Leucocyte concentration, μl^{-1}	168.4	6.1		139.2	3.9	
Leucocyte count, $\times 10^6$	40.3	1.4		30.0	0.8	

Table 2. Influence of a 5-day storage period on pre-storage filtered and unfiltered PCs (means ± standard deviations)

	Day 0	Day 5	
		filtration pre-storage	unfiltered
Plt concentration, $\times 10^6/\mu l$	1.21 ± 0.25	1.06 ± 0.29 [a]	1.20 ± 0.23 [b]
Leucocyte concentration, μl^{-1}	168 ± 53	5 ± 3 [a]	139 ± 51 [a, b]
MPV, fl	9.2 ± 0.7	9.0 ± 0.7	9.0 ± 0.7
Retraction, %	90.1 ± 8.0	88.7 ± 4.7	90.8 ± 4.5
pH	7.12 ± 0.12	7.24 ± 0.09 [a]	7.21 ± 0.06 [a]
pCO_2, mm Hg	56.1 ± 20.5	22.0 ± 5.3 [a]	27.6 ± 5.5 [a]
HSR	13.2 ± 4.1	10.8 ± 2.5 [a]	11.5 ± 1.7 [a]

HSR = hypotonic shock reaction (maximal light transmission – light transmission after 230 s).
[a] Significant difference from day 0 values.
[b] Significant difference from unfiltered PCs (day 5 values).

equal functional and morphological changes in platelets stored, as far as leucocyte contamination of PCs is lower than 0.5×10^8 per unit. Our findings of storage lesions of PCs are consistent with those found by other authors dealing with the storage of unfiltered PCs [4, 5]. Contrary to Dzik et al. [6], who yet examined platelet-rich plasma with a much higher leucocyte contamination than that we found in our PCs, we were not able to demonstrate an effect of pre-storage filtration of PCs on pH and pCO_2. In accordance with our findings, Dzik et al. [6] were not able to show an influence of pre-storage leucocyte depletion on in vitro platelet function, a finding described by another group [1] which examined PCs with an up to 4-fold higher leucocyte contamination compared to our PCs, which was added artificially. In addition, these workers [1] could show this effect with a contamination of pure neutrophils only, not with an equal contamination of lymphocytes. This finding is in accordance with our results, as the leucocyte contamination of PCs manufactured by cytapheresis nearly completely consists of lymphocytes.

Considering our results we conclude that there is no reason for pre-storage filtration of PCs in order to improve the quality of PCs, as far as leucocyte contamination per unit is smaller than 0.5×10^8. Therefore, if leucocyte depletion

Table 3. Influence of a 5-day storage period on in vitro aggregation* of pre-storage filtered and unfiltered PCs (means ± standard deviations)

	Day 0	Day 5	
		filtration pre-storage	unfiltered
Arachidonic acid, 1,000 μg/ml	26.5 ± 50.4	–18.7 ± 16.2 [a]	–12.3 ± 18.9 [a]
Collagen			
4 μg/ml	72.0 ± 21.1	–6.3 ± 16.6 [a]	–2.1 ± 21.0 [a]
8 μg/ml	80.6 ± 12.9	1.2 ± 17.7 [a]	10.4 ± 24.3 [a]
12 μg/ml	84.5 ± 12.2	11.4 ± 32.8 [a,b]	31.5 ± 32.8 [a]
16 μg/ml	81.2 ± 11.4	27.2 ± 27.3 [a]	42.8 ± 27.9 [a]
ADP			
0.1 m*M*	42.4 ± 31.5	–8.8 ± 10.7 [a]	–4.8 ± 13.4 [a]
0.2 m*M*	54.1 ± 28.1	–3.4 ± 18.6 [a,b]	2.0 ± 18.6 [a]
0.3 m*M*	53.1 ± 30.3	–1.7 ± 15.2 [a,b]	7.2 ± 22.6 [a]
0.4 m*M*	64.7 ± 26.7	3.8 ± 25.0 [a]	3.7 ± 18.9 [a]
Thrombin, 0.6 E/ml	35.9 ± 16.7	4.0 ± 17.7 [a]	18.0 ± 12.8 [a]

*Percentage of maximal light transmission.
[a] Significant difference from day 0 values.
[b] Significant difference from unfiltered PCs (day 5 values).

of PCs is considered necessary for other reasons we recommend bedside filtration as the most cost-effective method.

Summary

We intended to answer two questions: (1) Does storage time of platelet concentrates (PCs) influence the efficacy of leucocyte depletion by filtration? (2) Does pre-storage leucocyte depletion by filtration of PCs improve the post-storage quality? To this end we tested in parallel the halves of 10 double-sized PCs, one half stored after filtration through a polyester filter (PL 50, Pall), the other half filtered after a 5-day storage period. Efficacy of leucocyte depletion showed to be independent of the age of PCs, and pre-storage leucocyte depletion of PCs was not able to improve the quality of PCs stored for 5 days, as long as the leucocyte contamination of unfiltered PCs was lower than 0.5×10^8/unit.

References

1 Sloand EM, et al: Transfusion 1990;30:333–338.
2 Born GVR: Nature 1962;1964:927.
3 Kim BK, et al: Transfusion 1974;14:130–138.
4 Kenney DM, et al: Vox Sang 1988;54:24–33.
5 Böck M, et al: Transfusion 1992;33:311–315.
6 Dzik WH, et al: Transfusion 1992;32:334–339.

Dr. Volker Weisbach
Abteilung für Transfusionsmedizin
Chirurgische Klinik
Krankenhausstraße 12
D-91054 Erlangen (Germany)

Sibrowski W, Stangel W, Wegener S (Hrsg): Transfusionsmedizin 1993/94
Beitr Infusionsther Transfusionsmed. Basel, Karger, 1994, vol 32, pp 73 – 77

Vergleich zwischen Thrombozytenkonzentraten aus Buffy coat mit 3 und 16 Stunden Lagerungszeit

H. Häberle, T. Schulzki, V. Kretschmer

Abteilung für Transfusionsmedizin und Gerinnungsphysiologie,
Universität Marburg, Deutschland

Die Herstellung von Thrombozytenkonzentraten (TK) aus Buffy coat (BC) ist ein seit mehreren Jahren gut eingeführtes Verfahren. Die entsprechende Daten, zum Beispiel von unserer Arbeitsgruppe [1], wurden für Präparate mit 2–6 h Buffy-coat-Lagerung (BCL) erstellt. Die Dauer der BCL ist aus logistischen Gründen jedoch oft länger (bis zu 16 h). Anhand dieser Untersuchung sollte geprüft werden, inwieweit sich die längere Dauer der BCL, z.B. durch Freisetzung von Granulozytenproteasen, negativ auf die Thrombozytenfunktion auswirkt.

Material und Methoden

Es wurden TK aus BC hergestellt, die sich nur durch die Dauer der BCL unterschieden. 18 TK mit 3 h und 23 TK mit 16 h BCL wurden nach Ende der Präparation und 150 h nach Blutentnahme untersucht. In einer weiteren Gruppe mit 16 h BCL (n = 18) wurde nach Maßgabe des Lagerungsgeräts die Dauer festgelegt [1].

Präparation

Das Blut wurde in einem 4fach-Beutel-System abgenommen und ruhte 1 h nach Entnahme. Anschließend Zentrifugation mit 3900 *g* für 15 min. Nach Fraktionierung in Erythrozytenkonzentrat, Frischplasma und BC (etwa 100 ml) ruhte der BC 3 oder 16 h. Danach wurde der BC 30 min auf einem Überkopfagitator (6 U/min) resuspendiert und mit 460 *g* zentrifugiert (Zeit: 6 h 20 min). Dann wurde der Überstand (TK) in den dafür vorgesehenen Beutel übergeleitet. Nach Bestimmung der Thrombozytenkonzentration wurden aus 2–3 Originalpräparaten TK mit einer definierten Konzentration (1,2–1,6 Mio Thrombozyten/µl) und einem Gewicht von 50 ± 1 g hergestellt.

Lagerung

Die Lagerung erfolgte bei 24 °C in einem Lagerungsgerät (Plateguard®) der Firma Nobel, einem 30°-Überkopf-Rotator. Dieses Gerät mißt kontinuierlich die Lichttransmission durch das TK. 41 TK mit 3 bzw. 16 h BCL lagerten 144 bzw. 131 h in diesem Gerät (150 h nach Blutspende).

18 TK mit 16 h BCL wurden 24 h über den Zeitpunkt hinaus gelagert, an dem das Lagerungsgerät auf Grund eines Transmissionsanstiegs von über 100 Einheiten das TK nur noch als «fair» deklarierte.

Labormethoden und Statistik

Folgende Parameter wurden bestimmt: pH, pO_2, pCO_2 (bei 37 °C); pH manuell; Plättchenzahl (mikroskopisch und maschinell); LDH; Laktat-Monotest; Glucose; Platelet-Morphology-Score; verschiedene Thrombozytenaggregationstests. Nähere methodische Einzelheiten siehe [2].

Der statistische Vergleich der beiden Gruppen mit 150 h Lagerungsdauer erfolgte mit einem nicht-parametrischen Test (t-Test der Rangdaten, entspricht dem Wilcoxon-Test [3]). Die Gruppe mit variabler Lagerungszeit wurde nur für den Vergleich frischen TK nach Präparation statistisch ausgewertet.

Ergebnisse und Diskussion

In Tabelle 1 sind die Mediane verschiedener Parameter dargestellt. Schon die frisch präparierten TK zeigten deutliche Qualitätsunterschiede zuungunsten der TK mit 16 h BCL, was nur teilweise durch den um 16 h später liegenden Zeitpunkt der Untersuchung zu erklären ist. Allerdings glichen sich die Unterschiede während der Lagerung (für beide Gruppen 150 h ab Spende) zum großen Teil aus. Wenn signifikante Unterschiede vorhanden waren, wie beim Laktat, zeigten TK nach 16 h BCL schlechtere Ergebnisse.

Tab. 1. Vergleich von Thrombozytenkonzentraten mit unterschiedlicher Dauer der Buffy-coat-Lagerung (BCL). Parameter als Median, statistische Auswertung mit dem t-Test der Rangdaten

Parameter	Zeitpunkt[1]	BCL, h		p
		3 (n = 18)	16 (n = 23)	
Plättchenzahl, $10^3/\mu l$	a	1,292	1,338	0,253
	b	1,252	1,214	0,386
pH (Ende)	a	7,04	6,84	< *0,000*
	b	6,99	6,94	0,162
Glucose, mg/dl	a	332	280	< *0,001*
	b	244	201	< 0,001
Laktat, mg/dl	a	40	96	< *0,001*
	b	123	161	< *0,001*
Aggregation mit Kollagen, %	a	94,5	89	0,297
	b	82,5	75	0,4606
Morphology-Score	a	359	323	< 0,000
	b	214	225	0,083

[1]a = Nach Präparation; b = Ende der Lagerung.

In Abbildung 1 ist ein Box-Whisker-Plot für den Morphology-Score dargestellt. Am Ende der Lagerung wiesen die beiden Gruppen im Mittel einen ähnlichen Morphology-Score auf. Ein TK mit 16 h BCL fiel wegen seiner besonders schlechten Morphologie auf (TK 3209). Dieses ist auch in Abbildung 2 zu erkennen, in der Laktat dargestellt ist. Hier sind sowohl nach Präparation als auch nach 150 h signifikante Unterschiede zugunsten der 3-h-BCL-Gruppe zu erkennen. In Abbildung 3 fällt auf, daß die Streuung der Thrombozytenzahlen gegen Ende der Lagerung in den Gruppen sehr unterschiedlich ist, die Unterschiede sind jedoch zwischen den Gruppen nicht signifikant. Die große Streuung zeigt jedoch, daß die Thrombozytenwerte einzelner TK nach 16 h BCL während der 5-Tage-Lagerung stärker abfallen. Sie ist Ausdruck einer größeren Schwankungsbreite der Qualität von TK nach 16 h BCL. Dieser Umstand wird durch die Tatsache unterstrichen, daß TK (n = 4) von eindeutig schlechter Qualität mit pH-Werten von weniger als 6,0 und einem Morphology-Score < 150 nur bei 16 h BCL vorkamen. Die Ursache dürfte in der Wirkung freigesetzter Leukozytenproteasen wie z.B. Elastase liegen.

Wir folgern daher, daß TK aus BC bei 16 h Zwischenlagerung des BC einer genaueren Lagerungskontrolle unterzogen werden müssen und die Lagerungsdauer eventuell verkürzt werden sollte. Möglicherweise kann die Verwendung additiver Lösungen den präparativen Nachteil kompensieren.

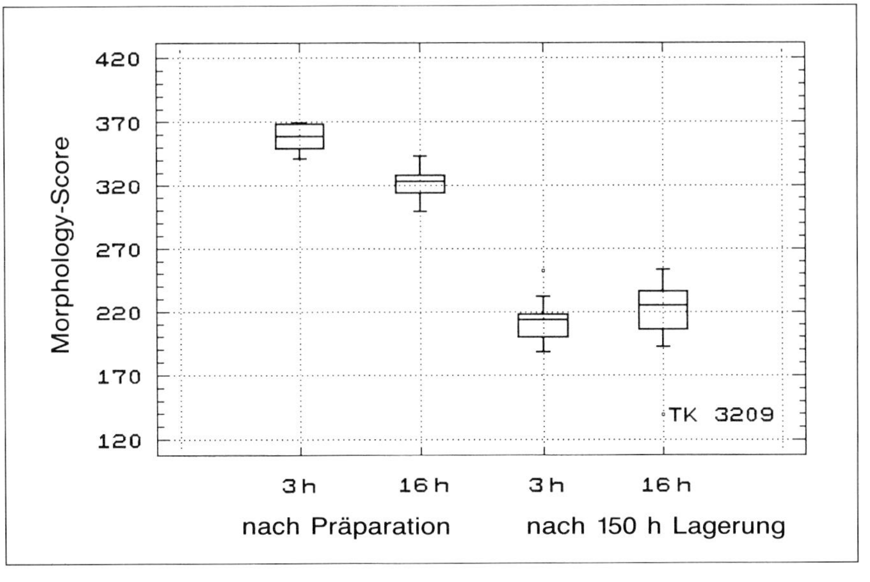

Abb. 1. Morphology-Score der Thrombozyten aus Thrombozytenkonzentraten (TK), hergestellt aus 3 und 16 h gelagertem Buffy coat nach Präparation und 150 h Lagerung.

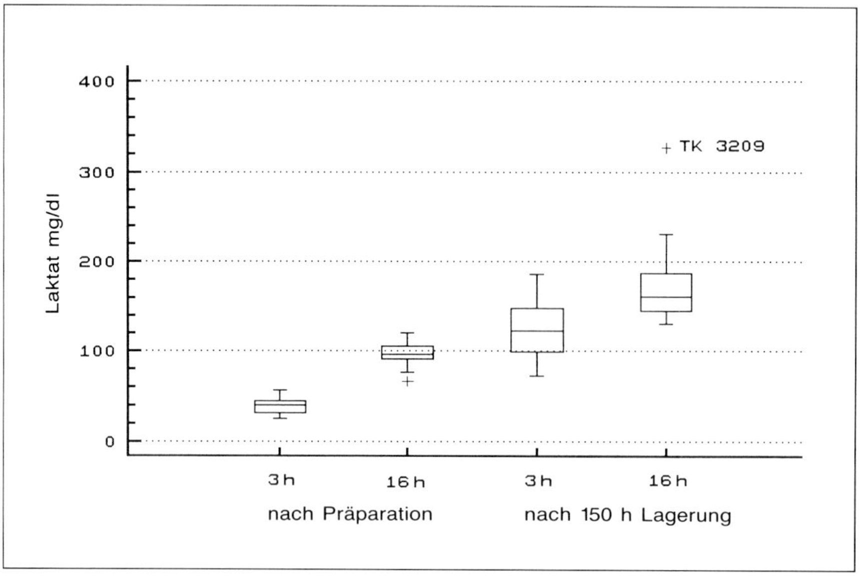

Abb. 2. Laktatkonzentration in TK, hergestellt aus 3 und 16 h gelagertem Buffy coat nach Präparation und 150 h Lagerung.

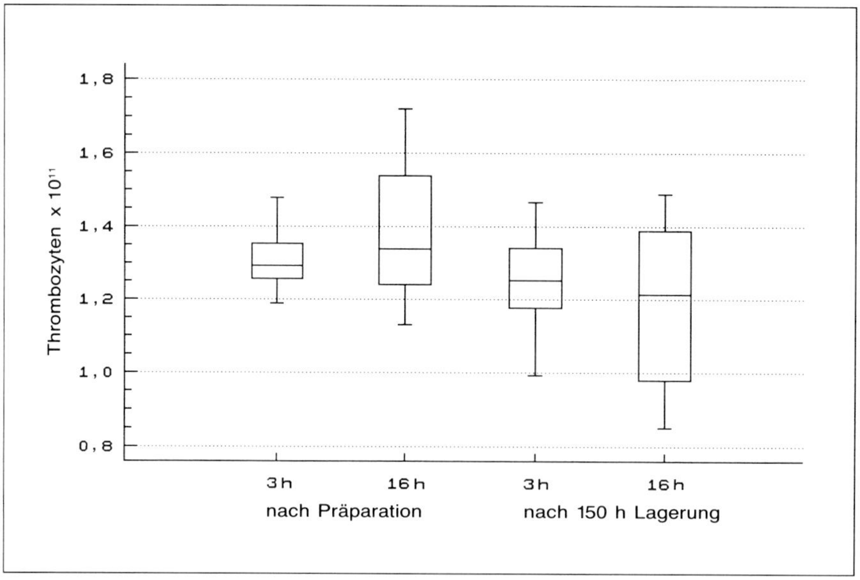

Abb. 3. Thrombozytengehalt von TK, hergestellt aus 3 und 16 h gelagertem Buffy coat nach Präparation und 150 h Lagerung.

Summary

Since extended storage of the buffy coat (BC) might be disadvantageous for the platelet function because of granulocyte proteases we investigated platelet concentrates (PC) prepared from BC which rested either for 3 h (n = 18) or 16 h (n = 41) before further preparation. We found significant differences especially in the morphology score, pH and lactate in favour of the PC from 3-hour-BC. The differences decreased during the 5-day storage. PC of unacceptable quality (n = 4) only derived from 16-hour-BC. Therefore, the use of PC from BC stored for more than 4 h at least requires an adequate quality control before delivery.

Literatur

1 Schulzki T, et al: in Sibrowski W, et al (Hrsg): Transfusionsmedizin 1993/94. Beitr Infusionsther Transfusionsmed. Basel, Karger 1994, vol 32, pp 92–95.
2 Kretschmer V, et al: Transfus Sci 1990;11:363–366.
3 SAS Institute Inc, SAS Procedures Guide, Release 6.03 Edition, p 297.

Dr. Thomas Schulzki
Städtisches Krankenhaus Heilbronn
Institut für Laboratoriumsmedizin
Jägerhausstraße 26
D-74074 Heilbronn (Deutschland)

Sibrowski W, Stangel W, Wegener S (Hrsg): Transfusionsmedizin 1993/94.
Beitr Infusionsther Transfusionsmed. Basel, Karger, 1994, vol 32, pp 78 – 80

Zusammenhänge des Aggregationsverhaltens mit verschiedenen biochemischen Parametern – getestet an Thrombozytenkonzentraten aus Buffy coat während 5tägiger Lagerung

U. Posch[a], *M. Kokelj*[b], *G.M. Kostner*[c], *G. Lanzer*[a]

[a] Department für Transfusionsmedizin und Immunhämatologie, Chirurgische Universitätsklinik Graz, Österreich
[b] Physiologisches Institut und
[c] Medizinische Biochemie, Universität Graz, Österreich

Einleitung

Um dem immer größer werdenden Bedarf an Thrombozytenkonzentraten zur Therapie thrombozytopenischer, vor allem hämatologischer Patienten gerecht zu werden und jederzeit, auch für Notfälle, Thrombozytenpräparate verfügbar zu haben, ergibt sich die Notwendigkeit, gepoolte Thrombozytenkonzentrate routinemäßig aus den täglich angelieferten Vollblutabnahmen herzustellen und über mehrere Tage zu lagern. Von großem klinischem Interesse ist hierbei das Ausmaß des Funktionsverlustes an Blutplättchen mit zunehmender Lagerungsdauer [1].

Material und Methoden

An 28 Thrombozytenkonzentraten aus Buffy coat, gewonnen aus $CPDA_1$-Blut in Top-&-Bottom-4fach-Beuteln, wurde die Aggregationsfähigkeit in vitro als Maß für die Funktionalität in Abhängigkeit von variierten Thrombozytenkonzentrationen bzw. Plasmavolumina während 5tägiger Lagerung untersucht. Die Präparation der Konzentrate erfolgte am automatischen Blutkomponentenseparator.

An den Lagerungstagen 2 bis 5 (22 ± 2 °C, horizontale Agitation) wurden jeweils folgende Labordaten erhoben: Die Aggregation in vitro (ELVI 840 Aggregometer; Auslöser: Kollagen 30 µl, Konzentration 0,3 mg/ml), pH, pCO_2, pO_2, Glucose und Laktat.

Ergebnisse

Bis auf einen Ausfall am Tag 5 zeigten alle Präparate bis zum Ende der Lagerung deutliche Aggregation. (39,03 ± 14,06% im Vergleich zu 49,33 ± 14,91% am Tag 2).

Auffallend war eine Verbesserung der Aggregationsfähigkeit von 19 der 28 Präparate am Tag 3, dem Tag nach der Verarbeitung, was zu einer durchschnittlichen Aggregation von 55,71% führte. Diese Verbesserung hielt bei 11 Konzentraten sogar bis zum Tag 4 an.

Dennoch zeigte sich eine deutliche Verschlechterung des Aggregationsverhaltens mit zunehmender Plättchenkonzentration [(1007,18 ± 334,39) × 10^3/µl)] (Abb. 1) bzw. niedrigeren Plasmavolumina (64,85 ± 19,13 ml) ($p < 0,05$).

Die pO_2- bzw. pCO_2-Werte beeinflußten die Aggregationsfähigkeit nicht ($p > 0,05$); im Vergleich dazu war der Einfluß von Laktat, Glucose und pH signifikant. Gleichzeitig korrelierten diese metabolischen Parameter hochsignifikant mit der Plättchenkonzentration.

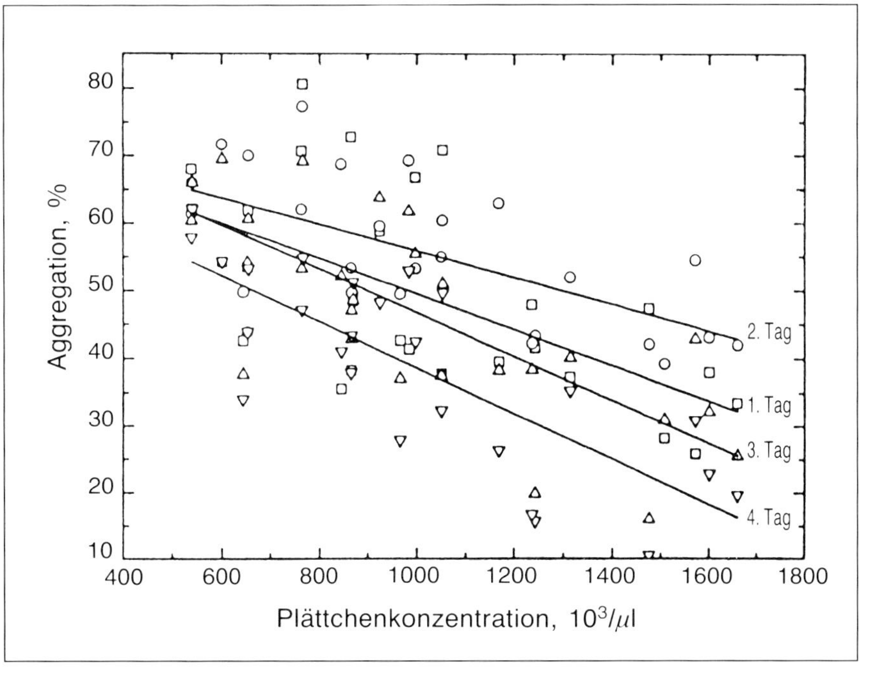

Abb. 1. Regression: Aggregation und Plättchenkonzentration. □ = 1. Tag ($p = 0,001$); ○ = 2. Tag ($p = 0,0006$); Δ = 3. Tag ($p = 4,24 \cdot 10^{-6}$); ∇ = 4. Tag ($p = 1,24 \cdot 10^{-6}$).

Diskussion

Hohe Thrombozytenkonzentrationen und die daraus resultierenden metabolischen Veränderungen beeinflussen das In-vitro-Aggregationsverhalten von gelagerten Thrombozytenkonzentraten entscheidend. Wenn man aus der Aggregation in vitro auch nicht auf die tatsächliche Funktionalität in vivo schließen kann, so ist das unterschiedliche Aggregationsverhalten unter oben erwähnten variierten metabolischen Einflüssen doch hilfreich bei der Beurteilung der Lagerungsbedingungen und deren Einfluß auf die Qualität der Thrombozytenkonzentrate. Eine Optimierung der Thrombozytenkonzentration im Herstellungsverfahren durch Definition des beigemengten Plasmavolumens erscheint maßgeblich für Lagerverhalten und Funktionalität [2, 3].

Summary

In vitro aggregation of stored platelet concentrates is significantly influenced by high platelet counts and the resulting metabolic changes. The definition of an optimal platelet count seems to be of marked importance for platelet storage and functionality.

Literatur

1 Koerner K, et al: Vox Sang 1986;50:141–145.
2 Murphy S, et al: Blood 1975;46:209–218.
3 International Forum: Vox Sang 1981;40:115–126.

Dr. Ursula Posch
Chirurgische Universitätsklinik Graz
Department für Transfusionsmedizin und Immunhämatologie
Auenbruggerplatz 3
A-8036 Graz (Österreich)

Sibrowski W, Stangel W, Wegener S (Hrsg): Transfusionsmedizin 1993/94.
Beitr Infusionsther Transfusionsmed. Basel, Karger, 1994, vol 32, pp 81 – 83

Aktivierungsvorgänge von Thrombozyten während der Lagerung: mögliche Ursachen

M. Böck[a], *M.U. Heim*[a], *M. Schleuning*[b], *B. Kempter*[b], *W. Mempel*[b]

[a] Institut für Immunhämatologie und Transfusionsmedizin, Universität Magdeburg
[b] Transfusionszentrum (Medizinische Klinik III), Klinikum Großhadern, Universität München, Deutschland

Einleitung

Aus logistischen Gründen ist es häufig notwendig, Einzelspender-Thrombozytenkonzentrate vor der Transfusion über mehrere Tage zu lagern. Zahlreiche Publikationen weisen jedoch immer deutlicher auf erhebliche morphologische und biochemische Veränderungen der Thrombozyten während der Lagerung hin, für die eine progrediente Aktivierung dieser Zellen verantwortlich gemacht wird [1, 2]. Die vorliegende Untersuchung beschreibt einige pathobiochemische Mechanismen, die unter anderem Auslöser dieser Aktivierung sein könnten.

Material und Methoden

Einzelspender-Thrombozytenkonzentrate wurden unter konstantem Schütteln für 5 Tage bei Raumtemperatur gelagert; täglich wurden Aliquots zur Analyse entnommen.

Die Komplementfaktoren C3a und C4a wurden mittels Radioimmunoassay (Amersham-Buchler, Braunschweig) bestimmt. Für die Messung des Thrombin-Antithrombin-III (TAT)-Komplexes wurde ein Enzymimmunoassay (Behringwerke, Frankfurt) verwendet. Die Fibrinogen- und Fibrinspaltprodukte wurden mit einem ELISA (Organon, Eppelheim) gemessen.

Ergebnisse

1. Die Konzentrationen der Komplementfaktoren C3a und C4a steigen im Laufe der Lagerung deutlich an (Tab. 1).

2. Kurz nach der Isolierung findet sich eine Erhöhung der TAT-Konzentration, die im Laufe der Lagerung geringer wird. Jedoch auch am 7. Tag der Lagerung liegen die Werte noch über dem physiologischen Niveau (Tab. 1).

Tab. 1. Veränderungen biochemischer Parameter bei Einzelspender-Thrombozytenkonzentraten im Verlauf der Lagerung

Parameter, ng/ml	Tag 0	3	5	7
C3a	250 ± 21	3147 ± 553	5753 ± 819	–
C4a	141 ± 22	1555 ± 650	2405 ± 829	–
TAT-Komplex	14,3 ± 3,3	7,0 ± 1,4	–	4,7 ± 0,9
Fibrinogenspaltprodukte	201 ± 17	–	290 ± 18	–
Fibrinspaltprodukte	66 ± 12	–	114 ± 16	–

3. Fibrinogen- und Fibrinspaltprodukte steigen im Laufe der Lagerung als Ausdruck einer Aktivierung der plasmatischen Gerinnung an (Tab. 1).

Diskussion

Aufgrund der dargestellten Ergebnisse können drei Faktoren diskutiert werden, die an der Aktivierung der Thrombozyten während der Lagerung beteiligt sein könnten:

1. Aktivierung des plasmatischen Gerinnungssystems während der Isolierung der Zellen. Hierfür sprechen die hohen initialen TAT-Konzentrationen.

2. Aktivierung des plasmatischen Gerinnungssystems während der Lagerung der Zellen. Hierfür sprechen die ansteigenden Fibrinogenspaltprodukte.

3. Aktivierung der Thrombozyten durch das Komplementsystem. Bekanntlich stellt der aktivierte Komplementfaktor C3a einen potenten Stimulus der Thrombozytenaggregation dar [3]. Da sich dieser Faktor während der Lagerung um mehr als das 20fache des Ausgangswertes erhöht, wäre eine Stimulation der Thrombozyten auf diesem Wege denkbar.

Weitere Experimente scheinen notwendig, um die dargestellten Hypothesen zu beweisen und die Lagerungsbedingungen von Thrombozyten zu verbessern.

Summary

Stored single-donor platelets are characterized by a progressive cell activation. The data presented indicate that activation of plasma coagulation and complement system could contribute to this storage lesion process.

Literatur

1 Rinder HM, et al: Transfusion 1992;31:409–414.
2 Snyder EL, et al: Vox Sang 1981;41:172–177.
3 Polley MJ, et al: J Exp Med 1983;158:603–606.

Dr. Markus Böck
Institut für Immunhämatologie und Transfusionsmedizin
Universität Magdeburg
Leipziger Straße 44
D-39120 Magdeburg (Deutschland)

Sibrowski W, Stangel W, Wegener S (Hrsg): Transfusionsmedizin 1993/94.
Beitr Infusionsther Transfusionsmed. Basel, Karger, 1994, vol 32, pp 84 – 87

Active Uptake of Serotonin as Viability Parameter of Stored Platelets

H. P. Benn[a], *I. Ganschow*[a], *R. Fischer*[b], *B. Dresow*[b], *U. Cassens*[a], *R. Dittmer*[a], *P. Kühnl*[a]

[a] Abteilung Transfusionsmedizin und Transplantationsimmunologie
[b] Abteilung Medizinische Biochemie, UKE, Universität Hamburg, Germany

Introduction

Due to intensified chemotherapeutic regimens and thrombocytopenic intervals, mainly after bone marrow or peripheral stem cell transplantation there is an increasing demand for single-donor platelet concentrates (PCs). These have to be provided at any time according to high-quality standards. Therefore storage conditions should maintain the quality of newly collected platelets over defined time periods. Storage conditions like temperature, gas exchange, suspension medium, available substrates to avoid impaired metabolism, agitation of the products and others have been identified as necessary [1]. Criteria for viability descriptions are less well defined [2]. The functional capacity of stored platelets can be determined in vitro after different storage intervals by bleeding time, aggregation, and release of platelet constituents after appropriate stimuli [3].

We were interested in the efficacy of the membrane-bound active serotonin uptake mechanism in stored platelets. Since platelets cannot synthesise 5-HT they have to take it up from the plasma and sequestrate the serotonin in dense granules and release it upon activation [4]. The characteristics and kinetics of the pH and time-dependent serotonin exchange (5-HT pump) in stored thrombocytes are described.

Material and Methods

Different platelet apheresis (PA) products from 5 donors each were harvested by using the Cobe Spectra (PAcEc) and Fresenius AS 104 (PAfEf) cell separation system with concomitant storage over

7 days in the extended bags provided by the manufacturers. PCs from the buffy coat (BC) and PA products from the Cobe separation system of the same donors were stored in PVC bags from Biotrans (BCbEb and PAcEb) according to the routine procedure of our blood bank. A larger group of more than 20 PA- and 20 BC-derived PCs served for non-intraindividual investigations. Sample aliquots taken on days 1, 2, 3, 4 and 7 did not exceed 2.5 ml. 5-HT was quantified in defined platelet pellets and in the autologous plasma prepared from the respective PC by means of a newly distributed ELISA 5-HT as described elsewhere [5].

Results and Discussion

Platelets have the potential to survive for 10 days in the human body. It cannot be expected however, that merely anticoagulation and storage in room-temperatured autologous plasma would be adequate to preserve the functional integrity of thrombocytes in vitro. One approach to assess the status of stored platelets collected by apheresis as well as derived from BCs is to investigate the energy-dependent 5-HT uptake mechanism of human platelets.

Initial 5-HT volume concentration was correlated with platelet counts in the investigated BC (range 300–1,200 plt/nl) and platelet apheresis products (range 1,000–1,600 plt/nl). Linear fit analysis resulted in a mean regression coefficient of 540 ng/10^9 plt with $r = 0.62$ ($p < 0.001$), thus indicating no significant influence of the number of platelets on the specific 5-HT concentration, as was found by Hervig et al. [6].

Platelet counts and volumes (MPV) were constant over the total storage time of 7 days for all PCs. Long-time PC products (PAcEc, BCbEb) are characterized by relatively constant 5-HT platelet concentration and stable pH at least up to 4 days of storage time, whereas short-time products (PAfEf, PAcEb) expressed a pH drop from 8.0 to 7.0 within the initial storage period (1–2 days) accompanied by a 10–20% net intraplatelet accumulation of 5-HT (fig. 1). Serotonin is released in these products after 3 days and pH beyond 6.5.

5-HT exchange between platelet and plasma is relatively fast ($t_{1/2} < 2.5$ h) and fulfils steady-state condition within a time resolution of 1 day [7]. However, transfer rate constants are also functions of pH, which changed from pH = 8.0 to values below 6.0 in the time interval of 7 days, depending on the specific PC and its extended storage bag. In the framework of a 2-compartment model the 5-HT pump, defined as the ratio of platelet influx to platelet efflux rate constants, which corresponds to the 5-HT platelet-plasma concentration ratio, was fitted to the data from all PC products (fig. 2). The curve fit to the data under imipramine were achieved by a reduced plasma-platelet transfer rate constant in agreement with current theories [7]. The gross-behavior of the 5-HT pump coincides with pH

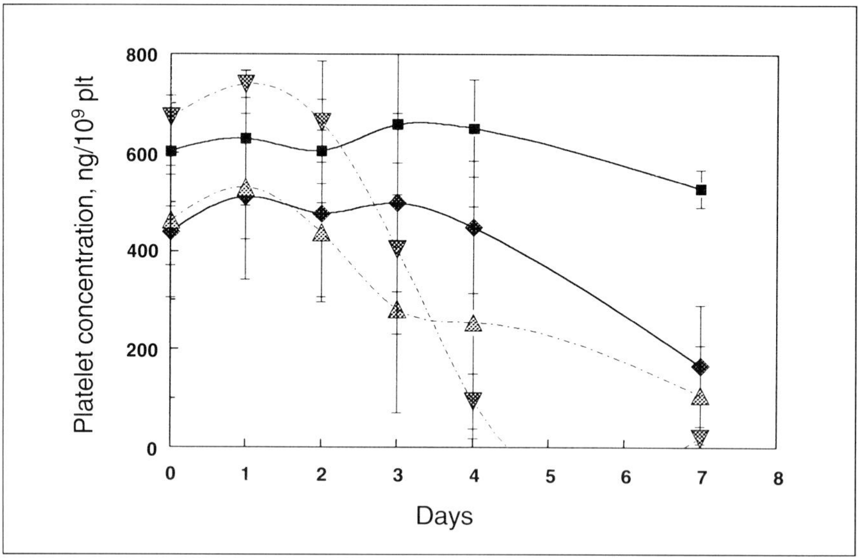

Fig. 1. Intraindividual (n = 5 single donors) comparison of 5-HT platelet concentration (±SD) in long-time (—) and short-time (-·-·-) PC products in extended storage bags of Cobe (■), Fresenius (▼), Cobe in Biotrans bags (▲), and BC in Biotrans bags (◆).

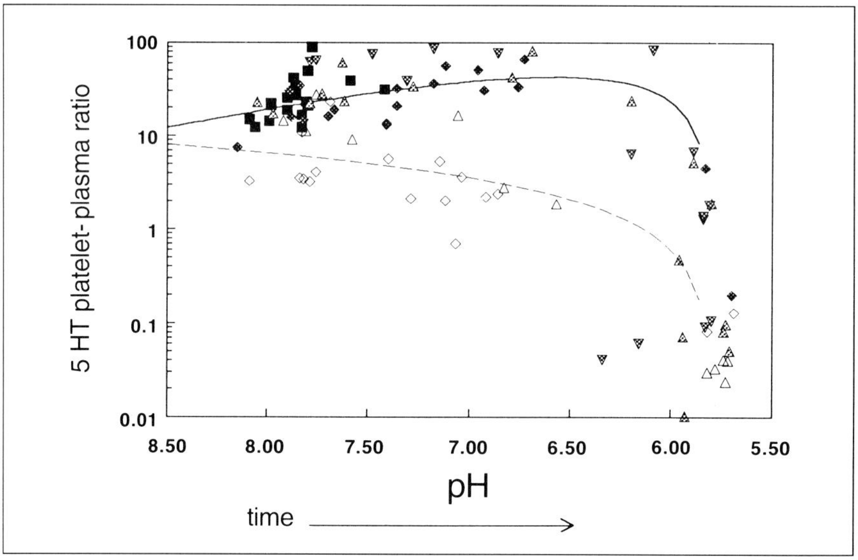

Fig. 2. Serotonin platelet-plasma ratio (= 5-HT pump) in platelet concentrates without (solid/shaded symbols) and with imipramine (open symbols) in PC products fitted by 2-compartment model functions of pH (symbols as in fig. 1).

variation as clearly demonstrated in figure 2; especially, its impaired operation at pH < 6.0 was already observed by Shimizu and Kouketsu [8]. However, studying the metabolic activity of platelets with respect to serotonin provides an earlier and more sensitive test for quality control of PCs for storage times beyond 3 or 4 days and pH values still larger than 6.2, as indicated in figure 1.

Earlier investigations have shown a positive correlation between platelet 5-HT content and their respective aggregability analyzed in typical storage intervals of 7 days. Investigations are on the way to improve the in vivo quality of transfused platelets in terms of hemostasis after ex vivo modification of the 5-HT transport system in the transient PC state.

Summary

The platelet-plasma serotonin (5-HT) exchange in different apheresis products and platelet concentrates (PCs) from buffy coats was studied for quality control over a period of 7 days. In PCs with steadily decreasing pH due to inappropriate gas exchange the platelet 5-HT concentration increases significantly (>10% positive netto uptake) during the 1st day of storage. Thereafter platelet serotonin drops rapidly with $t_{1/2}$ = 1 day at pH < 6.5, but platelet counts were constant and 5-HT uptake was inhibited concomitantly. Plasma 5-HT increases as pH decreases. This can be enforced by competitive inhibition of serotonin uptake due to imipramine which also moderates the total 5-HT loss. However, in PC with stable pH the operative 5-HT pump keeps steady-state conditions. The efficacy of the transmembrane uptake mechanism can be adequately monitored by the assessment of the 5-HT platelet / plasma ratio as a new platelet viability parameter.

References

1 Leach MF, AuBuchon JP: Transfusion 1993;33:661–664.
2 Murphy S: Infusionsther 1991;18(suppl 1):3–9.
3 Glaser A, et al: Infusionsther Transfusionsmed 1993;20:14–16.
4 Ahlmann H, Dahlström A: 5-Hydroxytryptamine in Peripheral Reactions. New York, Raven Press, 1982.
5 Ganschow I, et al: in Sibrowski W, et al (Hrsg): Transfusionsmedizin 1993/94. Beitr Infusionsther Transfusionsmed. Basel, Karger, 1994, vol 32, pp 428–430.
6 Hervig T, et al: Clin Chem 1990;36:28–31.
7 Lingjaerde O: Acta Psychiatr Scand 1985;72:10–19.
8 Shimizu T, Kouketsu K: Japan J Pharmacol 1988;46:147–153.

PD Dr. med. H.P. Benn
Abteilung für Transfusionsmedizin und Transplantationsimmunologie
Universitätskrankenhaus Eppendorf
D-20246 Hamburg (Germany)

Sibrowski W, Stangel W, Wegener S (Hrsg): Transfusionsmedizin 1993/94.
Beitr Infusionsther Transfusionsmed. Basel, Karger, 1994, vol 32, pp 88 – 91

Die hypotone Belastbarkeit als Qualitätskontrollmarker für Thrombozytenkonzentrate

W.A. Hauswirth, M. Oehler, G. Rüther, G. Walther-Wenke

DRK-Blutspendedienst, Institut Münster, Deutschland

Einleitung

Seit Aufnahme der Herstellung von Thrombozytenkonzentraten (TK) aus plättchenreichem Plasma vor etwa 10 Jahren werden im Rahmen der Qualitätskontrolle (QC) routinemäßig folgende Parameter bestimmt: Volumen, Zellzahlen (manuell: Thrombozyten, Leukozyten, Erythrozyten), pH-Wert, hypotone Belastbarkeit der Thrombozyten nach Valerie [1] und Sterilität.

Gelegentlich, so z.B. vor und nach Änderung der Herstellungsbedingungen zur Validierung des Herstellungsprozesses, wurden weiterhin die Größen morphologischer Score, Plättchen-ATP, Plättchenaggregation und Glucose bestimmt.

Ferner findet vor der Herstellung und der Freigabe eines Präparates eine Sichtkontrolle statt. Hierbei wird die Konsistenz des Plasmaüberstandes bzw. des TK beurteilt.

Bei Vollbluten führen Trübungen im Plasmaüberstand, z.B. «lipämische Blute», zum Ausschluß von der Herstellung zu TK. Das fertige TK darf keine Sedimente enthalten, muß klar sein und die typische Wolkenbildung zeigen.

Material und Methoden

Die Herstellung von TK nach der PRP-Methode wurde 1990 nach der Aufarbeitung der QC-Daten von 238 Präparaten dokumentiert [2]. Anschließend wurden folgende Bedingungen geändert: Abkühlung und Lagerung der Vollblutentnahmen auf 20 °C, «sanftere» Zentrifugierschritte.

Bei den Labormethoden wurden zusätzlich zur Neubauer-Kammer für die Zählung der Leukozyten die Fuchs-Rosenthal- und Nageotte-Kammer benutzt.

Die hypotone Belastbarkeit wurde gegenüber der vorherigen Bestimmung so modifiziert, daß die isotone TK-Verdünnung nicht mehr allein vor dem Aufquellen der Blutplättchen in destilliertem

Wasser als Blank gemessen wurden, sondern auch anschließend. Das führte zu einer Verschiebung der Meßergebnisse um annähernd 10% nach unten und wird augenscheinlich, da kein Wert mehr über 100% hinausgeht (Abb. 1).

Um den Aussagewert dieser Methode zu erhärten, wurde die Spezifität durch unterschiedlich hohe Beimengungen an Erythrozyten und Leukozyten im Testansatz validiert. Die Aggregationsmessungen wurden mit ADP, Collagen, Epinephrin, Ristocetin und Arachidonsäure im Aggregometer durchgeführt.

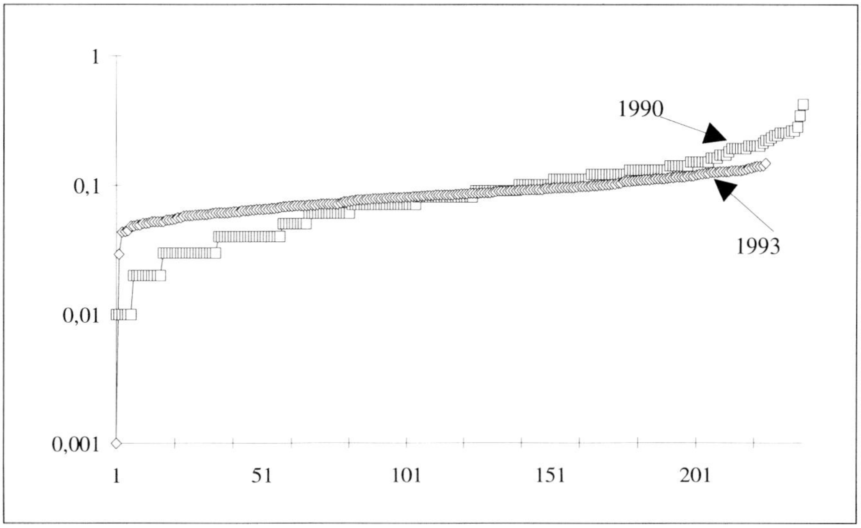

Abb. 1. Verteilung der Thrombozyten und Leukozyten (× 10^9 pro Konserve) in beiden Untersuchungsserien.

Ergebnisse

Tabelle 1 zeigt die Ergebnisse für die Standardpräparation bis 1990 und die Ergebnisse für das aktuelle Standardpräparat aus 225 untersuchten Präparaten der Jahre 1991/92.

Der Vergleich der Ergebnisse zeigt bei dem aktuellen Herstellungsverfahren keine Veränderung der Thrombozytenzahl pro Konserve, liegt bei der hypotonen Belastbarkeit aufgrund der Meßänderung geringfügig niedriger, im pH-Wert im Mittel mit 0,15 deutlich höher und bei der Leukozytenkontamination mit $26{,}5 \times 10^6$ um den Faktor 4 im Mittel niedriger.

Die Aggregationstests zeigten mit allen Reagenzien nur dann Aggregationen im Erwartungsbereich, wenn die Probevorbereitung mit frischem, blutgruppen-

Tab. 1. Mittelwerte (MW) und Standardabweichungen (SD), für Standardthrombozytenkonzentrate bis 1990 und 1991–1993

	Volumen, ml	pH	Hypotone Belastbarkeit, %	Thrombozyten Konserve $\times 10^9$	Leukozyten Konserve $\times 10^6$	Konzentration Thrombozyten $\times 10^9$	Score
MW±SD[1]	72,6±3,4	7,0±0,3	79,7±13,4	86,8±23,2	96,1±63,8	1,2±0,3	–
MW±SD[2]	73,0±2,4	7,2±0,3	74,6±13,0	85,5±23,7	26,5±23,1	1,2±0,3	385*±10

[1] 1990 (n = 238), [2] 1993 (n = 225, * n = 125).

gleichem Mitarbeiterplasma erfolgte. Die Messungen des morphologischen Scores ergaben jeweils bei derselben Person zum selben Zeitpunkt reproduzierbare Werte.

Im Rahmen der Herstellungsänderung wurden auch vergleichende Untersuchungen an Präparaten, die nach der Buffy-coat-Technik hergestellt worden sind, durchgeführt. Sowohl bei den in unserem Institut hergestellten, als auch den Präparaten anderer Blutspendedienste lag die Zahl der Thrombozyten pro Präparat mit im Mittel 55×10^9 deutlich niedriger. Entscheidend für die Ablehnung dieser Präparationstechnik war jedoch der in der Regel sehr hohe pH-Wert mit Ausreißern über 7,5 hinaus, die in der Regel niedrige hypotone Belastbarkeit und die schlechtere Plättchenmorphologie mit einem mittleren Score von 353 gegenüber 385 in den untersuchten 125 PRP-Präparaten.

Diskussion

Die Plättchenaggregation wurde wegen seiner aufwendigen Durchführung und seiner Störanfälligkeit nicht in die Routinekontrolle übernommen. Das gleiche gilt für die Messung des morphologischen Scores. Die Korrelation zwischen der hypotonen Belastbarkeit und dem morphologischen Score war schlecht. Hier erweist sich die hypotone Belastbarkeit in Verbindung mit der Beurteilung des Präparates durch einen erfahrenen Mitarbeiter als überlegen.

Zusammengefaßt beurteilen wir die Messung der hypotonen Belastbarkeit als sensiblen, robusten und preiswerten Funktionstest, der mit seiner Aussage über die Zellintegrität eine Beurteilung gelagerter TK erlaubt.

Summary

Ten years of quality control in routine have led to a standardized platelet concentrate (PC). Mean parameters of the preparations are in the range of pH 6.7–7.3, (1.0–1.5) $\times$ 10^9/ml platelet concentration, 80 $\times$ 10^9 platelets/PC and 2 $\times$ 10^7 leukocytes/PC. To judge the function of PCs, three methods were compared: the morphologic score, platelet aggregation tests, and the hypotonic shock reaction. The result is: The hypotonic shock reaction is a simple, well reproducible and sensitive method to judge the cell integrity.

Literatur

1 Valeri C R, et al: Transfusion 1974;14:331.

2 Müller N, et al: Beitr Transfusionsmed 1990;5:13.

Dr. W. Hauswirth
DRK-Blutspendedienst Münster
Sperlichstraße 15
D-48006 Münster (Deutschland)

Sibrowski W, Stangel W, Wegener S (Hrsg): Transfusionsmedizin 1993/94.
Beitr Infusionsther Transfusionsmed. Basel, Karger, 1994, vol 32, pp 92 – 95

Evaluation einer nichtinvasiven Methode zur Lagerungskontrolle von Thrombozytenkonzentraten

T. Schulzki, H. Häberle, V. Kretschmer

Abteilung für Transfusionsmedizin und Gerinnungsphysiologie, Universität Marburg, Deutschland

Die Präparation und Lagerung von Thrombozytenpräparaten wird durch viele Faktoren beeinflußt. Eine nichtinvasive Qualitätskontrolle ist daher wünschenswert, zumal zunehmend gelagerte Thrombozytenpräparate verwendet werden. Ein Thrombozytenlagerungsgerät, das dies laut Herstellerangaben kann, ist das Plateguard®- Gerät der schwedischen Firma Nobel.

Material und Methoden

Lagerungsgerät. Das Plateguard-Gerät [1] ist im wesentlichen ein 30°-Überkopf-Rotator, bei dem kontinuierlich die Lichttransmission durch die gelagerten Präparate gemessen wird. Diese Transmissionswerte werden an einen Personal-Computer übertragen, dort gespeichert, im zeitlichen Verlauf gezeigt und bewertet. Ein Anstieg um mehr als 100 Einheiten führt zunächst zur Klassifizierung des Präparates als mäßig, 24 h später zur Deklaration des Thrombozytenkonzentrats (TK) als schlecht. Solche Präparate sollen nach Järemo für die Transfusion ungeeignet sein. Dieser hatte gezeigt, daß die Lichttransmission eng mit der Präparatequalität korreliert [2, 3].

Präparation. Insgesamt wurden 59 TK aus Buffy coats (BC) verwendet, deren Lagerungsdauer entweder auf 150 h festgelegt war (41 Präparate) oder durch den Transmissionsanstieg > 100 Einheiten (18 Präparate) beendet wurde [Details siehe 4].

Laborparameter. Folgende Parameter wurden bestimmt: pH, pO_2, pCO_2, Plättchenzahl (mikroskopisch und maschinell), LDH, Laktat, Glucose, Platelet-Morphology-Score, Thrombozytenaggregation (Kollagen, ADP, Ristocetin). Nähere methodische Einzelheiten siehe [5].

Neues Auswerteverfahren für die Transmissionsverläufe des Plateguard. Wir entwickelten ein mathematisches Verfahren, bei dem durch lineare Regression der logarithmierten Kurve in Intervallen und Berücksichtigungen weiterer Randbedingungen alle auffälligen Verläufe erkannt und die nicht auffälligen und unstetigen als normal erfaßt werden. Die Randbedingungen waren: Mindestkorrelation im Intervall als Grundvoraussetzung, Intervall-Länge, Linearitätsüberprüfung, mittlerer Mindestanstieg im Intervall, Mindestkorrelation von etwa 0,995.

Ergebnisse und Diskussion

Wie mit anderen Lagerungsgeräten [5, 6] zeigten sich bei den konventionellen Methoden Veränderungen während der Lagerungszeit [siehe 4]. Die Präparate mit pH-Werten > 6,2 zeigten gute Funktionsparameter am Ende der Lagerung und können daher als für die Transfusion geeignet angesehen werden. Eine Korrelation der Transmission zu konventionellen Lagerungsparametern bestand nicht, solange es sich um brauchbare Präparate handelte. Das Gerät hätte aufgrund der vorgesehenen Auswertung etwa die Hälfte der Präparate wegen des Transmissionsanstiegs von mehr als 100 Einheiten verworfen (Tab. 1). 4 Präparate fielen durch deutlich schlechtere Morphologie und Funktion heraus und hatten einen pH < 6,0. Davon zeigten aber nur 3 erhöhte Transmissionsanstiege. Auch bei Anhebung des Cutoff der Transmissionsänderung (Tab. 1), z.B. auf 200, wäre das Ergebnis unbefriedigend, da zwar alle verwendbaren TK richtig erkannt würden, eines der 4 auszusondernden Präparate jedoch nicht und die restlichen 3 zu spät erfaßt würden. Bei genauer Analyse der Transmissionsverläufe fiel auf, daß die schlechten Präparate einen exponentiellen Verlauf der Transmissionskurven aufwiesen (Abb. 1). Die in der Abbildung 1 dargestellten Beispiele von Transmissionskurven verdeutlichen dies für die TK mit End-pH 5,82 (Nr. 11659) und 5,73 (Nr. 3209), wenn auch beim letzteren der Kurvenverlauf sehr flach ist. Die meisten Kurven verliefen wie beim TK mit dem End-pH 6,99 (Nr. 10832) oder auch beim TK 3224. Darüber hinaus zeigt das Beispiel des TK 11392, daß zeitweise die Transmissionsverläufe sehr unruhig waren, so daß es zu Fehlinterpretationen durch das Gerät kam. Der Grund hierfür lag möglicherweise bei einigen technischen Problemen des Gerätes (Wärmestau, Streulicht, schlechte Beutelfixierung, kein Zurücklegen). Dagegen konn-

Tab. 1. Häufigkeiten von Präparaten, die bei einem bestimmten Cutoff als «gut» oder «schlecht» erkannt werden. Falsche Zuordnungen sind jeweils kursiv gedruckt

Transmissionsanstieg	Präparatequalität		Σ
	gut	schlecht	
> 100	**26**	4	30
≤ 100	29	**0**	29
> 140	**9**	3	12
≤ 140	46	**1**	47
> 200	**0**	3	3
≤ 200	55	**1**	56
Σ	55	4	**59**

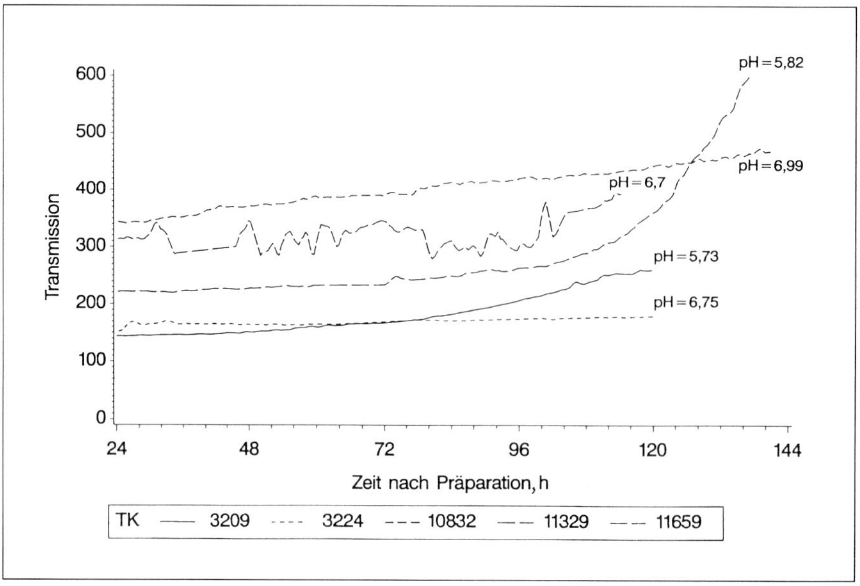

Abb. 1. Beispielhafte Transmissionskurven am Plateguard® für 5 verschiedene TK.

ten mit dem neuen Auswerteverfahren die methodischen Probleme ausgeglichen und sämtliche nach den funktionellen, biochemischen oder morphologischen Parametern ungeeigneten Präparate frühzeitig erkannt werden. Allerdings ermöglicht auch diese Auswertung keine Aussage über die unterschiedliche Qualität bzw. Aktivität der verwendbaren TK.

Summary

We evaluated a system for storage of platelet concentrates (PC) which is thought to monitor the platelet function during storage by measuring the light transmission (Plateguard®). Platelet function, morphology and metabolism altered during storage as usually. But the alterations did not correlate to light transmission. Only PC with very strong changes and final pH lower than 6.0 (4 of 59) showed different light transmission (exponential curves). Nevertheless the Plateguard can detect these unsuitable PCs if the software would be modified as proposed. In addition, several technical improvements are necessary before routine use.

Literatur

1 Järemo P: Med Biol Eng Comput 1988;26:193–198.
2 Järemo P, et al: Thromb Res 1991;62:199–207.
3 Järemo P, et al: Thromb Res 1993;69:467–477.
4 Häberle H, et al: in Sibrowski W, et al (Hrsg): Transfusionsmedizin 1993/94. Beitr Infusionsther Transfusionsmed. Basel, Karger, 1994, vol 32, pp 73–77.
5 Kretschmer V, et al: Transfus Sci 1993;11:363–366.
6 Kretschmer V, et al: Infusionstherapie 1992;19:141–144.

Dr. Thomas Schulzki
Städtisches Krankenhaus Heilbronn
Institut für Laboratoriumsmedizin
Jägerhausstraße 26
D-74074 Heilbronn (Deutschland)

Sibrowski W, Stangel W, Wegener S (Hrsg): Transfusionsmedizin 1993/94.
Beitr Infusionsther Transfusionsmed. Basel, Karger, 1994, vol 32, pp 96 – 98

Autologer Fibrinkleber aus präoperativer Blut- oder Plasmaspende

R. Wagner, G. Matthes

Institut für Transfusionsmedizin, Universitätsklinikum Charité,
Humboldt-Universität zu Berlin, Deutschland

Einleitung

Die Einsatzmöglichkeiten des Fibrinklebers in der operativen Medizin sind sehr vielseitig geworden, zumal bekannt ist, daß die Fibrinklebung eine schnellere und mit weniger Komplikationen verbundene Wundheilung zeigt. Nachteilig ist jedoch der nicht vollständige Ausschluß einer Übertragung viraler Erkrankungen. Deshalb testeten wir die einfache Präparation eines Fibrinklebers aus Eigenplasma.

Material und Methoden

Aus 20 Beuteln (à 340 g) frisch gefrorener Eigenplasmen (FFP) wurde durch Gefrierpräzipitation Kryopräzipitat hergestellt (Komponente I des autologen Gewebeklebers). Die Zusammensetzung schwankte zwischen den einzelnen Patientenplasmen und lag für Fibrinogen im Mittel bei 25,8 g/l (Streubereich 5,5–38g/l), für Faktor XIII bei 316% (99,2–903%), für Fibronektin bei 10 g/l (1,3–18,7 g/l), für das Volumen bei 8,4 ml (5,5–16 ml). Die Fibrinogenanreicherung im Präzipitat betrug das etwa 32fache des FFP. Die Proben wurden bei –35 °C für 7 Tage gelagert. Nach dem Auftauen im Wasserbad bei 37 °C erfolgten mit jedem Fibrinogenkonzentrat standardisierte Duraklebungen (Überlappungsfläche 2 cm^2). Dazu wurde die Komponente I mit der Komponente II (30 IE Thrombin und 0,46 mmol Ca^{2+} in 2 ml Aqua ad inj.) im Verhältnis 1:1 vermischt und zwischen beiden Durablättern aufgetragen. Die Proben wurden für 24 h bei 4 °C in einer feuchten Kammer gelagert, danach 3 h lang luftgetrocknet und anschließend die mechanoelastische Festigkeitsprobe am Universalmeßgerät ZMGI 250 durchgeführt [1]. Zum Vergleich wurden 5 Proben eines industriell verfügbaren Gewebeklebers (Tissucol, Immuno) gemessen.

Ergebnisse und Diskussion

Die mittlere maximale Dehnungsbelastung des autologen Fibrinklebers betrug 46 ± 19 N/cm^2 im Vergleich zum Tissucol mit 56 ± 21 N/cm^2. Voraussetzung

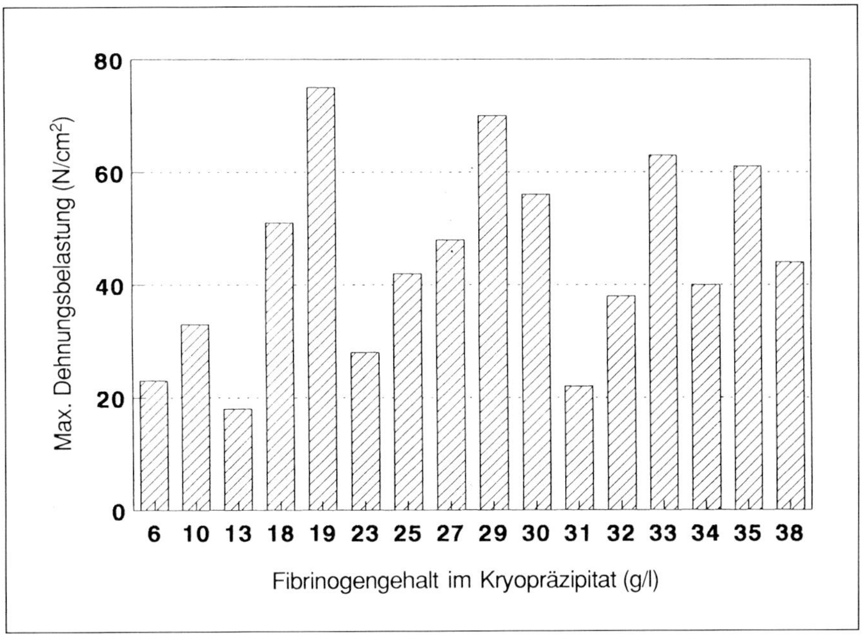

Abb. 1. Anhängigkeit der maximalen Dehnungsbelastung vom Fibrinogengehalt des aus Eigenplasma gewonnenen Kryopräzipitats bei der Duraklebung (n = 16).

für die gleich gute Qualität des autologen Klebers ist eine Fibrinogenkonzentration von mindestens 2 g/l im Plasma des Patienten. Bei Werten darunter ist die Klebefestigkeit nicht ausreichend. Mit anderen Präparationsverfahren wie z.B. der Salzfällung konnten keine besseren Fibrinogenanreicherungen im Präzipitat erzielt werden [1, 2]. Die Präparation eines Fibrinklebers aus Eigenplasma kann die Eigenblutspende wirtschaftlicher gestalten, da die hohen Kosten für Fibrinkleber entfallen können und trotzdem ein kryopräzipitatarmes Eigenplasma zur Verfügung steht. Der Verfahrensweg ist einfach, kostengünstig und sicher. Er sollte das Konzept der autologen Transfusion an einem großen Klinikum bereichern.

Summary

Cryoprecipitate was prepared from autologous plasma donation (fresh frozen plasma). The composition of this cryoprecipitate (fibrinogen, factor XIII, fibronectin) meets the requirements for the fibrinogen component of a fibrin glue. The prepared glue has tensile strength values in dura mater gluing as good as the commericial tissue glues.

Literatur

1 Matthes G, et al: Z Med Labdiagn 1989;30:148–153.
2 Bormann R, et al: Militärmedizin 1986;27:98–101.

Cand. med. Ralf Wagner
Institut für Transfusionsmedizin
Universitätsklinikum Charité
Medizinische Fakultät der Humboldt-Universität zu Berlin
Schumannstraße 20/21
D-10098 Berlin (Deutschland)

Sibrowski W, Stangel W, Wegener S (Hrsg): Transfusionsmedizin 1993/94.
Beitr Infusionsther Transfusionsmed. Basel, Karger, 1994, vol 32, pp 99 – 101

Stammzellapherese und -tieftemperaturkonservierung – eine Aufgabe der Transfusionsmedizin?

E. Richter[a], *G. Matthes*[a], *I. Pawlow*[a], *E. Rath*[a], *W. Schultze*[b], *G. Wolf*[b]

[a] Institut für Transfusionsmedizin und
[b] Abteilung Hämatologie/Onkologie der Klinik für Innere Medizin, Medizinische Fakultät (Charité), Humboldt-Universität zu Berlin, Deutschland

Die Transplantation von Blutstammzellen erweitert die Therapiemöglichkeiten der autologen Transplantation in der Hämatologie/Onkologie entscheidend [1] und hat an vielen Knochenmarktransplantationszentren einen festen Platz gefunden. Diskutiert werden bereits Möglichkeiten der Blutstammzelltransplantation bei der allogenen Knochenmarktransplantation. Wir möchten, aus der Sicht der Transfusionsmedizin, unser Organisationsprinzip der interdisziplinären Zusammenarbeit mit der Hämatologie/Onkologie zur Realisierung der autologen Blutstammzelltransplantation vorstellen.

Material und Methoden

Seit 1989 führten wir 339 Leukapheresen [2] bei 53 Patienten durch. Bei einer insgesamt raschen Entwicklung war eine Umkehr von Apheresenanzahl zu Patientenzahl von 1992 auf 1993 deutlich. Dies entspricht der Reduktion der Anzahl der Apheresen pro Patient von anfangs 6 auf jetzt 1–3, auch durch Einsatz der sogenannten «Large volume»-Leukapherese [3]. Die Blutstammzellkonzentrate wurden mit 5% DMSO, Knochenmark mit 10% DMSO kontrolliert eingefroren und in flüssigem Stickstoff gelagert [4]. Im Zusammenwirken mit der Hämatologie/Onkologie wurde das in Abbildung 1 gezeigte Organisationsprinzip umgesetzt. Es bezieht die Präparation von durch den Hämatologen gewonnenem Markblut für die allogene bzw. autologe Knochenmarktransplantation sowie ein eventuell notwendiges «Purging» mit ein.

Ergebnisse und Diskussion

Wir sind davon ausgegangen, die vorhandenen Erfahrungen zur Zellapherese (Thrombozytapherese, Granulozytapherese), der Patientenbetreuung unter einer

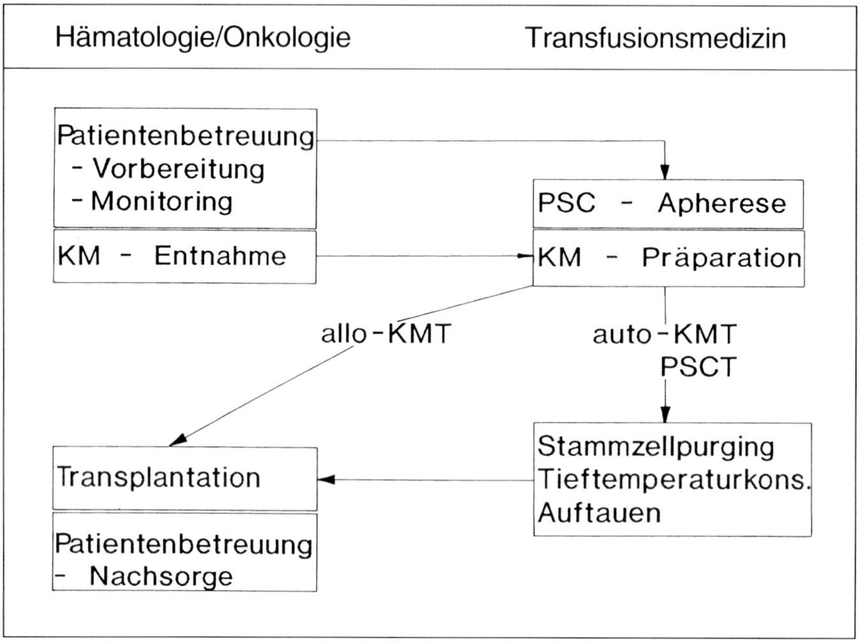

Abb. 1. Organisationsablauf der arbeitsteiligen Zusammenarbeit von Hämatologie/Onkologie und Transfusionsmedizin am Klinikum Charité im Rahmen der Knochenmark-/Blutstammzellseparation. KM = Knochenmark, KMT = Knochenmarktransplantation, PSC = Blutstammzelle, PSCT = Blutstammzelltransplantation.

Hämapherese (therapeutische Plasma- und Zytapherese) sowie die vorhandene Technik (Zellseparatoren) auszunutzen. Darüber hinaus bestehen auch für die Konservierung/Kryokonservierung bessere Voraussetzungen seitens der Transfusionsmedizin. Gleichzeitig sehen wir einen Vorteil darin, den Patienten bereits zu kennen, für den es gilt, während der Zytoreduktion die Zellsubstitution sicherzustellen. Überraschungen hinsichtlich seltener Antigene bzw. vorhandene Antikörper, die bei der autologen Transplantation oftmals erst bei unmittelbarem Bedarf dem Transfusionsmediziner mitgeteilt werden, bleiben somit aus. Der Hämatologie/Onkologie entfallen notwendige Investitionen und Personal bzw. können Kapazitäten für das Patientenmonitoring nach Chemotherapie und Cytokinbehandlung zur Bestimmung des optimalen Zeitpunktes der Apherese (Anstieg von CD34+-Zellen im peripheren Blut) geschaffen werden. Die ersten 17 Patienten (5 Morbus Hodgkin, 6 Non-Hodgkin-Lymphome, 1 multiples Myelom, 3 Mammakarzinome, 1 Hodentumor, 1 chronische myeloische Leukämie) wurden erfolgreich transplantiert ($6{,}1 \times 10^6$ CD34+/kg Körpergewicht (KG) bzw. $5{,}9 \times 10^5$ CFU-

GM/kg KG). Zur Bestimmung des Zellgehaltes richteten wir uns nach den Empfehlungen der Expertengruppe der European Bone Marrow Transplantation Group (EBMT) [4].

Im Vergleich zur autologen Knochenmarktransplantation kommt es zu einer deutlichen Verkürzung der Aplasie (WBC > 1,0 Gpt/l, Tag 9; Plt > 20 Gpt/l, Tag 11) und somit auch möglicher Komplikationen, nicht zuletzt durch Kürzung der Liegedauer zu einer deutlichen Kostenreduktion.

Das Konzept hat sich insgesamt in beiderseitigem Interesse bewährt.

Summary

In Germany, Transfusion Medicine belongs to various medical disciplines. We would like to demonstrate our model of interdisciplinary collaboration in stem cell transplantation. Since 1989 we performed 339 leukaphereses in 53 patients. On average we got 1.4×10^8 MNC/kg body weight from one single apheresis procedure.

To observe graft quality we measured the content of CD34-positive cells and the amount of CFU-GM. Despite diagnosis and therapeutical regimen the content of CD34+ cells was found to be 3.3% (0–20). The proliferation was 21.7 GM-CFU per 1×10^5 MNC seeded (0–393). The results of the first 17 transplantations showed a fast haematological recovery (WBS 1.0 Gpt/l after 9 days Plt 20 Gpt/l after 11 days). Close collaboration of Tranfusion Medicine and Haematology leads to optimization of stem cell transplantation.

Literatur

1 Körbling M: Bone Marrow Transplan 1993;12(suppl 2):1.
2 Krause KP, et al: Infusionsther Transfusionsmed 1993;20(suppl 3):42(Abstr SP09-P2).
3 Pawlow I, et al: Transfus Med 1993;3(suppl 1):36.
4 Richter, E, et al: Cryobiologie 1993;30:587.
5 Wunder E, et al: J Hematother 1992;1:131–142.

Dr. med. E. Richter
DRK-Blutspendezentrale Mannheim
Friedrich-Ebert-Straße 107
D-68167 Mannheim (Deutschland)

Sibrowski W, Stangel W, Wegener S (Hrsg): Transfusionsmedizin 1993/94.
Beitr Infusionsther Transfusionsmed. Basel, Karger, 1994, vol 32, pp 102 – 109

Molekularbiologisches Screening transfusionsmedizinisch bedeutsamer Viren

C. Wolff[a], *D. Hörnschemeyer*[a], *M. Skurtopulos*[a], *N. Petersen*[b], *J. Beyer*[c], *K. Seidel*[d], *A. Mutz*[e], *K. Kleesiek*[a]

[a] Institut für Laboratoriums- und Transfusionsmedizin, Herz- und Diabeteszentrum NRW, Ruhr-Universität Bochum, Bad Oeynhausen, Deutschland
[b] Institut für Blutspendewesen, Städtische Kliniken Dortmund, Deutschland
[c] DRK-Blutspendedienst Niedersachsen, Springe, Deutschland
[d] Blood Transfusion Service of Namibia, Windhoek
[e] Infektionsambulanz der Städtischen Kliniken Osnabrück, Deutschland

Einleitung

Blutkonserven und Blutprodukte sind Arzneimittel; die zu ihrer Überwachung eingesetzten Methoden müssen dem «Stand der wissenschaftlichen Erkenntnisse» entsprechen (§ 5 AMG). Stand der Wissenschaft ist in der Virologie nicht nur der Nachweis von Antikörpern, sondern auch der Direktnachweis von Viren mit molekularbiologischen Methoden, insbesondere mit Hilfe der Polymerase-Kettenreaktion (PCR) und der reversen Transkription/Polymerase-Kettenreaktion (RT-PCR).

Wir haben den Nachweis von Hepatitis-C-Viren (HCV) [1], Hepatitis-B-Viren (HBV) [2], Human-immunodeficiency-Viren Typ 1 (HIV-1) [3] und Zytomegalieviren (CMV) [4] mit Hilfe der PCR bzw. der RT-PCR optimiert und geprüft, ob diese Methoden für ein allgemeines Blutspenderscreening geeignet sind. Die verschiedenen Teilschritte der Methode (Nukleinsäureextraktion, reverse Transkription und «nested» PCR) für die vier Viren wurden so modifiziert, daß der gleichzeitige Nachweis verschiedener Viren in einer Reaktion mit einer «Multiplex-PCR» möglich ist (Abb. 1, Tab. 1).

Nachweismethoden und Ergebnisse

Für den Nachweis von Hepatitis-C-Viren mit der RT-PCR [1] optimierten wir die Methode [6] und untersuchten 21 Hämophiliepatienten, 128 anti-HCV-positive

Hepatitis-C-Patienten, 43 anti-HCV-positive Blutspender, 704 Blutspender mit leicht erhöhter Serum-Alaninaminotransferase(ALT)-Aktivität (25–45 U/l), 241 Blutspender mit stark erhöhter Serum-ALT-Aktivität (> 45 U/l) und 600 anti-HCV-negative Blutspender mit Serum-ALT-Aktivität unter 25 U/l [7] (Tab. 2).

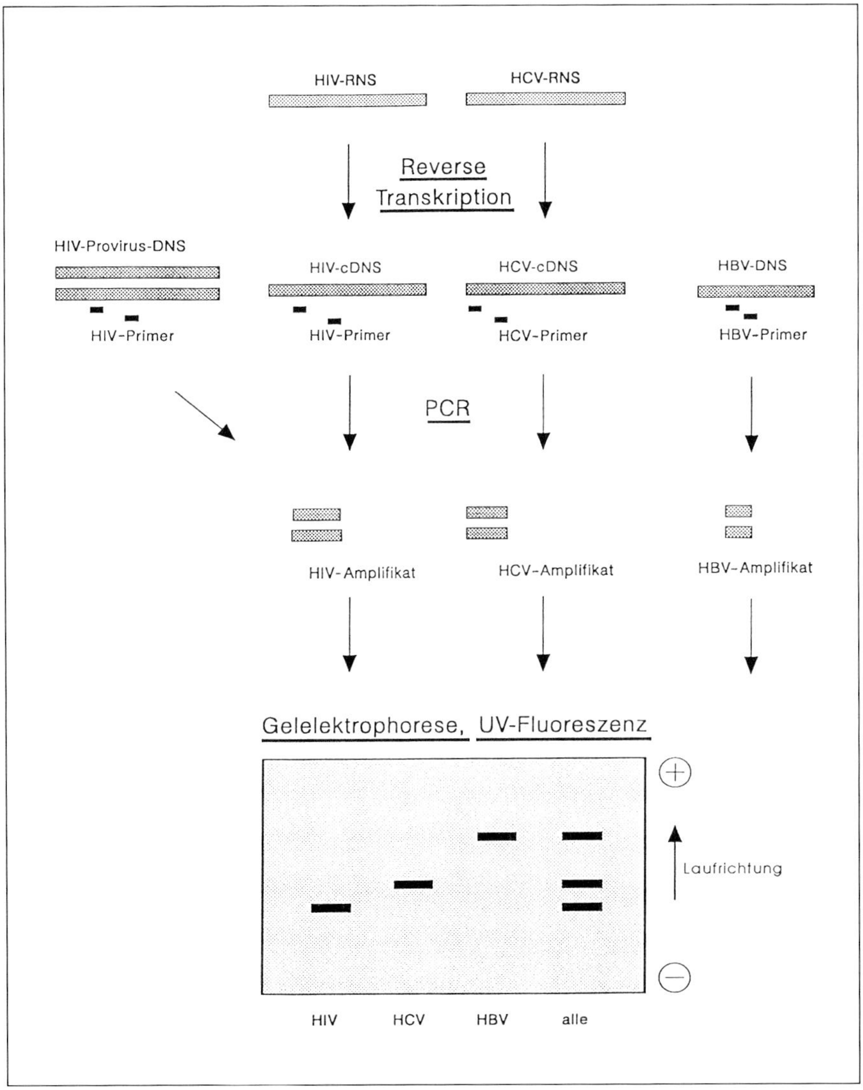

Abb. 1. Schema einer Multiplex-PCR für HBV, HCV und HIV-1.

Tab. 1. Nachweis transfusionsmedizinisch relevanter Viren mit der Polymerase-Kettenreaktion (PCR)

Virus	Material	Zyklen und Primer
PCR		
HIV 1	Plasma, Serum[1]	«nested» RT-PCR [3] reverse Transkription mit Primer 3'V3NOT, 1. Amplifikation 30 Zyklen, Amplifikat von 422 Basenpaaren (Bp) mit 5'V3NOT: CAA TGT ACA CAT GGA ATT 3'V3NOT: TTA CAG TAG AAA AAT TCC C 2. Amplifikation 35 Zyklen «nested», Amplifikat von 320 Bp mit J 5-2 KSI: ATA AGC CTT GCA GTC TAG GCA GAA GAA GA J 3-2 KSI: TGG GTC CCC TCC TGA GGA
HIV-1-Provirus-DNS	Plasma, Serum[1]	«nested» PCR [3] Wie oben, jedoch ohne reverse Transkription
HCV	Plasma, Serum[1]	«nested» RT-PCR [1] reverse Transkription mit Primer NCR2, 1. Amplifikation 30 Zyklen, Amplifikat von 320 Bp mit NCR 1: GTA TCT CGA GCC GAC ACT CCA CCA TAG AT NCR 2: ATA CTC GAG GTG CAC GGT CTA CGA GAC CT 2. Amplifikation 35 Zyklen «nested», Amplifikat von 279 Bp mit NCR 3: CCA CCA TAG ATC TCT CCC CTG T NCR 4: CAC TCT CGA GCA CCC TAT CAG GCA GT
HBV	Plasma, Serum[1]	[2] Amplifikation 30 Zyklen, Amplifikat von 113 Bp MD 03: CTC AAG CTT CAT CAT CCA TAT A MD 06: CTT GGA TCC TAT GGG AGT GG
CMV	EDTA-Blut[1]	[4] 1. Amplifikation 30 Zyklen, Amplifikat von 435 Bp MIEA 1: CCA AGC GGC CTC TGA TAA CCA AGC C MIEA 2: CAG CAC CAT CCT CCT CTT CCT CTG G 2. Amplifikation 35 Zyklen «nested», Amplifikat von 110 Bp MIEA 6: AGT GTG GAT GAC CTA CGG GCC ATC G MIEA 7: GGT GAC ACC AGA GAA TCA GAG GAG C
Multiplex-PCR		
HBV, HCV und HIV 1 (RNS/DNS)	Plasma, Serum[2]	1. Amplifikation 30 Zyklen 2. Amplifikation 35 Zyklen «nested» 3. mögliche Amplifikate

[1] Die Nukleinsäureextraktion für DNS und RNS erfolgte durch Zusatz von 4 M Guanidiniumisothiocyanat, 1% nichtionischem Detergens, Adsorption an Kieselgel, Waschen mit 70% Ethanol und Elution mit Wasser [5].

[2] Der Reaktionsansatz für die reverse Transkription von HIV-1- und HCV-RNS enthält bereits die vollständigen «äußeren» Primerpaare für HCV und HIV 1 und die Primer für HBV. Unmittelbar nach der reversen Transkription wird thermostabile DNS-Polymerase zugegeben und in 20 µl Reaktionsvolumen amplifiziert, 2 µl werden in den 20-µl-Reaktionsansatz für die zweite («nested») PCR überführt, der die «nested» Primer für HCV und HIV-1 enthält.

Tab. 2. Nachweis von Hepatitis-C-Viren mit der RT-PCR [1,5,6]

Kollektiv	RT-PCR im Plasma positiv[1]	
	n	%
Hämophiliepatienten mit Faktor-Substitutionsbehandlung (n = 21, davon 19 anti-HCV-positiv[3])	17	89
Hepatitis-Patienten Anti-HCV-positiv[3] (n = 128)	61	48
Blutspender[2] Anti-HCV-positiv[3] Serum-ALT unter 25 U/l (n = 43)	9	21
Anti-HCV-negativ Serum-ALT 25–45 U/l (n = 704)	0	0
Anti-HCV-negativ Serum-ALT über 45 U/l (n = 241)	0	0
Anti-HCV-negativ Serum-ALT unter 25 U/l (n = 600)	0	0

[1] Die Zellfraktion wurde nicht untersucht.
[2] Insgesamt wurden 76 000 Blutspender erfaßt (DRK-Blutspendedienst Niedersachsen, Springe; Institut für Blutspendewesen, Städtische Kliniken Dortmund; Institut für Laboratoriums- und Transfusionsmedizin, Herz- und Diabeteszentrum NRW, Bad Oeynhausen).
[3] Getestet mit Enzymimmunoassays der 2. Generation (Abbott und Ortho).

Die Virämierate von 97% bei den untersuchten Hämophiliepatienten überraschte nicht. Sehr gering war mit 21% der Anteil der Virämien bei anti-HCV-positiven Blutspendern. Alle diese Blutspender hatten Serum-ALT-Aktivitäten unter 25 U/l, fühlten sich gesund und waren auch bei vorangegangenen Blutspenden nicht auffällig gewesen. Keiner von insgesamt 945 anti-HCV-negativen Blutspendern mit erhöhter Serum-ALT-Aktivität hatte eine Hepatitis-C-Virämie. Ein regelmäßiges ALT-Screening von Blutspenden erscheint uns daher nicht mehr notwendig.

Unsere Ergebnisse aus dem Vergleich mehrerer HIV-1-Nachweismethoden zeigen, daß das HIV-Screening von Blutproben mittels PCR nur dann sinnvoll ist, wenn das in zelluläre DNS eingeschlossene HIV-Provirus miterfaßt wird, denn

Tab. 3. Vergleich der Empfindlichkeit von p24-Antigentest, HIV-1-RNS-Nachweis mit RT-PCR und HIV-1-Provirus-DNS-Nachweis mit PCR bei AIDS-Patienten (n = 34 anti-HIV-1-positive Patienten)

	p24-Antigen im Serum[1]	Virus-RNS in Plasma/Serum[1]	Provirus-DNS in Leukozyten[1]
n	10	12	33
%	30	35	97

[1] Vollblut und EDTA-Blut wurden zum gleichen Zeitpunkt entnommen.

freies Virus ist nur selten im Plasma HIV-Infizierter nachweisbar. Wir untersuchten ein Kollektiv von 34 anti-HIV-1-positiven AIDS-Patienten mit RT-PCR (Nachweis von freiem Virus), PCR (Nachweis von Provirus-DNS) und einem Enzymimmunoassay zum Nachweis von HIV-1-p24-Antigen und wiesen in 97% der Blutproben HIV-1-Provirus nach, freies Virus und p24-Antigen jedoch nur selten. p24-Antigen war in keiner Blutprobe nachweisbar, in der nicht auch HIV-1-RNS nachgewiesen wurde (Tab. 3).

Mit einer Multiplex-PCR für den simultanen Nachweis von HBV, HCV und HIV-1 untersuchten wir Blutproben von nichtselektierten Blutspendern aus Namibia, wo Hepatitis-B und HIV-1-Infektionen häufiger vorkommen als in Deutschland. 2585 Blutspender aus Windhoek wurden serologisch, mit der Multiplex-PCR und mit der für jeweils ein Virus (HBV, HCV, HIV-1) spezifischen PCR (1–3, 6) untersucht (Abb. 2). Wie unsere Untersuchungen zeigen, ist die Prävalenz von

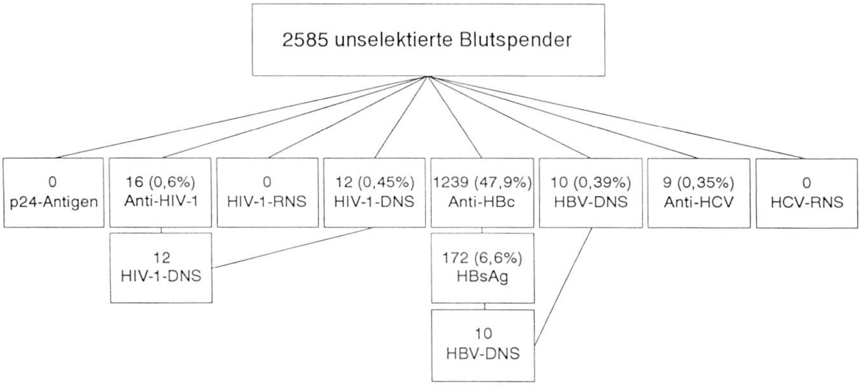

Abb. 2. Prävalenz von HBV, HCV und HIV-1 bei Blutspendern in Namibia.

Hepatitis C in diesem Kollektiv mit 0,35% ähnlich wie in Deutschland. Die wenigen anit-HCV-positiven Spender hatten keine nachweisbare Virämie. Alle Spender mit Hepatitis-B-Virämie waren HBsAg-positiv. Daraus ergibt sich, daß für Hepatitis-B- und Hepatitis-C-Screening eine serologische Untersuchung ausreichend erscheint. Bei keinem anti-HIV-1-negativen Blutspender fanden wir HIV-1-RNS im Plasma oder HIV-1-Provirus-DNS in den Buffy-coat-Zellen. Bei den anti-HIV-1-positiven Spendern fanden wir in 75% der Fälle HIV-1-Provirus-DNS in den Buffy-coat-Zellen, jedoch keine HIV-1-RNS im Plasma. p24-Antigen wurde bei keinem Spender nachgewiesen.

Mit einer CMV-spezifischen PCR [4] untersuchten wir 420 anti-CMV-positive deutsche Blutspender und 130 immunsupprimierte herztransplantierte Patienten. Die Patienten wurden auch auf das Vorliegen von CMV-lower-Matrix-Protein («early Antigen») in Granulozyten untersucht [8] (*Tab. 4*). Die Ergebnisse zeigen, daß der Nachweis von CMV-DNS mit der PCR dem zytochemischen Nachweis von CMV deutlich überlegen ist. Dennoch wurde mit der PCR bei keinem der von uns untersuchten anti-CMV-positiven Blutspender Virus- oder Provirus-DNS im peripheren Blut nachgewiesen. Eine Persistenz des Virus in peripheren Blutzellen während der Latenzphase erfolgt nicht. Dafür sprechen auch ältere Untersuchungen, daß nur ein Bruchteil von anti-CMV-positiven Blutkonserven eine CMV-Infektion zu übertragen vermag [9]. Somit stellt sich die Frage, ob es erforderlich ist, immunsupprimierten Patienten nur anti-CMV-negative Blutkonserven zu transfundieren, wenn mit Hilfe der PCR das Vorliegen von CMV-DNS in Plasma und Leukozyten der Blutkonserve ausgeschlossen werden kann. Ein CMV-Screening mit der PCR kann alle Kompartimente einer Blutkonserve erfassen, auch in der Plasmafraktion enthaltene freie Viruspartikel, und bringt eine zusätzliche Sicherheit vor CMV-Übertragung auch bei Anwendung von Leukozytenfiltern, die Viren im Plasma nicht zurückhalten können.

Tab. 4. CMV-Nachweis bei anti-CMV-positiven Blutspendern und bei herztransplantierten Patienten

CMV-Status	Herztransplantierte Patienten (n = 130)		Anti-CMV-positive Blutspender[1]
	n	%	(n = 1000)
CMV-DNS in Granulozyten	28	21,5	0
CMV-DNS im Plasma	12	9,2	0
CMV-early-Antigen in Granulozyten	3	2,3	0

[1] Anti-CMV-Enzymimmunoassay (Abbott).

Schlußfolgerungen

1. Die Bestimmung der Serum-ALT-Aktivität bei Blutspendern als Surrogatmarker einer Hepatitis ist überholt.

2. PCR-Screening auf Provirus-DNS ist die empfindlichste Methode zum CMV-Nachweis im Blut.

3. Die Eignung der PCR zum Virus-Screening von Blutspenden wurde am Beispiel einer Multiplex-PCR, die simultan HBV, HCV, HIV-1 und HIV-1-Provirus erfaßt, demonstriert.

4. Eine Multiplex-PCR zur Überwachung von Blutspenden sollte HBV, HCV, HIV-1 und CMV erfassen. Das Verfahren ist nur dann sinnvoll, wenn HIV-1- bzw. CMV-Provirus-DNS aus der Zellfraktion miterfaßt werden; die Untersuchung von Serum oder Plasma allein genügt nicht. Geeignetes Untersuchungsmaterial ist hämolysiertes EDTA-Blut.

Summary

The usefulness of the direct virus detection by polymerase chain reaction (PCR) and reverse transcription/polymerase chain reaction (RT PCR) for blood donor screening was investigated, including the following viruses: cytomegalovirus (CMV), hepatitis B virus (HBV), hepatitis C virus (HCV) and human immunodeficiency type 1 virus (HIV1).

Hepatitis C viraemia was detected by RT PCR in 97% of anti-HCV-positive haemophiliacs, in 48% of anti-HCV-positive hepatitis patients, in only 21% of anti-HCV-positive blood donors from North-West Germany, and not at all in 945 blood donors with elevated serum ALT.

In order to compare HIV1 detection by PCR and by p24 antigen determination, we tested 34 anti-HIV1-positive AIDS patients for p24 antigen, HIV1 RNA and HIV1 provirus DNA. 97% had HIV1 provirus DNA, 35% had HIV RNA, but only 30% had p24 antigen. A multiplex PCR specific for HBV, HCV and HIV1 (RNA and DNA) was developed for the investigation of a blood donor population from Namibia, where HBV and HIV1 infections occur more frequently than in German blood donors. The prevalence of anti-HIV1 antibodies in this population was 0.6%. HIV1 RNA was never detected in the plasma of 2,569 anti-HIV1-negative donors. HIV1 provirus DNA was present in 75% of the 16 anti-HIV1-positive individuals. None of these anti-HIV1-positive blood donors was also positive for p24 antigen.

CMV infections and reactivations in 130 immunocompromised heart transplant patients and in 420 healthy anti-CMV-positive blood donors were monitored using cytochemical detection of CMV early antigen, and PCR. CMV DNA was neither detected in the plasma nor in the leucocytes of any anti-CMV-positive blood donor. During the course of CMV reactivation in immunocompromised heart transplant patients, CMV DNA was always detectable first in granulocytes and afterwards in the plasma. The cytochemical demonstration of CMV early antigen was typically delayed by several days and was observed in only 11% of those blood samples which contained CMV DNA in leucocytes. The determination of CMV DNA in leucocytes proved to be the most sensitive method to detect viraemia. Thus, CMV detection in leucocytes is the method of choice for the monitoring of transplant patients. This method is also promising for blood donor screening.

The sensitive routine monitoring of blood donations for virus infections by multiplex PCR is practicable. However, nucleic acid must be extracted both from the plasma and from the cellular compartments of blood in order to detect HIV and CMV provirus DNA. Lysate from EDTA blood is a suitable material for this purpose. The determination of the surrogate marker serum ALT activity is of no use in hepatitis C screening, and determination of p24 antigen is not required in HIV1 screening.

Literatur

1 Garson JA, et al: Lancet 1990;333:878–879.
2 Larzul D, et al: Mol Cell Probes 1989;3:45–57.
3 Wolfs TFW, et al: Virology 1991;185:195–205.
4 Fenner TE, et al: Fortschr Ophthalmol 1991;88:735–739.
5 Boom R, et al: J Clin Microbiol 1990;28:495–503.
6 Wolff C, et al: Eur J Clin Chem Clin Biochem 1992;30:717–727.
7 Wolff C, et al: Transfusion 1994;34:361–362.
8 Hallwachs G: Transplantation 1993;56:338–342.
9 Wilhelm JA, et al: J Infect Dis 1986;154:169–171.

Prof. Dr. K. Kleesiek
Institut für Laboratoriums- und Transfusionsmedizin
Herz- und Diabeteszentrum Nordrhein-Westfalen
Universitätsklinik der Ruhr-Universität Bochum
Georgstraße 11
D-32545 Bad Oeynhausen (Deutschland)

Sibrowski W, Stangel W, Wegener S (Hrsg): Transfusionsmedizin 1993/94.
Beitr Infusionsther Transfusionsmed. Basel, Karger, 1994, vol 32, pp 110 – 112

Hepatitis B Vaccination of Blood Donors – A Cost-Benefit Analysis

M. Gesemann, P. Gentner, N. Scheiermann

Institute for Laboratory Medicine, St. Markus Hospital, Frankfurt/M., Germany

Introduction

Although every blood donation is examined for the presence of hepatitis B surface antigen (HBsAg), the hepatitis B virus (HBV) is still being transmitted to recipients of red cell concentrates (RCC) or fresh frozen plasma (FFP).

HBV infections, however, can be prevented by active hepatitis B vaccination. On the basis of own findings and data from the literature, we present a cost-benefit analysis of hepatitis B vaccination for blood donors versus the costs of illness resulting from post-transfusion hepatitis B (PTH-B) in Germany.

Materials and Methods

The following factors were included to calculate the costs of illness, diagnosis and treatment of PTH-B: (1) Incidences of PTH-B infection between 0.02% [1] and 0.4% [2, 3] have been documented. A mean incidence of 0.2% is adopted for our model. (2) As generally suggested, a symptomatic HBV infection in 50% is assumed. (3) Between 42 and 56% of transfused patients are considered to die from their underlying disease [4, 5], and the higher survival rate of 60% is taken for our model. (4) According to cost-benefit analyses from North America [6, 7], costs of between DM 910.– (acute hepatitis B) and DM 45,000.– (chronic hepatitis B) with a mean of DM 2731.– per case of hepatitis B are included, and indirect costs of DM 7500.– resulting from work loss are assumed.

Final PTH-B-induced costs are: (7500 + 2731 DM) × 0.6 × 0.5 × 0.002 = 6.13 DM per blood component (RCC or FFP).

On the other side, a 3 × 5 µg vaccination course yields an average post-booster anti-HBs titer of 750 IU/l, provides a protection lasting for over 6 years [8], and costs one fourth of a full-dose regimen (for instance, Engerix B™, SmithKline Beecham): ¼ × 3 × 70.55 DM = 52.91 DM.

Results

Assuming that an average of 1.8 blood components derived from a single donation will be transfused, a vaccinated person would have to donate 5 units of blood within 6 years in order for the prevented PTH-B costs to exceed the costs of immunization.

Conclusions

(1) The age-related HBV incidence is known to peak in young adults [9], but persons of the same age group also respond well to hepatitis B vaccination. Therefore, active immunization of blood donors between 20 and 40 years of age may be expected to be the most cost-efficient means to reduce PTH-B.

(2) Further factors not included in this analysis may increase the relative costs of vaccination ('nonresponder' rate; less than 5 blood donations in 6 years), or reduce direct and indirect costs (lower costs per dose with more extensive vaccine use; lower HBV morbidity among vaccinated blood donors; possible substitution of multiple HBsAg testing with one post-booster anti-HBs quantitation) but do not indicate a substantial increase of vaccination costs as presented here.

From the individual and economic point of view, the active immunization of blood donors against hepatitis B is desirable and for multiple donors cost-effective already today.

Summary

In an analysis comparing the costs of hepatitis B vaccination for blood donors versus the preventable expenses for post-transfusion hepatitis B (PTH-B), the price of a vaccine dose, the duration of protection, the number of components transfused per blood donation, the incidence of symptomatic PTH-B, and the costs induced by the different courses of hepatitis B infection are included as relevant factors. It is concluded that universal hepatitis B immunization of blood donors is desirable to ensure a safer blood supply and is already today cost-effective for repeat donors.

References

1 Fengler JD, et al: Z Klin Med 1986;41:447–451.

2 Seeff LB, et al: Posttransfusion hepatitis, 1973–1975: a Veterans Administration Cooperative Study; in Vyas GN, Cohen SN, Schmid R (eds): Viral Hepatitis. Philadelphia, The Franklin Institute Press, 1978, pp 371–381.

3 Glück D, et al: Dtsch Med Wochenschr 1988;113:1463–1468.

4 Menitove JE: N Engl J Med 1986;315:1095–1096.
5 Kühnl P, et al: Dtsch Med Wochenschr 1987;112:4–7.
6 Bloom BS, et al: Ann Intern Med 1993;118:298–306.
7 Krahn M, Detsky AS: Med Decis Making 1993;13:4–20.
8 Scheiermann N, Gesemann M: Zentbl Bakt 1993;278:120–126.
9 Szmuness W, et al: Sociodemographic aspects of the epidemiology of hepatitis B; in Vyas GN, Cohen SN, Schmid R (eds): Viral Hepatitis. Philadelphia, The Franklin Institute Press, 1978, pp 297–320.

Dr. med. Michael Gesemann
Institut für Laboratoriumsmedizin
St. Markus-Krankenhaus
Wilhelm-Epstein-Straße 2
D-60431 Frankfurt/M. (Germany)

Sibrowski W, Stangel W, Wegener S (Hrsg): Transfusionsmedizin 1993/94.
Beitr Infusionsther Transfusionsmed. Basel, Karger, 1994, vol 32, pp 113 – 116

Vergleich von Anti-HCV-Tests der 1. und 2. Generation und Vorschläge für ein Re-entry-Programm

G. Caspari[a], *W. H. Gerlich*[a], *J. Beyer*[b], *H. Schmitt*[b]

[a] Institut für Medizinische Virologie, Justus-Liebig-Universität, Gießen
[b] DRK-Blutspendedienst Niedersachsen, Springe, Deutschland

Einleitung

Bis zum Ende der achtziger Jahre war die virale Hepatitis eine der wichtigsten Komplikationen der Bluttransfusion. Als im Jahr 1989 Tests auf Antikörper gegen das Hepatitis-C-Virus (HCV) verfügbar wurden, begannen die Blutbanken umgehend ein entsprechendes Blutspenderscreening. Anti-HCV-positive Blutspender hielt man für infiziert und infektiös, und in vielen Blutbanken wurden sie von weiteren Blutspenden ausgeschlossen. Schon bald stellte sich aber heraus, daß ein sehr großer Anteil der positiven Anti-HCV-Ergebnisse mit den Tests der 1. Generation bei Blutspendern in Wirklichkeit falsch-positiv war. Testkits verschiedener Hersteller erbrachten bei diesen Seren widersprüchliche Ergebnisse, ergänzende Tests (supplemental assays) zeigten keine Reaktivität, und beim Follow-up war schon die nächste Blutspende häufig negativ.

Anti-HCV-Tests der 2. Generation weisen Antikörper gegen zusätzliche Antigene von HCV nach. Sie gelten sowohl als empfindlicher als auch spezifischer. Die erste Frage war nun, ob Blutspender mit einem positiven Anti-HCV-Ergebnis aus einem Test der 1. Generation für immer von der Blutspende ausgeschlossen werden müßten, oder ob man sie aufgrund der Ergebnisse aus Tests der 2. Generation wieder zur Blutspende zulassen könnte.

Material und Methoden

Im Gegensatz zu anderen Blutspendediensten hat der DRK-Blutspendedienst in Springe anti-HCV-positive Blutspender bisher nicht von weiteren Blutspenden ausgeschlossen, sondern nur das

Blut dieser Spender nicht verwendet. Anti-HCV-Tests der 2. Generation wurden in Springe im November 1991 eingeführt. Deshalb waren ein Follow-up von Spende zu Spende und ein Vergleich der Ergebnisse für Spenden mit Tests der 1. und 2. Generation möglich.

Ausgewählt wurden Blutspender mit 1–6 anti-HCV-negativen Blutspenden in Tests der 1. Generation und Blutspender mit nur einer, 2 oder mehr ausschließlich anti-HCV-positiven Blutspenden in Tests der 1. Generation. Die nachfolgenden, mit Anti-HCV-Tests der 2. Generation getesteten Spenden wurden überprüft.

Ergebnisse

Von 183 457 Blutspendern waren je eine bis zu 6 Blutspenden negativ in Anti-HCV-Tests der 1. Generation. 86 167 Spender spendeten ein weiteres Mal, 58 529 Spender weitere zweimal, 29 153 dreimal und 9608 Spender viermal Blut, wobei die weiteren Spenden in HCV-Tests der 2. Generation untersucht wurden.

Die Ergebnisse faßt Abbildung 1a zusammen. 0,28% der Spender (520) sind erstmals positiv in einer Spende, die mit einem Anti-HCV-Test der 2. Generation getestet wurde. Nur 0,13% (50 von 38 761) haben dann aber 3 oder mehr aufeinanderfolgende positive Spenden.

Bei nur einer positiven Spende (Test 1. Generation) waren 40% der späteren Spenden (Test 2. Generation) anti-HCV-positiv. Das weitere Follow-up ist hier nicht aufgeschlüsselt.

Bei 2 oder mehr ausschließlich positiven Spenden (Test 1. Generation) waren 55% der nachfolgenden Spenden (Test 2. Generation) positiv. Die weitere Aufschlüsselung zeigt Abbildung 1b. Nach 3 Spenden (Test 2. Generation) sind nur 30% der Spender in allen drei Spenden positiv, 40% sind negativ, und 30% der Spender zeigen wechselnde Ergebnisse.

Diskussion

Der Anti-HCV-Test der 2. Generation findet auch bei Spendern mit ausschließlich negativ getesteten Spenden (Tests der 1. Generation) mindestens 0,13% anti-HCV-positive Spender. Der Anteil echter Serokonversionen zu diesem Zeitpunkt dürfte unbedeutend sein. Bei einer geschätzten Prävalenz von 0,2–0,3% spezifisch anti-HCV-positiver Spender gemäß Tests der 1. Generation haben diese Tests ein Viertel bis ein Drittel der vermutlich spezifisch positiven Spender (gemäß der Resultate der 2. Testgeneration) nicht erfaßt.

Ein einzelnes wiederholt positives Anti-HCV-Ergebnis kann in 55% der Fälle mit Tests der 2. Generation nicht bestätigt werden; waren mehrere Spenden hintereinander mit Tests der 1. Generation positiv, können immer noch 40% der

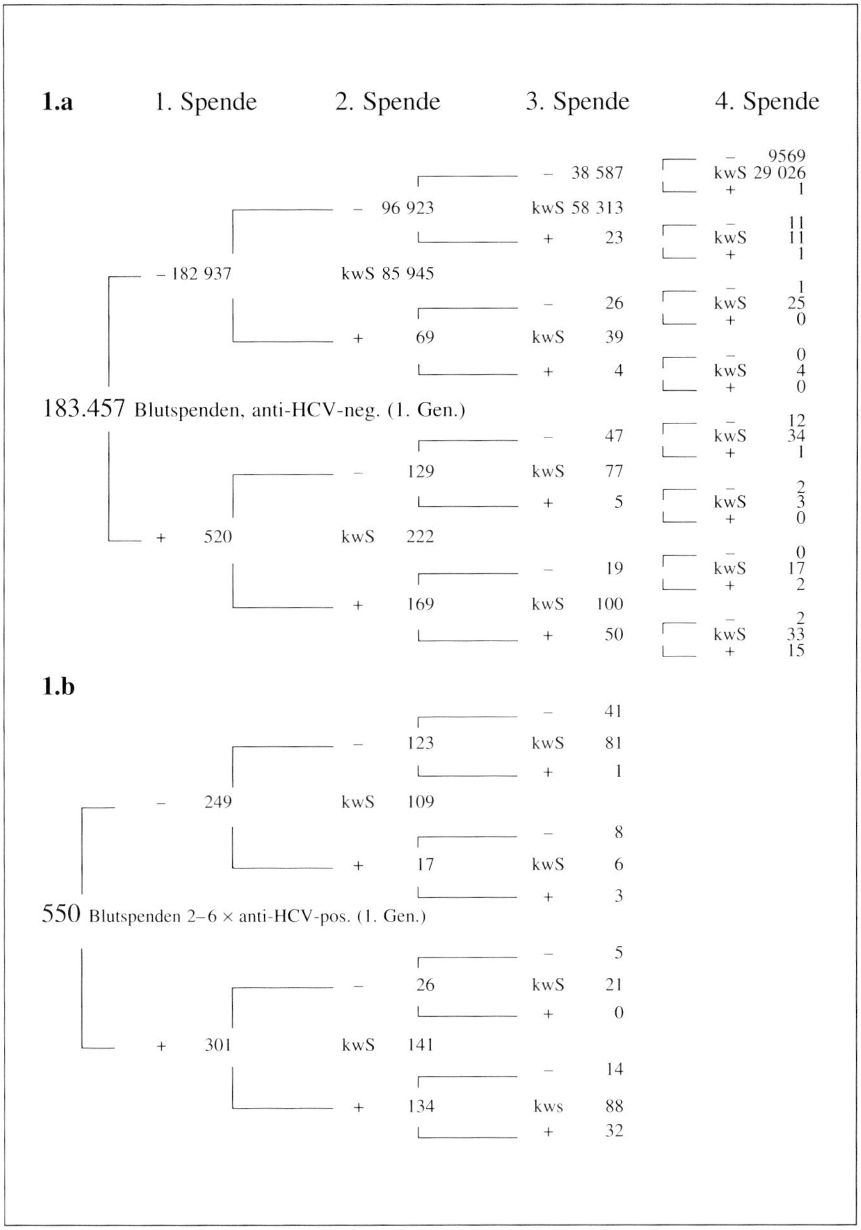

Abb. 1. Anti-HCV-Follow-up bei Blutspendern mit Tests der 2. Generation. *a* Vorher 1–6 Blutspenden mit Anti-HCV-Tests *1. Generation negativ; b* vorher 2–6 Blutspenden mit Anti-HCV-Tests *1. Generation positiv.* (+ = wiederholbar EIA-positiv; kwS = keine weiteren Spenden).

positiven Ergebnisse in Tests der 2. Generation nicht bestätigt werden. Auch in Tests der 2. Generation gibt es also im Vergleich zur Zahl der konsistent positiven Verläufe überraschend viele variable Ergebnisse, die darauf hindeuten, daß in einem gering durchseuchten Kollektiv, wie es die Blutspender in Springe sind, weiterhin viele positive Ergebnisse unspezifisch sind.

Auf der Basis dieser Daten und publizierter Ergebnisse schlagen wir vor, daß

1. frühere positive Anti-HCV-Ergebnisse mit Tests der 1. Generation für die Blutspende nicht berücksichtigt werden;

2. nach einem positiven Ergebnis mit Tests der 2. Generation eine weitere Blutspende in jedem Fall gesperrt wird; ist die 3. Spende dann wieder negativ, kann sie verwendet werden;

3. ein Spender mit 2 anti-HCV-positiven Spenden von der weiteren Blutspende ausgeschlossen wird.

Summary

After following up approximately 200,000 blood donors with 1st- and 2nd-generation anti-HCV tests the authors suggest: 1) to neglect earlier 1st-generation-positive anti-HCV results when the donor is negative in 2nd-generation ELISAs; 2) after a donation positive in a 2nd-generation test the following donation must not be used even if it is negative; a third, negative donation can be used; 3) a donor with two different donations positive in 2nd-generation ELISAs should be excluded from the donor pool.

Literatur

Ergänzende Literatur kann beim Verfasser angefordert werden.

Dr. Gregor Caspari
Institut für Medizinische Virologie
der Justus-Liebig-Universität
Frankfurter Straße 107
D-35392 Gießen (Deutschland)

Sibrowski W, Stangel W, Wegener S (Hrsg): Transfusionsmedizin 1993/94.
Beitr Infusionsther Transfusionsmed. Basel, Karger, 1994, vol 32, pp 117 – 119

Erfahrungen bei der «Bestätigung» von anti-HCV-ELISA-positiven Blutspenderseren

T. Dengler, G. Fürst

DRK-Blutspendezentrale Baden-Baden, Deutschland

Einleitung

Seit Juni 1990 werden vom DRK-Blutspendedienst Baden-Württemberg alle Blutspenderseren auf Antikörper gegen das Hepatitis-C-Virus untersucht. Die im Screening-ELISA-Test reproduzierbar reaktiven Spenden werden vernichtet. Große Probleme bereitet bis heute die Frage, ob die betreffenden Blutspender über diese positiven Befunde informiert werden sollten, da keine echten Bestätigungstests zur Verfügung stehen. Mehrere Studien haben jedoch in letzter Zeit eine hohe Korrelation zwischen «bestätigbarer» Anti-HCV-Reaktivität und HCV-RNA-Nachweis gefunden [1–4]. Wir haben deshalb Mitte 1992 nach Nachuntersuchung mit zwei zusätzlichen Tests begonnen, anti-HCV-positive Spender zu benachrichtigen und von weiteren Spenden auszuschließen.

Material und Methoden

Screening-Test:	Anti-HCV-ELISA, 2. Generation (Ortho)
Zusatz-Tests:	a) rekombinanter Immunoblot RIBA, 2. Generation (Chiron/Ortho)
	b) Wellcozyme-anti-HCV-ELISA Vk 45/46 (Murex)
Durchführung:	entsprechend den Herstellerangaben.

Ergebnisse und Diskussion

Insgesamt konnten von 351 im Screening-ELISA reproduzierbar reaktiven Spenderseren aus dem Zeitraum August 1992 bis April 1993 82 Seren im RIBA und im Wellcozyme-anti-HCV-ELISA eindeutig als positiv beurteilt werden. Nur 1 Serum mit relativ schwacher Anti-c33/c100-3-Reaktivität im RIBA konnte mit dem Wellcozyme-anti-HCV-ELISA nicht bestätigt werden. Weitere 81 Seren waren mit beiden Zusatztests eindeutig negativ. Von den 185 Seren, die im RIBA nur mit einem rekombinanten Antigen reagierten und deshalb als fraglich beurteilt wurden, waren 38 im Wellcozyme-ELISA reaktiv und 147 Seren eindeutig negativ. Eine genaue Aufschlüsselung der Reaktivitäten mit den einzelnen rekombinanten Antigenen im RIBA und der Korrelation zum Wellcozyme-ELISA zeigt Tabelle 1.

Insgesamt konnten wir mit den zwei Zusatztests etwa 35% der Screening-ELISA-reaktiven Seren «bestätigen». Dies entspricht einer echten Prävalenz von 0,17% von Anti-HCV in unserem Blutspenderkollektiv.

Vergleicht man die Serum-GPT der Gruppe der Anti-HCV «bestätigt» reaktiven Blutspender mit der «nichtbestätigten» Gruppe, so zeigt sich eine relativ deutliche Korrelation mit dem Anti-HCV-Befund. So liegt der Mittelwert mit 24 U/l (bei 25 °C) deutlich über dem Mittelwert der nichtbestätigten Gruppe (13 U/l). Der Vergleich der Häufigkeitsverteilungen zeigt jedoch, daß ein Großteil der anti-HCV-positiven Seren nur relativ schwache GPT-Erhöhungen haben (22–35 U/l) und deshalb durch das GPT-Screening mit unserer Ausschlußgrenze von 36 U/l nicht erfaßt werden.

Insgesamt läßt sich nach unseren Erfahrungen durch die Nachuntersuchung von anti-HCV-Screening-ELISA-reaktiven Seren mit den beschriebenen Zusatz-

Tab. 1. Reaktivität der Screening-ELISA-positiven Seren in zwei Zusatztests (RIBA und Wellcozyme-anti-HCV-ELISA)

Reaktivität mit RIBA-Antigen(en)	n	Wellcozyme-ELISA reaktiv
c22-3 / c33 / c100-3 / 5-1-1	35	35
c33 / c100-3 / 5-1-1	1	1
c33 / c22-3 / 5-1-1	7	7
c33 / c22-3 / c100-3	4	4
c33 / c100-3	1	0
c22-3 / 5-1-1	3	3
c22-3 / c33	32	32
c22-3	99	32
c33	6	3
c100-3	70	3
5-1-1	1	0
5-1-1 / c100-3	5	0
SOD	4	0
Keine bzw. ± Bande	83	2
Summe	351	122

tests, trotz fehlender echter Bestätigungstests, relativ sicher zwischen positiven und falschpositiven Befunden unterscheiden. Dieses Vorgehen erlaubt einen begründeten Ausschluß der anti-HCV-positiven Blutspender von weiteren Spenden und vermeidet die starke Beunruhigung der Spender bei der Benachrichtigung mit falschpositiven Befunden.

Summary

Because there is no real conformation assay available to confirm anti-HCV ELISA reactive screening results, we have used the combination of two supplementary tests to decide which blood donors must be notified and excluded from further donations. Overall we could 'confirm' about 35% of the screening-ELISA reactive results, which means a real prevalence of 0.17% of anti-HCV in our donor population.

Literatur

1 Poel CL, et al: Lancet 1991;337:317–319.
2 Widell A, et al: J Med Virol 1991;35:253–258.
3 Da Silva Cardoso M, et al: Ann Hematol 1993;66:147–151.
4 Waumans L, et al: Vox Sang 1993;64:145–149.

Dr. T. Dengler
DRK-Blutspendezentrale Baden-Baden
Gunzenbachstraße 35
D-76530 Baden-Baden (Deutschland)

Sibrowski W, Stangel W, Wegener S (Hrsg): Transfusionsmedizin 1993/94.
Beitr Infusionsther Transfusionsmed. Basel, Karger, 1994, vol 32, pp 120 – 123

MATRIX HCV – A Newly Developed Semiautomated Dot-Immunoassay

M. Böcher, A. Vockel

Abbott GmbH Diagnostika, Wiesbaden, Germany

Introduction

Abbott MATRIX HCV, a semiautomated immuno-dot assay with an objective readout, was developed to detect antibodies against individual antigens of the hepatitis C virus (HCV) in specimens that are repeatedly reactive in an HCV screening assay. The aim of the clinical evaluations for Matrix HCV was to determine the apparent sensitivity and specificity of the assay in different blood donor populations. In addition, reactivity patterns of positive samples were investigated.

Assay Procedure

The Abbott MATRIX HCV test cell contains purified recombinant antigens derived from putative core, NS3 and NS4 regions of the HCV genome applied as discrete spots on a nitrocellulose solid phase. Built-in procedural controls ensure the quality of each test cell run.

The instrument performs sample and reagent incubations, washing, drying and reading of the test cell. Ten samples are analyzed in 5.2 h with a final printout of sample to cutoff values (S/CO) and reactive/nonreactive status for each antigen. An S/CO ratio equal to or greater than 1.0 is reported as a reactive result. The interpretation criteria according to table 1 are recommended.

Table 1. Interpretation criteria

Reactivity	Interpretation
Nonreactive for all HCV proteins	negative
Reactive for two or more different HCV proteins	positive[1]
Reactive for one HCV protein	single antigen reactive

[1] Note: both spots for NS4 need to be reactive to be counted as reactive for NS4.

Table 2. HCV 2nd-generation screening assay repeat reactive blood donors (n = 133)

		Abbott MATRIX HCV (A)			
		Positive	1 antigen reactive	Negative	Total
Recombinant immuno-blot assay (B)	Reactive	48	1[a]	0	*49*
	Indeterminate	10[b]	35	14[c]	*59*
	Nonreactive	1[d]	7[e]	17	*25*
	Total	*59*	*43*	*31*	*133*

Discrepant results:

Letter	(A)	(B)
a	1*core	1*core/NS4
b	6*core/NS3 4*core/NS3/NS4	10*core
c	14*negative	11*NS4 2*core 1*NS3
d	1*core/NS3	1*nonreactive
e	6*core 1*NS4	7*nonreactive

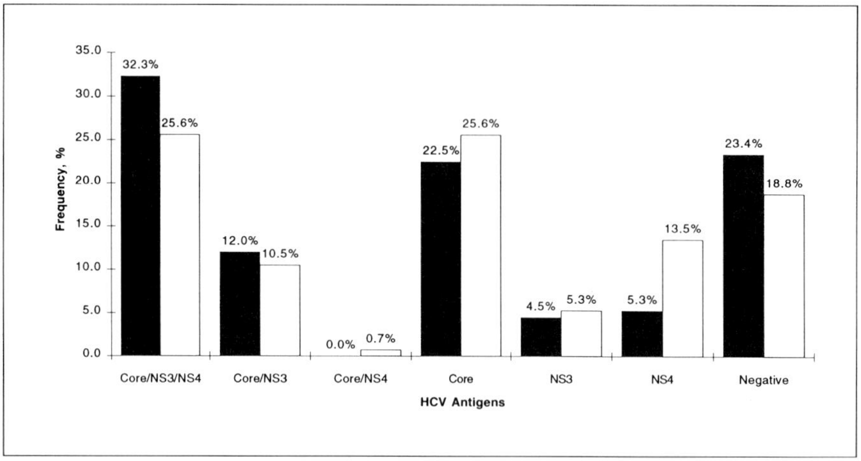

Fig. 1. Antigen responses of 133 HCV 2nd-generation screening assay repeat reactive blood donors. ■ = MATRIX HCV (A); □ = recombinant immuno-blot (B).

Results

Volunteer blood donor specimens (n = 399) selected at two different sites revealed an assay specificity of 99.2%. Repeat reactive blood donor samples chosen from the same two sites (n = 133) were tested in parallel with MATRIX HCV (assay A) and a recombinant immuno-blot assay (B) for the prevalence of various antibodies (table 2).

MATRIX HCV showed higher sensitivity for specimens with multiple antibodies in comparison to assay B. The amount of specimens with indeterminate results was decreased by 10 (MATRIX) and 2 (assay B), rendering the results positive in the respective assay. One sample was found negative for assay B but positive in MATRIX HCV; the reverse case was not found.

Discrepant results between both assays were mainly due to antibodies against core (A reactive – B nonreactive) and NS4 (A reactive – B nonreactive). The observed antibody pattern of the repeat reactive specimens is shown in figure 1. The analysis of the antibody patterns showed 32.2% of the sera in assay A and 25.6% in assay B to be reactive with three different antigens (core/NS3/NS4). A response to two antigens was mainly caused by core/NS3 12.0% (A) / 10.5% (B) and not by other antigen combinations: core/NS4 0.0% (A) / 0.7% (B); NS3/NS4 0.0% (A+B).

Single antigen reactivities were due to core 22.5% (A) / 25.6% (B), NS4 5.3% (A) / 13.5% (B) and NS3 4.5% (A) / 5.3% (B).

23.4% (A) / 18.8% (B) of the HCV 2nd-generation screening assay repeat reactive specimens could not be confirmed.

Discussion

The sensitivity of MATRIX HCV is equal to the sensitivity of the recombinant immuno-blot assay tested in parallel on the same sera. The number of indeterminate results for MATRIX HCV was decreased by 12%. Nine out of 133 specimens were found additionally positive by MATRIX HCV.

The semiautomated MATRIX instrument minimizes technical errors and lab time. The cutoff which is automatically calculated for each antigen and the procedural controls of each test cell secure the results and exclude subjectivity of interpretation.

Summary

MATRIX HCV, a newly developed semiautomated assay for the detection of antibodies against individual antigens of the hepatitis C virus, was evaluated on blood donor specimens and compared with the results of another recombinant immuno-blot assay. 399 samples derived from a low-prevalence population revealed an assay specificity of 99.2% for MATRIX HCV. Investigation of 133 samples with repeat reactive screening results showed that the MATRIX HCV assay had a higher ability to discriminate between a clear reactive and nonreactive result compared to the recombinant immuno-blot assay.

Acknowledgements

We would like to thank Dr. Wantzin, Hvidovre Hospital Copenhagen, Denmark, and Dr. Claeys, Bloedtransfusiecentrum Leuven, Belgium, for their collaboration.

Martina Böcher, Angela Vockel
Abbott GmbH Diagnostika
Max-Planck-Ring 2
D-65205 Wiesbaden-Delkenheim (Germany)

Sibrowski W, Stangel W, Wegener S (Hrsg): Transfusionsmedizin 1993/94.
Beitr Infusionsther Transfusionsmed. Basel, Karger, 1994, vol 32, pp 124 – 127

Hepatitis-E-Antikörper bei Blutspendern, Hämodialysepatienten und in der Normalbevölkerung

B. Knödler, J. Hiller, C.-C. Löliger, P. Kühnl

Abteilung für Transfusionsmedizin und Transplantationsimmunologie,
Universitäts-Krankenhaus Eppendorf, Hamburg, Deutschland

Einleitung

Das Hepatitis-E-Virus (HEV) ist der Erreger eines großen Teils der Fälle von enteral übertragener akuter Virushepatitis, wie sie vor allem in Asien und dem indischen Subkontinent, jedoch auch in Afrika und Mexiko vorkommt. Es handelt sich um ein kleines, hüllenloses Einzelstrang-RNA-Virus mit einem Durchmesser von 32–34 nm [1]. Die Übertragung erfolgt überwiegend durch fäkal kontaminiertes Trinkwasser, seltener durch kontaminierte Nahrungsmittel [2]. Der Verlauf ist selbstlimitierend, chronische Verläufe oder ein chronischer Carrierstatus sind nicht bekannt. Auffallend und bisher ungeklärt ist die hohe Letalität (bis zu 20%) bei schwangeren Frauen. Die Untersuchung von Virusisolaten aus verschiedenen geographischen Gebieten hat gezeigt, daß es 2 Serotyen gibt; das burmesische und das Mexiko-Isolat [3]. Sporadische Fälle von Hepatitis E wurden auch in Europa und den USA bei Personen beobachtet, die aus betroffenen Gebieten zurückkehrten [4–6].

Material und Methoden

250 Seren von Dauerblutspendern, 543 Seren von klinisch gesunden Angestellten und Arbeitern aus 4 Hamburger Betrieben sowie 150 Seren von Patienten mit chronischer Hämodialysebehandlung wurden mit dem von Abbott neu entwickelten HEV-EIA auf IgG-Antikörper gegen HEV untersucht. Als Festphasenantigene werden dabei 2 rekombinante Antigene des burmesischen Virusstammes eingesetzt: SG-3 mit 327 Aminosäuren aus dem Bereich des ORF 2 (offener Leserahmen 2, der wahrscheinlich für die Strukturproteine des HEV kodiert) und 8-5 mit 123 Aminosäuren, welches die gesamte Länge des ORF 3 repräsentiert.

Seren, die reproduzierbar reaktiv waren, wurden in den Abbott Laboratories, Chicago, Illinois, USA, auf das Vorhandensein von IgM-Antikörpern untersucht; ferner wurden als «Bestätigungstests» 2 EIA mit den synthetischen Peptiden B 3-2 (44 Aminosäuren, immundominante Epitope von SG-3) und B 4-2 (33 Aminosäuren, immundominante Epitope von 8-5) durchgeführt. Proben, die mit keinem der synthetischen Peptide reagierten, wurden in einem Western Blot untersucht.

Ergebnisse

Insgesamt wiesen 23/943 Proben (2,44%) ein reproduzierbar reaktives Ergebnis im IgG-Antikörper-EIA auf (Tab. 1), wobei die Extinktionen lediglich in 4 Fällen mehr als das Doppelte des Cut off betrugen. Die Untersuchung auf IgM-Antikörper ergab bei allen Proben ein negatives Ergebnis. 18 der 23 Proben reagierten in den «Bestätigungstests» mit einem oder beiden synthetischen Peptiden (Tab. 2). 4 der 5 Proben, die hier ein negatives Resultat aufwiesen, wurden im Western Blot nachuntersucht. In allen Fällen war eine deutliche Bande im SG-3-Bereich, in einem Fall zusätzlich eine schwache Bande im 8-5-Bereich vorhanden.

Eine Anamnese war nur bei den Blutspendern möglich. Es handelte sich um 3 Frauen und 2 Männer im Alter zwischen 28 und 46 Jahren. 4 Spender waren nie im außereuropäischen Ausland gewesen, 1 Spender weilte zweimal im Urlaub auf Sri Lanka, ohne jedoch erkrankt zu sein; 1 Spenderin hatte im Alter von 6 Jahren eine Gelbsucht durchgemacht.

Diskussion

Die serologische Routinediagnostik der Hepatitis E befindet sich noch in der Anfangsphase. Weitere Aufschlüsse über die Aussagekraft der hier eingesetzten

Tab. 1. Prävalenz von Hepatitis-E-Antikörpern (HEV-EIA, Abbott) bei Blutspendern, Hämodialysepatienten und in der Normalbevölkerung

Untersuchtes Kollektiv	Anzahl, n	Reproduzierbar reaktiv	
		n	%
Blutspender	250	5	2,0
Normalbevölkerung	543	13	2,4
– Lufthansa	150	5	3,3
– Wasserwerke	150	3	2,0
– Hafen-/Lagerarbeiter	93	2	2,2
– UKE-Personal[1]	150	3	2,0
Hämodialysepatienten	150	5	3,3

[1]UKE = Universitäts-Krankenhaus Eppendorf, Hamburg.

«Bestätigungstests» sind in den nächsten Jahren bei zunehmendem Einsatz zur Differentialdiagnostik aktuer Virushepatitiden zu erwarten. Unsere Untersuchungen deuten auf ein sporadisches Vorkommen von HEV-Infektionen – offenbar auch in klinisch inapparenter Form – in Deutschland hin. Eine Übertragung von

Tab. 2. Ergebnisse der HEV-Bestätigungstests

	Screening		Bestätigungstests[1]			
	Anti-HEV-EIA (Abbott)		synthetische Peptide (EIA)		Western Blot	
	IgG s/co	IgM Befund[1]	sp B4-2 s/co	sp B3-2 s/co	8-5	SG-3
Blutspender	1,08	neg	1,78	neg		
	1,15	neg	3,12	3,05		
	1,53	neg	2,78	1,51		
	1,47	neg	neg	neg	+	+++
	1,48	neg	neg	1,21		
Hämodialysepatienten	1,41	neg	21,8	neg		
	1,53	neg	26,8	neg		
	1,82	neg	15,8	4,20		
	1,30	neg	neg	neg		
	1,44	neg	16,9	1,10		
Normalbevölkerung						
– Lufthansa	1,14	neg	11,77	neg		
	1,38	neg	neg	neg	–	+++
	1,10	neg	neg	neg	–	+++
	1,57	neg	4,76	1,99		
	2,50	neg	15,62	neg		
– Wasserwerke	1,05	neg	neg	3,61		
	2,62	neg	8,25	neg		
	2,13	neg	3,34	neg		
– Hafen-/Lagerarbeiter	1,06	neg	2,17	neg		
	1,08	neg	3,09	5,76		
– UKE-Personal	1,22	neg	1,19	neg		
	0,95	neg	2,86	neg		
	2,51	neg	neg	neg	–	+++

+ = schwache Bande; +++ = starke Bande; – = keine Bande; neg = negativ.
[1] Durchgeführt durch Abbott Laboratories, Chicago, IL, USA.

Hepatitis E durch Bluttransfusionen wurde bisher nicht berichtet. Da die Phase der Virämie der klinischen Symptomatik meist vorausgeht, ist dies in betroffenen Gebieten jedoch nicht auszuschließen [7]. Da in Deutschland Blutspender nach einem Aufenthalt in den betroffenen Gebieten in der Regel einer einjährigen «Tropensperre» unterliegen, ist mit transfusionsassoziierten Hepatitis-E-Fällen bei uns nicht zu rechnen. Der Hepatitis-E-Antikörpertest wird der Differentialdiagnostik von Hepatitiden vorbehalten bleiben und nicht als Screeningtest im Blutspendewesen eingesetzt werden.

Summary

A substantial proportion of cases of enterically transmitted acute viral hepatitis occurring in young to middle-aged adults in Asia and the Indian subcontinent is caused by the hepatitis E virus (HEV). It is transmitted mainly by contaminated drinking water and is associated with a high mortality rate (up to 20%) in pregnant women. Chronic forms of hepatitis E are not known. An enzyme immunoassay (EIA) for the detection of IgG antibodies to hepatitis E (Abbott), based on two recombinant HEV antigens, yielded repeatedly reactive results in 5 of 250 (2%) blood donors, 13 of 543 (2.4%) healthy employees from four firms in Hamburg, and in 5 of 150 (3.3%) hemodialysis patients. Supplemental testing by two synthetic peptide EIAs and by Western Blot confirmed positive results in 22/23 samples. None of the samples was IgM antibody-positive. Since no transfusion-transmitted cases of hepatitis E have been observed so far, HEV assays seem to be more useful for differential diagnosis of viral hepatitis than for the screening of donors in the blood bank setting.

Literatur

1 Bradley DW: Rev Med Virol 1992;2:19–28.
2 Lok ASF, et al: Lancet 1992;340:1205–1208.
3 Porstmann T: Diagnost Bibl 1993;10:1–12.
4 Skidmore SJ, et al: Lancet 1991; 337:1541.
5 Dawson GJ, et al: Lancet 1992;340:426–427.
6 Zaaijer HL, et al: Lancet 1993;341:836.
7 Chauhan A, et al: Lancet 1993;341:149–150.

Dr. Bärbel Knödler
Abteilung für Transfusionsmedizin und Transplantationsimmunologie
Universitäts-Krankenhaus Eppendorf
Martinistraße 52
D-20246 Hamburg (Deutschland)

Sibrowski W, Stangel W, Wegener S (Hrsg): Transfusionsmedizin 1993/94.
Beitr Infusionsther Transfusionsmed. Basel, Karger, 1994, vol 32, pp 128 – 133

Sensitivitätsstudien zum Nachweis von HIV-1-Partikeln mittels RT-HIV-1-PCR im Poolplasma vor Virusinaktivierung

V. Schottstedt [a], *W. Tuma* [b], *J. Ennen* [c], *H. Fiedler* [a], *M. Giesing* [b]

[a] DRK-Blutspendedienst Nordrhein-Westfalen
[b] Gemeinschaftspraxis für Labormedizin Prof. Giesing und Partner
[c] Paul-Ehrlich-Institut Langen, Deutschland

Einleitung

Die Virussicherheit von Blutpräparaten ist nach wie vor ein brisantes Thema. Bei zellulären Blutprodukten ist zur Zeit eine routinemäßig angewandte Virusinaktivierung noch nicht möglich.

In Plasmapools hingegen können trotz subtiler Spenderauswahl und empfindlicher Labortests gegebenenfalls dennoch vorhandene transfusionsmedizinisch relevante Viren inaktiviert werden. Dabei muß beachtet werden, daß jedes Inaktivierungsverfahren ein quantitativer Prozeß ist, d.h., daß eine hohe Virusausgangsbelastung zu Inaktivierungsversagen führen kann, wie Fälle aus der Vergangenheit beweisen. Insbesondere wenn die Herstellung von plasmatischen Hämotherapeutika ein Poolen des Ausgangsplasmas erforderlich macht, ist die poolspezifische Dokumentation eines extrem geringen Grades der Virusbelastung erstrebenswert. Aufgrund ihrer Empfindlichkeit erscheint uns dafür die Polymerase-Kettenreaktion (PCR)-Technik als Untersuchungsmethode besonders geeignet [1–4].

In einem ersten Schritt haben wir versucht, unter Anwendung der PCR die Infektionssicherheit bezüglich HIV-1 bei dem im DRK-Blutspendedienst Hagen hergestellten, mit dem SD-Verfahren virusinaktivierten gerinnungsaktiven Frischplasma zu quantifizieren. Nur wenige Arbeiten, z.B. von Bagnarelli oder Ottmann beschäftigten sich bisher mit dem Nachweis von HIV-spezifischem genetischem Material im praktisch zellfreien Plasma, wie z.B. im Frischplasmapool [2, 5].

Prinzip der PCR

Im zu untersuchenden Material befinden sich eine Vielzahl unterschiedlicher DNA-Moleküle, darunter auch eventuell die gesuchten DNA-Sequenzen in geringer Konzentration. Durch Zusatz von spezifischen Primern, d.h. von zu den gesuchten Genomabschnitten komplementären Nukleinsäuresequenzen, werden durch sich wiederholende Zyklen von Anlagerungen der spezifischen Primer, der DNA-Strangverlängerung und der anschließenden thermischen Auftrennung identische spezifische Teilstücke der gesuchten DNA gebildet.

Diese millionenfache Vermehrung spezifischer Gensequenzen wird Genamplifikation genannt. Als Ergebnis dieser Genamplifikation entsteht ein Pool genau definierter DNA-Fragmente [1, 3].

Methodische Probleme

Die HIV-1-PCR ist zum Nachweis von im Genom mononukleärer Zellen eingebauter proviraler HIV-1-DNA bereits etabliert. Bei der Klärung unserer Fragestellung treten gegenüber der herkömmlichen HIV-PCR-Technik folgende Probleme auf:

1. HIV-1 ist ein RNA-Virus. Deshalb muß vor der eigentlichen PCR eine reverse Transkription durchgeführt werden, damit die Virus-RNA-Genomsequenzen in c-DNA umgeschrieben werden und damit für die Genamplifikation einsetzbar sind [2, 5, 6].

2. HIV-1 ist im Poolplasma – also nicht im Zellgenom als provirale DNA eingebaut – in unterschiedlichster Konzentration vorhanden. Eine Anreicherung der HIV-1-Partikeln muß durch eine Ultrazentrifugation des Plasmas und anschließende Lyse der pelletierten HIV erfolgen [5].

3. Weiterhin ist bei einem positiven Signal nur der Hinweis auf zu den Primern passende HIV-1-Gensequenzen gegeben, ohne eine Aussage bezüglich des Vorhandenseins intakter und damit infektionsfähiger Viren treffen zu können [1, 3]. Unter dem von uns angestrebten Sicherheitsaspekt erscheint uns jedoch die Frage sekundär, ob ein spezifisches positives PCR-Ergebnis durch infektiöse oder/und zerstörte HIV-1-Partikel hervorgerufen wird.

Material und Methoden

Plasmaproben von zur Herstellung von virusinaktiviertem Frischplasma vorgesehenen Ausgangspools wurden im Paul-Ehrlich-Institut mit definierten Mengen infektionsfähiger HIV-1-MN aus dem zellfreien Kulturüberstand der Lymphomzellinie C8166 versetzt. Diese Aliquote wurden einschließlich der als negative Kontrollen fungierenden, nicht mit HIV gespiketen Plasmaproben mit

Hilfe der RT-HIV-1-PCR untersucht. Die von uns mit einer definierten Anzahl von Basenpaaren ausgewählten 4 Primersysteme repräsentieren Anteile aus den HIV-1-Genomregionen des core-, env-, gag- und ltr-Bereiches.

Um die HIV-1-Spezifität der erhaltenen PCR-Produkte zu überprüfen und die Sensitivität weiter zu steigern, wurden ein Southern Blot sowie eine Hybridisierung und Autoradiographie angeschlossen.

Ergebnisse

Die Sensitivität lag bei den verwendeten Primersystemen bei 1 $TCID_{50}$/ml und mit 3 Primersystemen sogar bei 0,1 $TCID_{50}$/ml. Im oberen Teil der Abbildungen 1 und 2 sind die nach elektrophoretischer Auftrennung und Fluoreszenzfärbung vorliegenden Banden bei einer HIV-1-Konzentration von 10, 1 und 0,1 $TCID_{50}$/ml sowie die mitgeführte positive und negative Kontrolle dargestellt. Anhand des Molekular-Weight-Markers (MWM) ist eine Abschätzung der Länge des PCR-Produktes und ein Vergleich mit der zu erwartenden Länge möglich.

Nach Hybridisierung und Autoradiographie sind in den unteren Bereichen der Darstellungen die erhöhte Sensitivität besonders bei 0,1 $TCID_{50}$/ml bei gleichzeitigem Wegfall der unspezifischen Banden gegenüber dem oberen Teil der Abbildung erkennbar. Zusätzlich wird damit die HIV-1-Spezifität der erhaltenen PCR-Produkte bewiesen.

Diese Ergebnisse ließen sich wiederholt an kodierten Proben reproduzieren. In keinem Fall wurden falsch-positive Signale beobachtet. Damit liegt die Nachweisempfindlichkeit unserer Methode unter 1 HIV-1/ml Poolplasma, gemessen in $TCID_{50}$.

Diskussion

In verschiedenen Studien konnte gezeigt werden, daß die HIV-1-Inaktivierung durch das SD-Verfahren im Poolplasma mindestens 10^6 log-Stufen beträgt [7, 8]. Bei einem $TCID_{50}$-Gehalt von unter 1 HIV-1/ml Poolplasma *vor* Virusinaktivierung gilt, daß nach Virusinaktivierung mit dem SD-Verfahren mit weniger als 1 HIV-1 je Tonne Plasma gerechnet werden muß. Das heißt, es könnten bei einem negativen PCR-Ergebnis im Poolplasma vor Virusinaktivierung und der üblichen Poolgröße von etwa 200 l in allen daraus hergestellten etwa 900 Einheiten virusinaktivierten Frischplasmas insgesamt maximal weniger als 0,2 $TCID_{50}$ HIV-1 enthalten sein. Eine klinische Relevanz von 1/5 Virus in einem der 900 Beutel ist wohl kaum anzunehmen.

Die RT-HIV-1-PCR wird im DRK-Blutspendedienst Nordrhein-Westfalen zur Untersuchung aller zur Herstellung von virusinaktiviertem Frischplasma vor-

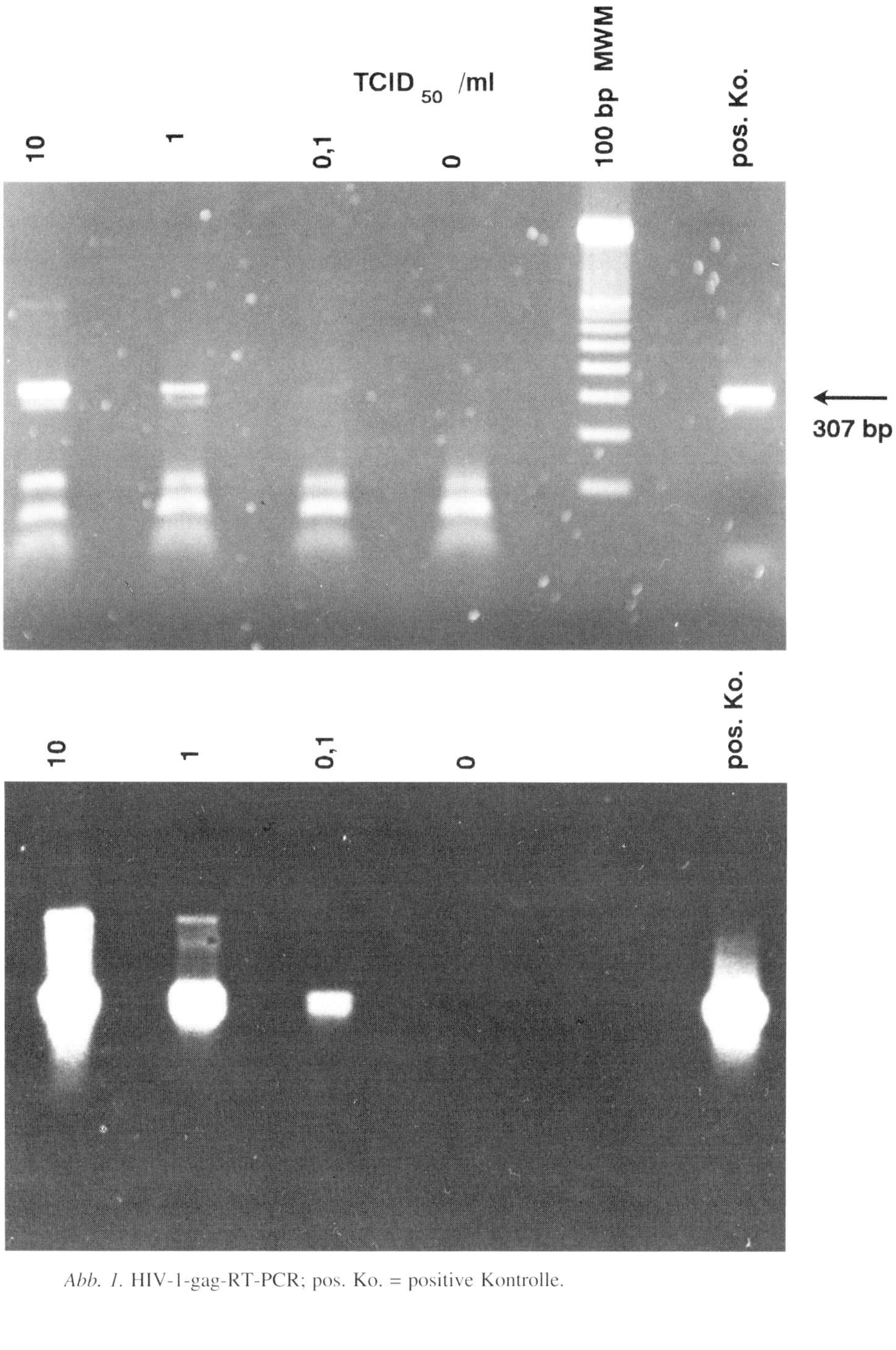

Abb. 1. HIV-1-gag-RT-PCR; pos. Ko. = positive Kontrolle.

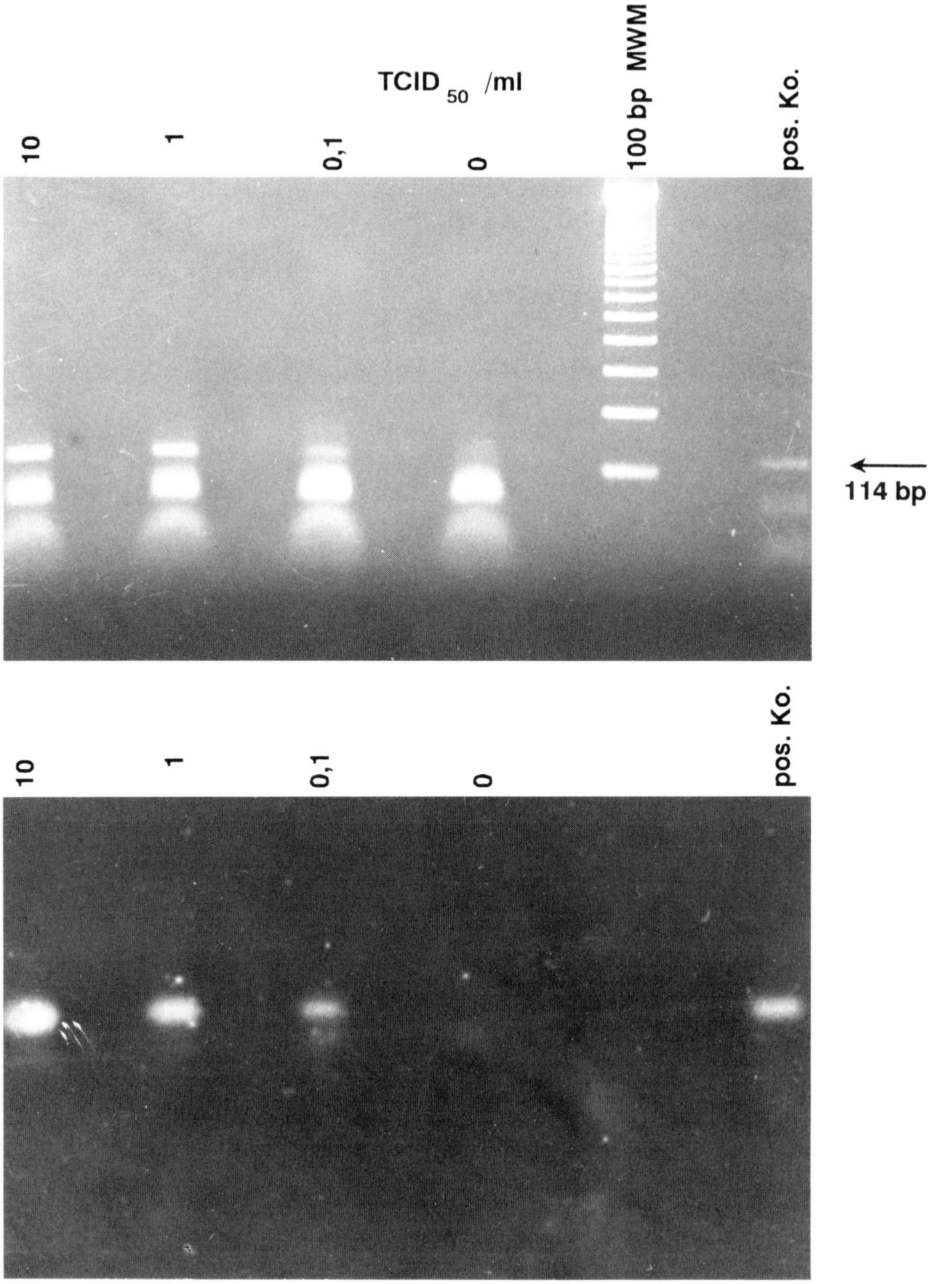

Abb. 2. HIV-1-pol-RT-PCR; pos. Ko. = positive Kontrolle.

gesehenen Ausgangspools genutzt. Es ist geplant, diese moderne molekularbiologische Untersuchungstechnik auch z.B. für Hepatitis-B-, -C- und andere Viren sowie für weitere Plasmaprodukte zu adaptieren.

Mittelfristig erscheint uns die PCR-Technik geeignet, Ausgangspools mit gefährlich hohen Viruskontaminationen zu erkennen und damit die daraus hergestellten Produkte von der Anwendung am Menschen auszuschließen. Langfristig ist nach Weiterentwicklung der PCR-Technik die Untersuchung jeder Blutspende mit dieser Methodik erstrebenswert. Jedoch heute schon erkennt die RT-HIV-1-PCR eine bisher nicht nachweisbare HIV-1-Virusproduktbelastung vor Anwendung am Menschen.

Summary

The goal of this study was the establishment of a reverse-transcription polymerase chain reaction (PCR) test and the evaluation of its sensitivity to detect an HIV-1 contamination in pooled plasma samples prior to the solvent-detergent (SD) inactivation procedure.

Pooled plasma samples were spiked with known concentrations (1,000–0.1 $TCID_{50}$/ml) of HIV-1, originated from tissue culture supernatants. Unspiked plasma samples were used as negative controls. After reverse transcription, a PCR in 4 different HIV-gene regions (gag, pol, env, ltr) followed by a hybridisation with specific probes was done. The achieved sensitivity in 3 tests (pol, gag, ltr) was 0.1 $TCID_{50}$/ml and 1.0 $TCID_{50}$/ml in the env-PCR system. It was shown in previous studies that by inactivation of pooled plasma with the SD technique a reduction of HIV-1 infectivity greater than 10^6 is achieved. The combination of PCR testing and the SD inactivation procedure makes it possible for the first time to define the maximum amount of contaminating HIV-1 in case of a negative PCR result. According to this procedure, the residual HIV-1 load of virus-inactivated plasma would not exceed 1 $TCID_{50}$ per 1,000 litres at worst.

Literatur

1 Kröger M: GIT Labmed 1993;16:194–199.
2 Ottmann M, et al: J Virol Meth 1991;31:273–284.
3 Schwarzkopf A, et al: DG Klin Chem Mitteilungen 1993;24:193–198.
4 Wolff C, et al: Infusionsther Transfusionsmed 1993;20(suppl 3):9.
5 Bagnarelli P, et al: J Med Virol 1991;34:89–95.
6 Busch MP, et al: N Engl J Med 1991;325:1–5.
7 Horowitz B, et al: Blood 1992;79;826–831.
8 Piet MPJ, et al: Transfusion 1990;30:591–598.

Dr. med. Volkmar Schottstedt
DRK-Blutspendedienst Nordrhein-Westfalen
Institut Hagen
Feithstraße 180–186
D-58097 Hagen (Deutschland)

Sibrowski W, Stangel W, Wegener S (Hrsg): Transfusionsmedizin 1993/94.
Beitr Infusionsther Transfusionsmed. Basel, Karger, 1994, vol 32, pp 134 – 137

Anti-EBNA-1 (Carboxy-Half) IgG Antibodies as a Seroepidemiological Marker for Epstein-Barr Virus Infection

H. Nebel-Schickel[a], W. Hinderer[a], C. Saavedra[b], R. Schmutzler[b], J. Horn[a], R. Vornhagen[a], H.-H. Sonneborn[a]

[a] Biotest AG, Dreieich
[b] Blutspendedienst Hessen, Institute Frankfurt/M., Germany

Introduction

Epstein-Barr-virus (EBV) infections transmitted by blood transfusion are known for some time [1], and a certain risk exists if EBV-positive blood is transfused to an EBV-negative patient. As known from EBV primary infections emerging in organ allograft recipients, the spectrum of symptoms ranges from mononucleose-like illnesses to progressive lymphoproliferative diseases in the immunosuppressed host [2]. For this reason, EBV-negative patients would benefit if EBV-negative blood would be available. However, the success of this strategy strictly depends on simple and safe screening methods and on the frequency of negative donors as well.

In this study we want to evaluate the efficiency of anti-EBNA-1 IgG as a marker for EBV infection using a novel recombinant ELISA in comparison with anti-VCA IgG detected by an ELISA based on natural viral antigens.

Material and Methods

The prevalence of EBV infection was investigated in 2,024 voluntary blood donors from the region of Frankfurt/M., Germany, using the Biotest anti-EBNA-1 IgG recombinant ELISA, based on the carboxy-half of EBNA-1, with its alternative highly sensitive assay procedure (assay 1) in direct comparison with an anti-VCA-IgG ELISA, based on natural antigens (assay 2). The discrepant sera were evaluated further in additional ELISAs: anti-VGA-IgG, based on natural gp125 and p160 (assay 3), anti-EBNA-1-IgG, based on a recombinant fusion protein with the carboxy-one-third of EBNA-1 (assay 4). All ELISAs are commercially available and were performed according to the instruction manuals. A donor was defined to be EBV-infected if at least two ELISAs were positive, i.e., a positive result by just one ELISA was defined to be 'false-positive'.

Results and Discussion

The results of the initial screening were as follows: Anti-EBNA-1 IgG antibodies (assay 1) were present in 95.4% of the donors, whereas the prevalence of anti-VCA IgG (assay 2) was only 92.6%. The agreement of both ELISAs was 90.4%.

The age profile of the positivity rates is presented in figure 1. The frequency of anti-EBNA IgG increases from 92% in the young donors (18–30 years) up to 98% in the older donors (> 51 years). The major part of this increase was observed in the age intervals 31–40 to 41–50 years. By contrast, no significant differences between younger and older donors were found for VCA IgG. The frequencies fluctuated between 91.0% and 93.3%. Interestingly, there was no loss of anti-EBNA-1 IgG in the elderly host. According to this age dependence the marker EBNA-1 IgG seems to be epidemiologically more relevant.

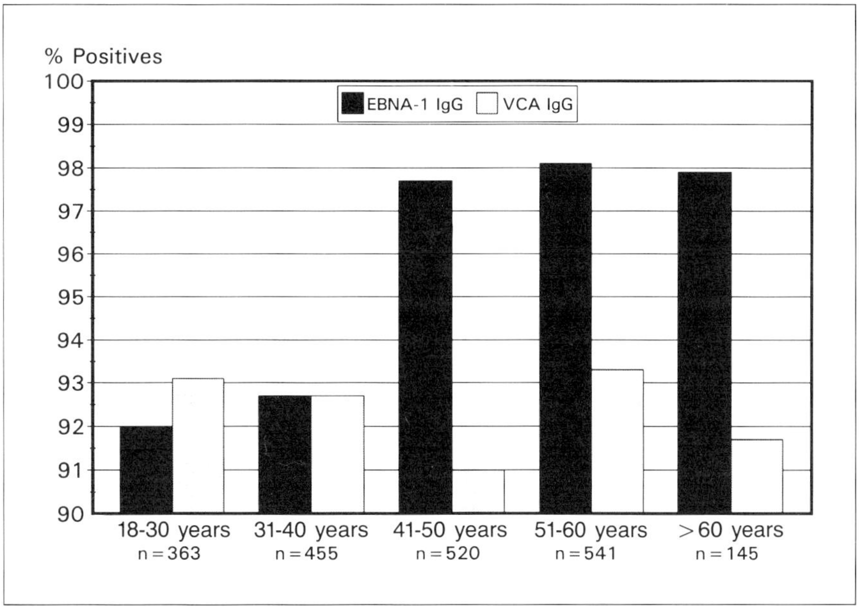

Fig. 1. Age-dependent positivity rates of the blood donors in the EBNAs and VCA screening ELISAs (assays 1 and 2).

With the help of two additional ELISAs all donors were defined with respect to seropositivity and EBV immune status. The infection rate was 96.8%. The expected immune status VCA+/EBNA+ was observed in 98.1% of positives.

In table 1 the properties of the two screening ELISAs are summarized. The EBNA-1 ELISA was superior with respect to sensitivity and specificity. Considering its excellent positive predictive value (99.8%), seropositivity can be defined with a high degree of certainty. However, the negative predictive value of 62.7% underlines the need for further testing of the EBNA-1 negatives.

Table 1. Comparison of the EBNA and VCA screening ELISAs (assays 1 and 2)[1]

Assay	EBNA-1 IgG	VCA IgG
Sensitivity, %	98.4	93.8
Specificity, %	95.4	58.5
Positive predictive value, %	99.8	98.0
Negative predictive value, %	62.7	18.1

[1] Population: 2,024 voluntary blood donors.

Conclusions

Screening of EBV-negative blood may be realized according to the following strategy:

(1) Screening for anti-EBNA-1 IgG using a sensitive recombinant ELISA (Biotest anti-EBV/EBNA-IgG ELISA). Lifelong exclusion of the EBNA-IgG positives.

(2) Further testing of the EBNA-IgG negatives using EA or VCA-ELISA. Lifelong exclusion of the EA/VCA positives.

(3) Retesting of the remaining negatives for every donation using EBNA and EA or VCA ELISA.

A preselection of younger donors increases the probability for negatives. Younger donors up to 40 years had an infection rate of 93% (vs. 96.8% overall infection rate). Nevertheless, a supply with EBV-negative blood would require substantial logistic efforts for the transfusion centers.

Summary

A population of 2,024 voluntary blood donors was tested for anti-EBNA-1 IgG and anti-VCA IgG serum antibodies to define the EBV infection rate and to compare two different epidemiological markers. Initial screening was performed with a sensitive EBNA-1-IgG ELISA based on recombinant antigen (Biotest) and a VCA-IgG ELISA based on conventional antigen. Both ELISAs had concordant results in 90.4% of the sera. The infection rate was found to be 96.8%. The expected immune status VCA+/EBNA+ was observed in 98.1% of the seropositives. The comparison of sensitivity, specificity, and predictive values between the two screening assays underlines the superiority of the EBNA-1 ELISA. The marker anti-EBNA-1 IgG as detected by a sensitive ELISA (Biotest anti-EBV recombinant) is suitable for defining previous EBV infection (positive predictive value 99.8%). The high infection rate in the adult population, however, renders the supply with EBV-negative blood rather difficult.

References

1 Gerber P, et al: Lancet 1969;i:593–596.
2 Nalesnik MA: Springer Semin Immunopathol 1991;13:199–216.

Dr. W. Hinderer
Biotest AG
Research Department
Landsteiner Straße 5
D-63303 Dreieich (Germany)

Sibrowski W, Stangel W, Wegener S (Hrsg): Transfusionsmedizin 1993/94.
Beitr Infusionsther Transfusionsmed. Basel, Karger, 1994, vol 32, pp 138 – 141

Relevanz der Übertragung des Epstein-Barr-Virus durch Bluttransfusionen

H. J. Wagner, H. Klüter, A. Kruse, H. Kirchner

Institut für Immunologie und Transfusionsmedizin, Medizinische Universität zu Lübeck, Deutschland

Einleitung

Das Epstein-Barr-Virus (EBV), ein ubiquitär verbreitetes humanes Herpesvirus, ist der Erreger der infektiösen Mononukleose und wird in kausalen Zusammenhang gebracht mit zahlreichen Tumoren wie dem afrikanischen Burkitt-Lymphom, dem Nasopharynx-Karzinom und B-Zell-Lymphomen bei Immunsupprimierten. Nach der Primärinfektion, die in der Regel über den Speichel erfolgt, persistiert das Virus in einem latenten Zustand in den B-Zellen des Organismus [Übersichtsartikel siehe 1]. Gerber et al. [2] berichteten 1969 erstmals über Übertragungen des EBV durch multiple Bluttransfusionen auf EBV-seronegative Patienten, die sich durch Serokonversion oder klinische Zeichen einer aktiven Infektion äußerten. Weitere Studien und Fallbeschreibungen schienen dieses zu bestätigen. Diese Infektionen wurden nach Übertragung von Vollblutkonserven beobachtet [Übersichtsartikel siehe 3]. Ziel unserer Arbeit war es, die Bedeutung einer Übertragung des EBV mit modernen Buffy-coat-depletierten Erythrozytenkonzentraten zu untersuchen, und der Frage nachzugehen, inwieweit das EBV in der Transfusionspraxis Berücksichtigung finden sollte. Die Untersuchungen wurden hierzu an Erythrozytenkonzentraten durchgeführt, die mit Hilfe des «Bottom-and-Top-Systems» nach Högman et al. [4] hergestellt worden waren.

Patienten und Methoden

Klinische Studie. In die Untersuchung wurden 15 EBV-seronegative pädiatrische Patienten (VCA-IgG-, VCA-IgM- und EBNA-IgG-negativ) aufgenommen, die ein EBV-seropositives Erythrozytenkonzentrat (VCA-IgG-positiv, VCA-IgM-negativ) übertragen bekamen. 6–11 Wochen (Median 8 Wochen) nach Transfusion wurden die Probanden auf serologische Zeichen einer EBV-Infektion

(Bestimmung von VCA-IgG, VCA-IgM und EBNA-IgG) untersucht, anamnestisch wurde für diesen Zeitraum nach Zeichen einer aktiven EBV-Infektion gefahndet.

Bestimmung der Zahl EBV-infizierter Zellen in Erythrozytenkonzentraten. Die Herstellung der Erythrozytenkonzentrate erfolgte unter Verwendung des Bottom-and-Top-Systems (Optipac, Baxter, München). Von 450 Vollblutkonserven und den daraus hergestellten Erythrozytenkonzentraten wurden Volumen und Differentialblutbild bestimmt. Die prozentuale Verteilung von B- und T-Lymphozyten wurde in 50 Vollblutproben mit Hilfe der Durchflußzytometrie gemessen. Bei Erythrozytenkonzentraten war dieses aufgrund des geringen Lymphozytenanteils technisch nicht möglich. Hier wurden von 18 Erythrozytenkonzentraten die Leukozyten nach Hämolyse der Erythrozyten gewonnen und mittels Cytospin auf Objektträger aufgetragen. Die T- und B-Zellen wurden nach Fixation immunzytochemisch mit Hilfe spezifischer monoklonaler Antikörper (Anti-CD 3 respektive Anti-CD 19 und Anti-CD 20) und der APAAP-Methode angefärbt und mikroskopisch ausgewertet. Zum Nachweis von spezifischer EBV-DNA benutzten wir einen kürzlich beschriebenen Polymerase-Kettenreaktion-Assay [5]. Hiermit konnten wir bei gesunden EBV-seropositiven Blutspendern durchschnittlich 7 EBV-Genome auf 10^6 B-Zellen im peripheren Blut nachweisen. Diese Zahl wurde auf die Gesamtzahl an B-Zellen im Erythrozytenkonzentrat im Vergleich zum Vollblutpräparat hochgerechnet.

Ergebnisse und Diskussion

In der prospektiven klinischen Studie zeigte im Untersuchungszeitraum keines der Kinder Zeichen einer aktiven EBV-Infektion. Ebenso blieben 11 Kinder EBV-seronegativ. Bei 4 Kindern fanden sich in diesem Zeitraum VCA-IgG-Antikörper, dem serologischen Durchseuchungsparameter des EBV, so daß zunächst eine Serokonversion vermutet werden konnte. Diese Kinder waren jedoch EBV-IgM-negativ und hatten darüber hinaus in 3 Fällen EBNA-IgG-Antikörper, welche normalerweise spät nach der Rekonvaleszenzphase der Infektion auftreten und die latente Phase der Infektion charakterisieren. Diese 4 Probanden zeigten

Tab. 1. Epstein-Barr-Virus-(EBV-)Serologie von EBV-seronegativen pädiatrischen Patienten nach Transfusion EBV-seropositiver Erythrozytenkonzentrate (6–11 Wochen post transfusionem)

Patienten	EBV-Serologie
Allgemein-pädiatrische Patienten, n = 4	4/4 negativ
Neugeborene, n = 5	3/5 negativ 2/5 VCA-IgG-positiv, VCA-IgM-negativ, EBNA-IgG-positiv (Polyglobin-Therapie)
Onkologisch-pädiatrische Patienten, n = 6	4/6 negativ 2/6 VCA-IgG-positiv, VCA-IgM-negativ, EBNA-IgG-positiv/negativ (Sandoglobin-Therapie)

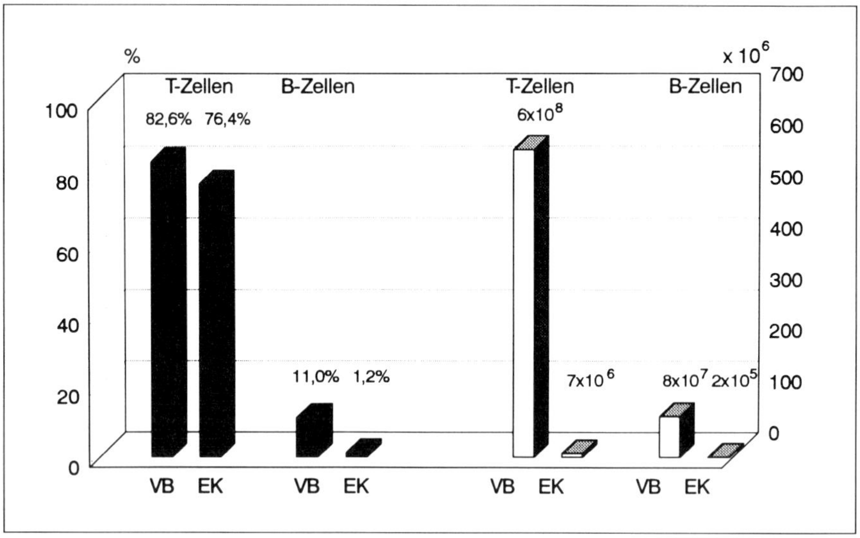

Abb. 1. Prozentualer und absoluter Gehalt an T- und B-Zellen in Erythrozytenkonzentraten (EK) im Vergleich zu Vollblutpräparaten (VB). Der Prozentsatz an T-Zellen blieb im EK nahezu konstant, während der Anteil an B-Zellen reduziert wurde. Bei den absoluten Zellzahlen zeigte sich eine signifikante Reduktion beider Populationen in EK, verglichen mit Vollblutpräparaten ($p < 0,1\%$).

also ein serologisches Muster, das für eine Primärinfektion untypisch war und eher auf eine passive Übertragung von EBV-Antikörpern hindeutete. Diese Kinder waren im Untersuchungszeitraum tatsächlich mit Immunoglobulinpräparaten behandelt worden. Eine Übersicht der Ergebnisse zeigt Tabelle 1. Somit zeigten sich in dieser Studie keine eindeutigen Hinweise auf eine Übertragung des EBV durch Erythrozytenkonzentrate. Um Ursachen für dieses von den bisherigen Literaturangaben [3] differierende Ergebnis zu finden, wurde die Zahl latent EBV-infizierter Zellen in Erythrozytenkonzentraten bestimmt und so der Frage nachgegangen, ob eine Übertragung des EBV mit leukozytendepletierten Blutprodukten wahrscheinlich ist. Der Leukozytengehalt war in den Erythrozytenkonzentraten im Vergleich zu herkömmlichen Vollblutpräparaten signifikant erniedrigt ($4,7 \times 10^8$ versus $2,3 \times 10^9$). Damit erfolgte eine Leukozytendepletion um etwa 80% ($p < 0,1\%$), entsprechend den Untersuchungen von Högman [4]. Diese signifikante Reduktion zeigte sich bei allen Leukozytensubpopulationen, den Granulozyten, Lymphozyten und Monozyten. Neben der Reduktion der Gesamtleukozytenzahlen ist der Anteil der B-Zellen, in denen das EBV persistiert, von besonderer Bedeutung. Die prozentualen und absoluten Werte bei den T- und B-Lymphozyten zeigt Abbildung 1. Berücksichtigt man die Konzentration von 7 EBV-Genomen auf 10^6 B-Zellen, so lassen sich somit im Vollblut (7×10^6 B-Lymphozyten) 600–700 EBV-Genome hochrechnen. Dagegen finden sich im Erythrozytenkonzentrat (2×10^5 B-Lymphozyten) nur 1 oder 2 EBV-Genome ($p < 0,1\%$). Diese Zahl wird durch Einsatz von Leukozytenfiltern weiter reduziert [6]. Durch die heutige Präparation von Erythrozytenkonzentraten wird also die Anzahl an EBV-infizierten Zellen in den Blutprodukten reduziert. Damit vermindert sich das Risiko, das EBV zu übertragen. In unseren In-vivo- und In-vitro-Untersuchungen findet sich kein Anhalt, daß in der derzeitigen Transfusionspraxis bei Einsatz leukozytendepletierter Blutprodukte eine Übertragung des EBV stattfindet. Es scheint nicht notwendig zu sein, Blutspender serologisch auf EBV-Antikörper zu untersuchen und EBV-seronegative Blutprodukte für bestimmte Indikationen bereitzustellen.

Summary

In order to investigate the risk of transmission of Epstein-Barr Virus (EBV) by red cell concentrates (RCCs, bottom and top system), we examined 15 EBV-seronegative pediatric patients who received EBV-seropositive red cell concentrates prior to and up to 11 weeks after transfusion. None of these children showed serological or clinical signs of active EBV infection. To further explore this situation we estimated the number of EBV genomes in RCCs in comparison with whole blood units and found a significant reduction (1–2 EBV genomes in one RCC compared with 600–700 in one whole blood unit, $p < 0.1\%$). The use of modern leukocyte depletion systems dramatically reduces the number of EBV-positive cells in RCCs, minimizing the risk of EBV infection. As there were no hints of transmission of EBV in current transfusion practice, the provision of EBV-seronegative RCCs for patients with high risk of infection does not seem to be necessary.

Literatur

1 Kieff E: in Fields BN (ed): Virology. New York, Raven Press, 1990, pp 1921–1959.
2 Gerber P, et al: Lancet 1969;i:593–596.
3 Henle W, et al: Prog Clin Biol Res 1985;182:201–209.
4 Högman CF, et al: Vox Sang 1988;55:211–217.
5 Wagner HJ, et al: J Clin Microbiol 1992;30:2826–2829.
6 Koerner K, et al: Vox Sang 1991;60:61–62.

Dr. H.-J. Wagner
Institut für Immunologie und Transfusionsmedizin
Medizinische Universität zu Lübeck
Ratzeburger Allee 160
D-23538 Lübeck (Deutschland)

Sibrowski W, Stangel W, Wegener S (Hrsg): Transfusionsmedizin 1993/94.
Beitr Infusionsther Transfusionsmed. Basel, Karger, 1994, vol 32, pp 142 – 145

Molekularbiologie und Serologie im AB0-System

H.-H. Sonneborn

Biotest AG, Forschungsabteilung, Dreieich, Deutschland

Die Definition der A- und B-Subgruppen erfolgt in der Regel mit Hilfe serologischer Methoden wie Reaktionsstärke mit definierten Antiseren, Vorhandensein von Antikörpern im Serum sowie Sekretion von Blutgruppensubstanzen im Speichel.

Wir wissen heute, daß die Stärke der Agglutination mit spezifischen Antiseren sehr gut mit der Antigendichte auf der Erythrozytenoberfläche korreliert. So findet man bei A_1 etwa 1 Million Rezeptoren, während für A_x 1000–10000 angegeben werden [1]. Daraus wird klar, daß z.B. A_x mit Anti-A sehr viel schwieriger zu erfassen ist als A_1.

Die Erfassung schwacher A- und B-Varianten konnte optimiert werden durch Verwendung von ausgewählten hochaffinen monoklonalen Antikörpern [2]. Diese hochaffinen Antikörper führten jedoch erst beim Anti-A zu einem Phänomen [3], das zunächst nicht erklärt werden konnte. Es wurde B(A)-Phänomen genannt und bedeutet, daß mit diesen mAk bei einigen B-Erythrozyten schwach positive Reaktionen gesehen wurden. Es konnte später gezeigt werden, daß es sich hierbei um spezifische Reaktionen handelt und einige B-Erythrozyten geringe Spuren A-Substanz enthalten. Wir haben später das korrespondierende Phänomen gefunden [4] und es A_1(B)-Phänomen genannt, da es nur bei A_1-Erythrozyten beobachtet wurde [5].

Beide Phänomene stellen für die Routinediagnostik kein Problem mehr dar, da die mAk mit entsprechenden Zellen so eingestellt werden, daß diese schwachen Reaktionen nicht sichtbar werden.

Wie ist es aber zu erklären, daß A_1-Zellen B-Substanz und B-Erythrozyten A-Substanz tragen?

Primäre Genprodukte im ABO-System sind Transferasen, die entsprechende Zucker an H-Vorläufermoleküle hängen und damit die Blutgruppe determinieren (Abb. 1). Diese Transferasen wurden von Yamamoto et al. [6] kloniert, und es zeigte sich, daß die A- und B-spezifischen Transferasen 353 Aminosäuren lang sind und sich nur in 4 Aminosäuren unterscheiden. Sie sind also sehr ähnlich und daher nicht absolut spezifisch, so daß hin und wieder der «falsche» Zucker angehängt wird (Abb. 1).

Im Falle der Blutgruppe 0 findet sich in der DNA-Sequenz an Position 258 eine Deletion, was zur Änderung des Leserahmens und nach 349 bp zum Stop führt, d.h., das Protein (Transferase) ist nur 116 Aminosäuren lang und damit inaktiv. Das H-Molekül auf den Erythrozyten wird also nicht weiter verändert.

Kürzlich wurde auch eine andere Möglichkeit für eine inaktive Transferase bei Blutgruppe 0 beschrieben [7]. In diesem Falle ist das Protein normal lang, hat jedoch aufgrund eines Nukleotidaustausches an Position 268 statt eines Alanins wie für die B-Transferase ein Arginin.

Von weiterem Interesse sind die genetischen Unterschiede der AB0-Subgruppen, speziell von A_1 und A_2. Auch diese Transferasen wurden kürzlich kloniert [8], und es zeigte sich, daß es im Falle von A_2 aufgrund einer Deletion und der damit verbundenen Änderung im Leseraster zu einer Verlängerung des Proteins führt (Abb. 2).

Dieses größere A_2-Enzym hat andere Eigenschaften und ist weniger aktiv als die A_1-Transferase. Dies führt dazu, daß nicht an alle H-Vorläufermoleküle der

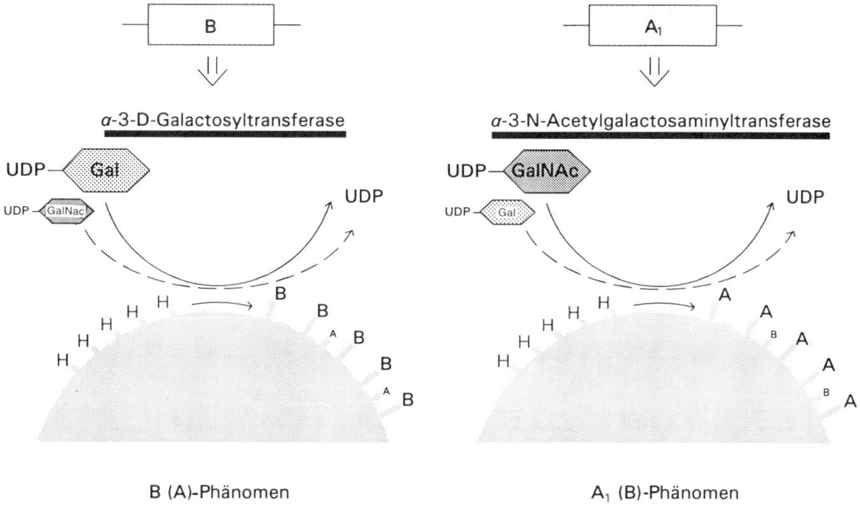

Abb. 1. Schematische Darstellung der B(A)- und A_1(B)-Phänomene. Die Transferasen als primäre Genprodukte bilden duch Anhängen von GalNAc bzw. Gal die sekundäre Genprodukte A bzw. B. Aufgrund ihrer großen Ähnlichkeit ist die Spezifität nicht absolut und der korrespondierende Zucker kann in geringen Mengen ebenfalls transferiert werden.

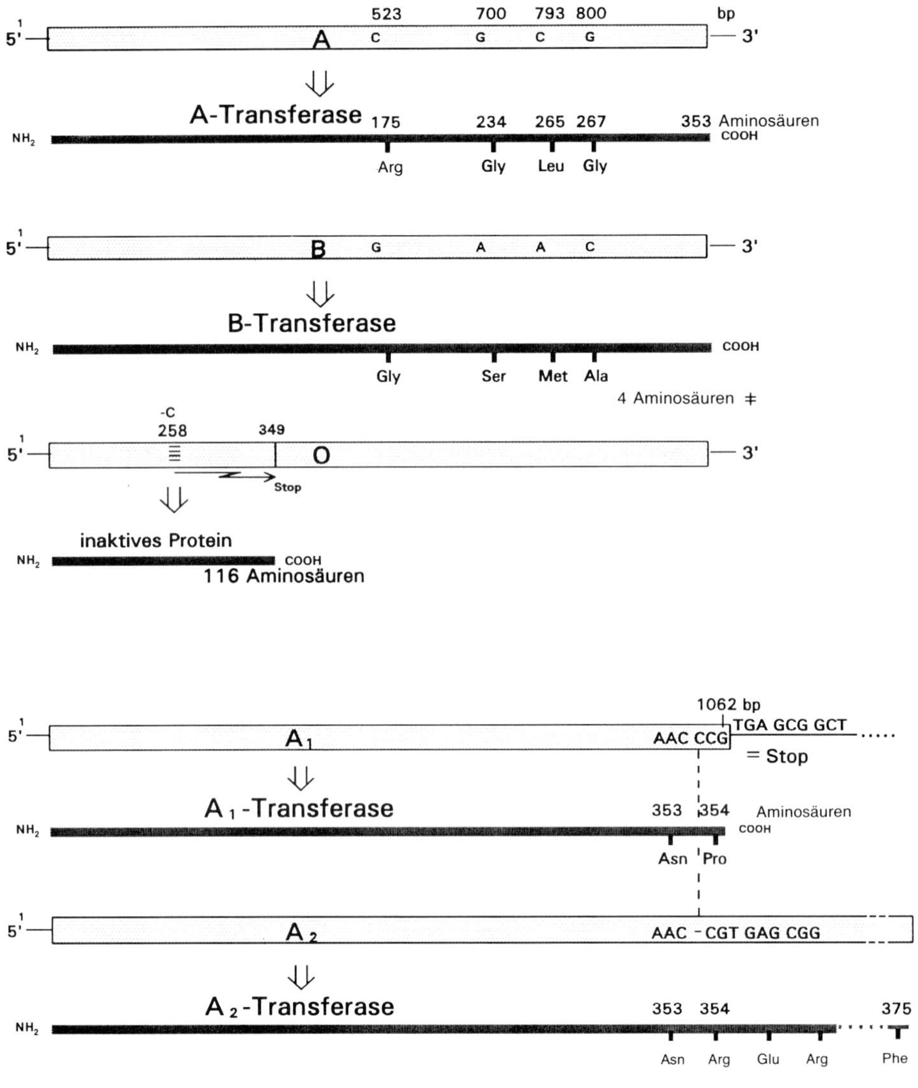

Abb. 2. Unterschiede zwischen A- und B-Transferase sowie zwischen A_1- und A_2-Transferase. Die Unterschiede in der DNA-Sequenz zwischen A- und B-Transferase führen zum Austausch von 4 Aminosäuren. Die Deletion eines Nukleotids bei Gruppe 0 führt zu einem Stop nach 116 Aminosäuren. Auch zwischen A_1- und A_2-Transferase führt eine Deletion zur Änderung des Leserasters, so daß die A_2-Transferase 375 Aminosäuren statt 354 aufweist. (Der Unterschied um eine Aminosäure, 353 bzw. 354, liegt in der Verwendung verschiedener Klone begründet, wo an Position 80 statt eines Trp die zwei Aminosäuren Lys und Arg enthalten sind.)

A-spezifische Zucker angehängt wird und H auf diesen Erythrozyten nachweisbar ist. Außerdem sind für das H-Molekül vier verschiedene Strukturen beschrieben (Typ 1–4), die sich in der Verknüpfung zwischen den einzelnen Zuckern unterscheiden und unterschiedlich verzweigt sind. Während die A_1-Transferase alle H-Vorläufermoleküle zu A-Antigen umwandeln kann, ist die A_2-Transferase nur auf Typ 1 und 2 aktiv. Die Hauptmenge A-Substanz auf Erythrozyten ist vom Typ 2, während der Typ 1 aus dem Plasma an die Erythrozyten absorbiert wird. Daraus leitet sich ab, daß sich A_1 und A_2 sowohl durch die Anzahl der A-Moleküle wie auch strukturell unterscheiden, da die A_2-Transferase nicht gegenüber Typ 3 und Typ 4 wirksam ist.

Zusammenfassend läßt sich also feststellen, daß die für die Synthese der A- und B-Blutgruppen relevanten Transferasen sehr ähnlich sind und damit nicht absolut spezifisch, im Falle der Blutgruppe 0 ein inaktives kürzeres Protein gebildet wird, während der Unterschied zwischen A_1 und A_2 in unterschiedlich aktiven Transferasen begründet ist und damit die Untergruppen A_1 und A_2 sich sowohl quantitativ als auch qualitativ unterscheiden.

Summary

Using high-affinity monoclonal anti-A und anti-B antibodies the B(A) and A_1(B) phenomena were detected. This is due to the high similarity of the final transferases adding the A- and B-specific sugars. In the meantime these proteins have been cloned and the biochemistry explains the serological findings. In addition, also for the AB0 subgroups transferases of different activities have been found and cloned, giving also here the answer to the differences between A_1 and A_2.

Literatur

1 Hardmann JT: Clinical relevance of ABH and Lewis blood group systems; in Wallace ME, Gibbs FL (eds): Blood Group Systems: ABH and Lewis. Basel, Karger, 1986, pp 83–134.
2 Voak D: Baillière's Clinical Haematology 1990;3:219.
3 Beck M, Hardman J, Henry R: Transfusion 1986;26:572.
4 Sonneborn HH, et al: Prod Intl Cong ISFH, 1988, abstract.
5 Voak D, et al: Transfus Med 1992;2:119–127.
6 Yamamoto F, et al: Nature 1990;345:229.
7 Yamamoto F, et al: Vox Sang 1993;64:175–178.
8 Yamamoto F, et al: Biochem Biophys Res Comm 1992;187:366–374.

Dr. H.-H. Sonneborn
Biotest AG, Landsteinerstraße 5, D-63303 Dreieich (Deutschand)

Sibrowski W, Stangel W, Wegener S (Hrsg): Transfusionsmedizin 1993/94.
Beitr Infusionsther Transfusionsmed. Basel, Karger, 1994, vol 32, pp 146 – 148

Can Blood Group 0 Red Cells of Donor Origin Acquire Weak Group A Reactivity through Serum A Transferase of the Recipient after Bone Marrow Transplantation?

M.G. Wichmann[a], T. Haferlach[b], M. Suttorp[c], Y. Zhang[d], J. Neppert[a]

[a] Institut für Transfusionsmedizin im Klinikum der Universität Kiel
[b] 2. Medizinische Klinik und Poliklinik der Universität Kiel
[c] Klinik für Allgemeine Pädiatrie der Universität Kiel
[d] Institut für Humangenetik der Universität Kiel, Germany

Introduction

A 55-year-old patient had received a bone marrow transplant from his histo-identical sister in second complete remission of his acute myelogenous leukemia 3½ years ago. His former blood groups had been A, CcD.ee before transplantation. The donor was typed as 0, CcD.ee. The patient lives now in good health without relapse.

Materials and Methods

Peripheral blood was investigated by conventional serological techniques, fluorescence in situ hybridization, and polymerase chain reaction.

Results and Discussion

The patient's red blood cells (rbc) were weakly [(+)] agglutinated by anti-A and stronger [++] by anti-A,B reagents in the gel test. There was no mixed-field reaction. For differential sedimentation, monoclonal anti-A was used. Gel tests on rbc of the patient, separated into rapidly and slowly settling cells, yielded identical blood typing results. The patient's serum did not agglutinate group A_1 or A_2 rbc. We found A substance in his saliva.

B lymphocytes were investigated by fluorescence in situ hybridization using centromeric probes specific for the X and Y chromosome, respectively. Only cells with two signals for the X chromosome were detectable. Using polymerase chain reaction Y-chromosomal DNA was demonstrable only 60 days after transplantation in blood and bone marrow.

Three and a half years after bone marrow transplantation a patient has one unique populatin of rbc carrying A substance that can be detected only weakly. All peripheral blood cells are of donor origin including his rbc carrying blood group 0 actually. We suppose that his residual serum-α-N-acetyl-D-galactosaminyl transferase (A transferase) attaches the appropriate sugar to type-II-chain H substance on the rbc membrane to form A substance.

Tilley et al. [1] described that only anti-A,B and not anti-A from sera of some group 0 individuals binds to type-I-chain blood group substance suggesting that anti-A is type-II-chain-specific. The patient's rbc only absorbed anti-A and not anti-A,B from the serum of a group 0 individual. Therefore, we conclude that there is type-II-chain A substance on the patient's rbc membrane. Type-II chains are synthesized by red cell precursors, but the group 0 rbc of donor origin do not have A transferase. We assume that a recipient-derived A transferase is converting type-II-chain H substance one the rbc membrane to type-II-chain A substance. This is supported by investigations showing that group 0 or B rbc can be converted to A or AB, and 0 to B by the appropriate serum transferase in vitro [2,3]. To verify our assumption we would have to examine rbc from a Bombay nonsecretor individual receiving a bone marrow from a non-Bombay donor with blood group 0.

The major site of synthesis of serum transferase is unknown yet [4]. If our assumption will prove to be true, the transferases are synthesized by cells that are only little susceptible to damage by γ-irradiation and chemotherapy.

Summary

Blood group A substance was detected on red cells of a patient who had received a bone marrow transplant from a blood group 0 donor 3½ years ago. All peripheral blood cells are of donor origin. Anti-A but not anti-A,B of blood group 0 individuals can be absorbed to the group 0 red cells of the patient. We suppose that the patient's residual serum A transferase attaches the appropriate sugar to H substance on the red cell membrane to form A substance.

References

1 Tilley CA, et al: Vox Sang 1975;28:25–33.
2 Schenkel-Brunner H, Tuppy H: Nature 1969;223:1272–1273.

3 Race C, Watkins WM: Vox Sang 1972;23:385–401.
4 Mollison PL, et al: Blood Transfusion in Clinical Medicine. London, Blackwell Scientific Publ, 1993, p 198.

Dr. M. G. Wichmann
Institut für Transfusionsmedizin im Klinikum der Universität Kiel
Michaelisstraße 5
D-24105 Kiel (Germany)

Sibrowski W, Stangel W, Wegener S (Hrsg): Transfusionsmedizin 1993/94.
Beitr Infusionsther Transfusionsmed. Basel, Karger, 1994, vol 32, pp 149 – 152

ID- und BioVue-System – Vergleich zweier Systeme zur Erfassung erythrozytärer Antikörper

H. Eichler, U. Klinge, V. Kretschmer

Abteilung für Transfusionsmedizin und Gerinnungsphysiologie, Universitätsklinikum Marburg, Deutschland

In den letzten Jahren konnte sich die Gelzentrifugation [1] für den Nachweis von erythrozytären Antikörpern als Routinemethode fest etablieren, weil sie durch deutlich höhere Sensitivität und bessere Reproduzierbarkeit als die üblichen Röhrchentests ausgezeichnet ist [2]. Mit der Säulenagglutination [3] existiert nun seit kurzem ein alternatives Testsystem, das nach einem vergleichbaren Prinzip arbeitet. Im Rahmen dieser Studie wurde daher ein direkter Vergleich dieser beiden Methoden durchgeführt.

Material und Methoden

3000 unselektierte Patientenseren, welche über einen Zeitraum von 4 Monaten für Routineuntersuchungen in der Blutbank der Universitätsklinik Marburg eingingen, wurden bis spätestens 24 h nach Blutentnahme (Lagerung bei 4 °C) von immer demselben Untersucher parallel in beiden Testsystemen (ID Microtyping® [ID], DiaMed, und BioVue® [BV], Ortho Diagnostics) sowohl im Enzym(Bromelin)-Test (ET) als auch im indirekten Antiglobulintest (IAT) untersucht; Inkubation je 15 min bei 37 °C. Wir verwendeten in beiden Systemen identische Testzellen (Selectogen®, Ortho Diagnostics), Eigenkontrollen wurden mitgeführt. Für beide Testansätze wurden in ID die Test- und Patientenzellen einmal mit isotonischer NaCl-Lösung gewaschen und danach mit LISS (Diluent 2, DiaMed) auf eine 1%ige Suspension eingestellt. Die weitere Testdurchführung erfolgte nach Herstellerangaben (25 µl Serum, 50 µl Zellsuspension, im ET zusätzlich 25 µl Diluent 1). Beim BV-System entschieden wir uns aus Praktikabilitätsgründen für eine vereinfachte Methodik, die sich anhand einer Voruntersuchung an 23 antikörperhaltigen Patientenseren gegenüber dem empfohlenen Standardtest bezüglich Sensitivität und Spezifität nicht unterschied. So wurden die 3%ige Testzellsuspension und eine 3%ige NaCl-Suspension zuvor gewaschener Patientenzellen im Verhältnis 1:5 mit LISS (OAES®, Ortho Diagnostics) vorverdünnt. Danach wurden je 40 µl Zellsuspension, Serum und gegebenenfalls Bromelin (MT-6®, Ortho Diagnostics) 15 min bei 37 °C inkubiert. Wie beim ID-System erfolgte nach der Zentrifugation die visuelle Beurteilung der Reaktionsstärken mit 0–4. Positive Antikörpersuchteste wurden unverzüglich in dem System nachuntersucht, in welchem Agglutinationen aufgetreten waren. Bei diskrepanten Ergebnissen erfolgte die Nachuntersuchung parallel sowohl im ID- als auch im BV-System (Methodik wie beschrieben).

Ergebnisse und Schlußfolgerungen

Antikörpernachweis

Insgesamt wurden 64 antikörperhaltige Patientenseren gefunden (2,1%). Tabelle 1 gibt einen Überblick über die 55 in beiden Testsystemen nachgewiesenen Antikörper (AK); darunter befinden sich alle Kell-, Duffy- und Le(a)-AK sowie die meisten AK-Gemische. Tabelle 2 führt die nur in jeweils einem System nachgewiesenen AK auf: 8 AK bzw. AK-Gemische (12,5% aller entdeckten AK) waren nur in ID nachweisbar, 6 davon im IAT. 2 Seren reagierten nur im ID-ET spezifisch positiv. Im IAT des BV-Systems konnte dagegen nur 1 AK der Spezifität Anti-Le(b) zusätzlich gefunden werden. Der ET des BV-Systems erwies sich dem entsprechenden ID-Test unterlegen: Von den 50 im ID-ET nachgewiesenen AK waren nur 36 im BV-ET positiv.

Antikörpertitrationen und Reaktionsstärken

Auch bei Vergleich der Reaktionsstärken positiver Proben zeigte ID bessere Ergebnisse als BV: Im ID-IAT reagierten 43% und im ID-ET 36% der Proben um mindestens eine Stufe deutlicher als im entsprechenden BV-Test, nur je 4% zeigten das umgekehrte Verhalten. Wurden die in beiden Systemen positiv reagierenden Seren vergleichend titriert, so ergab sich folgendes Bild: Im BV-Test lagen im IAT 44% der Titer um mindestens eine Titerstufe höher als im ID, umgekehrt nur in 34%. Im ET dagegen reagierte das ID-System eindeutig empfindlicher, nämlich in 75% der Fälle um wenigstens eine Titerstufe.

Tab. 1. Relevante und möglicherweise relevante Antikörper (AK), welche in 55 Seren sowohl mit dem ID- als auch dem BV-System nachgewiesen wurden (85,9% von 64 positiv reagierenden Seren)

33	Rhesus:	D 20; E 8; C 1; C,D 2; D,E 1; C,D,E 1
2	Kell:	K 2
2	Duffy:	Fy(a) 2
4	Kidd:	Jk(a),E 2; Jk(a),E,S, 1; Jk(a),K 1
4	MnSs[1]:	M 2; S 1; S,E 1
4	Lewis[1]:	Le(a)4
4	P[1]:	P_1 4
2	Auto-AK:	Wärme-Auto-AK 2

[1] Möglicherweise relevante AK.

Tab. 2. AK, welche nur in einem Testsystem nachweisbar waren

AK	Nachweisbar im	
	IAT	ET
8 Seren, die nur im ID-System positiv reagierten:		
D3	3	2
Jk(a),E 1	1	1
Le(b) 1	1	–
e 1	1	–
C 1	–	1
E,S 1	–	1
1 Serum, das nur im BV-System positiv reagierte:		
Le(b) 1	1	–

IAT = indirekter Antiglobulintest; ET = Enzymtest; ID = ID Microtyping®; BV = BioVue®.

Unspezifische Reaktionen

Im ID-System zeigten sich 70 im AK-Suchtest positive Proben (2,3%) unspezifisch oder bedingt durch irrelevante Kälte-AK positiv, im BV dagegen 121 Proben (4,0%). Zwar war davon in erster Linie der ET betroffen; beim BV-System lag jedoch auch der Anteil dieser Reaktionen im IAT um 11% höher als bei ID. Darüber hinaus zeigte sich, daß im BV-System die Suspensionsstärke der Eigenansätze recht genau zwischen 2 und 3% eingestellt werden mußte, um falschpositive Reaktionen durch zu hohe Erythrozytenkonzentrationen zu vermeiden. ID zeigte sich hier wesentlich weniger störanfällig.

Sensitivität und Spezifität

Sowohl in der Gesamtzahl der entdeckten AK als auch insbesondere bezüglich der klinisch relevanten AK zeigte das ID-System mit 98,4% eine deutlich höhere Sensitivität als das BV-System mit 87,5%. Die zudem höhere Gesamtspezifität (ET + IAT) von 97,7% bei ID im Vergleich zu 96,2% bei BV spiegelt ein weniger häufiges Auftreten von unspezifischen oder durch irrelevante Kälteantikörper bedingte Reaktionen wider.

Zusammenfassend läßt sich sagen, daß sich mit beiden untersuchten Testsystemen erythrozytäre AK wesentlich empfindlicher als in der konventionellen Röhrchentechnik nachweisen lassen. Im direkten Vergleich zeigt sich das ID-System jedoch bezüglich Sensitivität und Spezifität dem BV-System deutlich überlegen. Ein weiterer Vorteil liegt unseres Erachtens in der leichteren Ablesbarkeit und der größeren Stabilität der Agglutinate im Gel. Hinzu kommt bei BV eine umständlichere Handhabung bei Durchführung des empfohlenen Standardtestes durch unterschiedliche und zum Teil sehr kleine Pipettiervolumina. Manche dieser Nachteile dürften jedoch durch eine methodische Ausreifung des Systems zu beseitigen sein, so daß letztlich gleichwertige Ergebnisse gegenüber dem ID-System erreichbar sein sollten.

Summary

The gel centrifugation test ID Microtyping® was compared with the column agglutination test BioVue® for antibody (AB) screening by testing serum samples of 3,000 patients under controlled conditions: enzyme test (ET; Bromelin) and LISS indirect antiglobulin test (IAT), both incubated for 15 min at 37 °C. From a total of 64 ABs, more relevant or possibly relevant ABs were detected by ID than by the BioVue system (63 vs. 56). ABs only detected in ID were: anti-D 3, –Jk(a), E 1, –Le(b)1, –e 1, –C 1, –E,S 1. One anti-Le(b) was only detected by BioVue. The calculated sensitivity was 98.4% for ID and 87.5% for BioVue. Furthermore, this study showed a lower frequency of unspecific reactions or reactions due to irrelevant cold ABs in the ID system (ID: 2.3%, BioVue: 4.0%, specificity 97.7 vs. 96.2%).

Literatur

1 Lapierre Y, et al: Transfusion 1990;30:109–113.
2 Kretschmer V, et al: Infusionsther Transfusionsmed 1992;19:226–230.
3 Reis KJ, et al: Transfusion 1993;33:639–643.

Dr. Hermann Eichler
Blutspendezentrale Mannheim
DRK-Blutspendedienst Baden-Württemberg
Friedrich-Ebert-Straße 107
D-68167 Mannheim (Deutschland)

Sibrowski W, Stangel W, Wegener S (Hrsg): Transfusionsmedizin 1993/94.
Beitr Infusionsther Transfusionsmed. Basel, Karger, 1994, vol 32, pp 153 – 155

Beobachtungen bei Antikörpersuche und -differenzierung mit papainisierten Testerythrozyten in der Gelzentrifugationstechnik (ID-Microtyping-System®)

E. Strobel, J. Wüllenweber

Institut für Medizinische Mikrobiologie, Immunologie und Krankenhaushygiene,
Städtisches Krankenhaus München-Schwabing, Deutschland

Interessant am ID-Microtyping-System® (Fa. Diamed, Deutschland) ist bei der Untersuchung von antierythrozytären Antikörpern unter anderem seine Variabilität, da mit ihm mehrere unterschiedliche Testformen bei gleicher technischer Durchführung möglich sind [1]. Dies betrifft insbesondere die Inkubationstemperatur, das Reaktionsmilieu (NaCl-Karte bzw. poly- oder monospezifische Coombs-Karte), das Suspensionsmedium der Erythrozyten (Liss oder Bromelin) und die Art der Testzellen selbst (unbehandelt oder mit Papain vorbehandelt).

Material und Methoden

Seit einem Jahr führen wir den Antikörpersuchtest bei allen Blutgruppenbestimmungen und bei sämtlichen Kreuzproben mit dem ID-Microtyping-System® mit 3 Ansätzen durch:

- NaCl-Karte (Raumtemperatur) mit unbehandelten Erythrozyten,
- NaCl-Karte (37 °C) mit papainisierten Testerythrozyten und
- Liss-Coombs-Karte, polyspezifisch (37 °C) mit unbehandelten Zellen.

Ergebnisse

1. Bei mehreren Rhesus-negativen Schwangeren fanden wir ein schwaches Anti-D *ausschließlich* im zweistufigen Papaintest in der Gelkarte (20 °C und 37 °C), bei dem es sich vermutlich um Reste der in der 28.–30. Schwangerschaftswoche (SSW) applizierten Rhesusprophylaxe handelt.

2. Einige Patienten zeigten im Antikörpersuchtest Reaktionen, die nur im zweistufigen Papaintest auftraten und gegen ein beim Patient vorhandenes Antigen gerichtet waren, wobei Hämolysezeichen fehlten und der direkte Coombs-Test negativ war, z.B. Auto-anti-Jk a; Auto-anti-Jk b; Auto-anti-C; Auto-anti-D; Auto-anti-E; Auto-anti-e.

3. Bei manchen Antikörperdifferenzierungen scheint eine abgrenzbare Spezifität vorzuliegen, da im Panel mit einzelnen Testzellen eindeutig negative, mit anderen eindeutig positive Reaktionen auftreten. Sie lassen sich jedoch keinem der vom Hersteller im Arbeitsblatt angegebenen Antigene zuordnen.

So konnten wir beispielsweise zwei Fälle sehen, bei denen sehr wahrscheinlich ein Anti-f (ce) vorliegt, das nur im zweistufigen Papaintest nachzuweisen war.

Diskussion

Untersuchungen über den Gelzentrifugationstest im Vergleich zu anderen Testverfahren liegen inzwischen mehrfach vor [2–5]. Von diesen bezieht lediglich die retrospektive Studie von Hitzler et al. [3] den zweistufigen Papaintest mit ein. Sie zeigt für Antikörper im Rhesussystem eindeutig Vorteile eines zusätzlichen Enzymtestes im ID-Microtyping-System auf. Ähnliches demonstriert auch eine Untersuchung von Lapierre [6], bei welcher ein definiertes Anti-D in verschiedenen Testsystemen titriert wird.

Aufgrund unserer Beobachtungen halten wir weitere Untersuchungen über die klinische Wertigkeit der ausschließlich im zweistufigen Papaintest nachweisbaren Antikörper für notwendig, bevor eine allgemeine Empfehlung für diese spezielle Variante des Gelzentrifugationstestes ausgesprochen werden kann.

Summary

For one year we have used the gel centrifugation method (ID-Microtyping System®, Fa. Diamed, FRG) in our routine laboratory for antibody screening. The two-stage papain test in the gel centrifugation system revealed some interesting phenomena:

1) In some cases the sensitivity of the papain gel test is higher than that of all other methods in the gel centrifugation method or in the tube centrifugation method. 2) There are reactions which seem to be directed against the patient's own antigens (in the Rhesus or Kidd system), but there are no positive direct antiglobulin test and no clinical signs of hemolysis. 3) Some sera show reaction patterns which seem to have a distinct specificity, but they cannot be adjoined to any of the antigens in the manufacturer's antigenogram. Further declarations in the worksheet of the panel would be desirable.

Literatur

1 Hitzler W. : in Kretschmer V, Stangel W, Sachs V (eds): Beitr Infusionsther. Basel, Karger 1990, vol 26, pp 370–373.

2 Mempel W, et al: in Kretschmer V, Stangel W, Wiebecke D (eds): Beitr Infusionsther. Basel, Karger 1992, vol 30, pp 362–366.

3 Hitzler W, et al: Ärztl Lab 1991;37:137–146.

4 Lynen R, et al: Lab med 1992;16:255–261.

5 Kretschmer V, et al: Infusionstherapie 1992;19:226–230.

6 Lapierre Y, et al: Transfusion 1990;30:109–113.

Dr. med. Dr. phil. Erwin Strobel
Institut für Medizinische Mikrobiologie, Immunologie und Krankenhaushygiene
Städtisches Krankenhaus München-Schwabing
Kölner Platz 1
D-80804 München (Deutschland)

Sibrowski W, Stangel W, Wegener S (Hrsg): Transfusionsmedizin 1993/94.
Beitr Infusionsther Transfusionsmed. Basel, Karger, 1994, vol 32, pp 156 – 158

Untersuchungen zur Wertigkeit positiver Eigenkontrollen in der Gelzentrifugationsmethode

H. Eichler, V. Kretschmer

Abteilung für Transfusionsmedizin und Gerinnungsphysiologie, Universitätsklinikum Marburg, Deutschland

Ein Phänomen, das beim Routineeinsatz der Gelzentrifugation beobachtet wird, ist die Zunahme der positiven Eigenansätze im indirekten Antiglobulintest (IAT) [1, 2]. In dieser Studie versuchten wir – anhand erweiterter immunhämatologischer Nachuntersuchungen und einer klinischen Analyse – Ursache und Wertigkeit dieser Befunde zu beleuchten.

Material und Methoden

13 280 Patientenseren wurden im Rahmen des routinemäßig durchgeführten Antikörperscreenings in der Gelzentrifugation getestet (ID-Microtyping-System, 2 Testzellen, DiaCell®, DiaMed) [2, 3]. Bei positiver Eigenkontrolle im IAT schlossen sich mit frischem EDTA- und Nativblut folgende Untersuchungen an:

- der direkte Antiglobulintest (DAT) im Röhrchen mit zwei polyspezifischen Antihumanglobulin (AHG)-Seren (BioClone®, Ortho Diagnostics, Neckargemünd; AHG-forte®, Behringwerke, Marburg),
- der DAT im Geltest mit poly- und monospezifischen AHG-Seren (Anti-IgG, -IgM, -C3, -C3d, -C4 und polyspezifisches AHG-Serum, DiaMed), welche bereits vom Hersteller dem Gel zugemischt worden waren,
- Äthereluate im IAT gegen zwei Testzellsuspensionen (Albumintest-Röhrchen),
- bei 25 Proben ein Suchtest auf vermehrte Kälteantikörper (Röhrchen).

Darüber hinaus wurden die Patienten hinsichtlich Grundkrankheiten, Einnahme von Medikamenten und Nachweisbarkeit von Hämolyseparametern (LDH, Gesamtbilirubin, Hämoglobin, Retikulozyten, Haptoglobin) analysiert. Für weitere methodische Einzelheiten sei auf die Literatur verwiesen [2, 4].

Ergebnisse

97 Eigenkontrollen (0,73%) der Screeninguntersuchungen reagierten im IAT positiv. Die Diagnosen der Patienten sind in Tabelle 1 zusammengefaßt.

Tab. 1. Diagnosen der Patienten mit positiven Eigenansätzen im IAT-Geltest

Diagnose	n
Neoplasien und myeloproliferative Erkrankungen	24
Kollagenosen und Entzündungen, Infektionen unter Antibiose	19
Mutter-Kind-Inkompatibilität (ABO sowie MHN mit Rh-Antikörpern)	17
Autoimmunhämolytische Anämie (bekannt oder vermutet)	12
Akute und verzögerte hämolytische Transfusionsreaktionen	6
Andere Diagnosen (z.B. koronare Herzkrankheit, Leberzirrhose, Nierenversagen u.a.)	17
Diagnosen nicht bekannt	2

Von den positiven Befunden konnten im Geltest 87,4% mit polyspezifischem AHG-Serum, 83,2% mit Anti-IgG, 6,2% mit Anti-Komplement sowie 5,2% mit gleichzeitig Anti-Komplement und Anti-IgG reproduziert werden. Im Röhrchentest waren dagegen nur 52,9% mit mindestens einem Testserum reproduzierbar positiv. In aller Regel reagierten die Proben im Gel um 1–2 Reaktionsstufen stärker als im Röhrchen.

Von den 91 Eluaten reagierten 75,8% negativ, in lediglich 24,2% gelang der Nachweis von entweder Auto- oder Alloantikörpern.

Die vier Patienten, bei denen nur C3/C3d auf den Erythrozyten gefunden wurde, waren akut reversible Autoimmunhämolysen vom Kältetyp mit Kälteagglutinintitern von ≥ 64 und ≤ 256. Im übringen fand sich lediglich bei einem weiteren Fall ein leicht erhöhter Kälteagglutinintiter, bei dem sowohl eine Beladung mit IgG als auch mit Komplement auffiel.

Klinische und laborchemische Hinweise auf eine Hämolyse konnten nur in einem Fall mit perniziöser Anämie nachgewiesen werden. 37 weitere Patienten, bei denen Hämolyseparameter untersucht wurden, zeigten diesbezüglich keine Auffälligkeiten.

Diskussion

Die vorliegenden Daten zeigen in Übereinstimmung mit Literaturangaben, daß beim Routineeinsatz der Gelzentrifugation mit einer deutlichen Zunahme an positiven Eigenansätzen im indirekten Antiglobulintest gerechnet werden muß [1, 2, 5]. Für die Spezifität dieses Phänomens spricht der hohe Anteil reproduzierbarer Befunde und insbesondere der häufige Nachweis von IgG auf den Patientenerythrozyten. Vermehrte Kälteantikörper spielen nur eine untergeordnete Rolle und könnten zudem die IgG-Beladung nicht erklären. Vielmehr ist zu vermuten, daß durch die gesteigerte Sensitivität des Geltestes auch solche erythrozytären Allo-, Auto- oder medikamenteninduzierten Antikörper erfaßt werden, die im Röhrchentest nicht oder noch nicht nachweisbar sind [5, 6]. In unserer Studie spricht hierfür auch der hohe Anteil an Erkrankungen, bei denen entsprechende Antikörper gehäuft auftreten [z.B. autoimmunhämolytische Anämie (AIHA), Malignome, Antibiotikatherapie, Morbus haemolyticus neonatorum]. Offenbar führen Antikörper in so niedriger Konzentration jedoch kaum zu Hämolysen. Andererseits sollte durch die erhöhte Empfindlichkeit der Methode die Zahl an «Coombs-Test-negativen» Autoimmunhämolysen deutlich reduziert werden können. Weitergehende Untersuchungen als der DAT sind bei positiver Eigenkontrolle im Gel-IAT unseres Erachtens lediglich bei klinischem Verdacht auf eine Immunhämolyse oder bei Z.n. Vortransfusionen angezeigt. Gibt es dafür keinen Anhalt, sollte eine positive Eigenkontrolle im Gel-IAT keine Verzögerung der Vorbereitung und Durchführung von Transfusionen zur Folge haben, insbesondere wenn keine Serumantikörper nachweisbar sind und der DAT im Röhrchen negativ ist.

Summary

We studied 97 samples of patients being positive in the autocontrol of the indirect antiglobulin test (IAT) in the gel system (DiaMed). In 83.2%, retesting with monospecific anti-IgG serum gave also positive results, due to a specific phenomenon caused, for example, by drug-specific antibodies (AB), warm auto-AB or allo-AB. In contrast, only 52.9% of the samples retested by the standard tube technique with polyspecific antiglobulin serum reacted positive. Only in 6 patients slightly increased cold agglutinins could be detected. None of the investigated patients showed any clinical or laboratory signs of hemolysis except one with pernicious anemia. We conclude that positive results of the autocontrol in the gel IAT should be confirmed by an additional DAT in the tube technique. If this second test shows a negative result, transfusions can take place without any restrictions.

Literatur

1 Frey-Wettstein M, et al: in Kretschmer V, Stangel W, Wiebede D (eds): Beitr Infusionsther. Basel, Karger 1992, vol 30, pp 378–381.
2 Kretschmer V, et al: Infusionsther Transfusionsmed 1992;19:226–230.
3 Lapierre Y, et al: Transfusion 1990;30:109–113.
4 Kretschmer V, et al: Labmed 1982;6:133–138.
5 de Figueiredo M, et al: Transfus Med 1992;2:115–118.
6 Salama A, et al: Transfusion 1992;32:554–556.

Dr. Hermann Eichler
Blutspendezentrale Mannheim
DRK-Blutspendedienst Baden-Württemberg
Friedrich-Ebert-Straße 107
D-68167 Mannheim (Deutschland)

Sibrowski W, Stangel W, Wegener S (Hrsg): Transfusionsmedizin 1993/94.
Beitr Infusionsther Transfusionsmed. Basel, Karger, 1994, vol 32, pp 159 – 161

Efficient Antibody Screening Using Gel Centrifugation

A. L. König, C. Stuth, A. Schabel, U. Sugg

Institut für Transfusionsmedizin, Katharinenhospital, Stuttgart, Germany

Introduction

The gel centrifugation test is a simple and rapid method for the detection of red cell antibodies [1,2]. For further evaluation of the test a prospective study was performed, which comprised a large number of sera and included a simplified modification of the test procedure.

Material and Methods

In 6,674 consecutive patient samples submitted for blood group determination, antibody screening was performed (1) by tube test (saline/albumin/antiglobulin, microscopic reading), (2) by gel centrifugation (ID System, Diamed) using two tests, saline/room temperature and antiglobulin/37 °C, and (3) by gel centrifugation using a single test antiglobulin (IAT)/room temperature (RT).

The same set of two test cells was used for all tests (Panogen, Molter). All tests were performed within 72 h. If an antibody was only detectable by gel centrifugation and an incompatible transfusion had already taken place, the patient was monitored for laboratory signs of hemolysis.

Results and Discussion

The results are summarized in table 1. By gel centrifugation (saline RT + IAT 37 °C), compared to tube test, 40% more Rhesus antibodies and other Coombs-reactive antibodies were detected, while 60% fewer Lewis antibodies and cold-reactive antibodies were found. Similar results were obtained in other prospective studies [3,4]. Since the gel test was less sensitive for normal cold agglutinins, fewer antibody identifications were required.

By gel centrifugation using a single test IAT RT (instead of the two tests saline RT and IAT 37 °C), 5 antibodies were overlooked (all Rhesus antibodies); 10

antibodies, in contrast, were additionally demonstrated (2 Rhesus, 1 Kell, 4 Lewis, 3 cold-reactive antibodies). This technique, therefore, appears to be an efficient antibody screening method [5].

Two patients with antibodies demonstrable only by gel centrifugation had received incompatible transfusions before the gel test was performed. While no reaction occurred in a patient with anti-Le(a), there was evidence of delayed hemolytic transfusion reaction in a patient with anti-C given three C-positive units. The evidence consisted of a fall of hemoglobin and haptoglobin levels, a rise of antibody titer, and a positive eluate 5 days after transfusion. It is concluded that antibodies detected by gel centrifugation but not by tube test can be of clinical significance.

Summary

In a prospective study including 6,674 sera, antibody screening was performed (1) by tube test (saline/albumin/antiglobulin), (2) by gel centrifugation (Diamed) using two tests, saline/room temperature and antiglobulin/37 °C, and (3) by gel centrifugation using a single test antiglobulin (IAT)/room temperature (RT). By gel centrifugation (saline RT + IAT 37 °C), compared to tube test, 40% more Coombs-reactive antibodies but 60% fewer cold-reactive antibodies were detected. Similar results were obtained by gel centrifugation using a single test IAT RT instead of the two tests saline RT + IAT 37 °C. A case of delayed hemolytic transfusion reaction was observed caused by anti-C demonstrable only by gel centrifugation.

Table 1. Antibodies identified in 6,674 sera

	Total	Tube test (saline/albumin/IAT)	Gel: saline RT + IAT 37 °C	Gel: IAT RT
Rhesus antibodies (including warm autoantibodies)	52	35	50	47
Other Coombs-reactive antibodies (anti-K, -Fy, -Jk, -S)	22	16	21	22
Lewis antibodies	24	21	7	11
Cold-reactive antibodies (anti-M, -N, -Lu, -P1, -H, high-titer cold autoantibodies)	26	21	8	11
Insignificant findings (e.g. low-titer cold autoantibodies)		32	9	11

References

1 Lapierre Y, et al: Transfusion 1990;30:109–113.
2 Hitzler W, et al: Ärztl Lab 1991;37:137–146.
3 Kretschmer V, et al: Infusionstherapie 1992;19:226–230.
4 Lynen R, et al: Lab Med 1992;16:255–261.
5 Hitzler WE, et al: Infusionsther Transfusionsmed 1993;20(suppl 2):61–63.

Dr. Andreas L. König
Institut für Transfusionsmedizin
Katharinenhospital
Keplerstraße 32
D-70174 Stuttgart (Germany)

Sibrowski W, Stangel W, Wegener S (Hrsg): Transfusionsmedizin 1993/94.
Beitr Infusionsther Transfusionsmed. Basel, Karger, 1994, vol 32, pp 162 – 166

Eignung monoklonaler Testseren zur Antigenbestimmung bei positivem direktem Coombs-Test

E. Strobel, J. Wüllenweber

Institut für Medizinische Mikrobiologie, Immunologie und Krankenhaushygiene,
Städtisches Krankenhaus München-Schwabing, Deutschland

Einleitung

Monoklonale Testseren des IgM-Typs erlauben neuerdings die Bestimmung einiger Antigene (K, Jk a, Jk b) in der Röhrchen-Zentrifugations-Methode nach kurzer Inkubation bei Raumtemperatur, für deren Untersuchung mit herkömmlichen, polyklonalen Reagenzien die Durchführung eines indirekten Antiglobulintestes erforderlich ist. Dies eröffnet die Möglichkeit, auch bei Vorliegen eines positiven direkten Coombs-Testes eine Antigenaustestung durchzuführen, sofern keine störenden Einflüsse durch im Reagenz enthaltene Supplemente auftreten.

Ziel unserer Untersuchung war es, eine Auswahl monoklonaler Testseren auf deren Eignung zur Untersuchung von antikörperbeladenen Erythrozyten zu testen.

Material und Methoden

Untersucht wurde in der Regel jeweils ein monoklonales Testserum pro Spezifität (Anti-A, -B, -AB, -A1, -H, -D, -C, -c, -E, -e, -K, -Jk a, -Jk b, -Le a, -Le b, -M, -N) von folgenden Herstellern: Fa. BAG, Lich; Fa. Baxter, Unterschleißheim; Fa. Behringwerke, Marburg; Fa. Biotest, Dreieich; Fa. Diamed, Bensheim; Fa. Fresenius, Oberursel; Fa. Immucor, Rödermark; Fa. Mast Diagnostica, Reinfeld; Fa. Organon Teknika, Eppelheim; Fa. Ortho Diagnostic Systems, Neckargemünd (alle Deutschland). – Zum Vergleich wurden bei allen Untersuchungen nicht-monoklonale Reagenzien mitgetestet.

Die Eignung der getesteten Reagenzien zur Untersuchung von Patienten mit positivem direktem Coombs-Test wurde mit selbsthergestellten Coombs-Kontrollzellen geprüft. Die antikörperbeladenen Erythrozyten waren sämtlich im direkten Coombs-Test und in der Rhesuskontrolle stark positiv (4+), in einer NaCl-Kontrolle negativ. Untersucht wurden mit den zu testenden Seren sowohl zwei beladene Proben ohne das betreffende Antigen als auch zwei beladene Proben mit heterozygoter Ausprägung des betreffenden Antigens.

Die Untersuchungen wurden im Röhrchen-Zentrifugations-Test vorgenommen. Die erste Ablesung aller monoklonalen Testseren erfolgte nach 5minütiger Inkubation bei Raumtemperatur, die zweite in der Regel nach 30minütiger Inkubation bei Raumtemperatur bzw. nach den vom Hersteller vorgegebenen Inkubationsbedingungen. Die Angabe der Reaktionsstärken erfolgt mit vier Stärkegraden und zwei Zwischenstufen [in Anlehnung an 1].

Ergebnisse

Beispiele von Ergebnissen der Testung monoklonaler Testseren auf ihre Eignung zur Untersuchung von antikörperbeladenen Erythrozyten sind in Tabelle 1 dargestellt.

Tab. 1. Ergebnisse der Testung ausgewählter monoklonaler Testseren auf ihre Eignung zur Untersuchung von antikörperbeladenen Erythrozyten (Reaktionen nach 5 min bei Raumtemperatur)

1. Anti-B												
Erythrozyten:	beladen						unbeladen					
	B	B	A1	A1	0	0	B	B	A1	A1	0	0
Polyklonal	4	4	–	–	–	–	4	4	–	–	–	–
Monoklonal (Nr. 1–8)	4	4	–	–	–	–	4	4	–	–	–	–

2. Anti-D								
Erythrozyten:	beladen				unbeladen			
	D+	D+	D–	D–	D+	D+	D–	D–
Human inkomplett								
Nr. 1–2	4	4	2	2	4	4	–	–
Human komplett (30 min, 37 °C)								
Nr. 1	4	4	1w	1w	3	3	–	–
Nr. 2	4	4	–	–	3	4	–	–
Monoklonal IgM								
Nr. 1–4	4	4	–	–	4	4	–	–
Monoklonal IgM + monoklonal IgG								
Nr. 1	4	4	3	3	4	4	–	–
2	4	4	–	–	4	4	–	–
Monoklonal IgM + polyklonal IgG								
Nr. 1–4	4	4	–	–	4	4	–	–

(s. Fortsetzung)

Tab. 1 (Fortsetzung)

3. Anti-Kell

Erythrozyten:	beladen				unbeladen			
	Kk	Kk	kk	kk	Kk	Kk	kk	kk
Human (indirekter Coombs-Test)	4	4	4	4	4	3	–	–
Monoklonal IgM								
Nr. 1	4	4	1w	–	4	4	–	–
2	4	4	1	1s	3	3	–	–
3	4	4	1	1	4	4	–	–
4	4	4	3	3	3	3	–	–
5	4	4	–	–	4	4	–	–
6	4	4	2	2	4	4	–	–

4. Anti-Jk a

Erythrozyten:	beladen				unbeladen			
	Jk a+b+	a+b+	a–b+	a–b+	a+b+	a+b+	a–b+	a–b+
Human (indirekter Coombs-Test)	4	4	4	4	4	4	–	–
Monoklonal IgM								
Nr. 1	3	4	–	–	4	3	–	–
2	3	3	–	–	4	4	–	–
3	4	4	3	4	3	3	–	–

5. Anti-M

Erythrozyten:	beladen				unbeladen			
	MN	MN	NN	NN	MN	MN	NN	NN
Polyklonal agglutinierend (Kaninchen)	4	4	4	4	4	4	1w	1
Monoklonal								
Nr. 1	4	4	3	2	4	4	1	1
2	4	4	–	–	4	4	–	–
3	4	4	1w	1w	4	4	–	–
4	4	4	4	4	4	4	–	–
5[a]	1	2w	–	–	2	2	–	–
6	3	4	1w	–	4	4	–	–

s = strong, stark; w = weak, schwach.
[a] Nr. 5: Reaktion nach 15 min bei 4 °C.

Diskussion

Verfahren zur Testung von erythrozytären Antigenen bei Patienten mit positivem direktem Coombs-Test sind:

1. bei Kälteautoantikörpern mit sekundärer Komplementanlagerung an die Erythrozyten [2, 3]:
   - Entnehmen und Abseren der Blutprobe bei konstant 37 °C,
   - gegebenenfalls indirekter Coombs-Test mit monospezifischem Anti-IgG,
2. bei Nachweis von Immunglobulinen auf den Erythrozyten:
   - Bestimmung einiger Antigene mit «salin reaktiven» Testseren:
     humane komplette Antikörper [4]
     chemisch modifizierte IgG-Antikörper [5, 6],
     monoklonale Antikörper des IgM-Typs [5],
   - Elution der gebundenen Antikörper von den zu untersuchenden Erythrozyten, ohne diese zu zerstören oder deren Antigene zu verändern [7, 8].

In unserer Überprüfung der Eignung monoklonaler Reagenzien für die Untersuchung antikörperbeladener Erythrozyten zeigten sich für einige Produkte teilweise erhebliche Unterschiede, die auf den Zusatz von Supplementen zu den monoklonalen Antikörpern zurückzuführen sein dürften.

Für die Qualitätskontrolle von Blutgruppentestseren werden bislang eine Reihe von Kriterien beschrieben [9], insbesondere

- Identität und Sensitivität (Erkennung auch schwacher Antigene),
- Spezifität (Fehlen von Zweitantikörpern und Isoagglutininen),
- Antikörpertiter,
- Avidität,
- Infektionssicherheit und Sterilität.

Will man monoklonale Testseren für eine Antigenaustestung bei Patienten mit positivem direktem Coombs-Test einsetzen, halten wir eine zusätzliche Qualitätskontrolle der entsprechenden Reaktionseigenschaften der Reagenzien für empfehlenswert.

Summary

Monoclonal reagents of IgM type now allow to test some red blood cell antigens (K; Jk a; Jk b) by the tube centrifugation method at room temperature for which an indirect antiglobulin test was necessary before. This enables to test antigens also when the direct antiglobulin test is positive, provided that there are no disturbances by supplements contained in the sera.

We examined monoclonal blood group sera of different manufacturers for their ability to test antibody-coated erythrocytes; sometimes we found great differences between the different products. Therefore we recommend to add this test to the other criteria of quality control, especially when it is necessary to test antigens in patients with positive direct antiglobulin test.

Literatur

1 Spielmann W, et al: Blutgruppenkunde. Stuttgart, Thieme, 1982, p 3.
2 Walker RH (ed): Technical Manual, American Association of Blood Banks (AABB). Arlington, 1990, pp 326–327.
3 Issitt PD: Applied Blood Group Serology, Montgomery Scientific Publications. Miami, 1985, p 541.
4 Walker RH (ed): Technical Manual, AABB, 1990, 215–216.
5 Walker RH (ed): Technical Manual, AABB, 1990, 216–217.
6 Schricker KTh: Laboratoriumsmedizin. 1982;6:143–146.
7 Walker RH (ed): Technical Manual, AABB, 1990, pp 549–550.
8 Edwards JM, et al: Transfusion 1982;22:59–61.
9 Weißhaar D: MTA 1986;1:247–251.

Dr. med. Dr. phil. Erwin Strobel
Institut für Medizinische Mikrobiologie,
Immunologie und Krankenhaushygiene
Städtisches Krankenhaus München-Schwabing
Kölner Platz 1
D-80804 München (Deutschland)

Sibrowski W, Stangel W, Wegener S (Hrsg): Transfusionsmedizin 1993/94.
Beitr Infusionsther Transfusionsmed. Basel, Karger, 1994, vol 32, pp 167 – 168

Vakuum-Äther-Elution – eine Modifikation der Ätherelutionsmethode nach Rubin

K.-H. Beck, H. Eichler, V. Kretschmer

Abteilung Transfusionsmedizin und Gerinnungsphysiologie,
Universitätsklinikum Marburg, Deutschland

Die Ätherelution nach Rubin [1] stellt eine sehr effektive Methode zum Nachweis erythrozytär gebundener Allo- und vor allem Autoantikörper dar [2, 3]. Modifikationen der Methode betreffen Elutionszeit, Zusammensetzung des Elutionsmediums und Art der Entfernung des Äthers aus dem Eluat. Letztere benötigt relativ viel Zeit. Wir entwickelten eine Methode, mit der der Äther in weniger als 10 min eliminiert werden kann, und verglichen sie mit der konventionellen Technik.

Material und Methoden

Von 103 Blutproben, die entweder im direkten Antiglobulintest (Gelzentrifugationsmethode, ID-System®) positiv reagierten oder bei denen der Verdacht auf eine Immunhämolyse bestand, stellten wir Äthereluate jeweils mit der konventionellen und der modifizierten Elutionsmethode her. Anschließend wurden die Eluate im indirekten Antiglobulintest (IAGT) mit Albumintechnik (22% Rinderalbumin®, Coombs-Serum®, Ortho) gegen 2 Testzellsuspensionen (Panogen®, Molter, gegebenenfalls ergänzt durch A_1-Testzellen) untersucht. Die Ablesung der Tests erfolgte durch zwei unabhängige Personen, und das Ergebnis wurde in Agglutinationsstärken von 0 bis 4 protokolliert.

Ätherelution: Sechsmal Waschen der Erythrozyten, Mischen von Erythrozyten/NaCl (0,9%)/Äther im Verhältnis 1:1:2; 2 min schütteln. Zentrifugation bei 1700 × *g* für 10 min. Die konventionelle Ätherelution (KE) wurde in einer Modifikation der Originalmethode durchgeführt. Das Eluat wurde zur Entfernung des Äthers für 1 h ins Wasserbad (37 °C) und anschließend 12–16 h in den Kühlschrank (4 °C) gestellt. Vor Verwendung wurde das Eluat nochmals hochtourig zentrifugiert (10 min 1700 × *g*) und der Bodensatz (Zelldetritus usw.) entfernt.

Bei der Vakuumelution (VE) wurde der Äther innerhalb von 10 min mittels Vakuumpumpe (100 mbar) abgesaugt. Danach war das Eluat verwendungsfähig.

Ergebnisse und Diskussion

99 der 103 Eluate beider Methoden zeigten völlig übereinstimmende Befunde (Tab. 1). Je einmal war jeweils nur das Eluat einer Methode positiv. Einmal

Tab. 1. Vergleich von konventioneller (KE) und Vakuum-Äther-Elutionsmethode (VE) (n = 103 Blutproben)

KE	VE		Gesamt
	+	–	
+	17*	1	18
–	1	84	85
Gesamt	18	85	103

* VE: zweimal schwächer.

reagierte das VE um eine Stufe schwächer und einmal nur mit zwei der drei antigenpositiven Testzellen. Der Zeitaufwand konnte durch Vakuumextraktion um 50 min gegenüber der Originalmethode von Rubin [1] verkürzt werden und betrug insgesamt 40 min.

Die beiden Elutionsmethoden waren folglich etwa gleich effektiv. Die Vakuum-Äther-Elution stellte somit eine schnelle und elegante Alternative zur konventionellen Ätherelution dar. Sie ist einfach und ohne große Ausrüstung durchzuführen.

Summary

The time-consuming ether elution of Rubin can be shortened by vacuum evaporation of the ether (< 10 min). The modification developed by us was compared with the conventional method investigating 103 blood samples with a positive direct antiglobulin test or a possible immunohemolysis. No significantly different results could be obtained with the two different elution methods.

Literatur

1 Rubin H: J Clin Path 1963;16:70–73.
2 Jenkins DE, et al: Transfusion 1977;17:110–114.
3 Kretschmer V, et al: Lab Med 1982;6:133–138.

Dr. Karl-Heinz Beck
Klinikum der Albert-Ludwigs-Universität
Zentrale Einrichtung Transfusionsmedizin
Hugstetter Straße 55
D-79106 Freiburg (Deutschland)

Sibrowski W, Stangel W, Wegener S (Hrsg): Transfusionsmedizin 1993/94.
Beitr Infusionsther Transfusionsmed. Basel, Karger, 1994, vol 32, pp 169 – 170

Anwendung der indirekten Immunfluoreszenz in der Blutgruppenserologie

F. Wagner

Abteilung Transfusionsmedizin, Universität Ulm, Deutschland

Einleitung

Die Fluoreszenzzytometrie gewinnt in der Transfusionsmedizin immer mehr an Bedeutung [Übersicht bei 1, 2]. Wir haben uns in der letzten Zeit mit der Anwendbarkeit der indirekten Immunfluoreszenz in der Blutgruppenserologie beschäftigt.

Methode

Eine Erythrozytensuspension (2%) wurde 30 min bei 37 °C mit einem geeigneten kommerziellen Blutgruppenantikörper inkubiert. Nach Waschung erfolgte eine zweite Inkubation mit FITC-Anti-IgG (30 min bei Raumtemperatur, Verdünnung 1:6). Nach erneuter Waschung wurden die Erythrozyten mittels einer Spritze desaggregiert und die Grünfluoreszenz im Fluoreszenzflowcytometer (Coulter Epics C) gemessen. Ausgewertet wurde je nach Fragestellung der Mean peak channel (Antigendichte) bzw. die Anzahl positiver Zellen in Prozent (aberrante Population).

Ergebnisse und Diskussion

Erste Versuche zeigten, daß die Agglutination der Erythrozyten einen erheblichen Störfaktor darstellt. Erythrozytenagglutinate führen zu einer systematischen Unterschätzung antigenpositiver Zellen, da Zellklumpen einerseits aus dem Meßfenster fallen können und andererseits nur als jeweils eine Zelle gezählt werden. Einfaches Vortexen war zur Desaggregierung nicht ausreichend. Wir fanden die besten Ergebnisse, wenn wir die Zellen mehrfach durch eine Kanüle in eine Spritze zogen. Ein weiterer Störfaktor ist der selektive Verlust antigenpositiver Zellpopulationen. Dies zeigt sich besonders ausgeprägt bei der Untersuchung gemischter Populationen, wenn man eine automatische Waschzentrifuge benutzt. Dieser Fehler läßt sich vermeiden, wenn man vorsichtig von Hand wäscht.

Im Vergleich zur Agglutination war die gute Diskriminierung zwischen verschiedenen stark antigenpositiven Zellen auffallend. So zeigte sich eine deutliche Abhängigkeit der Dichte der Rhesusantigene von der Rhesusformel. Die Variation zwischen verschiedenen Versuchstagen war deutlich größer als die Variation zwischen verschiedenen Ansätzen an einem Versuchstag, und eine Standardisierung durch Bezug auf eine täglich mitgeführte Standardzelle führte zu einer Verminderung der Variationskoeffizienten auf unter 5%.

Die Quantifizierung abweichender Zellpopulationen wurde besonders bei Patienten nach Knochenmarkstransplantation durchgeführt. Hierbei zeigte sich, daß extrem sorgfältiges Arbeiten und das parallele Mitführen adäquater Kontrollen für die Interpretation des Ergebnisses essentiell waren. Zahlreiche kommerzielle Blutgruppenantikörper erzielten keine ausreichende Anfärbung zur Diskriminierung antigenpositiver und antigennegativer Populationen. Im mittleren Bereich sind Meßfehler größtenteils systematischer Natur (Agglutination, selektiver Verlust beim Zentrifugieren), eine einfache Mehrfachmessung führt daher nicht zu einer Verbesserung der Meßgenauigkeit.

Flowzytometrie mit indirekter Immunfluoreszenz hat den großen Vorteil, daß kommerzielle Blutgruppenantikörper als Primärantikörper eingesetzt werden können. Dies ist besonders dann von Bedeutung, wenn die Methode unregelmäßig bei verschiedenartigen Fragestellungen eingesetzt wird und der Aufwand für eine Direktmarkierung der Antikörper nicht lohnt. Unterschiedliche Sekundärantikörper erlauben auch Doppelfluoreszenz [3]. Ein weiterer Vorteil ist die höhere Sensitivität. Essentiell für verwertbare Ergebnisse ist allerdings sehr sorgfältiges Arbeiten und das Mitführen ausreichender Kontrollen.

Summary

Indirect fluorescence flow cytometry allows the quantification of erythrocytes with aberrant phenotype and the quantification of antigen density. These tasks may be performed using commercial blood group antisera. With adequate standardization, a variation coefficient < 5% for antigen density is achievable. Analysis of chimerism is of special interest after bone marrow transplantation.

Literatur

1 Valinsky JE: in Yen (ed): Flow cytometry, vol 1, Boca Rotan, Fla CRC Press, 1989, 169–190.
2 Garratty G: Bailliere's Clin Haematol 1990;3:267–287.
3 Wagner F: Transfus Med 1994 (in press).

Dr. Franz Wagner, Universität Ulm
Abteilung Transfusionsmedizin, DRK Blutspendezentrale
Helmholtzstraße 10, D-89081 Ulm (Deutschland)

Sibrowski W, Stangel W, Wegener S (Hrsg): Transfusionsmedizin 1993/94.
Beitr Infusionsther Transfusionsmed. Basel, Karger, 1994, vol 32, pp 171 – 174

Method Dependency of Blood Group Determination after Bone Marrow Transplantation

F. Wagner[a], *A. Wölpl*[a], *J. Greher*[b], *B. Kubanek*[a]

[a] Abteilung Transfusionsmedizin und
[b] Kinderklinik, Universität Ulm, Germany

Introduction

The AB0 blood group substances can be classified according to the structure of the H chain backbone [1]. The majority of A and B blood group substances on erythrocytes derive from H type II. Type I blood group substances are abundant in saliva and plasma. Erythrocytes absorb glycolipids with type I but not type II structures from plasma, but under normal circumstances this pathway is of minor importance for AB0 antigens.

After successful allogenic bone marrow transplantation (BMT), hemopoetic tissue generally derives from donor while the other body cells remain recipient tissue. Erythrocytes therefore carry donor-type AB0 antigens but absorb recipient-type antigens from plasma. If the donor has blood group 0 and the recipient has blood group A or B, all A and B antigens on erythrocytes are plasma-derived type I antigens.

These plasma-derived antigens after BMT are generally tested for adsorption of anti-A (or anti-AB) to the erythrocytes and demonstration of anti-A in the eluate [2]. In our experience blood group determination in tubes or on slides results in donor phenotype. This may be explained by the comparably low number of these antigens on erythrocytes.

Recently we were faced with a patient (recipient blood group B, donor blood group 0) who showed a mixed field pattern with polyclonal but not monoclonal anti-B in the tube test. This caused us to study the reactivity of different commercial antibodies with erythrocytes of patients after minor-incompatible BMT.

Table 1. Patients' data

Patient No.	Age years	Disease	Blood group		Last transfusion
			recipient	donor	
1	15	ALL	A	0	> 3 months
2	9	AML	A	0	> 3 months
3	5	ALL	B	0	> 3 months
4	2	WAS	B	0	> 3 months
5	56	CML	B	A	1 month
6	29	AML	AB	0	2 weeks
7	22	AML	B	0	2 days
8	7	Fanconi	B	0	2 months

Patients and Methods

Data of patients are summarized in table 1. Patients 5 to 8 were transfused with type 0 erythrocytes.

The following antisera were used: polyclonal anti-A and anti-B from Dade (Baxter Dade AG, Düdingen, Switzerland), monoclonal anti-A and anti-B from Fresenius (Fresenius Diagnostika, Bad Homburg, Germany), Dade, Biotest (Biotest, Dreieich, Germany), Behring (Behringwerke Marburg, Germany), Gamma (Gamma Biologicals, Houston, USA), polyclonal anti-AB from Dade and Fresenius, monoclonal anti-AB from Biotest.

AB0 typing on glass slides and in tube was performed according to the instructions of the manufacturers. For AB0 typing in Diamed gel technique, 50 μl of a 1% erythrocyte suspension in Diamed bromelein solution and 25 μl of antibody were added to a gel tray. The gels were incubated 15 min at room temperature and then spun down. Results were expressed as scores ranging from 0 (negative) to 4 (strongly positive).

Results

In tube and slide technique, all patients typed as donor phenotype with the single exception of patient No. 3 showed reactivity with polyclonal anti-B and anti-AB. Results in gel technique (table 2) depended upon the antibody used. No false-positives were seen with normal blood group 0 erythrocytes. The varying reactivity did not parallel the reactivity of diluted antisera with normal erythrocytes. Pig erythrocytes, which only possess type I blood group A substance [3], yielded similar results as blood group A BMT recipients transplanted with type 0 marrow. Commercial Diamed AB0 gel trays showed reactions scoring 1 with anti-AB.

Table 2. Reactions of polyclonal (P2, P3) and monoclonal (M1–M5) antibodies in gel technique[1]

Patient No.	Anti-AB					
	P2	P3	M4			
1	4	4	0			
2	4	4	0			
3	4	4	0			
4	4	4	0			
6	4	4	0			
7	2	2	0			
8	3	2	0			
	Anti-A					
	P2	Mi	M2	M3	M4	M5
1	1	0	0	0	2	1
2	3	0	0	1	4	3
6	0.5	0	0	0	0.5	2
	Anti-B					
	P2	M1	M2	M3	M4	M5
3	4	0	3	0	0	0
4	3	0	0	0	0	0
5	2	0	0	0	0	0
6	0	0	0	0	0	0
7	0	0	0	0	0	0
8	0	0	0	0	0	0

[1] The strength of the reaction is indicated by scores ranging from 4 (maximally positive) to 0 (negative). Only those reactions not expected from donor blood group are shown.

Discussion

While plasma-derived blood group substances usually do not interfere with blood group determination in slide and tube technique, they regularly result in weakly positive reactions with polyclonal anti-AB if the Diamed AB0 gel trays are used. This is a normal finding and no sign of relapse. Rarely, patients may show reactivity in tube or slide tests. This is not limited to polyclonal anti-AB and can easily be distinguished from signs of relapse by use of different monoclonal antibodies.

The gel tray system of Diamed is a very sensitive system for the demonstration of plasma-acquired antigens if used with exogenous polyclonal anti-AB. This obviates the need for absorption/elution studies.

The remarkably differing reactivity of commercial monoclonal antibodies in gel technique underscores the fact that the exact antibody and its reactivity with type I A and B antigens is of extreme importance for all studies dealing with the possibility of plasma-derived antigens.

Summary

After minor-incompatible bone marrow transplantation (e.g. recipient A, donor 0), red cells are donor-type but absorb recipient-type AB0 substance from plasma. Because of discrepant results, we tested how such cells type with standard methods. In the tube test 7 of 8 patients showed donor type. In Diamed AB0 gel, weak-positive reactions were found with anti-AB in the patients (donor 0) tested. Commercial AB0 antibodies from different companies used in Diamed neutral gel trays differed widely in the results obtained. The strongest positive reactions were found with polyclonal anti-AB. The exact antibody and technique are crucial to the result of AB0 typing after minor-incompatible bone marrow transplantation.

References

1 Clausen H, Hakomori S-I: Vox Sang 1989;56:1–20.
2 Needs ME, et al: Acta haemat 1987;78:13–16.
3 Sako F, et al: Arch Biochem Biophys 1990;278:228–237.

Dr. Franz Wagner
Universität Ulm, Abteilung Transfusionsmedizin
DRK-Blutspendezentrale Ulm
Helmholtzstraße 10
D-89081 Ulm (Germany)

Sibrowski W, Stangel W, Wegener S (Hrsg): Transfusionsmedizin 1993/94.
Beitr Infusionsther Transfusionsmed. Basel, Karger, 1994, vol 32, pp 175 – 178

Incidence and Persistence of Anti-Kell after Transfusion of Kell-Positive Blood

A. Schabel, A. L. König, M. R. Schiebel, U. Sugg

Institut für Transfusionsmedizin, Katharinenhospital, Stuttgart, Germany

Introduction

There are conflicting data in the literature about the frequency of anti-Kell after blood transfusion [1–13]. In most studies, patient sera were retrospectively screened for irregular antibodies. Donors and recipients were typed for the Kell antigen only in three studies [2, 4, 10]; the incidence of anti-Kell found in these studies varied between 0 and 18.8%. We have performed a prospective study to determine the incidence of anti-Kell after transfusion of Kell-positive blood.

Patients and Methods

The study included 116 Kell-negative patients who, during surgery, had received at least one Kell-positive blood unit. The majority of patients (112/116) were over 60 years old because, in general, older Kell-negative patients were given Kell-positive blood in the case of a shortage of Kell-negative units.

Patients were tested for irregular antibodies about 3 and 12 months after transfusion. Antibody screening was performed using standard tube test with microscopic reading and gel centrifugation test (Diamed). Test cells included K+,k–, K+,k+, and K–,k+ phenotypes. If antibody screening was positive, antibody identification was carried out using the same methods and appropriate red cell panels. Antibody titers were determined using both K+,k+, and K+,k– red cells.

Results

Anti-Kell could be demonstrated in 11 of 116 patients at the time of first testing about 3 months after transfusion. Both methods employed yielded identical results. Thus, the incidence is 9.5% with a confidence interval from 4.2 to 14.6%.

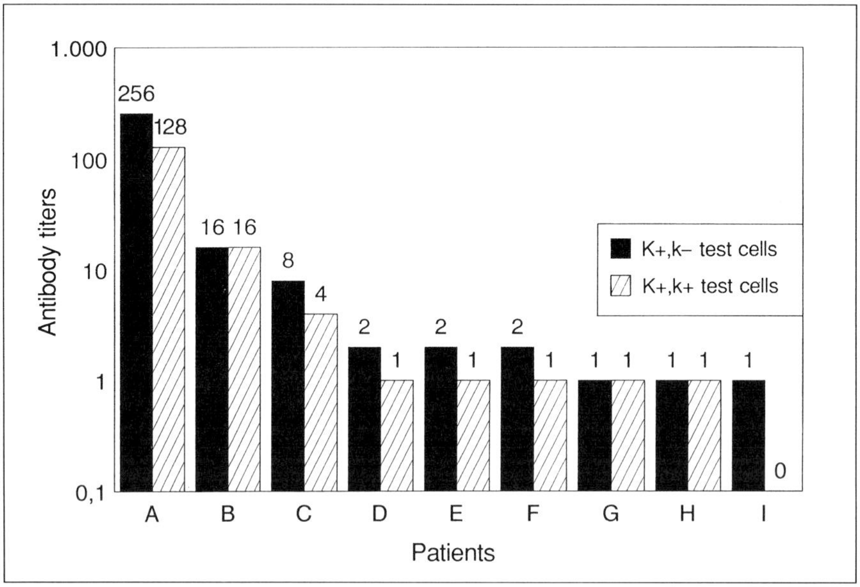

Fig. 1. Anti-Kell titers 3 months after transfusion.

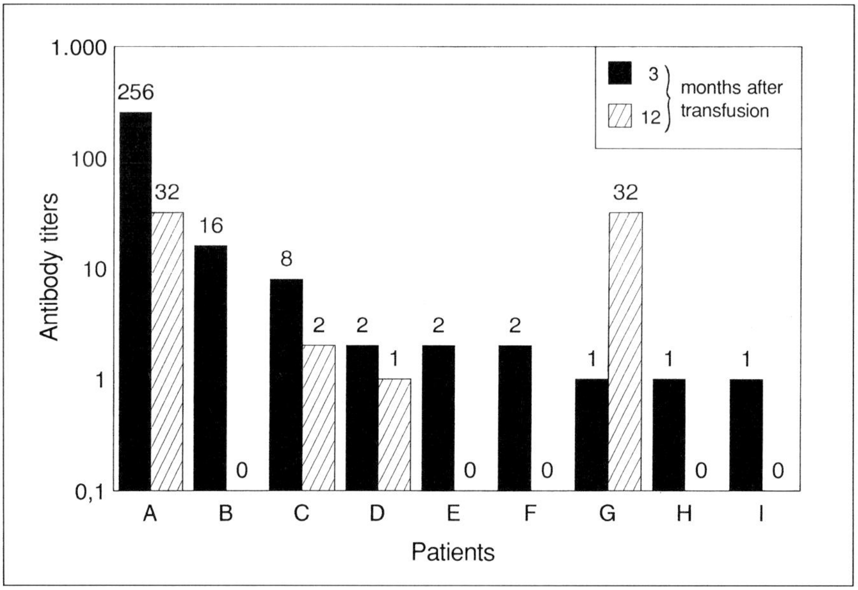

Fig. 2. Anti-Kell titers (K+, k– cells) 3 and 12 months after transfusion.

Antibody titers could be determined in 9 of the 11 patients (fig. 1). Titers using K+,k+ cells ranged from 1:1 to 1:128 with a predominance of low titers. Titers using K+,k– cells tended to be higher by one step; one anti-Kell could only be demonstrated using K+,k– cells while K+,k+ cells were not agglutinated. There was no significant age difference between immunized and nonimmunized patients ($p > 0.05$). However, for the reasons stated above, the study included predominantly older patients. A striking observation was that none of 30 patients who had received only one Kell-positive unit produced anti-Kell ($\chi^2 = 4.4$, $0.01 < p < 0.05$); however, further studies including a larger number of patients are necessary to determine whether or not immunization is influenced by the number of Kell-positive units transfused.

At the time of second testing about 12 months after transfusion, the antibody could no longer be detected in 5 of 11 patients (45.5%) who had originally made anti-Kell (fig. 2). In 3 other patients, antibody titers had decreased by several steps. One patient, however, showed an increase in titer from 1:1 after 3 months to 1:32 after 12 months; the patient had not received any more transfusions during this interval.

Discussion

The incidence found in this study corresponds well with the result of one similar study [2]; the authors had followed Kell-positive blood units and determined the frequency of anti-Kell in Kell-negative recipients.

Antibody titers in our study varied within a wide range and tended to decrease with the time interval after immunization. In half of the immunized patients the antibody could no longer be detected 12 months after transfusion. This fact may, in part, account for the conflicting data about the incidence of anti-Kell after blood transfusion because in many of the studies cited the time interval was longer or not specified. It is also (in addition to the high incidence) an important argument in favor of the selection of Kell-negative blood for Kell-negative recipients.

Summary

116 Kell-negative patients who had received at least one Kell-positive blood unit were tested about 3 and 12 months after transfusion. Antibody screening was performed by tube test and by gel centrifugation; both methods yielded identical results. After 3 months, anti-Kell was detected in 11 (9.5%) patients. Antibody titers using K+, k+ cells ranged from 1:1 to 1:128 with a predominance of low titers. Titers using K+, k– cells tended to be higher by one step; one anti-Kell could only be demonstrated with K+, k– cells. After about 12 months, anti-Kell could no longer be detected in 5 of the 11 patients (45.5%).

References

1 Wiener AS, et al: J Lab Clin Med 1953;42:570–580.
2 Kornstad L, Heistö H: The frequency of formation of Kell-antibodies in recipients of Kell-positive blood. Proc. 6th Congr. Eur. Soc. Haemat., Copenhagen 1957; pp 754–758.
3 Lostumbo MM, et al: N Engl J Med 1966;275:141–144.
4 Wallace JM, Henry JB: Transfusion 1965;5:153–157.
5 Grobbelaar BG, Smart E: Transfusion 1967;7:152–156.
6 Maurer C, Büttner J: Dtsch Med Wochenschr 1975;100:1567–1573.
7 Schricker K Th und Kluge R: Prakt Anästh 1976;11:303–309.
8 Orlina AR, Unger PJ, Koshy M: Am J Hematol 1978;5:101–106.
9 Coles SM, et al: Transfusion 1981;21:462–466.
10 Mollison PL: Blood Transfusion in Clinical Medicine; 7th ed. Oxford, Blackwell Scientific Publ 1983; pp 404–407.
11 Lasky LC, Rose RR, Polesky HF: Transfusion 1984;24:198–200.
12 Sarnaik S, Schornack J, Lusher JM: Transfusion 1986;26:249–252.
13 Brantley DG, Ramsey GR: Transfusion 1988;28:463–466.

Dr. Angela Schabel
Institut für Transfusionsmedizin
Katharinenhospital
Keplerstraße 32
D-70174 Stuttgart (Germany)

Sibrowski W, Stangel W, Wegener S (Hrsg): Transfusionsmedizin 1993/94.
Beitr Infusionsther Transfusionsmed. Basel, Karger, 1994, vol 32, pp 179 – 181

Solidscreen-II-Enzym: Eine ergänzende Testmethode mit Solidscreen II

L. Sturmfels, U. Knobloch, P. Lehmann, H. Uthemann, V. Lenhard

Biotest AG, Dreieich, Deutschland

Einleitung

Mit dem Test Solidscreen II, der sich in der Routine sehr gut bewährt hat, kann die Suche und Identifizierung erythrozytärer Antikörper bzw. die Kreuzprobe in der Mikrotestplatte durchgeführt werden. Durch die Verwendung eines polyspezifischen Anti-Human-Globulins [1], über dessen Brückenfunktion es zur Festphasenbindung beladener Erythrozyten kommt, können Antikörper vom IgG-, IgM-, IgA-Typ und die Komplementfaktoren C3b und C3d erfaßt werden. Eine erweiterte Anwendung von Solidscreen II besteht in der Verwendung papainbehandelter Erythrozyten. Neben der Erhöhung der Empfindlichkeit bei der Erfassung schwacher Rh-Antikörper [2] lassen sich damit auch echte «Enzymantikörper» [3] nachweisen.

Material und Methoden

Für die vergleichenden Untersuchungen wurden Seren und Plasmen eingesetzt. Alle eingesetzten Reagenzien stammten von der Fa. Biotest AG. Die Testdurchführung von Solidscreen II und Solidscreen-II-Enzym erfolgte genau nach den Angaben des Herstellers:

1. Suspendieren der Testerythrozyten 1%ig in LISS.
2. Pipettieren von je 50 µl der Positivkontrolle, der zu untersuchenden Seren bzw. Plasmen und je 50 µl der Testerythrozytensuspension.
3. Mischen und abgedeckt 20 min bei 37 °C inkubieren.
4. Zentrifugieren 3 min bei 1500 × *g*.
5. Waschen der Erythrozyten mit dem Ery-Washer II.
6. Zugeben von je 100 µl modifiziertem Coombs-Serum und schütteln.
7. Zentrifugieren 3 min bei 35 × *g*.
8. Ablesen und Protokollieren der Ergebnisse.

Papainbehandlung der Antikörpersuch- und -identifizierungszellen bzw. der autologen Zellen:

a) Auflösen und Aktivieren des Papains.
b) Waschen der Erythrozyten und Auffüllen auf das Ausgangsvolumen.
c) Zugabe von 1 Volumenteil Papain zu 9 (bzw. 19, entspricht Enzym/2) Volumenteilen Erythrozytensuspension und 15 min bei 37 °C inkubieren.
d) Waschen der papainisierten Erythrozyten.
e) Herstellen einer 1,5%igen Erythrozytensuspension.

Die papainisierten Erythrozyten sind gebrauchsfertig und 5 Tage haltbar. Der weitere Testablauf erfolgt wie oben beschrieben.

Für die vergleichenden Untersuchungen wurde der konventionelle Papain-Coombs-Test in Glasröhrchen durchgeführt.

Ergebnisse

Antikörperscreening bei Blut- und Plasmaspendern. 404 EDTA-Plasmen und 818 Seren wurden untersucht. Mit dem Enzymansatz wurden zusätzlich 12 Antikörper (0,98 %) folgender Spezifität erfaßt:

1 × Anti-C
1 × Anti-E
1 × Anti-K
9 × Anti-Le(a).

Durch Reduktion der Papainkonzentration auf die Hälfte ließ sich die Anzahl der nicht zu identifizierenden Befunde von 46 (3,8%) auf 22 (1,8%) senken.

Sensitivität von Solidscreen-II-Enzym. Die Ergebnisse dieser Untersuchungen sind in Tabelle 1 dargestellt.

Tab. 1. Vergleich der Empfindlichkeiten von Solidscreen II mit Solidscreen-II-Enzym, dem Papain-Coombs-Test im Röhrchen (RZT Pap.) und Solidscreen-II-Enzym, bei dem die Erythrozyten nur mit der halben Menge Papain behandelt werden (Solidscreen-II-Enzym/2)

Spezifität	Titer			
	RZT Pap.	Solidscreen II	-Enzym	-Enzym/2
Anti-D	32 000	16 000	64 000	64 000
Anti-C	8 192	4 096	8 192	8 192
Anti-c	8 192	2 048	8 192	4 096
Anti-C^w	1 024	256	1 024	512
Anti-E	4 096	256	4 096	2 048
Anti-e	512	64	1 024	2 048
Anti-K	512	512	1 024	1 024
Anti-k	256	256	512	512

Schlußfolgerungen

In umfangreichen Untersuchungen hat sich gezeigt, daß mit der Reduktion der Enzymkonzentration auf die Hälfte die Rate der falschpositiven Befunde bei gesunden Blut- und Plasmaspendern auf 1,8% gesenkt wird. Zu noch höherer Spezifität führt eine veränderte Zusammensetzung des Coombs-Serums. Zusammenfassend läßt sich feststellen, daß Solidscreen-II-Enzym eine sinnvolle diagnostische Ergänzung ist und die Methoden, Antikörpersuche und -identifizierung in einer Festphasentechnik durchzuführen, komplettiert.

Summary

An extended application of the solid-phase antiglobulin test Solidscreen II consists in the use of enzyme-treated test cells. Beside the increased sensitivity in the detection of weak Rh antibodies, 'real enzyme-reactive antibodies' can be detected. A total of 818 serum samples and 404 EDTA plasma samples were tested for red cell antibodies. In addition to Solidscreen II, 12 antibodies (0.98%) were detected and identified.

Literatur

1 Issitt PD: Applied Blood Group Serology, 3rd ed. Miami, Fla, Montgomery Scientific Publications, 1985, pp 85–90.
2 Issitt PD, et al: Transfusion 1993;33:284–293.
3 Issitt PD: Applied Blood Group Serology, 3rd ed. Miami, Fla, Montgomery Scientific Publications, 1985, p 584.

Dipl.-Ing. Lili Sturmfels
Biotest AG
Entwicklung Serologie
Landsteinerstraße 5
D-63303 Dreieich (Deutschland)

Sibrowski W, Stangel W, Wegener S (Hrsg): Transfusionsmedizin 1993/94.
Beitr Infusionsther Transfusionsmed. Basel, Karger, 1994, vol 32, pp 182 – 184

Verschiedene Cluster der Immunreaktivität im Alter und ihre Relation zu HLA-Antigenen und erythrozytären Antigenen

G. Wittmann [a], J. Zingsem [b], V. Weisbach [b], R. Zimmermann [a], E. Steinhagen-Thiessen [a], D. Huhn [a], R. Eckstein [b]

[a] Blutbank, Abteilung Innere Medizin m.S. Hämatologie und Onkologie, Universitätsklinikum Rudolf Virchow, Berlin, Deutschland
[b] Abteilung Transfusionsmedizin, Friedrich-Alexander-Universität Erlangen-Nürnberg, Deutschland

Einleitung

Zwischen der Lymphozytenreaktivität bei In-vitro-Stimulationen und verschiedenen hämatologisch-immunologischen Erkrankungen und Immunphänomenen sind zahlreiche Assoziationen bekannt. Ebenso gilt dies beim Auftreten von starken und schwachen Histokompatibilitätsantigenen, die über ihre Variabilität das immunologische Selbst definieren. Sowohl die standardisierte Bewertung der verschiedenen In-vitro-Stimulationssysteme von Lymphozyten als auch die Beziehung von HLA-Antigenen und erythrozytären Antigenen zu daraus abzuleitenden verschiedenen Clustern der Immunreaktivität wurden von uns beschrieben. Die vorliegende Arbeit sollte diese Methodik an einem Kollektiv alter Menschen überpüfen [1–3].

Material und Methoden

An Blutproben von 427 Probanden der Berliner Altersstudie (204 Männer, 223 Frauen; $\bar{x}$ = 85,2 Jahre Standardabweichung = 3,3 Jahre, Bereich = 76–96 Jahre) wurden erythrozytäre Antigene (AB0, Rhesus, Kell-Cellano, Kidd, Duffy, Lewis, Lutheran, MNSs, P1-Tj^a, Xg^a, Co^b), die HLA-Antigene HLA-A, HLA-B, HLA-Cw, HLA-Dr, Differentialblutbild, Fac-Scan-Analysen (CD4, CD8, zytotoxische T-Zellen, NK-Zellen, IL-2-Rezeptor, MHC-Klasse-II-Expression) bestimmt. Die Lymphozytenreaktivität wurde mittels ^{3}H-Thymidinaufnahme in Lymphoblasten-DNA nach Aktivierung durch 14 verschiedene Mitogene und Antigene (Concanavalin A in 2 Konzentrationen, Pokeweed-Mitogen, Phythämagglutinin, Masern-Antigen, Röteln-Antigen, Tetanus-Toxoid, Diphterie-Toxoid, Tuberkulin GT1 und GT10, Streptolysin, Mumps-Antigen, Vaccinia-Antigen) gemessen. Über die Lymphozytenreaktivitätsdaten wurde eine Clusteranalyse durchgeführt und das Ergebnis statistisch mit dem t-Test, F-Test und Diskriminanzanalyse überprüft. Die Verteilung der Antigene auf die verschiedenen Cluster wurde über das relative Risiko (r.R.) und den x^2-Test mit der Korrektur nach Yates geprüft.

Ergebnisse

Durch die Clusteranalyse gelang es, 3 verschiedene Cluster mit 187 (Cluster 1), 215 (Cluster 2), und 25 (Cluster 3) Probanden abzugrenzen. Bei der Beurteilung der Cluster anhand der gefundenen Stimulationsmittelwerte zeigte sich, daß Cluster 1 niedrigreagente, Cluster 2 mittelhochreagente und Cluster 3 hochreagente Probanden umfaßt. Zur Bestätigung dieser heuristisch gefundenen Clustergrenzen wurden mit F-Test und t-Test die Differenzen zwischen den einzelnen Clustern berechnet. Die Differenzen zwischen den Gruppen stellen sich dabei für alle Testsysteme als hochsignifikant dar. Bei der Diskriminanzanalyse konnten 89,7% der Probanden aufgrund ihrer Stimulationswerte erfolgreich dem richtigen Cluster zugeordnet werden. Die Probanden unterschieden sich nicht bezüglich der Alters- und Geschlechtsverteilung, der Differentialblutbildparameter und der Fac-Scan-Analysen. Im Niedrigreagenten-Cluster 1 sind die Antigene HLA-A3 (r.R. 2, 8, $p < 0{,}05$) HLA-B16 (r.R. 7,0, $p < 0{,}01$), Duffy Fya+b+ (r.R. 3,8, $p < 0{,}05$) im Mittelhochreagenten-Cluster 2 HLA-A30 (r.R. 4,5, $p < 0{,}05$), HLA-B53 (r.R. 4,1, $p < 0{,}05$) und aus dem Rhesussystem CCD.ee (r.R. 7,9, $p < 0{,}01$) und im Hochreagenten-Cluster 3 HLA-B5 (r.R. 3,2, $p < 0{,}05$) und HLA-B8 (r.R. 5,0, $p < 0{,}05$) signifikant vermehrt. Allein aufgrund der Antigenmerkmale ließen sich 68,2% der Probanden dem richtigen Cluster zuordnen.

Diskussion

Anhand der Lymphozytenstimulationsdaten lassen sich auch bei einer Gruppe von alten Menschen streng definierte unterschiedliche Cluster der Immunreaktivität nachweisen. Bei der Einzelbetrachtung zeigt sich eine auffällige Häufung von HLA- und Erythrozyten-Antigenen. Im Vergleich mit einem ebenso gewonnenen Cluster der Immunreaktivität bei einem Kollektiv jüngerer Probanden [3] zeigt sich ein Absinken der Mittelwerte bei den älteren Probanden. Die immunfunktionelle Einordnung eines Individuums könnte demnach durch die Verteilung der verschiedenen starken und schwachen Histokompatibilitätsantigene mitbestimmt sein. Die Zuordnung zu einem Cluster ist dabei unabhängig von Alter, Geschlecht und Anzahl der Lymphozyten und ihren Subpopulationen. Beim Vergleich mit einer Gruppe jüngerer Probanden zeigt sich tendenziell ein Absinken der Reaktivität.

Summary

In blood samples of members of the Berliner Altersstudie (BASE) (n = 427, 204 males, 223 females; $\bar{x}$ = 85.2 years, range = 76–96 years, SD = 3.3 years), red cell, HLA-A, -B, -Cw and -Dr antigens were determined by standard methods. Lymphocyte reactivity was measured by ^{3}H-thymidine uptake into DNA of lymphoblastic cells stimulated by 12 different mitogens and antigens. Cluster analysis, confirmed by t and F tests, defined 3 distinct clusters of lymphocyte reactivity. Clusters showed significantly different cumulations of 3 or more increased characteristic red cell and HLA antigens, and trends toward a decreased overall immunoresponsiveness in elder people. Like in middle-aged individuals, immunoresponsiveness in elder individuals can be dissected into at least 3 functionally different clusters which are not influenced by lymphocyte subsets or in vivo cell activation but by the patterns of both red cell and HLA antigens.

Literatur

1 Eckstein R, et al: in Kretschmer V, Stangel W, Sachs V (Hrsg): Transfusionsmedizin 1989/90. Beitr Infusionsther. Basel, Karger, 1990, vol 26, p 322.

2 Eckstein R, et al: in Kretschmer V, Stangel W, Wiebecke D (Hrsg): Transfusionsmedizin 1991/92. Beitr Infusionsther. Basel, Karger, 1992, vol 30, p 332.

3 Wittmann G, et al: in Kretschmer V, Stangel W, Wiebecke D (Hrsg): Transfusionsmedizin 1991/92. Beitr Infusionsther. Basel, Karger, 1992, vol 30, p 338.

Dr. med. Georg Wittmann
Blutbank, Haus X
Abteilung Innere Medizin m.S. Hämatologie und Onkologie
Universitätsklinikum Rudolf Virchow
Standort Charlottenburg
Spandauer Damm 130
D-14050 Berlin (Deutschland)

Sibrowski W, Stangel W, Wegener S (Hrsg): Transfusionsmedizin 1993/94.
Beitr Infusionsther Transfusionsmed. Basel, Karger, 1994, vol 32, pp 185 – 186

Häufigkeit der D-Kategorie VI unter Blutspendern in Baden-Württemberg

F. Wagner, A. Wölpl, B. Kubanek

Abteilung Transfusionsmedizin, Universität Ulm, Deutschland

Einleitung

Personen mit der qualitativen D-Variante D-Kategorie VI (D^{VI}) bilden im Gegensatz zu Personen mit rein quantitativ abgeschwächtem D relativ häufig ein Anti-D [1]. D^{VI} wird mit polyklonalen Antikörpern als «D^u» typisiert. Wir haben die Häufigkeit von D-Kategorie VI bei unseren Blutspendern untersucht.

Methode

Ab 1.1.93 wurden alle Erstspender mit schwachem D-Antigen im Röhrchen mit Seraclone Anti-D (Biotest; Seraclone reagiert nicht mit D^{VI}) getestet, ab 1.3.93 wurde für alle Erstspender Seraclone Anti-D bei der automatisierten Blutgruppenbestimmung mitgeführt (250 µl Anti-D/30 ml). Mehrfachspender mit schwachem D-Antigen wurden ab 15.4.93 maschinell (Olympus) mit Seraclone Anti-D untersucht. Wegen möglicher Wiederholungsspender wurde die Auswertung am 14.7.93 beendet. Mit Seraclone anti-D-negative, D-positive Blutspender wurden mit einem mit D^{VI}-areaktiven IgG-Antikörper des D-Screen-Panels (Mast) getestet. Hierbei negative Proben wurden mit allen Antikörpern des D-Screen-Panels im Diamed-Gel-System (Liss/CT) getestet. Als D^{VI} angegebene Patienten zeigten positive Reaktionen mit polyklonalem Anti-D und D-Screen Nr. 6 (IgM) negative mit allen anderen Antikörpern des D-Screen-Panels.

Ergebnisse

Unter 9157 Erstspendern waren 3 D^{VI}. Unter 33 830 Mehrfachspendern, davon 141 bekannte «D^u», waren 31 Seraclone-negative; darunter eine D^{VI}- und 2 weitere qualitative Varianten: Probe A war mit allen monoklonalen Antikörpern des D-Screen-Panels negativ; Probe B stark positiv mit Nr. 6 und schwach positiv mit Nr. 9. Definitiv andere D-Varianten wurden nicht gefunden.

Diskussion

Die leicht abweichenden Befunde von Patient A und B entsprechen vermutlich der serologischen Variabilität [2] von D^{VI}. Die Frequenz von D^{VI} ist bei unseren Blutspendern etwa 1:10 000 (bei Einbeziehung der Probanden A und B 1,5:10 000). Dies ist etwas niedriger als in den Niederlanden, wo 8 D^{VI} unter 17 500 Spendern gefunden wurden [2]. Die drei Erstspender mit D^{VI} zeigten alle ein deutlich abgeschwächtes D-Antigen. Es ist deshalb unwahrscheinlich, daß wir durch unsere Beschränkung auf Mehrfachspender mit abgeschwächtem D-Antigen Personen mit D^{VI} übersehen haben.

Unsere Daten zeigen, daß Personen mit D^{VI} (bzw. mit D^{VI} unter Einbeziehung von Proband A und B) mit einer Prävalenz von 0,7 (bzw. 2%) unter Blutspendern mit bekanntem D^u und mit einer Prävalenz von 3 (bzw. 10%) unter Seraclone-negativen Blutspendern vorliegen. Auch hier sind die Zahlen wieder geringfügig niedriger als englische Vorbefunde, die D^{VI} bei 5% der D^u-Spender beschreiben [3]. Seraclone erfaßt die durch rhesuspositive Transfusionen leicht immunisierbaren Personen besser als der Marker «D^u».

Summary

33,830 repeated donors and 9,157 first donors were screened for D^{VI}. All D-positive first donors and the repeated donors with depressed D antigen (D^u) were tested with Seraclone anti-D (IgM) that is known to be nonreactive with D^{IV}. D-positive donors who were negative with Seraclone anti-D were further evaluated with a monoclonal IgG anti-D nonreactive with D^{IV}. By using a D-screen panel it was attempted to type donors who were also negative with these antibodies. With this procedure, among 42,987 donors, 4 donors with D^{VI} and 2 donors with probable D^{VI} or closely related variants were detected. This is in agreement with previous reports from Great Britain and Australia. These donors with qualitative variants represent 2% of donors previously typed as D^u and 10% of D-positive donors who were negative with Seraclone.

Literatur

1 The Rh Blood Group System; in Mollison PL, Engelfriet CP, Contreras M (eds): Blood Transfusion in Clinical Medicine. Oxford, Blackwell Scientific Publ., 1988, p 337.
2 van Rhene DJ, et al: Vox Sang 1994;66:133–136.
3 Leader KA, et al: Vox Sang 1990;58:106–111.

Dr. Franz Wagner
Universität Ulm, Abteilung Transfusionsmedizin
DRK Blutspendezentrale
Helmholtzstraße 10
D-89081 Ulm (Deutschland)

Sibrowski W, Stangel W, Wegener S (Hrsg): Transfusionsmedizin 1993/94.
Beitr Infusionsther Transfusionsmed. Basel, Karger, 1994, vol 32, pp 187 – 189

Familienuntersuchung einer Trägerin von Rh 33

W. Endres, S. Lichy, W. Stangel

Blutbank – Immunhämatologie – Transfusionsmedizin, Medizinische Hochschule, Hannover, Deutschland

Einleitung

Das Merkmal Rh 33 ist ein Antigen von geringer Häufigkeit, das in Verbindung mit den Rhesus-Haplotypen R^{0Har}, $D^{IV}(C)$ oder R^{0Joh} gefunden wird [1, 2]. R^{0Har} weist neben dem Merkmal Rh 33 folgende Eigenschaften auf [1]: ein schwer nachzuweisendes D, das nur mit einem kleinen Teil von Anti-D-Seren reagiert; kein C, G oder E; ein normales c, ein abgeschwächtes e, wenig oder kein Hr^0 (Rh 17), kein Hr^S (Rh 18) oder hr^S (Rh 19).

Methode

Sämtliche Untersuchungen wurden mit der Röhrchenmethode durchgeführt, die Reaktionen mit inkompletten Seren wurden im Coombs-Test abgelesen. Die Titerscorewerte wurden nach [3] ermittelt.

Ergebnisse und Diskussion

Das Blut einer Blutspenderin *(P)* (Abb. 1) zeigte mit allen verwendeten inkompletten polyklonalen Anti-D-Seren keine Reaktion, reagierte aber mit 2 von den 5 verwendeten kompletten monoklonalen Anti-D-Seren positiv (3+ bis 4+). Das restliche Rhesusmuster lautete: C–c+E–e+. Unsere Vermutung betreffend das Vorhandensein von Rh 33 wurde sowohl im Labor der Firma Biotest als auch im Labor von P. Tippett, wo der Genotyp Rh 33: $R^{0Har}r$ festgestellt wurde, bestätigt. Das für R^{0Har} beschriebene abgeschwächte e war bei *P* nachweisbar, denn die Titerscorewerte von *P* mit Anti-e-Seren betrugen 50–60% der Scorewerte von ee-Kontrollzellen. Die Erythrozyten der Tochter *(T)* der Probandin reagierten mit

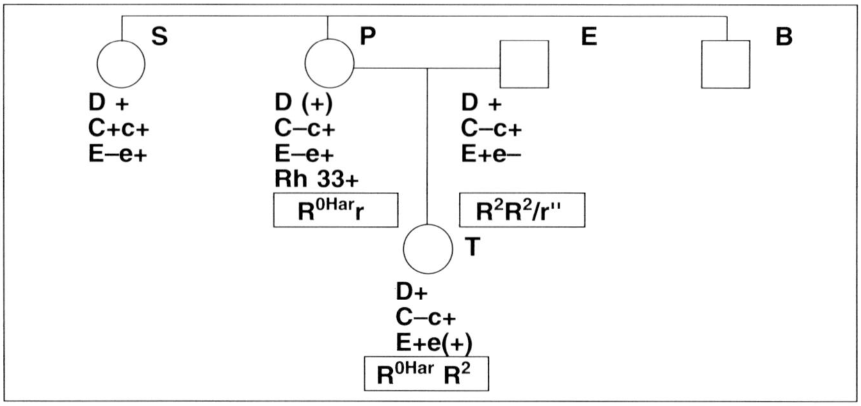

Abb. 1. Stammbaum einer Trägerin von Rh 33. S = Schwester, P = Probandin, E = Ehemann, B = Bruder, T = Tochter.

insgesamt 15 erhältlichen Anti-D-Seren als D-positiv, was die Kontrolle des Merkmals Rh 33 mit Anti-D-Seren ausschloß. Das restliche Rhesusmuster von *T* lautete C–c+E+ mit einem abgeschwächten e. Nur 4 von 9 inkompletten Anti-e-Seren reagierten positiv (1+ bis 3+) mit *T*, alle 3 kompletten, monoklonalen Seren zeigten keine Reaktion.

Der Ehemann *(E)* der Probandin zeigte das Rhesusmuster C–c+D+E+e–. Da *T* das abgeschwächte e von *P* geerbt haben muß, hat sie höchstwahrscheinlich von *P* R^{0Har} und von *E* R2 geerbt. Ein direkter Nachweis des Merkmals Rh 33 bei *T* war uns bisher nicht möglich, da uns kein Anti-Rh 33 zur Verfügung stand. Das Rhesusmuster der Schwester *(S)* der Probandin lautete: C+c+D+E–e+, mit einem normal ausgeprägten D wie bei *T*. Mit Anti-e-Seren waren die Scorewerte der Zellen von *S* gleich denen einer ee-Kontrollzelle. Damit ist es sehr unwahrscheinlich, daß *S* das Gen R^{0Har} geerbt hat. Blut des Bruders *(B)* von *P* stand uns nicht zur Verfügung.

Summary

The erythrocytes of a blood donor *(P)* showed an unusual pattern with anti-D sera: no agglutination with incomplete sera, and a strong agglutination with 2 out of 5 complete, monoclonal sera. These findings suggested the presence of an Rh33, which was then confirmed in two external laboratories as the genotyp $R^{0Har}r$. Using anti-e sera, the titer scores of the cells of *P* were comparable with those of Ee cells but were only half as high as the scores of ee cells. This is consistent with a weak e in R^{0Har}. The red cells of the donor's daughter *(T)* gave a positive reaction with all anti-D sera, but we observed no or only weak agglutination with several anti-e sera. It is very probable that *T* is also carrier of R^{0Har}.

Literatur

1 Giles CM, et al: Vox Sang 1971;21:289–301.
2 Moores P, et al: Transfusion 1991,31:759–761.
3 Issitt PD: Applied Blood Group Serology; 3rd ed. Miami, FL, Montgomery Scientific Publ., 1985.

Dr. Walter Endres
Klinikum Großhadern
Medizinische Klinik III/Transfusionszentrum
Marchioninistraße 15
D-81377 München (Deutschland)

Sibrowski W, Stangel W, Wegener S (Hrsg): Transfusionsmedizin 1993/94.
Beitr Infusionsther Transfusionsmed. Basel, Karger, 1994, vol 32, pp 190 – 193

Interpretations- und methodische Schwierigkeiten beim Nachweis von Kryoglobulinen

V. Sachs, E. Sachs

Institut für Transfusionsmedizin, Universität Kiel, Deutschland

Einleitung

Die bereits 1933 von Wintrobe et al. [1] beschriebene Ausfällung von Plasmaproteinen in der Kälte, von Lerner et al. [2] als Kryoglobulinämie und Kryofibrinogenämie bezeichnet, tritt nach Brouet et al. [3] in drei Formen auf: Typ I als homogenes Immunglobulin (A, G, M) oder als Leichtketten (κ, λ), Typen II und III als gemischte mono- und polyklonale Immunglobuline. Aus den Analysenergebnissen sollen diagnostische Hinweise erhalten werden können.

Untersuchungsgut, Material und Methoden

Wir haben die körperwarm entnommenen und separierten Seren und Plasmen von 47 Patienten mit ausschließlich dermatologischen Diagnosen (Tab. 1) auf Kryoproteine in folgender Weise untersucht: Je 3 Portionen (1 ml) Serum und Plasma werden für 24–96 h bei 4 °C und Raumtemperatur inkubiert, sodann bei 1200 × *g* im gleichen Temperaturbereich geschleudert und nach Dekantieren die Sedimente für Serum und Plasma getrennt miteinander vereinigt. Nach 3-maligem Waschen der Sedimente bei 4 °C in eisgekühlter phosphatgepufferter NaCl-Lösung (pH 7,4) werden die Sedimente in der Wärme (37 °C) redissolviert, wobei der pH-Wert zwischen 6,0 und 8,0 so eingestellt wird, daß die Niederschläge vollständig in Lösung gehen (Volumina der gelösten Sedimente etwa 0,2–0,3 ml). Die gelösten Präzipitate werden schließlich in der konventionellen Immunelektrophorese aufgetrennt (Agarosegel 1,0%; Michaelispuffer pH 8,2; Feldstärke 1,0 V/cm) und mit Antiseren der Spezifitäten Anti-Mensch; Anti-Ig (A, G, M); Anti-IgA, -G, -M; Anti-κ und -λ sowie Anti-Fibrinogen entwickelt.

Ergebnisse

Wie Tabelle 1 zeigt, waren in 5 Fällen keine Kälteproteine nachzuweisen. In den verbleibenden 42 Fällen sind, neben den 2 Patienten mit isolierter Kryofibrinogenämie, nur Kryoglobulinämien des Typs II und III beobachtet worden und in etwa zwei Dritteln mit einer begleitenden Kryofibrinogenämie. Eine systematische Zuordnung der Analysenergebnisse zu den Krankheiten bzw. Diagnosen läßt sich nicht erkennen.

Tab. 1. Kryopräzipitate und Diagnosen

Diagnose	Immunglobulin A, G, M	Fibrinogen	Immunglobulin + Fibrinogen	Kein Präzipitat	Total
Kälteproteinämie	–	–	7	2	9
Kältefibrinogenämie	–	–	2	–	2
Kälteurtikaria	3	1	4	–	8
M. Raynaud	3	1	4	1	10
Akrozyanose	4	–	3	–	7
Vaskulitis	–	–	1	2	3
Kollagenose	3	–	3	–	6
Systemischer Lupus erythematodes	1	–	1	–	2
Total	14	2	26	5	47

Tab. 2. Vergleich numerischer Häufigkeiten von gemischten Kryoproteinen des Typs II und III

Typen		Autoren			
		Brouet et al. 1974 [3] (n = 75)	Gorevic et al. 1980 [5] (n = 40)	Hauke et al. 1986 [4] (n = 7)	Sachs et al. 1992 (n = 42)
II	IgM + G	22	8	1	4 (3+1)[a]
	IgG + G	3	1	1	– (–)
	IgA + G	1	–	2	1 (1+0)
III	IgM + G	43	29	1	22 (10+12)
	IgM + G + A	6	2	1	8 (0+8)
	IgM + A	–	–	–	5 (5+0)
	IgG + ?[b]	–	–	1	– (–)
Fibrinogen		–	–	–	2 (2)

[a] Zahlen in Klammern: IG + Fibrinogen.
[b] Nicht identifiziertes Protein.

Bezüglich der Typenverteilung (Tab. 2, Spalte 4) fällt auf, daß polyklonale Formen viel häufiger auftreten als monoklonale (7:1). Bis auf eine Ausnahme (IgG+A) ist stets IgM nachgewiesen worden. Beim Vergleich dieser Ergebnisse mit denen anderer Untersucher, wobei die umfangmäßig zu kleine Untersuchung von Hauke et al. [4] unberücksichtigt bleibt, ist bezüglich der Typenverteilungen zwar eine in die gleiche Richtung weisende Tendenz erkennbar, aber die Unterschiede sind, wie wir geprüft haben, nicht mehr nur zufällig. Ohne den offenbar bisher nur bei 5 von unseren Patienten beobachteten polyklonalen Typ III (IgM+A) stimmt die Typenverteilung von Gorevic et al. [5] mit unserer im Bereich einer zulässigen Streubreite überein (Tab. 2).

Bei der Beurteilung der Immunoelektropherogramme ist besondere Aufmerksamkeit geboten, um Fehldeutungen zu vermeiden. Bei Verwendung von polyspezifischen Anti-Mensch-Seren mit einem Anti-Hämoglobinanteil zur Entwicklung der Elektrophoresen und gleichzeitiger Verunreinigung der Präzipitate mit Erythrozyten kann ein α_2-Makroglobulin vorgetäuscht werden, das sich bei Entwicklung mit monospezifischem Anti-Hämoglobin als Hämoglobin erweisen würde.

Schlußfolgerung

Die Analyse von Kryoproteinen vermittelt wissenschaftlich interessante Informationen. Da bei der Typenvielfalt, zumindest in einem dermatologischen Krankengut, eine Krankheitsspezifität der Typen nicht erkennbar ist, sollten Kryoproteine zur Unterstützung klinischer Diagnostik stets in Zusammenarbeit mit der Klinik bestimmt werden, denn in bestimmten Fällen ist der Nachweis als ergänzende Information für den Kliniker unverzichtbar [6–9]. Wegen des bei unseren Patienten auffallend häufigen Auftretens von Kryofibrinogen neben Kryoglobulin ist es möglicherweise sinnvoll, nicht nur Serum, sondern auch Plasma zu untersuchen, obwohl die Bedeutung unklar ist. Diskutiert werden subklinische Leberaffektionen oder Gerinnungsstörungen [10]. Verunreinigung der Präzipitate mit Erythrozyten kann bei Verwendung von polyspezifischen Antiseren mit einem Anti-Hämoglobin-Anteil zu Fehlinterpretationen Anlaß geben.

Summary

Cryoglobulins and cryofibrinogens are special forms of cryopathies. With regard to the clinical findings, determination and analysis of cryoproteins can support the diagnostics. Because cryoproteins occur in patients and healthy persons, occasionally it may be difficult to estimate the clinical significance. – We determined and analyzed cryproteins in 47 patients with the following diagnoses: urticaria (8), morbus Raynaud (10), acrocyanosis (7), vasculitis (3), collagenosis (6), lupus erythematosus (2), suspect of cryoproteinemia (9) and of cryofibrinogenemia (2). There were cryoproteins in 42 patients of the following characteristics: immunoglobulins A, G, M (14), fibrinogen (2), immunoglobulins A, G, M together with fibrinogen (26) with a considerable predominance of IgM. There was no correlation between the diagnoses and the cryoprotein types, and therefore it is reasonable to determine cryoproteins in close cooperation with the clinics. Contamination of the cryoprecipitates with hemoglobin from red blood cells can simulate α_2-macroglobulin and cause misinterpretations.

Literatur

1 Wintrobe MM, et al: Bull Hopkins Hosp 1933;52:156–172.
2 Lerner AB, et al: Am J Med Sci 1947;214:410–419.
3 Brouet J-C, et al: Am J Med 1974;57:775–788.
4 Hauke G, et al: Med Welt 1986;37:870–874.
5 Gorevic PD, et al: Am J Med 1980;69:287–308.
6 Schlieper M, et al: Dtsch Med Wochenschr 1993;118:94–99.
7 Rumpf KW, et al: Dtsch Med Wochenschr 1993;118:962–963.
8 Huber H, et al: in Huber H, Löffler H, Pastner D (eds): Diagnostische Hämatologie, 1992; pp 623–632.
9 Creutzig A: Dtsch Med Wochenschr 1993;118:1449–1454.
10 Sapira JD, et al: Texas Rep Biol Med 1967;25:156–169.

Prof. emer. Dr. med. Volkmar Sachs
Beauftragter für Hämogenetik am
Institut für Transfusionsmedizin der Universität
Michaelisstraße 5
D-24105 Kiel (Deutschland)

Sibrowski W, Stangel W, Wegener S (Hrsg): Transfusionsmedizin 1993/94.
Beitr Infusionsther Transfusionsmed. Basel, Karger, 1994, vol 32, pp 194 – 196

Kälteagglutinine einer neuen Spezifität gegen Typ-2-Ketten

H. Hack, H. Kreft, D. Roelcke

Institut für Immunologie, Blutbank, Universität Heidelberg, Deutschland

Einleitung

Kälteagglutinine (KA) erkennen Antigene dreier Hauptgruppen.

Gruppe 1 besteht aus den Sialidase- und Protease-resistenten Entwicklungsantigenen I (voll ausgeprägt auf Erythrozyten Erwachsener) und i (voll ausgeprägt auf Erythrozyten Neugeborener). Anti-i erkennt lineare N-Acetyl-Laktosamin- oder Typ-2-Ketten, die im Laufe des ersten Lebensjahres durch das sogenannte «branching enzyme» in gegabelte Typ-2-Ketten, das I-Antigen, umgewandelt werden.

Gruppe 2 umfaßt die Pr- und Sa-Antigene, die auf Erwachsenen- und Neugeborenen-Erythrozyten gleich stark ausgeprägt sind. Sie werden durch Proteasen und, mit Ausnahme von Pr_a, durch Sialidase inaktiviert. Anti-Pr/Sa erkennen O-Glykane der Glykophorine.

Gruppe 3 setzt sich aus den Antigenen Sia-l1, -b1, -lb1 (früher Vo, Fl, Gd) zusammen. Sie werden durch Sialidase inaktiviert, sind aber Proteasen-resistent. Sia-l1 und Sia-b1 sind Entwicklungsantigene. Sie entstehen durch Sialylierung linearer und gegabelter Typ-2-Ketten, sie ähneln also den I- und i-Antigenen. Sia-lb1 ist auf Erythrozyten Neugeborener und Erwachsener gleich stark ausgeprägt. Anti-Sia-lb1-KA erkennen sowohl lineare als auch gegabelte, sialylierte Typ-2-Ketten. In der Gruppe der I/i-Antikörper war bisher kein vergleichbarer Antikörper bekannt. Das korrespondierende Antigen müßte auf Erythrozyten Neugeborener und Erwachsener gleich stark ausgeprägt sein und wäre Sialidase- und Proteasen-resistent. Das gegen dieses Antigen gerichtete KA müßte sowohl lineare als auch gegabelte, nichtsialylierte Typ-2-Ketten erkennen. Über solche KA berichten wir hier.

Material und Methoden

Patientenseren: ZI ist das Serum einer 46jährigen, weiblichen Patientin mit M. Waldenström und autoimmunhämolytischer Anämie aufgrund hochtitriger KA. Serum BR stammt von einem 82jährigen, männlichen Patienten mit chronischer KA-Krankheit ohne ersichtliches B-Zell-Lymphom.

Die Enzymbehandlung der Testerythrozyten wurde bereits an anderer Stelle beschrieben [1]. Das I-aktive Glykoprotein wurde nach Ebert et al. [2] hergestellt. Oligosaccharide bezogen wir von Oxford Glyco Systems, Abingdon, England.

Absorptions- und Elutionstechniken wie auch die Technik der Hämagglutinationshemmung wurden früher beschrieben [3].

Ergebnisse

Agglutinationsversuche

Die Seren ZI und BR reagieren gleich stark mit Erwachsenen-, Neugeborenen- und i-Adulterythrozyten. Damit sind die Spezifitäten Anti-I, -i ausgeschlossen. Mit Protease- und Sialidase-behandelten Zellen reagieren die KA ZI und BR eher verstärkt, daher können sie auch keine Pr-, Sa-, Sia-lb- oder verwandte Antikörper sein. Beide KA reagieren mit I-aktiven Kaninchen-Erythrozyten so stark wie Anti-I, mit i-aktiven Rhesusaffen-Erythrozyten so stark wie Anti-i.

Endo-β-Galaktosidase-Behandlung der Erythrozyten (das Enzym spaltet spezifisch Typ-2-Zuckerketten) reduziert die Bindungsfähigkeit der KA ZI und BR auf ein Minimum.

Absorptionsversuche

Um auszuschließen, daß es sich bei den beiden KA um Gemische aus Anti-I und Anti-i handelt, absorbierten wir die Seren jeweils mit Erythrozyten Neugeborener (i) und Erwachsener (I). Als Kontrolle wurde ein Gemisch aus Anti-I und Anti-i (gleich hohe Titer) mitgeführt. Nach Absorption verloren die KA ZI und BR ihre Reaktivität sowohl gegenüber i- als auch I-Zellen, während das Gemisch Reaktionen mit den Zellen zeigte, mit denen nicht absorbiert wurde.

Hemmversuche

I-aktives Glykoprotein [2] hemmt die KA ZI und BR genauso stark wie Anti-I. Die beiden KA werden sowohl durch isolierte lineare (Lacto-N-Neotetraose), als auch durch isolierte gegabelte (Lacto-N-Neohexaose) Typ-2-Zuckerketten gehemmt. (Anti-i wird nur durch lineare, Anti-I nur durch gegabelte Typ-2-Ketten gehemmt).

Summary

Two examples of IgM λ cold agglutinins (CA) with a new specificity are characterized. 1. CAs ZI and BR react with newborn as well as with adult red cells. 2. Both CAs react with I- and i-active animal red cells. 3. The CAs are inhibited by linear and branched type 2 chains. 4. Endo-β-galactosidase, splitting type 2 chains from human red cells, abolishes reactivity of both CAs. – Both CAs recognize linear as well as branched type 2 chains.

Literatur

1 Roelcke D, et al: Vox Sang 1990;59:235–239.
2 Ebert W, et al: Eur J Biochem 1975;53:505–515.
3 Roelcke D, et al: Immunology 1974;27:879–886.

Hildegard Hack
Universität Heidelberg
Institut für Immunologie
Im Neuenheimer Feld 305
D-69120 Heidelberg (Deutschland)

Sibrowski W, Stangel W, Wegener S (Hrsg): Transfusionsmedizin 1993/94.
Beitr Infusionsther Transfusionsmed. Basel, Karger, 1994, vol 32, pp 197 – 199

Häufigkeit postinfektiöser Kälteagglutinine bei Infektionen mit *Mycoplasma pneumoniae*, Varicella-Zoster- und Rubellaviren

A. Leo[a], *G. Enders*[b], *D. Roelcke*[a]

[a] Institut für Immunologie, Heidelberg
[b] Medizinisch-diagnostisches Gemeinschaftslabor, Stuttgart, Deutschland

Einleitung

Kälteagglutinine (KA) als erythrozytäre Autoantikörper mit einem Temperaturoptimum bei 0 °C treten im Rahmen lymphoproliferativer Prozesse als monoklonale und im Falle postinfektiöser KA als oligo- oder polyklonale Antikörper auf [1]. Bei postinfektiösen KA induzieren bestimmte Erreger KA bestimmter Spezifitäten. Zur Entstehung dieser KA werden mehrere Mechanismen diskutiert. Der Zusammenhang zwischen postinfektiösem Auftreten von KA der Spezifität Anti-I und Sia-b1 bei akuter Infektion mit *Mycoplasma pneumoniae* ist seit langem bekannt; gleiches gilt für das Epstein-Barr-Virus und Anti-i. Für die Assoziation von KA der Spezifität Anti-Pr bei akuten Varicella-Zoster-Virus (VZV)- [2] und Rubellavirus (RV)-Infektionen [3] liegen bisher nur einzelne Fallbeschreibungen vor. Ziel unserer Untersuchung war es deshalb, die Auftretenshäufigkeit von KA der Spezifität Anti-Pr bei diesen Infektionen zu bestimmen.

Methoden

17 Seren von Patienten mit aktuer *Mycoplasma-pneumoniae*-Infektion, davon 2 unter Serokonversion, 19 Seren von Schwangeren mit VZV-Infektion (18 in Serokonversion) und 12 Patienten mit RV-Infektion (2 in Serokonversion) wurden auf das Auftreten von KA untersucht. Die akute Infektion wurde durch IgM-Antikörper, Serokonversion, Erregerisolierung und klinischen Verlauf gesichert. Die Spezifität der KA wurde durch serologische Testung mit Erythrozyten von Neugeborenen und Erwachsenen und enzymbehandelten Erythrozyten ermittelt.

Ergebnisse

Die Häufigkeit der KA bei den einzelnen Erregern, ihre Spezifität und Titer sind in Tabelle 1 dargestellt. 70% der Patienten mit *Mycoplasma-pneumoniae*-Infektion weisen KA der Spezifität Anti-I auf, davon lag bei der Hälfte der Titer im pathologischen Bereich. Ein Nachweis von KA der Spezifität Anti-Pr bei Patienten mit akuter VZV- und RV-Infektion gelang nicht, in beiden Gruppen fand sich je ein Patient mit KA der Spezifität Anti-I im physiologischen Bereich.

Diskussion

Der bekannte Zusammenhang zwischen akuter *Mycoplasma-pneumoniae*-Infektion und dem postinfektiösen Auftreten von KA der Spezifität Anti-Pr in etwa 70% der Fälle wurde bestätigt. Das Auftreten von KA der Spezifität Anti-Pr als postinfektiöse KA nach akuter Infektion mit VZV und RV muß als seltenes Ereignis gesehen werden, da bei der vorliegenden Untersuchung kein neuer Fall entdeckt wurde.

Berücksichtigt man den hohen Anteil von Neugeborenen mit Rötelnembryopathie bei den veröffentlichten Fällen von Anti-Pr-Bildung nach RV-Infektion (3 von 5 Fällen), so muß im Vergleich zur Kindes- und Erwachseneninfektion bei dieser Patientengruppe eine höhere Inzidenz für die postinfektiöse Entstehung von Anti-Pr vermutet werden.

Tab. 1. Inzidenz und Spezifität der Kälteagglutinine bei Infektion mit verschiedenen Erregern

Erreger	Spezifität der Kälteagglutinine	Anzahl der Patienten	Titer
Mycoplasma pneumoniae	Anti-I	12/17	
		6/17	> 32
		6/17	< 32
Varicella-Zoster-Virus	Anti-I	1/18	16
	Anti-Pr	0/18	
Rubellavirus	Anti-I	1/12	32
	Anti-Pr	0/12	

Summary

Cold agglutinins (CA) are observed during acute infections as transiently occurring postinfection autoantibodies directed against erythrocyte antigens. Distinct infectious agents induce CA of distinct specificity. A common association is the infection with *Mycoplasma pneumoniae* and the production of CA with anti-I specificity. In infections with varicella-zoster virus (VZV) and rubella virus (RV) a few cases of CA appearance are reported, all of them showing specificity for the Pr antigens. We examined the frequency of CA with the anti-Pr specificity in patients suffering from acute infections with VZV and RV (table 1).

The known association of anti-I in about 70% of the cases with acute *Mycoplasma pneumoniae* infection is confirmed by our results. The occurrence of CA in infections with VZV and RV is a rare event. Based on published data, the specificity of these CA apparently is anti-Pr. Three of 5 anti-Pr examples were found in newborns with rubella embryopathy. Possibly, anti-Pr can be observed more frequently in these patients compared to adults.

Literatur

1 Roelcke D: Transf Med Rev 1989;2:140–166.
2 Northoff H, et al: Eur J Haematol 1987;38:85–88.
3 König AL, et al: Ann Hematol 1992;64:277–280.

Dr. A. Leo
Universität Heidelberg
Institut für Immunologie
Im Neuenheimer Feld 305
D-69120 Heidelberg (Deutschland)

Sibrowski W, Stangel W, Wegener S (Hrsg): Transfusionsmedizin 1993/94.
Beitr Infusionsther Transfusionsmed. Basel, Karger, 1994, vol 32, pp 200 – 202

Nachweis von Isoagglutininen in intravenös applizierbaren Immunglobulinpräparaten

E. Strobel[a], J. Wüllenweber[a], J. Peters[b]

[a] Institut für Medizinische Mikrobiologie, Immunologie und Krankenhaushygiene und
[b] Kinderklinik und -poliklinik der Technischen Universität München, Städtisches Krankenhaus München-Schwabing, Deutschland

Einleitung

Als unerwünschte Wirkung intravenös verabreichbarer Immunglobulinpräparate werden vor allem Schockreaktionen unterschiedlichen Schweregrades beschrieben [1, 2]. Da der Herstellungsprozeß nur die Immunglobuline, gegebenenfalls einzelne Immunglobulinklassen, anreichert, sind alle Spezifitäten der in den Spenderplasmen enthaltenen Antikörper, somit auch Antikörper gegen menschliche Blutgruppenmerkmale, im Produkt enthalten.

Material und Methoden

Untersucht wurden insgesamt 40 Chargen intravenös verabreichbarer Immunglobulinpräparate von 7 Herstellern bzw. 14 Produkten. Die Präparate wurden im Gel-Zentrifugations-Verfahren (ID-Microtyping-System®, Fa. Diamed, Bensheim, Deutschland) untersucht. Die Titer gegen jeweils eine 0-, A_1-, A_2- und B-Zelle wurden in der NaCl-Karte bei Raumtemperatur und bei 37 °C sowie in der Liss-Coombs-Karte bei 37 °C ermittelt. Beim Suchtest für irreguläre Blutgruppenantikörper wurden in den oben genannten 3 Phasen jeweils 3-Null-Suchtestzellen verwandt.

Ergebnisse

Bei der Untersuchung der Isoantikörper ergaben sich mit den A_1-Zellen höhere Titer als mit den A_2-Zellen; mit B-Zellen meist weniger hohe Titer als mit A_1-Zellen, bei einigen wenigen Präparaten jedoch auch gleich hohe oder höhere (vermutlich wenn besonders viele Spender der Blutgruppe A im Pool vertreten waren). Die Titer waren in der Liss-Coombs-Phase (37 °C) am höchsten, danach folgte die NaCl-Raumtemperatur-Phase, am niedrigsten waren sie in der NaCl-Phase bei 37 °C. Titer von 1:32 oder 1:64 wurden von insgesamt 8 Präparaten (2 davon sowohl mit Anti-A als auch mit Anti-B) nur im indirekten Antiglobulintest erreicht; höhere Titer kamen nicht vor. Spezifische irreguläre Antikörper wurden in 5 Präparaten – ausschließlich im Liss-Coombs-Test – gefunden: 4 Anti-D, 1 Anti-C + Anti-D.

Diskussion

1. Für die Qualitätskontrolle intravenös applizierbarer Immunglobulinpräparate steht mit dem Geltest ein System zur Verfügung, das für die Titration der in den Präparaten enthaltenen Isoantikörper eine objektive Ablesung erlaubt. Bisher liegen nur Angaben vor, die mit dem Röhrchentest erhoben wurden [3]. Da der Geltest bei Coombs-reaktiven Antikörpern in der Regel etwas höhere Titer erbringt als der Röhrchentest [4], ist es notwendig, neue Referenzbereiche zu bestimmen.

2. Die hochdosierte Gabe von Immunglobulinen kann Laboruntersuchungen beim Patienten beeinflussen, z. B. durch die Übertragung von Isoantikörpern Positivwerden des direkten Coombs-Testes [5–7]. Ist bei einem Patienten die Verabreichung von Immunglobulin geplant, sollte die Blutentnahme für den direkten Coombs-Test vorher erfolgen. Wurden bereits Immunglobuline gegeben, so sollte bei der einem direkten positiven Coombs-Test folgende Elution auch beim Erwachsenen das Eluat nicht nur mit einem Panel von 0-Erythrozyten, sondern zusätzlich auch mit mehreren A- und/oder B-Zellen (entsprechend der Blutgruppe des Patienten) getestet werden.

3. Berichte über Unverträglichkeitsreaktionen von Immunglobulinpräparaten infolge einer Übertragung von Blutgruppenantikörpern gibt es nur sehr wenige [8–10]. Dennoch sollte unseres Erachtens bei hohen Dosen von intravenös verabreichbaren Immunglobulinen die Gefahr einer akuten intravasalen oder stärkeren extravasalen Hämolyse nicht ganz außer acht gelassen werden, zumal Grenztiter für Isoantikörper in intravenös applizierbaren Immunglobulinpräparaten im Deutschen Arzneibuch bisher (Stand: September 1993) nicht festgelegt sind [11, 12].

Summary

Intravenous immunoglobulins (IvIg) contain not only the declared antibodies against pathogenic microorganisms but also all the other antibodies of the blood donors, e.g. against erythrocytic antigens. We tested 14 IvIg from 7 manufacturers (together 40 charges) for isoagglutinins and irregular blood group antibodies. To ameliorate the reading of our tests we used the gel-centrifugation method (ID-Microtyping System®, Fa. Diamed, Bensheim, FRG).

Isoagglutinins in the IvIg can influence blood group serologic tests. Therefore we point to the potential danger of misinterpretation of a positive direct antiglobulin test. In rare cases, hemolytic reactions after administration of high doses of IvIg might occur.

Literatur

1 Arzneimittelkommission der Deutschen Ärzteschaft: Dtsch Ärztebl 1993;90:B1250.
2 Mueller-Eckhardt C: in Mueller-Eckhardt C (Hrsg): Transfusionsmedizin. Berlin, Springer, 1988, pp 443–445.
3 Gordon JM, et al: Transfusion 1980;20:90–92.
4 Lynen R, et al: Labmed 1992;16:255–261.
5 Walker RH (ed): Technical Manual, American Association of Blood Banks. Arlington 1990, p 317.
6 Robertson VM, et al: Transfusion 1987;27:28–31.
7 Warrier I, et al: Am J Med 1984;76 (suppl 3A): 193–198.
8 Brox AG, et al: Am J Med 1987;82:633–635.
9 Copelan EA, et al: Transfusion 1986;26:410–412.
10 Kim HC, et al: Am J Pediatr Hematol Oncol 1988;10:69–74.
11 Deutsches Arzneibuch, Bd. 2 (Monographien). 10. Ausgabe 1991 mit 1. Nachtrag 1992, Stuttgart, Deutscher Apotheker-Verlag 1992.
12 Hartke K, et al: DAB 9 – Kommentar. Stuttgart, Wissenschaftliche Verlagsgesellschaft, 1987, pp 1955–1957.

Dr. med. Dr. phil. Erwin Strobel
Institut für Medizinische Mikrobiologie, Immunologie und Krankenhaushygiene
Städtisches Krankenhaus München-Schwabing
Kölner Platz 1
D-80804 München (Deutschland)

Sibrowski W, Stangel W, Wegener S (Hrsg): Transfusionsmedizin 1993/94.
Beitr Infusionsther Transfusionsmed. Basel, Karger, 1994, vol 32, pp 203 – 207

Durchflußzytometrische Analysen der IgG-Subklassen von Auto- und Alloantikörpern bei autoimmunhämolytischen Anämien und Morbus haemolyticus neonatorum

R. Lynen, R. Neuhaus, G. Simson, J. Riggert, M. Köhler

Abteilung Transfusionsmedizin, Klinikum der Universität Göttingen, Deutschland

Einleitung

Die bisherige immunhämatologische Diagnostik ist beschränkt auf die Erfassung von IgG als Immunglobulinklasse von Erythrozyten-Auto- und -Alloantikörpern im direkten und im indirekten Coombs-Test. Sie erlaubt nur eine Differenzierung zwischen IgG und anderen Immunglobulinklassen (IgA und IgM) und die Abgrenzung von einer C3-Bindung an Erythrozyten. Von durchflußzytometrischen (DZ-) Analysen mit Fluorescein(FITC)-konjugierten Antikörpern gegen die IgG-Subklassen bei Erythrozyten-Auto- und Allo-Antikörpern konnten Aufschlüsse über die qualitative IgG-Subklassen-Zusammensetzung und eine bessere quantitative Erfassung dieser Antikörper bei autoimmunhämolytischer Anämie (AIHA) und Morbus haemolyticus neonatorum = Mhn erwartet werden.

Material und Methoden

Die untersuchten Blutproben stammten von Patienten der Göttinger Universitätskliniken. Für den Nachweis klinisch relevanter IgG-Auto- und Alloantikörper in Serum oder EDTA-Plasma wurden Gelkarten der Fa. Diamed Diagnostika/Bensheim in der Liss/Coombs-Version und der herkömmliche Liss/Coombs-Röhrchentest eingesetzt. Erythrozytenantiköprer wurden mit dem Säureelutionskit der Fa. BAG/Lich eluiert. Der direkte Coombs-Test wurde im Röhrchentest mit poly- und monospezifischen Anti-Humanglobulin-Seren und zusätzlich mit dafür geeigneten Gelkarten der Fa. Diamed Diagnostika/Bensheim durchgeführt. Mit Fluoroisothiocyanat (FITC) markierte Antikörper gegen IgG global (Gamma-Kette) und gegen die Subklassen IgG1, IgG2, IgG3 und IgG4 stammten von den Firmen Binding Site Ltd. (Birmingham/UK) und Nordic Immunological Laboratories (Tilburg, Niederlande). Die DZ-Untersuchungen führten wir mit einem Facsscan-Durchflußzytometer der Fa. Becton & Dickinson durch, die Auswertung erfolgte mit dem Lysis-II-Programm des Gerätes.

Ergebnisse

In Abbildung 1 sind DZ-Ergebnisse mit FITC-Anti-IgG1 beispielhaft dargestellt. Sie wurden an den Erythrozyten von Patienten mit positivem direkten Coombs-Test (ABO-Mhn, Anti-D-Mhn, AIHA) erhoben und an Spendererythrozyten nach In-vitro-Beladung mit Anti-D. Abbildung 1 zeigt Verteilungshistogramme, unterlegt mit der dazugehörigen Histogrammstatistik mit dem Median-Kanal-Wert als wichtigstem Parameter.

Die Histogrammkurve des ABO-Mhn-Falles in Abbildung 1 ist gegenüber dem Kontrollansatz (NaCl) nur geringfügig nach rechts verschoben, der Median-Kanal-Wert ist mit 5,62 gegenüber der Kontrolle (2,05) nur wenig erhöht (Messung mit FITC-Anti-IgG1). Der direkte Coombs-Test war als Geltest mit ± nur sehr schwach positiv. Die Histogrammkurve (wieder mit FITC-Anti-IgG1) ist im Anti-D-Mhn-Fall weit nach rechts verschoben und der entsprechende Median-Kanal-Wert mit 53,28 stark erhöht. Dem entspricht die Ablesung von 3+ im direkten Coombs-Test (Gel-Test und Röhrchentest). Entsprechend weit wie im Anti-D-Mhn-Fall kann die Histogrammkurve bei AIHA (Patient M.L., Abb. 1) und stark positivem direktem Coombs-Test (3+) nach rechts verschoben sein. Eine in vitro herbeigeführte Beladung von Rh-positiven Erythrozyten (O, ccdEe) mit Anti-D war mit FITC-markiertem Anti-IgG1 gut meßbar (Abb. 1, unten rechts). DZ-Untersuchungen an den Erythrozyten von Neugeborenen mit ABO-Blutgruppenkonstellation zwischen Mutter und Kind ließen 2 Gruppen unterscheiden: a) Kinder der Blutgruppen A oder B mit positivem direktem Coombs-Test und Nachweis eines entsprechenden Anti-A oder Anti-B-Immunantikörpers im Serum und/oder Erythrozyteneluat (Geltest) waren auch in der DZ positiv (nur IgG1 in 4/8 Fällen, IgG1 plus IgG2 in weiteren 4/8 Fällen) und b) Kinder der Blutgruppen A oder B mit fehlendem Antikörpernachweis und negativem direktem Coombs-Test, die auch in der DZ negativ waren.

In 3 von 4 Fällen eines Mhn durch Antikörper des Rh-Systems (2 Anti-D, 1 Anti-E, 1 Anti-c) gehörten die Antikörper den Subklassen IgG1 und IgG3 an, in 2 Fällen überwog die Subklasse IgG3 (1 Anti-D, 1 Anti-c). Ein Fall mit IgG3-Anti-D (neben IgG1-Anti-D) endete mit einer Totgeburt, in dem zweiten Fall eines Anti-D-MHN wurde eine Austauschtransfusion unmittelbar nach der Entbindung durchgeführt.

Abbildung 2 faßt die Ergebnisse unserer DZ-Untersuchungen bei Patienten mit malignen lymphatischen Systemerkrankungen (MLS) und/oder von Patienten mit akuter AIHA durch IgG-Wärme-Autoantikörper zusammen. Bei den Patienten mit MLS ohne AIHA war der direkte Coombs-Test nicht selten nur im Geltest schwach positiv, und in der DZ fanden sich nur IgG1- oder IgG1- plus IgG2-Autoantikörper in geringer Konzentration. Bei den Patienten mit akuten Schüben

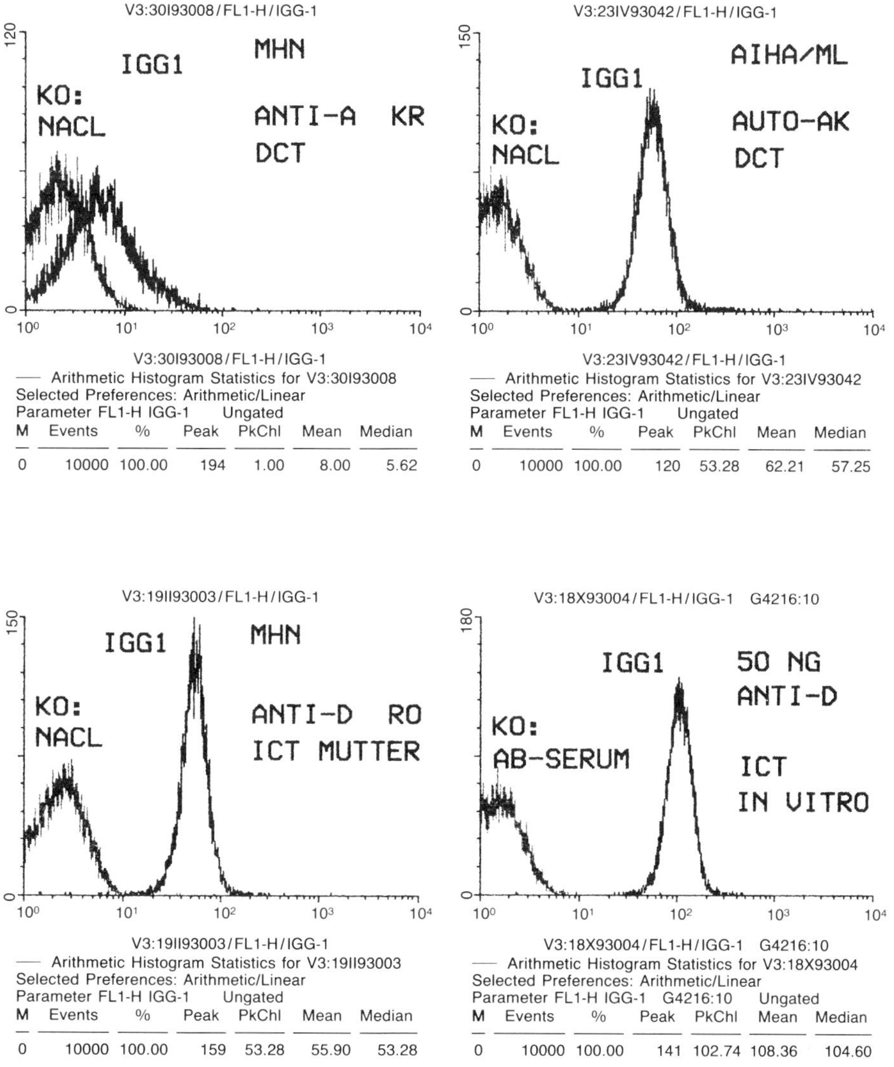

Abb. 1. Beispielhafte Darstellung von durchflußzytometrischen Ergebnissen mit FITC-Anti-IgG1 *a* bei ABO-Mhn (links oben), *b* bei Anti-D-Mhn (links unten), *c* bei AIHA (rechts oben) und *d* nach Anti-D-Beladung in vitro. DCT = direkter Coombs-Test, ICT = indirekter Coombs-Test; KO = Kontrollansätze.

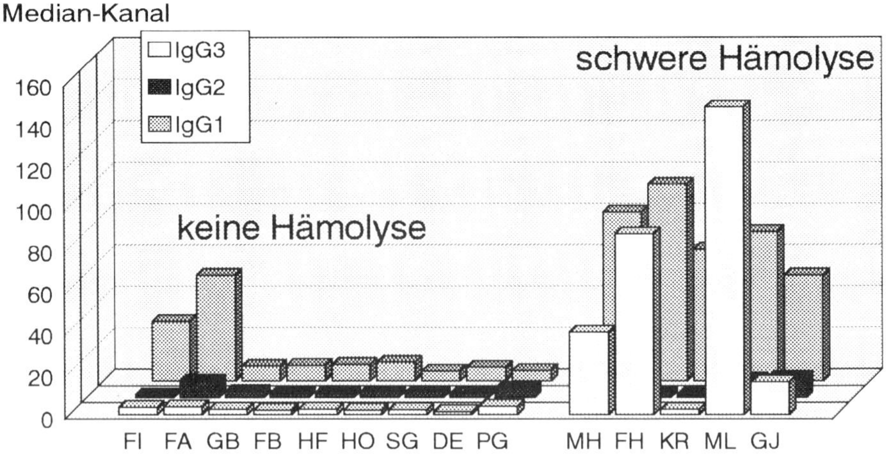

Abb. 2. IgG-Subklassenverteilung bei IgG-Autoantikörpern von Patienten mit lymphatischer Systemerkrankung und positivem direkten Coombs-Test. Eine schwere AHIA ohne lymphatische Systemerkrankung wurde bei den Patienten ML und GJ beobachtet.

einer AIHA dagegen lagen hohe Konzentrationen von IgG1-Autoantikörpern vor, und in 4 dieser 5 Fälle wurden IgG3-Autoantikörper zusätzlich nachgewiesen.

Diskussion

Die objektive Quantifizierung einer Antikörperbeladung von Erythrozyten ist schwierig wegen starker subjektiver Einflüsse bei Agglutinationstests, und eine IgG-Subklassenbestimmung ist auf diese Weise bisher nicht möglich. Beides ist wünschenswert, letzteres wegen der unterschiedlichen klinischen Bedeutung (verschieden starke Phagozytose-Induktion) der einzelnen IgG-Subklassen [1–4]. Wir haben geprüft, ob mit einer DZ-Analyse der IgG-Subklassen die immunhämatologische Diagnostik bei Neugeborenen mit Mhn oder Verdacht auf Mhn und bei erwachsenen Patienten mit unklarer Anämie mit Verdacht auf AIHA oder auf eine maligne, lymphatische Systemerkrankung verbessert werden kann.

Unsere DZ-Ergebnisse standen in keinem Fall im Widerspruch zu den Ergebnissen anderer, parallel durchgeführter Untersuchungen (direkter bzw. indirekter Coombs-Test), selbst wenn entsprechende Antikörper nur in Spuren nachweisbar waren. Die DZ-Analysen der beteiligten IgG-Subklassen liefern zwar keine funktionellen Ergebnisse, sie stimmen aber mit den Ergebnissen funktioneller Tests anderer Autoren bei entsprechenden Krankheitsbildern überein [1, 2, 4]. Das gilt sowohl für die hohen, für eine klinisch manifeste Hämolyse erforderlichen Konzentrationen an IgG1-Antikörpern als auch für das offensichtlich starke hämolytische Potential der Subklasse IgG3. Über weitere Untersuchungen zur Standardisierung der IgG-Subklassenanalyse mittels DZ wird an anderer Stelle berichtet.

Summary

Red cell IgG antibodies capable of causing hemolytic disease of the newborn (HDN) or autoimmune hemolytic anemia (AIHA) have been analyzed concerning their IgG subclasses using flow cytometry. The results were always in agreement with those of the direct Coombs test. Anti-A and/or anti-B able to cause HDN belonged to the IgG1 subclass (4/8 cases) or to the subclasses IgG1 and IgG2 (4/8 cases). In 3 out of 4 cases of HDN caused by Rh antibodies the antibodies belonged to the subclasses IgG1 and IgG3. In patients with lymphoma but without AIHA, red cell autoantibodies were often found to be IgG1 only (n = 10), in low concentrations. In cases of acute AIHA in adults caused by IgG autoantibodies the subclass IgG3 was found in addition to IgG1 in 4/5 cases. In our opinion flow cytometry should become substantial for immunohematological diagnostics.

Literatur

1 Engelfriet CP, et al: in Roelcke D, Engelfriet CP, Holländer LP (Hrsg): Erythrozyten-Autoantikörper und Autoantikörper-induzierte Mechanismen des Erythrozytenabbaues. Molter-Heidelberg-Symposium, 1978, pp 131–142.

2 Zupanska B, et al: Vox Sang 1987;53:96–101.

3 Garatty G, in: Immune Destruction of Red Blood Cells. American Association of Blood Banks, Arlington, VA, 1989, pp 109–143.

4 Wiener E, et al: Immunology 1987;62:401–404.

Dr. med. Rainer Lynen
Abteilung Transfusionsmedizin
Klinikum der Universität
Robert-Koch-Straße 40
D-37075 Göttingen (Deutschland)

Sibrowski W, Stangel W, Wegener S (Hrsg): Transfusionsmedizin 1993/94.
Beitr Infusionsther Transfusionsmed. Basel, Karger, 1994, vol 32, pp 208 – 210

Die Fc-Rezeptor-abhängige Thrombozytenaktivierung erfolgt unabhängig vom Glykoproteinkomplex IIb/IIIa[1]

A. Greinacher[a], *U. Liebenhoff*[b], *V. Kiefel*[a], *P. Presek*[b],
C. Mueller-Eckhardt[a]

[a] Institut für Klinische Immunologie und Transfusionsmedizin und
[b] Rudolf-Buchheim-Institut für Pharmakologie,
Justus-Liebig-Universität Gießen, Deutschland

Einleitung

Die Aktivierung von Thrombozyten über ihren Fc-Rezeptor (FcRII; CD 32) ist bedeutsam bei der Heparin-assoziierten Thrombozytopenie (HAT) [1]. Durch sie werden die thromboembolischen Komplikationen dieser medikamentinduzierten Immunthrombozytopenie verursacht. Zur Akuttherapie der HAT bis zur Elimination des Heparins wird die Gabe des Fibrinogen-abbauenden Schlangengiftextraktes Ancrod empfohlen [2]. Unter Verwendung von Thrombozyten eines Patienten mit Glanzmannscher Thrombasthenie wurde untersucht, inwieweit die FcRII-abhängige Aktivierung von Thrombozyten abhängig ist vom Gp-IIb/IIIa-Komplex.

Material und Methoden

Antikörper aus Seren von Patienten mit HAT-Typ II wurden mit einer Protein-G-Säule (Pharmacia, Freiburg, Deutschland) isoliert. Die Thrombozytenaktivierung wurde im ^{14}C-Serotonintest [3] gemessen. Veränderungen im Phosphorylierungsmuster der thrombozytären Proteine p 20 und p 47 wurden mit gewaschenen ^{32}P-Orthophosphat-markierten (1mCi/ml, 60 min, 37 °C) Thrombozyten bestimmt. Die Proteine wurden mit Hilfe einer SDS-PAGE analysiert und Phosphorproteine mit der Autoradiographie (Kodak-X-Omat-AR-Film) nachgewiesen [4].

[1] Diese Arbeit wurde gefördert durch die Deutsche Forschungsmeinschaft (DFG GR 1096/2-1).

Ergebnisse

^{14}C-Serotonin-markierte, gewaschene Thrombozyten eines Patienten mit Glanzmannscher Thrombasthenie (Abb. 1, schwarze Balken) ohne den Gp-IIb/IIIa-Komplex zeigten eine ähnliche Reaktion im ^{14}C-Serotonin-Freisetzungstest wie normale Thrombozyten (Abb. 1, weiße Balken), wenn sie mit HAT-Antikörpern und Heparin oder hitzeaggregiertem IgG inkubiert wurden. Veränderungen des Phosphorylierungsmusters von p 20 und p 47 von ^{32}P-markierten Thrombozyten eines Normalspenders und Gp-IIb/IIIa-defiziente Thrombozyten entsprachen sich. Vorinkubation mit Fc-Fragmenten aus humanem IgG (10 mg/ml) und dem monoklonalen Antikörper IV.3 (4 µg/ml), aber nicht mit $F(ab')_2$-Fragmenten aus humanem IgG (20 mg/ml) hemmten Veränderungen der Phosphorylierung von p 20 und p 47 nach Zugabe der IgG-Fraktion des HAT-Serums und Heparin (0,001 mg/ml). Dies zeigt, daß die Thrombozytenaktivierung durch den HAT-Antikörper über den FcRII unabhängig vom Gp-IIb/IIIa-Komplex erfolgt.

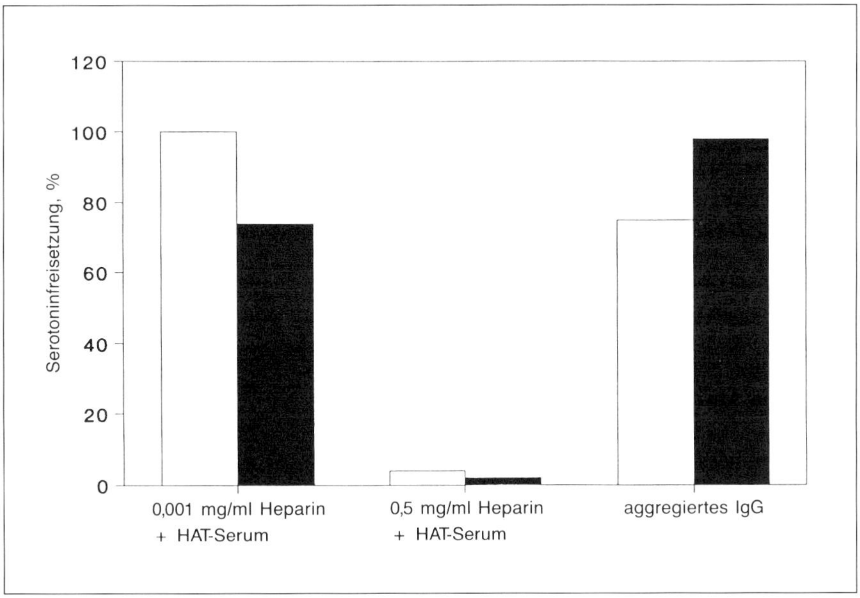

Abb. 1. ^{14}C-Serotonin-markierte, gewaschene Thrombozyten eines Patienten mit Glanzmannscher Thrombasthenie (schwarze Balken) zeigten ein gleiches Aktivierungsmuster wie normale Thrombozyten (weiße Balken) nach Inkubation mit HAT-Seren und Heparin (0,001 mg/ml) oder hitzeaggregiertem IgG (1 mg/ml).

Diskussion

Diese Studie zeigt, daß Therapieansätze zur Hemmung der Fibrinogen-Thrombozyten-Interaktion bei der HAT-Typ II den Mechanismus dieser gefährlichen Komplikation nicht hemmen können. Die Gabe von Ancrod oder monoklonalen Anti-Gp-IIb/IIIa-Antikörpern zur Therapie der HAT Typ II erscheint daher nicht sinnvoll. Jedoch kann die Thrombozytenaktivierung durch HAT-Antikörper effektiv über die Blockade des FcRII, z.B. mit IgG, gehemmt werden. Dies könnte ein wichtiger Ansatz für die Notfalltherapie bei betroffenen Patienten sein.

Summary

Platelets of a patient with Glanzmann's thrombasthenia revealed the same activation pattern when stimulated with antibodies of patients with heparin-associated thrombocytopenia (HAT) or immune complexes. This was investigated by the ^{14}C-serotonin release test and by changes in phosphorylation of p20 and p47. Platelet activation by HAT antibodies was completely inhibited by a moab against the platelet FcRII (IV. 3) and by Fc fragments of human IgG but not by $F(ab')_2$ fragments. We conclude that platelet activation via the FcRII occurs independently of the glycoprotein complex IIb/IIIa. Therapeutical approaches targeting GP IIb/IIIa–fibrinogen interaction seem to be not appropriate in HAT.

Literatur

1 Warkentin TE, et al: in Coller BS (ed): Progress in Hemostasis and Thrombosis. Philadelphia, W.B. Saunders Company, 1991, pp 1–34.
2 Demers C, et al: Blood 1991;78:2194–2197.
3 Sheridan D, et al: Blood 1986;67:27–30.
4 Reuter C, et al: Eur J Biochem 1990;190:343–350.

Priv.-Doz. Dr. A. Greinacher
Institut für Klinische Immunologie und Transfusionsmedizin
Langhansstraße 7
D-35835 Gießen (Deutschland)

Sibrowski W, Stangel W, Wegener S (Hrsg): Transfusionsmedizin 1993/94.
Beitr Infusionsther Transfusionsmed. Basel, Karger, 1994, vol 32, pp 211 – 213

Die Hemmung des FcRII durch intravenös applizierbares IgG ist abhängig vom Herstellungsverfahren der Immunglobuline[1]

A. Greinacher, M. Möckel, C. Mueller-Eckhardt

Institut für Klinische Immunologie und Transfusionsmedizin, Justus-Liebig-Universität Gießen, Deutschland

Einleitung

Immunglobuline werden bei verschiedenen immunhämatologischen Erkrankungen und bei der Sepsis intravenös gegeben. Dem Fc-Rezeptor der Thrombozyten (FcRII) kommt eine besondere Bedeutung zu bei der Thrombozytenaktivierung durch Immunkomplexe [1]. Für die Heparin-assoziierte Thrombozytopenie (HAT) ist gesichert, daß die Thrombozytenaktivierung durch den Antikörper über den FcRII erfolgt [2, 3]. Es wurde untersucht, ob sich die Plättchenaktivierung durch HAT-Antikörper durch intravenös applizierbares Immunglobulin G (ivIgG) hemmen läßt.

Material und Methoden

Seren von Patienten mit HAT, gesichert durch den HIPA-Test [4], wurden verwendet. Thrombozyten wurden von gesunden Blutspendern aus ACD-antikoaguliertem Blut durch Differentialzentrifugation gewonnen. Kommerziell erhältliche Immunglobulinpräparate (Gamma-Venin, Behringwerke [5S-IgG]; Venimmun, Behringwerke [IgG_1]; Sandoglobulin, Sandoz [IgG_2]; Endobulin, Immuno [IgG_3]; Intraglobin F, Biotest [IgG_4] wurden vor jedem Experiment ultrazentrifugiert (100 000 × *g*, 1 h). ^{14}C-Serotonin-markierte, gewaschene Thrombozyten wurden 10 min mit verschiedenen IgG-Präparationen (IgG_1–IgG_4) in steigender Konzentration (5, 10, 15, 20 mg/ml) oder IgG-Fc-Fragmenten in äquimolarer Konzentration (2,7–6,7 mg/ml) oder Fab-Fragmenten (20 mg/ml) inkubiert. Dann wurden HAT-Serum und Heparin (0,001 mg/ml) zugegeben und mit den Thrombozyten inkubiert (Raumtemperatur, 45 min, 500 U · min^{-1}). Die Experimente wurden mit 6 HAT-Seren,

---

[1] Diese Arbeit wurde gefördert durch die Deutsche Forschungsgemeinschaft (DFG GR 1096/2-1).

Thrombozyten von 4 Spendern für die 7-S-Immunglobuline und mit 3 HAT-Seren für die Fc-, $F(ab)_2$-Fragmente und das 5-S-Immunglobulin durchgeführt. Zur Bestimmung der Hemmung der Plättchenaktivierung wurden die Mittelwerte gebildet aus der Serotoninfreisetzung eines Serums mit den Thrombozyten der 4 Spender bei jeder einzelnen IgG-Konzentration. Die Werte wurden graphisch aufgetragen für jedes Serum (S1–S6). Der prozentuale Anteil der Fläche über der Kurve wurde als Hemmungsindex definiert. Die Daten wurden statistisch mit dem Friedman-Test analysiert.

Ergebnisse

Fc-Fragmente hemmen die FcRII-abhängige Thrombozytenaktivierung vollständig bei einer Konzentration > 5 mg/ml. IgG-Präparate zeigten große Unterschiede in der Hemmung der FcRII-abhängigen Thrombozytenaktivierung ($p = 0{,}001$). Nur IgG_2 zeigte eine ausreichende Hemmung des FcRII in einer Konzentration von 20 mg/ml (Tab. 1).

Diskussion

Die Herstellungsprozesse beeinflussen stark die Interaktion einer IgG-Präparation mit dem FcRII. Eine ausreichende Hemmung der FcRII-abhängigen Thrombozytenaktivierung wurde nur mit Fc-Fragmenten und IgG_2 (modifizierte Cohn-Fraktionierung, pH4, Spuren von Pepsin, 20 mg/ml) erreicht. Beta-Propriolakton-behandeltes IgG (IgG_4) zeigte fast keinen Effekt, während Polyethylenglykol (IgG_3) und durch Sulfitolyse (IgG_1) behandeltes IgG einen verminderten, aber noch nachweisbaren Effekt zeigten. Da In-vivo-Redoxsysteme, welche Sulfitolyse-behandeltes IgG renaturieren sollen, in vitro nicht zur Verfügung standen, kann der In-vivo-Effekt von IgG_1 unterschätzt worden sein.

In vivo kann eine IgG-Konzentration von 20 mg/ml durch die Gabe von 1 g IgG/kg Körpergewicht erreicht werden. In dieser Konzentration hemmt hochdosiertes ivIgG die Thrombozytenaktivierung durch HAT-Antikörper effektiv. Dies könnte ein wichtiger zusätzlicher Therapieansatz bei HAT-Patienten sein. Die Interaktion von ivIgG mit dem FcRII ist jedoch stark abhängig vom Herstellungsverfahren eines Immunglobulins.

Tab. 1. Hemmungsindizes der 4 ivIgG-Präparate bei einer IgG-Konzentration von 20 mg/ml in der Gegenwart von HAT-Seren und Heparin (0,001 mg/ml)

IgG_1	IgG_2	IgG_3	IgG_4	Fc-Fragment	$F(ab')_2$-Fragment
0,3173	0,6157	0,3543	0,2272	0,7332	0

Summary

The effect of different i.v. IgG preparations on FcRII-dependent platelet activation by antibodies from patients with heparin-associated thrombocytopenia (HAT) was investigated. Only one preparation (treated with pH 4 and traces of pepsin) sufficiently inhibited FcRII-dependent platelet activation (20 mg/ml). We conclude that administration of high-dose i.v. IgG is efficient for acute treatment of HAT, dependent on the manufacturing process.

Literatur

1 Greinacher A, et al: Haematol 1993;84:711–716.
2 Kelton JG, et al: Blood 1988;72:925–930.
3 Chong BH, et al: Br J Haematol 1989;73:235–240.
4 Greinacher A, et al: Thromb Haemostas 1991;66:734–736.

Priv.-Doz. Dr. A. Greinacher
Institut für Klinische Immunologie und Transfusionsmedizin
Langhansstraße 7
D-35385 Gießen (Deutschland)

Sibrowski W, Stangel W, Wegener S (Hrsg): Transfusionsmedizin 1993/94.
Beitr Infusionsther Transfusionsmed. Basel, Karger, 1994, vol 32, pp 214 – 216

Vergleich zwischen serologischer Typisierung und DNA-Typisierung von Plättchenalloantigenen

K. Unkelbach, R. Kalb, S. Santoso, V. Kiefel, H. Kroll, C. Mueller-Eckhardt

Institut für Klinische Immunologie und Transfusionsmedizin, Justus-Liebig-Universität Gießen, Deutschland

Einleitung

Eine Immunisierung gegen thrombozytäre Alloantigene kann die neonatale Alloimmunthrombozytopenie (NAIT) oder die seltene posttransfusionelle Purpura (PTP) verursachen. Thrombozytäre Alloantikörper sind gelegentlich beteiligt am sogenannten Refraktärzustand immunisierter Patienten gegenüber Thrombozytentransfusionen.

Die Bestimmung thrombozytärer Alloantigene («Typisierung») ist Bestandteil der serologischen Untersuchung bei NAIT und PTP. Für die Thrombozytensubstitution alloimmunisierter thrombozytopenischer Patienten müssen Spenderzellen typisierter Blutspender zur Verfügung stehen. Die den diallelen thrombozytären Alloantigensystemen Zw, Ko, Bak und Br zugrundeliegenden Basenaustausche wurden inzwischen aufgeklärt [1–4].

Da die entsprechenden Polymorphismen innerhalb der Erkennungssequenzen der Restriktionsenzyme Nci I, BsaH I, Fok I und Mnl I liegen, konnten die thrombozytären Alloantigene Zw^a/Zw^b, Ko^a/Ko^b, Bak^a/Bak^b und Br^a/Br^b im Rahmen dieser Studie anhand von Restriktionsfragment-Längenpolymorphismen (RFLP) bestimmt und mit den Resultaten serologischer Techniken verglichen werden.

Methoden

Serologische Typisierung. Die Antigene der Zw-, Bak- und Br-Systeme wurden unter Verwendung humaner Alloantiseren und der monoklonalen Antikörper Gi5 (Glykoprotein [GP] IIb/IIIa) und Gi9 (GP Ia/IIa) im MAIPA-Assay [5] bestimmt. Die Ko-Antigene wurden mit dem Agglutinationstest [6] untersucht.

Genomische Typisierung. Die genomische DNA wurde aus den Leukozyten von 1 ml EDTA-Blut isoliert [7]. Je 10 µl der DNA wurden in einem 100-µl-Polymerase-Kettenreaktion (PCR)-Ansatz mit spezifischen Primern amplifiziert. Ein Teil des PCR-Produkts wurde je 16 h bei 37 °C mit dem diskriminierenden Restriktionsenzym inkubiert. Anschließend wurde die DNA präzipitiert und in einer Agarosegel-Elektrophorese (2,2%) analysiert.

Ergebnisse und Diskussion

In Tabelle 1 sind die Typisierungsergebnisse von 98 Blutspendern gegenübergestellt. Bei den Zw- und Br-Systemen stimmten die mit der Serologie und mit RFLP gewonnenen Ergebnisse überein. Diskordanzen wurden dagegen bei den Ko- und Bak-Antigensystemen beobachtet. Die Thrombozyten zweier Spender reagierten im Agglutinationstest mit Anti-Ko^a offenbar falsch-positiv. Diskordanzen bei Typisierungen im Bak-System waren in einem Fall auf ein Versagen der serologischen Bestimmung zurückzuführen, in 4 Fällen wurden serologisch korrekt als Bak^a/Bak^b typisierte Individuen mit RFLP als Bak^b/Bak^b bestimmt, da die

Tab. 1. Typisierungsergebnisse (MAIPA/Agglutination/RFLP) bei Bestimmung thrombozytärer Alloantigene (Zw, Ko, Bak, Br) bei 98 unausgewählten Blutspendern

DNA	Zw	aa	ab	bb
MAIPA	aa	68	0	0
	ab	0	28	0
	bb	0	0	2
DNA	Ko	bb	ab	aa
Agglutination	bb	89	0	0
	ab	2	7	0
	aa	0	0	0
DNA	Bak	aa	ab	bb
MAIPA	aa	37	0	0
	ab	0	43	1+4
	bb	0	0	13
DNA	Br	bb	ab	aa
MAIPA	bb	73	0	0
	ab	0	23	0
	aa	0	0	2

kleineren Fragmente der DNA des geschnittenen Allels im Agarosegel nicht sichtbar waren. Dies war offenbar Folge einer zu geringen Ausbeute der PCR.

Bei der RFLP-Technik kann nicht nur eine Unterdosierung des PCR-Produktes zu Fehltypisierungen führen, sondern auch eine zu hohe Konzentration des PCR-Produkts im Restriktionsansatz. Dies kann zur Folge haben, daß das PCR-Produkt nicht vollständig durch das Restriktionsenzym geschnitten wird. Um zu überprüfen, ob die eingesetzte Enzymaktivität bei Homozygotie des geschnittenen Allels für einen kompletten Verdau ausgereicht hätte, kann man PCR-Produkte so konstruieren, daß sie eine zusätzliche, konstante Schnittstelle enthalten. Dieses Prinzip einer «internen Kontrolle» wurde hier bei der RFLP-Br-Typisierung verwirklicht [8]. Die geringe Ausbeute des Bak-PCR-Produkts wird man möglicherweise durch Wahl geeigneter Primer steigern können. Zur halbquantitativen Einschätzung der PCR-Ausbeute hat sich die Untersuchung des PCR-Produkts in der Gel-Elektrophorese bewährt.

Die RFLP-DNA-Typisierung thrombozytärer Alloantigene hat sich als zuverlässiges und robustes Verfahren erwiesen, das eine Antigenbestimmung aus kleinen Blutvolumina (1 ml) auch bei extrem thrombozytopenischen Patienten erlaubt. Es eignet sich damit beispielsweise zur Typisierung bei fetaler/neonataler Alloimmunthrombozytopenie.

Summary

Platelet alloantigens of the Zw, Ko, Bak und Br systems were determined by restriction fragment length polymorphism (RFLP) analysis of appropriate PCR products in 98 unselected patients. Results were compared with serological typing by monoclonal antibody immobilization of platelet antigens (MAIPA) and platelet agglutination.

Literatur

1 Newman PJ, et al: J Clin Invest 1989;83:1778–1781.
2 Kuijpers RWAM, et al: J Clin Invest 1992;89:381–384.
3 Lyman S, et al: Blood 1990;75:2343–2348.
4 Santoso S, et al: J Clin Invest 1993;92:2427–2432.
5 Kiefel V, et al: Blood 1987;70:1722–1726.
6 van der Weerdt CM, et al: in Histocompatibility Testing 1968. Copenhagen, Munksgaard, 1965; pp 161–166.
7 Miller SA, et al: Nucleic Acids Res 1988;16:1215–1215.
8 Kalb R, et al: Thromb Haemost 1994;71:651–654.

Priv.-Doz. Dr. Volker Kiefel, Institut für Klinische Immunologie und Transfusionsmedizin
Langhansstraße 7, D-35385 Gießen (Deutschland)

Sibrowski W, Stangel W, Wegener S (Hrsg): Transfusionsmedizin 1993/94.
Beitr Infusionsther Transfusionsmed. Basel, Karger, 1994, vol 32, pp 217 – 220

Molekularbiologische Aufklärung des Br-Alloantigens auf humanen Thrombozyten und die Anwendung in der DNA-Typisierung

R. Kalb, S. Santoso, V. Kiefel, C. Mueller-Eckhardt

Institut für Klinische Immunologie und Transfusionsmedizin, Justus-Liebig-Universität Gießen, Deutschland

Einleitung

Das Br-Alloantigensystem, das 1989 von Kiefel et al. [1] beschrieben wurde, ist nach dem PL^{A}-System das zweithäufigste Ziel thrombozytärer Alloantikörper im Zusammenhang mit der neonatalen Alloimmunthrombozytopenie (NAIT).

Molekularbiologische Untersuchungen zeigten, daß Br^{a}-Homozygote an Position 1648 der GPIa-cDNA ein Adenin und Br^{b}-Homozygote ein Guanin kodieren [2]. Dieser Basenaustausch resultiert in einem Aminosäuredimorphismus (Lysin/Glutaminsäure) an Position 505. Das Restriktionsenzym Mnl I erzeugt einen allelspezifischen Restriktionsfragmentlängen-Polymorphismus (RFLP), wodurch eine molekularbiologische Typisierung möglich wird [2]. Um genomische DNA als Untersuchungsmaterial verwenden zu können, wurde die genomische Organisation (Intron/Exon-Struktur) des GPIa-Gens in den flankierenden Bereichen des Polymorphismus untersucht.

Material und Methoden

Isolierung von Blutzell-DNA: DNA wurde nach einer Aussalzungsmethode [3] aus 1 ml EDTA-Blut isoliert. Amplifikation der DNA: 10 µl genomische DNA wurden mit den Primern Br1 und Br2 in der Polymerase-Kettenreaktion (PCR) unter folgenden Bedingungen amplifiziert: 94 °C, 1 min; 57 °C, 1 min; 2 °C, 3 min; 30 Zyklen.

RFLP: 10 µl der PCR-Produkte wurden mit 2 U der Restriktionsendonuklease Mnl I (New England Biolabs, Schwalbach) bei 37 °C verdaut und in 2% Agarosegel analysiert.

Ergebnisse

Die Sequenzanalyse amplifizierter GPIa-Regionen zeigte die Gegenwart eines Exons mit der Länge von 144 Basenpaaren (Bp) an. Über die Identifikation konservierter Spleißstellen (AG bzw. GT) konnten die angrenzenden Bereiche als typische Introns identifiziert werden (nicht dargestellt). Die kodierende Region mit einer Länge von 144 Bp determiniert ein Exon des GPIa-Gens, das die Aminosäuren 457–505 kodiert. Das polymorphe Nukleotid an cDNA-Position 1648 ist die erste Base des letzten Tripletts dieses Exons.

Durch die insertierte Sequenz bleibt die Erkennungsstelle für Mnl I unverändert, so daß ein RFLP zur Br-Genotyp-Bestimmung weiterhin möglich ist. Die RFLP-Analyse von 10 verschiedenen Personen zeigte ein mit dem Br-Phänotyp korreliertes Fragmentlängenmuster (Abb. 1).

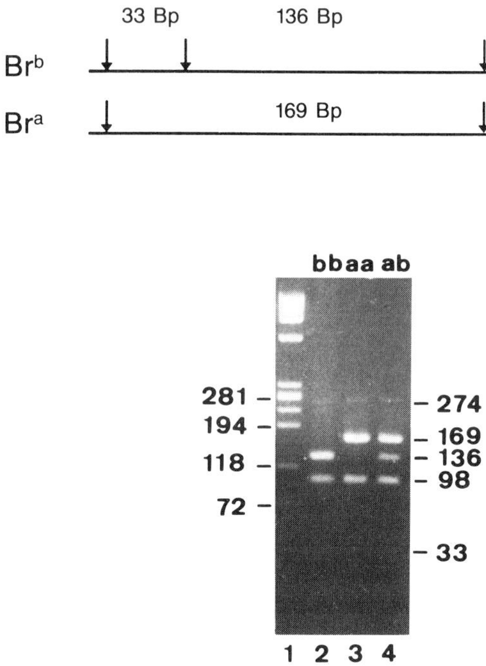

Abb. 1. Oben: Schematische Darstellung der Schnittstellen von Mnl I innerhalb des 274-Bp-PCR-Fragments des GPIa-Gens. Unten: RFLP-Analyse von drei Spendern; Bahn 1 = Standard, Bahn 2 = Br^bBr^b, Bahn 3 = Br^aBr^a, Bahn 4 = Br^aBr^b.

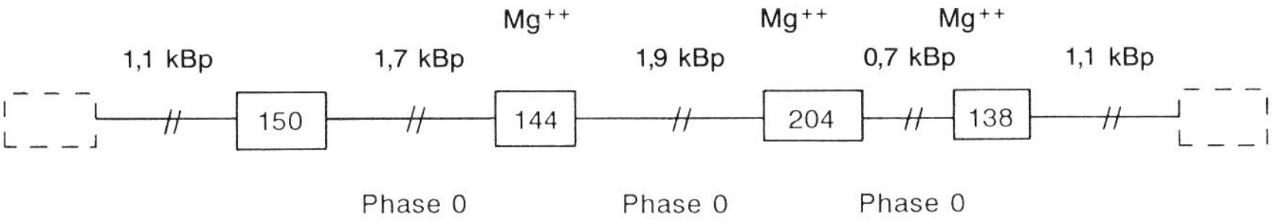

Abb. 2. Schematische Darstellung der genomischen Organisation des GPIa-Gens im Bereich der Kationen-bindenden Domaine. Boxen stehen für Exons (Längen in Bp), unterbrochene Linien für Introns (Längen in kBp). Die unterbrochenen Boxen stellen angrenzende Exons unbekannter Länge dar.

Darüber hinaus wurden durch die Sequenzanalyse amplifizierter DNA drei weitere GPIa-Exons mit den Längen von 150, 204 und 138 Bp gefunden (Abb. 2). Diese Exons sind homolog zu den Exons 12, 13, 14 und 15 der Integrin-α-Untereinheit p150 [4]. Die Exons 144, 204 und 138 bzw. 13, 14 und 15 kodieren jeweils die drei Kationen-bindenden Domainen der Proteine, besitzen ähnliche Längen und sind von Introns gleicher Phase begrenzt.

Diskussion

Mit der Aufklärung der genetischen Grundlagen des Br-Systems ist es prinzipiell möglich, eine Bestimmung des Br-Genotyps über RT-PCR amplifizierte Thrombozyten mRNA durchzuführen und damit unabhängig von Br-spezifischen Antiseren zu typisieren. Alle bisher beschriebenen DNA-Typisierungsmethoden für Thrombozytenalloantigene erfordern den Einsatz genomischer DNA und von sequenzspezifischen Oligonukleotiden als PCR-Primer und/oder als Hybridisierungsprobe [5]. RNA eignet sich aufgrund ihrer Nukleasesensitivität und der aufwendigen Isolation nur sehr bedingt für solche Verfahren. Zur Entwicklung eines Typisierungsverfahrens unter Verwendung von DNA muß die genomische Organisation des kodierenden Gens berücksichtigt werden. Über die Organisation des GPIa-Gens gab es bisher keinerlei Informationen.

Zur Aufklärung der genomischen Organisation im Bereich des Br-Polymorphismus wurde ungespleißte genomische DNA in der PCR amplifiziert. Die Identifizierung konservierter Akzeptor- und Donor-Spleißstellen ermöglichte die Definition von Exon-Intron-Übergängen.

Mit dieser Information wurde es möglich, eine Region von genomischer DNA zu amplifizieren, die den Br-Polymorphismus einschließt und nach Verdau mit Mnl I zu einem Br-spezifischen RFLP-Muster führt. Die Restriktionsfragmente zeigen durch die Anwesenheit eines 98-Bp-Fragments als interne Kontrolle den vollständigen Verdau an, so daß eine falsche Typisierung aufgrund eines unvollständigen Verdaus ausgeschlossen werden kann. Der Vergleich der serologischen Typisierungsergebnisse des Br-Phänotyps mit den Ergebnissen der DNA-Genotypisierung zeigte bei 10 und später bei 98 weiteren untersuchten Personen [6] eine 100%ige Übereinstimmung. Typisierungslabore werden durch dieses Verfahren unabhängig von standardisierten Anti-Br-Seren und isolierten Thrombozyten, womit auch die Typisierung thrombozytopenischer Patienten möglich wird. Ein weiteres wichtiges Anwendungsgebiet der Br-DNA-Typisierung ist die Frühdiagnostik bei NAIT-gefährdeten Feten.

Summary

Alloimmunization against the platelet alloantigen Br (HPA-5) is the second most common cause of neonatal alloimmune thrombocytopenia (NAIT) in Caucasian populations. We have recently shown that a single-base polymorphism at position 1648 on platelet mRNA coding for GPIa results in an amino acid substitution at position 505 on the mature glycoprotein Ia which is associated with the two serologically defined Br phenotypes.

To establish DNA-based genotyping for the Br system we elucidated the genomic organization of the GPIa gene adjacent to the polymorphic base. Using PCR of blood cell DNA we have identified a 144 bp exon encoding the Br polymorphic base. A PCR primer based on the 3' intron sequence of this exon in combination with an exon-primer was used to amplify a 274 bp fragment of the GPIa gene. Restriction analysis using the endonuclease Mnl I leads to a Br-specific restriction fragment length polymorphism (RFLP) which perfectly correlates with serological phenotyping.

Literatur

1 Kiefel V, et al: Blood 1989;733:2219.
2 Santoso S, et al: J Clin Invest 1993;92:2427–2432.
3 Miller SA, et al: Nucleic Acid Res 1989;16:1215.
4 Corbi AL, et al: J Biol Chem 1990;265:2782.
5 McFarland JG, et al: Blood 1991;78:2276.
6 Unkelbach K, et al: in Sibrowski W, et al (eds): Transfusionsmedizin 1993/94. Beitr Infusionsther Transfusionsmed. Basel, Karger, 1994, vol 32, pp 214–216.

Dr. Sentot Santoso
Institut für Klinische Immunologie und Transfusionsmedizin
Klinikum der Justus-Liebig-Universität
Langhansstraße 7
D-35385 Gießen (Deutschland)

Sibrowski W, Stangel W, Wegener S (Hrsg): Transfusionsmedizin 1993/94.
Beitr Infusionsther Transfusionsmed. Basel, Karger, 1994, vol 32, pp 221 – 224

Einfluß von HPA-1a(PL^{A1})- und HLA-Antikörpern auf die Plättchenfunktion, gemessen mit dem In-vitro-Blutungstest

V. Kretschmer[a], B. Huss[a], K. Feller[a], V. Kiefel[b]

[a] Abteilung für Transfusionsmedizin und Gerinnungsphysiologie, Universitätsklinikum, Marburg
[b] Institut für Klinische Immunologie und Transfusionsmedizin, Universitätskliniken, Gießen, Deutschland

Mit dem In-vitro-Blutungstest (IVBT) existiert eine sensitive und spezifische Methode zur Beurteilung von nonvaskulären Störungen der primären Hämostase, d.h. in erster Linie der Thrombozytenfunktion (1–7). Daher versuchten wir mit Hilfe dieses Tests zu klären, ob thrombozytenspezifische und HLA-Antikörper die primäre Hämostase beeinflussen. Die bisher vorliegenden Daten hierzu sind widersprüchlich oder wurden in Testverfahren gewonnen, die nicht unbedingt die Situation in vivo widerspiegeln [8–14]. Ziel der Arbeit war auch, den IVBT eventuell als Kompatibilitätstest für Thrombozytentransfusionen zu nutzen.

Material und Methoden

12 Citratplasmen mit Antikörpern gegen HPA-1a(PL^{A1}) von 3 Patienten mit posttransfusioneller Purpura (PTP) und 9 Fällen mit neonataler Immunthrombozytopenie (NAIT), 10 Plasmen mit polyspezifischen HLA-Antikörpern von 10 chronisch polytransfundierten Patienten, 2 Plasmen mit polyspezifischen HLA-Antikörpern und Antikörpern gegen Glykoprotein Ib/IX sowie 8 Plasmen ohne Nachweisbarkeit von leukozytären und thrombozytären Antikörpern von 8 chronisch polytransfundierten Patienten. Citratblut von gesunden Spendern, bei denen aktuell anhand des IVBT eine Thrombozytendysfunktion ausgeschlossen werden konnte.

Die Antikörper wurden mittels Mikrolymphozytotoxizitätstest [15], indirekten Thrombozytenadhärenzfluoreszenzantihumanglobulintest [16] und glykoproteinspezifischen Immunassay (MAIPA) [17] immunhämatologisch charakterisiert.

Der IVBT wurde mit dem Thrombostat 4000® (VDG, Seon, jetzt Baxter) unter Verwendung folgenden Ansatzes durchgeführt: 300 µl Serum (Patientenplasma; Spenderplasma als Kontrolle) plus 700 µl Citratblut von Cross-match-positiven Spendern. Nach 30 min Inkubation bei Raumtemperatur wurde der IVBT in seiner Standardversion durchgeführt [7]. Als Meßparameter wurde das Blutungsvolumen (BV) für die Auswertung herangezogen.

Mittels Durchflußzytometrie (Cytoron, Ortho Diagnostics) wurde in identischen Testansätzen wie für den IVBT der Prozentsatz CD-62 (GMP-140) positiver Thrombozyten bestimmt (Anti-CD-62, Ortho Diagnostics).

Ergebnisse und Diskussion

7 der 12 Plasmen mit HPA-1a(PL^{A1})-Antikörpern führten zu einer deutlichen und signifikanten Hemmung des IVBT (Abb. 1). Die daraus abzuleitende Störung der primären Hämostase korrelierte nicht mit dem Antikörpertiter. Allerdings wurden die höchsten Titer bei Seren von PTP gemessen, die auch alle drei mit einer maximalen Hemmung des IVBT einhergingen (Abb. 2). Dagegen wurde mit den HLA-antikörperhaltigen Plasmen mit Ausnahme von zwei eine Aktivierung des IVBT ausgelöst (Abb. 3). Diese zwei Plasmen bewirkten wie plättchenspezifische Antikörper eine deutliche Hemmung des IVBT. Die daraufhin durchgeführte immunhämatologische Nachuntersuchung ergab thrombozytenspezifische Antikörper gegen Glykoprotein Ib/IX, wie sie bei Immunthrombozytopenien festgestellt werden können. Tatsächlich ergaben Rückfragen in der Klinik in einem der beiden Fälle eine Immunthrombozytopenie. Die fragliche Aktivierung der primären Hämostase durch HLA-antikörperhaltige Plasmen erwies sich im übrigen nicht als spezifisch, da die gleichen Veränderungen mit den Plasmen polytransfundierter Patienten ohne Nachweisbarkeit von HLA-Antikörpern ausgelöst wurden.

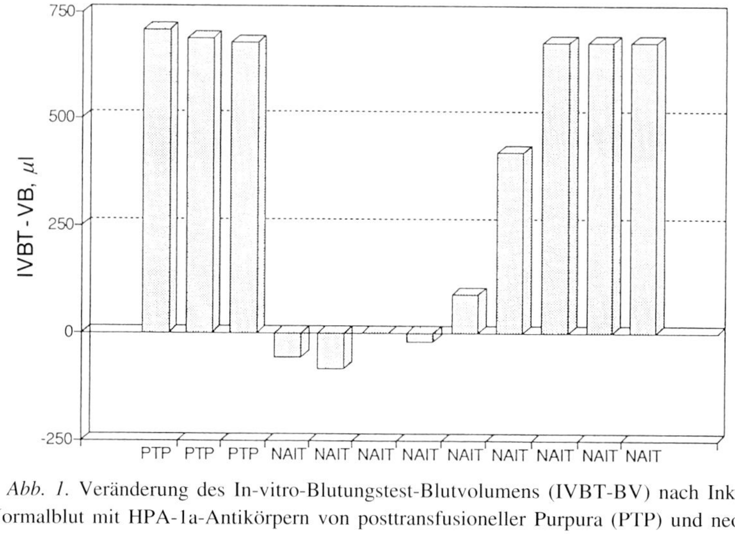

Abb. 1. Veränderung des In-vitro-Blutungstest-Blutvolumens (IVBT-BV) nach Inkubation von Normalblut mit HPA-1a-Antikörpern von posttransfusioneller Purpura (PTP) und neonataler Immunthrombozytopenie (NAIT).

HLA-antikörperhaltige wie -freie Plasmen ergaben auch anhand der Untersuchung auf Exprimierung von GMP-140 keinen Hinweis auf vermehrte Aktivierung der Thrombozyten. Dagegen dürfte die Hemmung des IVBT durch plättchenspezifische Antikörper Folge einer vorausgegangenen Plättchenaktivierung sein, da der Prozentsatz CD-62-positiver Zellen signifikant zunahm.

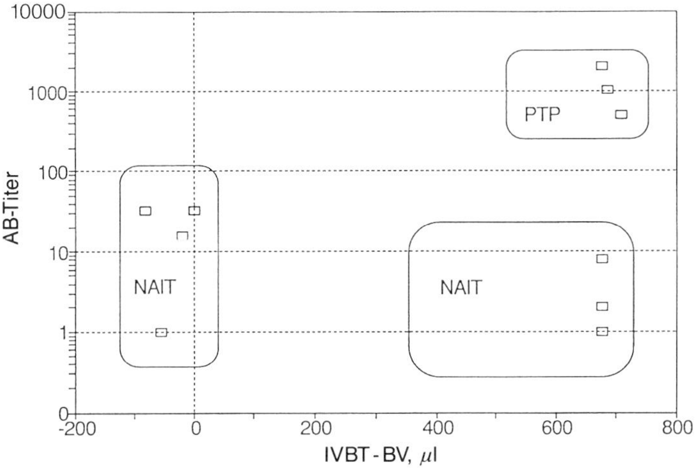

Abb. 2. Veränderung des IVBT-BV in Abhängigkeit vom Titer der thrombozytenspezifischen Antikörper von PTP und NAIT.

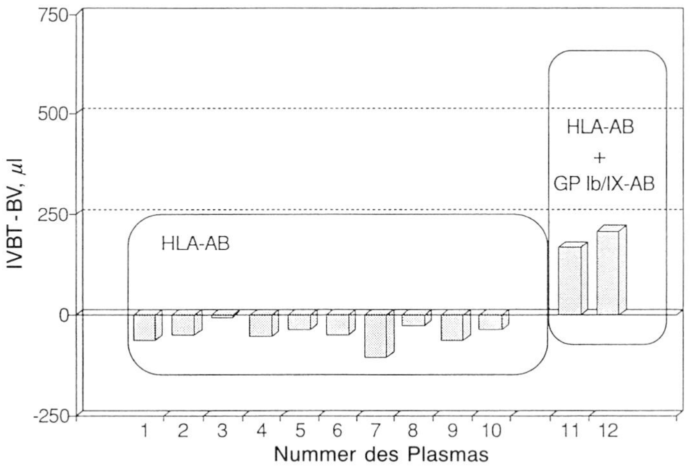

Abb. 3. Veränderung des IVBT-BV nach Inkubation von Normalblut mit polyspezifischen HLA-Antikörpern.

Zusammenfassend läßt sich schlußfolgern, daß plättchenspezifische Antikörper in vivo die Plättchen aktivieren und infolgedessen zu deren Funktionsminderung führen, die sich allerdings im IVBT nicht immer nachweisen läßt. Da HLA-Antikörper offensichtlich keinen relevanten Einfluß auf die Thrombozytenfunktion, zumindest unter den gewählten Bedingungen, zu haben scheinen, ist der angewandte IVBT nicht als Kompatibilitätstest geeignet.

Summary

The influence of platelet-specific and HLA antibodies on primary hemostasis was investigated by the in vitro bleeding test (IVBT). Seven of 12 plasmas with HPA-1a (PL^{A1}) antibodies and two with antibodies against glycoprotein Ib/IX significantly inhibited the IVBT of normal cross-match-positive donor blood. This correlated with an increase of GMP-140 on the platelets determined by flow cytometry. Therefore the inhibition of the IVBT was interpreted to be due to rapid platelet activation by platelet-specific antibodies followed by an irreversible loss of function. In contrast, with HLA antibodies neither activation nor inhibition of the platelet function could be proven.

Literatur

1 Kratzer MAA, et al: Haemostasis 1985;15:363–370.
2 Kratzer MAA, et al: Haemostasis 1985;15;357–362.
3 Kretschmer V, et al: Thromb Res 1989;56:593–602.
4 Kretschmer V, et al: Transfus Sci 1993;14:27–34.
5 Dietrich G, et al: Infusionstherapie 1990;17:212–213.
6 Dietrich G, et al: Infusionstherapie 1990;17:214–216.
7 Dietrich G, et al: Labmed 1993;17:317–323.
8 Cines DB, et al: Blood 1979;53:567–577.
9 van Leeuwen EF: Vox Sang 1984;47:280–289.
10 Ryu T, et al: J Lab Clin Med 1990;116:91–99.
11 Mueller-Eckhardt C, et al: Thromb Diath Haemostas 1971;25:379–380.
12 Heinrich D, et al: J Haematol 1977;35:441–452.
13 Cosgrove LJ, et al: Immunol Cell Biol 1988;66:69–77.
14 Christie DJ, et al: J Lab Clin Med 1993;121:437–443.
15 Terasaki PI, et al: Nature 1964;204:998–1000.
16 Schneider W, et al: Blut 1981;43:389–392.
17 Kiefel V, et al: Blood 1989;73:2219–2223.

Prof. Dr. Volker Kretschmer
Abteilung für Transfusionsmedizin und Gerinnungsphysiologie
Klinikum der Philipps-Universität
Conradistraße
D-35033 Marburg (Deutschland)

Sibrowski W, Stangel W, Wegener S (Hrsg): Transfusionsmedizin 1993/94.
Beitr Infusionsther Transfusionsmed. Basel, Karger, 1994, vol 32, pp 225 – 228

Eine einzelne Basensubstitution ist verantwortlich für die Entstehung des «privaten» Thrombozytenalloantigens Sr^a und führt zum Molekulargewichtspolymorphismus des Glykoproteins IIIa

H. Kroll, S. Santoso, R. Kalb, M. Böhringer, M. Walka, V. Kiefel, C. Mueller-Eckhardt

Institut für Klinische Immunologie und Transfusionsmedizin, Justus-Liebig-Universität Gießen, Deutschland

Einleitung

Auf dem Thrombozytenmembran-Glykoprotein (GP) IIIa sind verschiedene immunogene Polymorphismen bekannt, die für die Krankheitsbilder der neonatalen Alloimmunthrombozytopenie (NAIT) und der posttransfusionellen Purpura sowie für den Refraktärzustand gegenüber Thrombozytentransfusionen von Bedeutung sind (Zw, Yuk). Wir konnten kürzlich eine NAIT durch Antikörper gegen das erste «private» Alloantigen auf Thrombozyten, Sr^a beschreiben [1]. In vorangehenden Untersuchungen wurde das Epitop dem nach proteolytischer Spaltung entstehenden, membranständigen 66-kDa-Fragment des GP IIIa zugeordnet. Mit der Möglichkeit, thrombozytäre mRNA mittels der Polymerase-Kettenreaktion (PCR) zu analysieren, konnte die molekulargenetische Grundlage zahlreicher Plättchenalloantigensysteme aufgeklärt werden [2]. In allen bislang bekannten Fällen führt die Substitution eines einzelnen Nukleotids zum Austausch einer Aminosäure im Protein, der seinerseits für die Ausprägung des Antigensystems verantwortlich ist [3]. Die vorliegende Studie sollte die biochemischen und molekularen Eigenschaften des Srª-Antigens näher charakterisieren.

Material und Methoden

Thrombozytäre RNA wurde aus EDTA-Blut isoliert [4] und mit reverser Transkriptase in cDNA überführt. Mittels PCR wurden zwei cDNA-Segmente amplifiziert (56–698, 1666–2237). Die PCR-Produkte wurden in Plasmid-Vektor (pGEM-5Zf, Promega Biotech) subkloniert und anschließend sequenziert (Sequenase 2.0, USB).

Allelspezifische Rekombinanten von GP IIIa wurden hergestellt, indem DNA-Fragmente mit dem Sr-Polymorphismus zunächst in einen Klonierungsvektor (mit der gesamten GP-IIIa-cDNA) und anschließend in einen Expressionsvektor (pcDNA/NEO, ITC) überführt wurden (Abb. 1). Der Expressionsvektor wurde in COS-7-Zellen transfiziert [5]. Nach metabolischer Markierung mit ^{35}S-Methionin wurde GP IIIa aus COS-Zellysaten mit Anti-Sr^a bzw. Anti-Zw^a immunpräzipitiert. Die Präzipitate wurden in 7,5% SDS-PAGE aufgetrennt.

Ergebnisse und Diskussion

Die Amplifizierung von zwei Regionen der für das membranständige 66-kDa-Fragment von GP-IIIa-kodierenden DNA-Sequenz ergab zwei Segmente mit 642 bzw. 571 Basenpaaren Länge. Die Sequenzierung des zweiten Segmentes (1666–2237) eines Sr^a–positiven Spenders zeigte eine C-T-Substitution in Position 2004. Die Assoziation des DNA-Polymorphismus mit dem Srª-Phänotyp konnte durch allelspezifische Oligonukleotidhybridisierung mit genomischer DNA von 6 Sr^a-positiven und 10 Sr^a-negativen Individuen bestätigt werden. Über die Expression von rekombinantem GP IIIa wurde nachgewiesen, daß der aus der Basensubstitution resultierende Aminosäureaustausch Arg_{636} gegen Cys direkt für die Formation des Srª-Epitops verantwortlich ist (Abb. 1). Mit Anti-Sr^a konnte GP IIIa nur von jenen Zellen präzipitiert werden, die mit der Srª-Sequenz, nicht jedoch mit der Sr^b-Sequenz transfiziert waren. Bei Präzipitation mit Anti-Zw^a zeigte GP IIIa aus Sr^a-positiven COS-Zellen ein geringfügig höheres Molekulargewicht als aus Sr^a-negativen Zellen. Die Analyse Biotin-markierter Sr-heterozygoter Thrombozyten führte zur gleichen Beobachtung. Nach Deglykosylierung

Abb. 1. Prinzip der Herstellung allelspezifischer Rekombinanten des GP-IIIa-Gens und der anschließenden Transfektion in Säugerzellen zur Expression des GP-IIIa-Moleküls. Im Plasmidvektor (pGEM-5Zf, Promega Biotech) wurde das PCR-Produkt (1666–2237) mit der polymorphen Region kloniert. Anschließend wurde mit den Restriktionsenzymen Mlu I und Afl II ein Segment (1782–2085) ausgeschnitten und in den Klonierungsvektor (Bluescript) mit der kompletten GP-IIIa-cDNA (1–3665) überführt. Das zu ersetzende DNA-Fragment war zuvor mit den gleichen Restriktionsenzymen entfernt worden. Die gesamte GP-IIIa-cDNA wurde dann in die Eco-RV-Schnittstelle des Expressionsvektors (pcDNA/NEO) ligiert. Nach Transfektion der COS-Zelle wurde eine metabolische Markierung mit ^{35}S-Methionin durchgeführt und GP IIIa immunpräzipitiert.

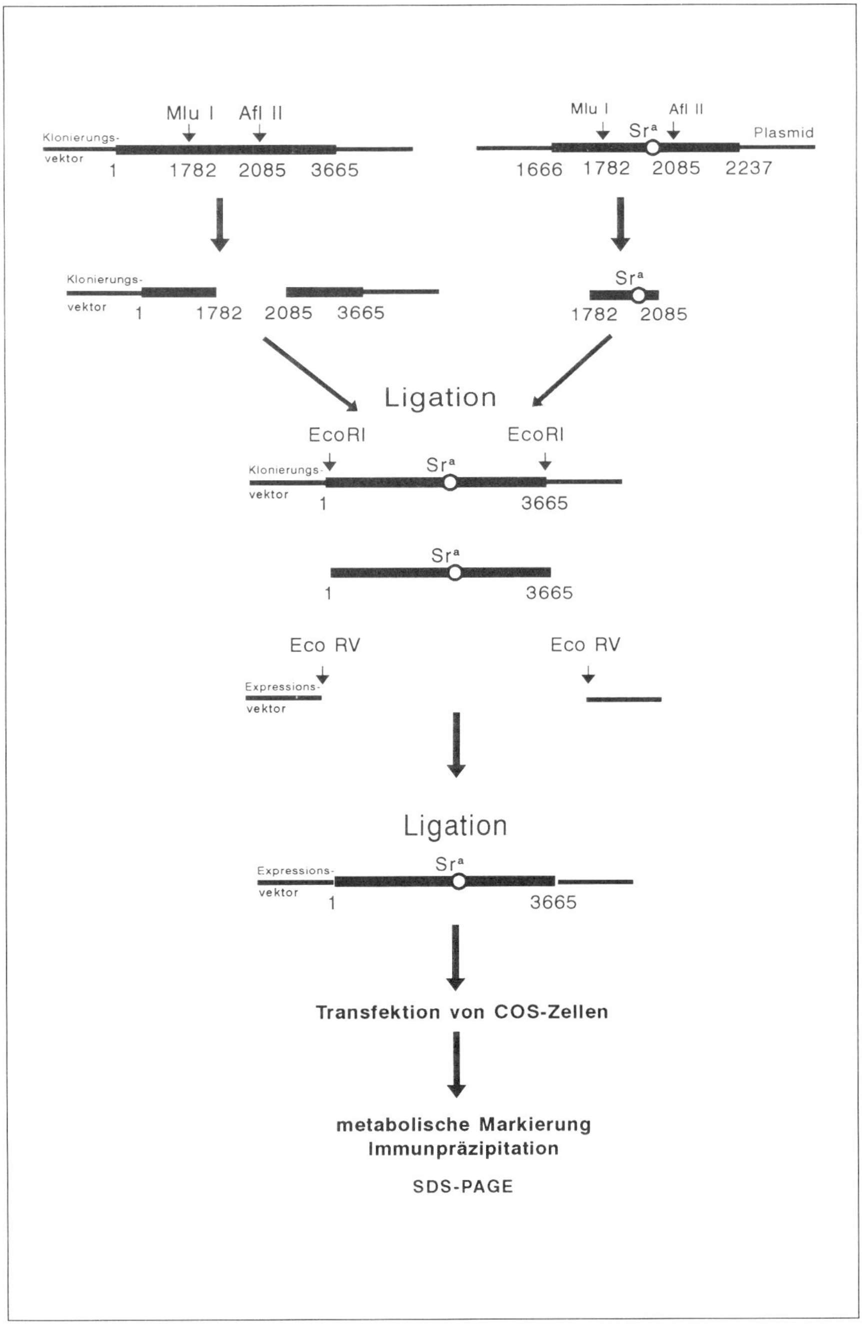
Mlu I
Afl II
Klonierungs-
vektor
1
1782
2085
3665
Mlu I
Afl II
Sr^a
Plasmid
1666
1782
2085
2237
Klonierungs-
vektor
1
1782
2085
3665
Sr^a
1782
2085
Ligation
EcoRI
EcoRI
Klonierungs-
vektor
Sr^a
1
3665
Sr^a
1
3665
Eco RV
Eco RV
Expressions-
vektor
Ligation
Expressions-
vektor
Sr^a
1
3665
Transfektion von COS-Zellen
metabolische Markierung
Immunpräzipitation
SDS-PAGE

von GP IIIa (Endo H) entsprach das Molekulargewicht bei Sr^{a}-positiven dem Sr^{a}-negativer Individuen. Wir folgern daraus, daß der Molekulargewichtspolymorphismus durch andersartige Glykosilierung hervorgerufen wird.

Funktionsuntersuchungen und Expressionstudien mit Sr^{a}-positiven Thrombozyten konnten belegen, daß der gefundene strukturelle Unterschied weder eine Beeinträchtigung der Aggregationsfähigkeit noch quantitative Differenzen der Antigenexpression zur Folge hat.

Mit der Möglichkeit, Säugerzellen mit allelspezifischen Rekombinanten von Plättchenmembranproteinen zu transfizieren, ergeben sich neue Perspektiven für die Gewinnung von Testzellen mit definierten Antigenmustern zum Nachweis thrombozytärer Alloantikörper.

Summary

Some of the genetic polymorphisms of the platelet membrane glycoproteins (GP) IIIa are known to be responsible for alloantibody formation (Zw, Yúk). These antibodies may be involved in neonatal alloimmune thrombocytopenia, posttransfusion purpura, and sometimes in the state of refractoriness to platelet transfusion. Recently we described the first 'private' alloantigen on platelets residing on the 66-kDa membrane-bound fragment of GP IIIa. Further molecular genetic studies showed that the Sr polymorphism is associated with a C to T substitution at base 2004 in the GP IIIa gene resulting in an Arg/Cys amino acid dimorphism at position 636. Transfection of COS cells with recombinant forms of GP IIIa cDNA demonstrated that this amino acid dimorphism is responsible for the formation of the Sr^{a} epitope. Furthermore, the Sr^{a} variant of GP IIIa showed a slightly increased molecular weight which is presumably caused by different glycosylation.

Literatur

1 Kroll H, et al: Blood 1990;76:2296–2302.
2 Newman PJ, et al: J Clin Invest 1988;83:1778–1781.
3 Unkelbach K, et al: in Sibrowski W, Stangel W, Wegener S (Hrsg): Transfusionsmedizin 1993/94. Beitr Infusionsther Transfusionsmed. Basel, Karger, 1994, vol 32, pp 214–216.
4 Lyman S, et al: Blood 1990;75:2343–2348.
5 Goldberger A, et al: Blood 1991;78:681–687.

Dr. Hartmut Kroll
Institut für Klinische Immunologie und Transfusionsmedizin
Justus-Liebig-Universität
Langhansstraße 7
D-35385 Gießen (Deutschland)

Sibrowski W, Stangel W, Wegener S (Hrsg): Transfusionsmedizin 1993/94.
Beitr Infusionsther Transfusionsmed. Basel, Karger, 1994, vol 32, pp 229 – 232

RNA-Typisierung granulozytärer NA-Antigene mit Hilfe der PCR-RFLP-Analyse

E.-L. Stein, J. Bux, S. Santoso, R. Kalb, C. Mueller-Eckhardt

Institut für Klinische Immunologie und Transfusionsmedizin, Justus-Liebig-Universität Gießen, Deutschland

Einleitung

Die granulozytenspezifischen Alloantigene NA1 und NA2 bilden das wichtigste Alloantigensystem auf Granulozyten. 1986 konnten Werner et al. [1] zeigen, daß das NA-Epitop auf dem Fc-γ-Rezeptor III(FcRIII; CD16)-1 der Granulozyten liegt. Molekulargenetische Untersuchungen zeigten, daß sich die c-DNA der Allele NA1 und NA2 in 5 Basen unterscheiden [2]. Der FcRIII-2, der nur auf natürlichen Killer-(NK-)Zellen und Makrophagen exprimiert wird, zeigt keinen NA-Polymorphismus. Beide Rezeptoren werden von verschiedenen Genen kodiert, welche sich nur in 9 Basen unterscheiden [2].

Alle serologischen Tests zur Typisierung der NA-Alloantigene sind von monospezifischen Typisierungsseren abhängig, welche nur sehr begrenzt zur Verfügung stehen. Wir entwickelten daher eine neue Methode zur NA-Typisierung mittels Polymerase-Kettenreaktion (PCR) und anschließender Restriktionsfragmentlängen-Polymorphismus-(RFLP-)Analyse aus Granulozyten.

Material und Methoden

Isolierung von Granulozyten: Die Granulozyten wurden aus heparinisiertem Blut gesunder Spender nach der Methode von Bøyum [3] isoliert. *Isolierung von mRNA:* mRNA wurde mit einer modifizierten Methode nach Chomczynski [4] gewonnen. Granulozyten wurden in PBS aufgenommen, in flüssigem Stickstoff eingefroren und mit Guanidinisothiocyanat-Lösung lysiert. Proteine wurden durch eine Phenol-Chloroform-Extraktion entfernt und die RNA mit Alkohol präzipitiert. Das RNA-Pellet wurde in DEPC-behandeltem Wasser gelöst und bei –70 °C gelagert. *DNA-Synthese:* RNA wurde mit SuperScript^{TM}-Reverse-Transkriptase (Gibco) in cDNA umgeschrieben. *Amplifikation der cDNA (PCR):* Die Primer wurden nach der publizierten FcRIII-1-cDNA-Sequenz konstruiert [2]. Primer Pr1 (5'-TCTTTGGTGACTTGTCCA-3') umfaßt die Basen 1–18, Primer Pr2 (5'-GC<u>C</u>AC-

TGCTCTTATTACT-3') erkennt die Basen 824–831. Pr2 schließt zwei Basenaustausche (unterstrichen) zwischen FcRIII-1 und FcRIII-2 ein, die eine spezifische Amplifikation der FcRIII-1-cDNA erlauben. Die Amplifikation erfolgte mittels PCR in einem programmierbaren Heizblock (Biometra, Göttingen, Deutschland). Das PCR-Produkt wurde auf einem 1,4%igen Agarosegel (Biozym, Hameln) analysiert. *RFLP:* Das PCR-Produkt wurde mit Taq-I-Restriktionsendonuklease (Biolabs, Schwalbach, Deutschland) bei 65 °C verdaut und in einem 4%igen NuSieve™-Gel (Biozym, Hameln) analysiert. *Serologische Untersuchungen:* Die NA-Phänotypisierung wurde im Granulozytenimmunfluoreszenztest (GIFT) und im MAIGA-Assay [5] unter Verwendung spezifischer Typisierungsseren durchgeführt.

Ergebnisse

Amplifikation von FcRIII-1-cDNA. Unter Verwendung der Primer Pr1 und Pr2 konnte ein 831 Basenpaare (bp) langes Amplifikat von Granulozyten-cDNA erhalten werden (Abb. 1, Bahnen 2, 3 und 4). Um die Spezifität der PCR-Primer für FcRIII-1 zu prüfen, wurde ein Kontrollansatz mit cDNA aus Lymphozyten mit NK-Zellen und Makrophagen als Träger des FcRIII-2 durchgeführt. Erwartungsgemäß erfolgte keine Amplifikation (Bahn 5).

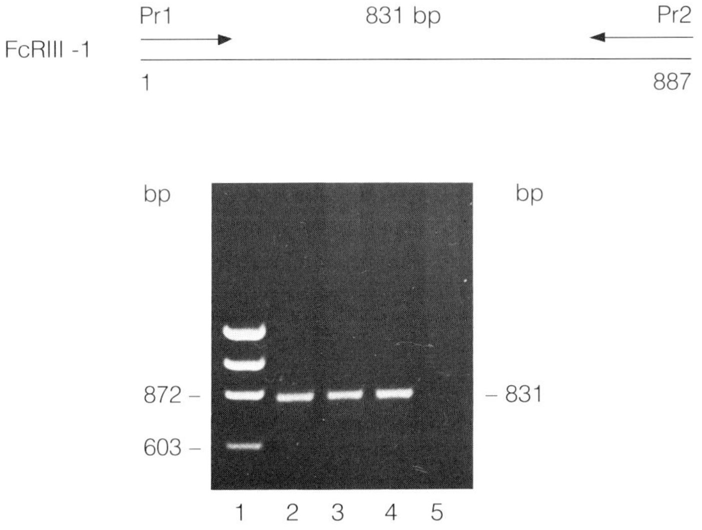

Abb. 1. PCR-Amplifikate von FcRIII-1-cDNA-Fragmenten (831 bp) von Granulozyten (Bahnen 2–4) und Lymphozyten (Bahn 5). Die Analyse erfolgte auf einem 1,4%igen Agarosegel. Bahn 1: φX174 RF DNA Hae-III-Fragmente als Standard.

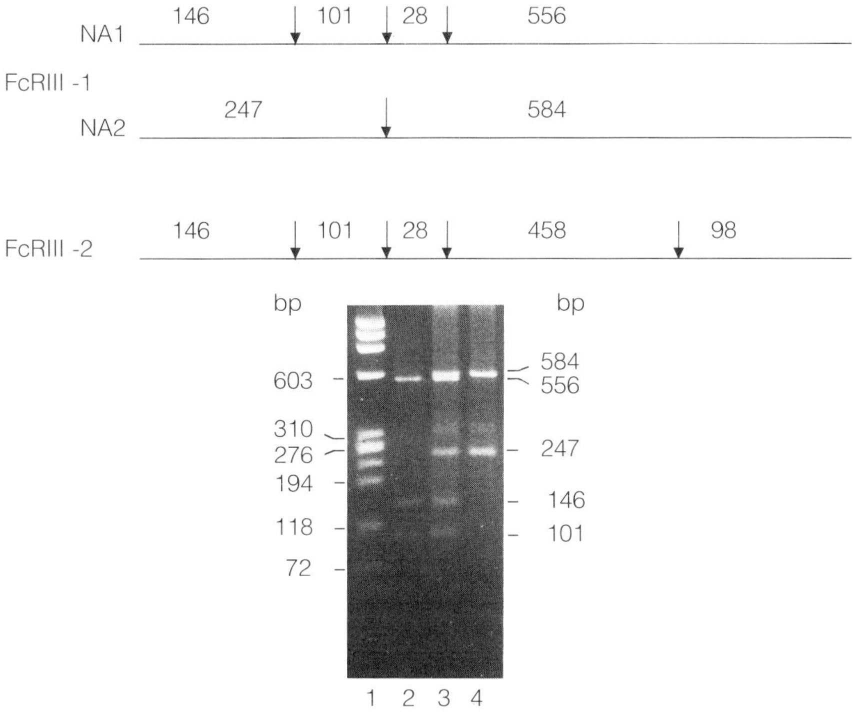

Abb. 2. RFLP-Analyse der 831-bp-PCR-Produkte von NA1/NA1- (Bahn 2), NA1/NA2- (Bahn 3) und NA2/NA2-Individuen (Bahn 4) mit Hilfe Taq I. Bahn 1: φX174 RF DNA Hae-III-Fragmente als Standard.

RFLP-Analyse. Der Restriktionsverdau der erhaltenen PCR-Produkte mit der Restriktionsendonuklease Taq I führte zu einem NA-spezifischen Restriktionsfragmentmuster (Abb. 2). NA1-homozygote Spender zeigten vier Banden (556, 146, 101 und 28 bp, Bahn 2). NA2-homozygote Spender zeigten dagegen nur zwei Banden (584 und 247 bp, Bahn 4), während NA1/NA2-heterozygote Spender alle sechs Banden aufwiesen (584, 556, 247, 146, 101 und 28 bp, Bahn 3). Die für FcRIII-2typischen Restriktionsfragmente (458, 146, 101, 98 und 28 bp) wurden in keinem Fall gefunden.

Vergleich der Ergebnisse der PCR-RFLP-Analyse mit den serologischen Methoden GIFT und MAIGA. Die NA-Genotypisierung der Granulozyten von 17 unausgewählten, gesunden Spendern zeigte im Vergleich mit den Ergebnissen der Phänotypisierungen im MAIGA bei allen 17 Spendern das gleiche Typisierungsergebnis, während die Untersuchungen im GIFT in 3 Fällen abweichende Ergebnisse aufwiesen.

Diskussion

Bisher hat man NA-Alloantigene ausschließlich serologisch typisiert. Die serologischen Testmethoden sind von der Verfügbarkeit und der Reinheit der Typisierungsseren abhängig. Diese Schwierigkeiten können mit einer Genotypisierung der kodierenden Gene vermieden werden. Die Entwicklung der PCR-RFLP-Analyse wurde dadurch erschwert, daß die Granulozytenpräparation durch NK-Zellen verunreinigt sein kann, deren FcRIII-2 eine fast homologe Sequenz zum FcRIII-1 der Granulozyten aufweist und die Auswertung der RFLP-Analyse erheblich erschwert. Aus diesem Grund haben wir einen FcRIII-1-spezifischen Primer konstruiert. Die Anwendung des Primers führt zur spezifischen Amplifikation von FcRIII-1. Der Vergleich der PCR-RFLP-Typisierung mit der serologischen Typisierung zeigte eine gute Übereinstimmung. Mit der PCR-RFLP-Technik steht jetzt eine zuverlässige Methode zur NA-Genotypisierung zur Verfügung.

Summary

An RNA-based method was developed for genotyping of the granulocyte-specific alloantigens NA1 and NA2. mRNA was isolated from neutrophils and reversely transcribed into cDNA. To avoid coamplification of Fc-γ receptor III-2 in the polymerase chain reaction (PCR), a Fc-γ receptor III-1 sequence-specific primer was employed. Restriction analysis using Taq I led to NA-specific restriction fragment length polymorphism (RFLP) of PCR-amplified cDNA. The results of the PCR-RFLP typing were in good concordance with serological phenotyping by granulocyte immunofluorescence test and the antigen capture assay MAIGA.

Literatur

1 Werner G, et al: in Reinherz EL, et al. (eds): Leukocyte Typing II. New York, Springer, 1986; vol 3, pp 109–121.
2 Ravetch JV, et al: J Exp Med 1989;170:481–497.
3 Bøyum A: Scand J Clin Lab Invest 1968; suppl 97:77–89.
4 Chomczynski P, et al: Analyt Biochem 1987;162:156–159.
5 Bux J, et al: Transf Med 1993;3:157–162.

Dr. J. Bux
Institut für Klinische Immunologie und Transfusionsmedizin
Justus-Liebig-Universität
Langhansstraße 7
D-35385 Gießen (Deutschland)

Sibrowski W, Stangel W, Wegener S (Hrsg): Transfusionsmedizin 1993/94.
Beitr Infusionsther Transfusionsmed. Basel, Karger, 1994, vol 32, pp 233 – 236

Immunoassays zur Bestimmung der Glykoproteinspezifität, des Serumgehalts und der Bindungsstellenzahl von granulozytären Antikörpern

J. Bux, B. Kober, M. Sohn, C. Mueller-Eckhardt

Institut für Klinische Immunologie und Transfusionsmedizin, Justus-Liebig-Universität Gießen, Deutschland

Einleitung

Der Nachweis und die Charakterisierung von granulozytären Auto- und Alloantikörpern ist Voraussetzung für die Diagnose von Auto- und Allo-/Isoimmunneutropenien und Transfusionsreaktionen, die durch granulozytäre Antikörper ausgelöst werden. In den letzten Jahren haben wir deshalb die klassischen Verfahren des Granulozytenimmunfluoreszenztests (GIFT) und -agglutinationstests (GAT) zum Antikörpernachweis um Verfahren zur Bestimmung des Serumgehalts und der Anzahl der Bindungsstellen sowie der Glykoproteinspezifität ergänzt. Die Verfahren und ihre Anwendung werden im folgenden dargestellt.

Material und Methoden

Granulozytenisolierung: Granulozyten werden nach einer modifizierten Methode von Böyum [1] aus dem Blut gesunder Spender isoliert und mit 1%iger Paraformaldehydlösung fixiert.

MAIGA (monoclonal antibody-specific immobilization of granulocyte antigens): Ob eine Bindung der Antikörper an die gut charakterisierten Glykoproteine Fc-l-Rezeptor III (FcRIII) und den Leukozytenadhäsionskomplex CD11b/CD18 der Granulozytenmembran erfolgte, wurde mit Hilfe des kürzlich beschriebenen glykoproteinspezifischen ELISA «MAIGA» untersucht [2]. Isolierte Granulozyten werden mit monoklonalen Antikörpern, die gegen den FcRIII oder den CD11b/CD18-Komplex gerichtet sind, inkubiert, gewaschen und anschließend mit Triton X-100 lysiert. In mit Anti-Maus-Antikörpern beschichteten Kunststoffröhrchen werden die von den monoklonalen Antikörpern erkannten Membranmoleküle immobilisiert. Befinden sich in den Serumproben Antikörper, die ebenfalls an das immobilisierte Membranmolekül binden, werden diese nach Zugabe enzymmarkierter Anti-Human-Antikörper mittels Lumineszenztechnik nachgewiesen.

Antikörperbindungsstellen und Serumgehalt granulozytärer Antikörper: Die Bestimmung erfolgte nach dem kürzlich beschriebenen Verfahren [3]. Nach Inkubation der Granulozyten mit den zu untersuchenden Seren werden die Zellen gewaschen und die gebundenen Antikörper eluiert (Säure-elution). Das Vorliegen einer vollständigen Elution wird im GIFT überprüft. Die eluierte Immunglobulin-IgG-Menge wird in einem Sandwich-ELISA durch Mitführen eines IgG-Standards quantitativ bestimmt. Eine vorausgehende Ultrazentrifugation (100 000 × *g* für 1 h) der Seren entfernt Immunkomplexe und -aggregate und ermöglicht eine Bestimmung der Anzahl der Antikörperbindungsstellen. Sie beruht auf der Bestimmung der von einer bestimmten Granulozytenzahl nach Zugabe steigender Serummengen maximal eluierbaren IgG-Menge. Aus der Zahl der eluierten Granulozyten und aus der Menge IgG je Zelle kann die Bindungsstellenzahl berechnet werden, wenn man davon ausgeht, daß 1 fg IgG 4000 IgG-Molekülen entspricht.

Ergebnisse

Im quantitativen Sandwich-ELISA wurden in Seren von gesunden Blutspendern 5,3 ± 1,47 fg IgG/Granulozyt bestimmt, in Seren von Alloantikörperträgern (Anti-NA1, -NA2, -NB1, -5b, -HLA und -MART) schwankten die Werte zwischen 20 und 140 fg IgG/Granulozyt. In Seren von Patienten mit primärer Autoimmunneutropenie wurden zwischen 20 und 78 fg IgG/Granulozyt gemessen. Im Gegensatz zu diesen Seren zeigten 8 von 10 Seren von Patienten mit Felty-Syndrom nach Ultrazentrifugation keine erhöhten Werte an eluierbarem IgG mehr. Erwartungsgemäß ließen sich von Granulozyten von Patienten mit paroxysmaler nächtlicher Hämoglobinurie nach Inkubation mit NA-spezifischen Alloantikörpern nur zwischen 0 und 5,8 fg IgG eluieren.

In Tabelle 1 sind die Zahlen für die Bindungsstellen, die für verschiedene granulozytäre Antikörper ermittelt wurden, aufgelistet.

Mit Hilfe des MAIGA-Assays konnten NA-spezifische Antikörper auch in Seren identifiziert werden, die mehrere granulozytären Antikörper enthielten

Tab. 1. Antikörperbindungsstellen

	Antikörperspezifität	Bindungsstellen
Monoklonale Antikörper		
Klon		
CLB-FcR-gran 1	Fc-γ-Rezeptor III	196 000 ± 14 000
2E1	Fc-γ-Rezeptor II	27 000 ± 13 000
W6/32	HLA-Klasse I	139 000 ± 50 000
Humane Alloantikörper		
Anti-NA1/Anti-NA2		173 000 – 188 000
Anti-NB1		36 000 – 318 000
Anti-5b		44 000 – 65 000

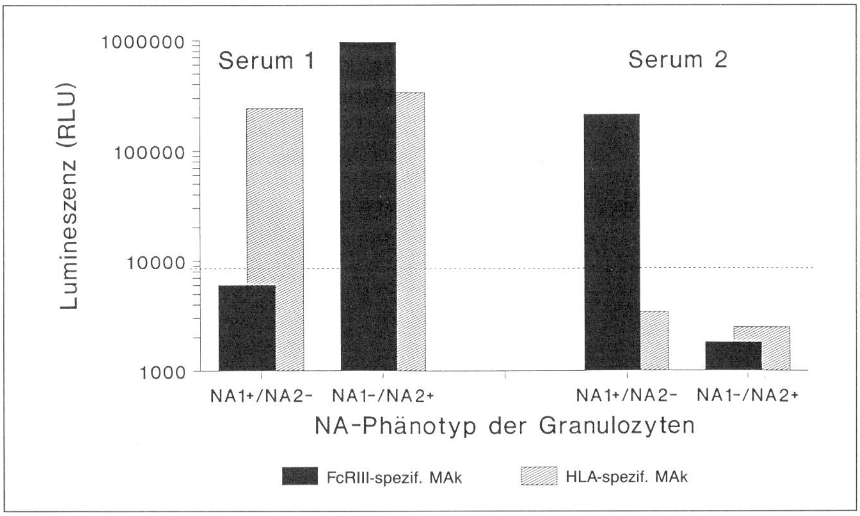

Abb. 1. Nachweis von NA-spezifischen Alloantikörpern im MAIGA-Assay. Die Serumproben enthalten zusätzlich HLA-Antikörper (Serum 1) oder noch nicht näher identifizierte granulozytäre Antikörper (Serum 2). In der Antikörpersuche (GIFT, GAT) waren beide Seren breitreaktiv und zeigten keine Spezifität für ein bekanntes granulozytäres Alloantigen. MAk = monoklonale Antikörper; gestrichelte Linie = Cutoff.

(Abb. 1). Ferner erlaubte der MAIGA-Assay eine Zuordnung der Antikörperepitope zu Glykoproteinen der Granulozytenmembran. So konnten in 17 von 30 Seren von Patienten mit Autoimmunneutropenie Antikörper gegen den FcRIII und in 6 Antikörper gegen den Leukozytenadhäsionskomplex CD11b/CD18 nachgewiesen werden. 3 Seren mit zunächst nicht näher spezifizierbaren Alloantikörpern enthielten Isoantikörper gegen den FcRIII, da sie unabhängig vom NA-Phänotyp der Testzellen mit dem immobilisierten FcRIII reagierten und die Granulozyten der Antikörperträgerzellen den Phänotyp NA «Null» aufwiesen.

Diskussion

Der quantitative Sandwich-ELISA und der MAIGA-Assay ermöglichen es, den Gehalt granulozytärer Antikörper im Serum zu quantifizieren und die klinisch sehr wichtigen NA-Antikörper auch in solchen Seren sicher zu identifizieren, die mehrere granulozytäre Antikörper enthalten. Ferner eröffnen beide Methoden die Möglichkeit, durch Bestimmung der Bindungsstellenzahl und der Glykoproteinspezifität bislang unbekannte Antigene zu entdecken.

Summary

For the characterization of granulocyte antibodies an antigen capture assay and a method based upon quantitative determination of eluted IgG were developed. These assays allowed the quantitation of granulocyte antibodies in sera, the determination of their binding sites and their glycoprotein specificity, and the identification of NA-specific antibodies in sera containing mixtures of granulocyte antibodies.

Literatur

1 Bøyum A: Scand J Clin Lab Invest 1968; suppl 97:77–89.

2 Bux J, et al: Br J Haematol 1992;82:20–25.

3 Bux J, et al: Transfus Med 1993;3:157–162.

Dr. J. Bux
Institut für Klinische Immunologie und Transfusionsmedizin
Justus-Liebig-Universität Gießen
Langhansstraße 7
D-35385 Gießen (Deutschland)

Sibrowski W, Stangel W, Wegener S (Hrsg): Transfusionsmedizin 1993/94.
Beitr Infusionsther Transfusionsmed. Basel, Karger, 1994, vol 32, pp 237 – 239

Zwei Modifikationen des MAIPA-Assays zum Nachweis thrombozytärer Antikörper

V. Kiefel, S. Scheld, E. Freitag, H. Kroll, C. Mueller-Eckhardt

Institut für Klinische Immunologie und Transfusionsmedizin, Justus-Liebig-Universität Gießen, Deutschland

Einleitung und Methodik

Der «monoclonal antibody immobilization of platelet antigens»-Assay (MAIPA) zum Nachweis thrombozytärer Antikörper beruht auf der enzymimmunologischen Lokalisation der Antikörperbindung an thrombozytäre Glykoproteine der intakten Thrombozytenmembran unter Verwendung glykoproteinspezifischer monoklonaler Antikörper [1]. In der ursprünglich publizierten Form wurden Testthrombozyten mit dem zu untersuchenden Serum und mit einem monoklonalen Antikörper inkubiert, der das interessierende Zielantigen, das später selektiv untersucht werden soll, «markiert». Die Testthrombozyten werden dann gewaschen und in einem detergenshaltigen Puffer (Triton X-100) solubilisiert. Durch Zentrifugation werden ungelöste Bestandteile entfernt und das Lysat auf eine Mikrotiterplatte pipettiert, deren Oberfläche mit Ziege-Anti-Maus-IgG beschichtet ist. Nach einer Inkubationsphase kann das Solubilisat aus den Vertiefungen der Mikrotiterplatte ausgewaschen werden. Humane Antikörper, die zuvor mit dem immobilisierten Glykoprotein reagierten, können dann mit konventioneller ELISA-Technik unter Verwendung peroxidasemarkierter Antikörper nachgewiesen werden. Mittlerweile wurde diese Technik auch zur Bestimmung von Antikörpern gegen Granulozyten [2], Endothelzellen [3], Lymphozyten [4] und Erythrozyten [5] verallgemeinert. Nach umfangreicher Anwendung des MAIPA-Assays traten jedoch zwei technische Probleme auf, deren Ursachen inzwischen geklärt werden konnten und durch technische Modifikationen [6] der ursprünglich publizierten Technik beseitigt wurden.

Ergebnisse und Diskussion

Falsch-positive Resultate durch Anti-Maus-Ig

Bei einer größeren Anzahl von Seren, die teilweise von Normalpersonen stammten, traten positive Reaktionen auf, die sich in anderen plättchenserologischen Testverfahren nicht reproduzieren ließen. Eine experimentelle Analyse des Problems führte zu folgender Erklärung für seine Entstehung: Die «Problemseren» enthalten mit Maus-IgG reagierende Antikörper, die durch Reaktion mit dem im Test verwendeten monoklonalen Antikörper die falsch-positiven Reaktionen bewirken. Zur vollständigen Beseitigung des Problems waren zwei Lösungen denkbar:

1. Die Testthrombozyten werden getrennt mit den zu untersuchenden Seren und dann mit dem monoklonalen Antikörper inkubiert (in dieser Reihenfolge!).

2. Die zu untersuchenden Seren werden zunächst mit Maus-IgG vorinkubiert und dann im MAIPA-Assay analysiert. Bei der experimentellen Überprüfung konnte das durch Anti-Maus-Ig bedingte Artefakt mit beiden Techniken vollständig beseitigt werden.

IgM-MAIPA

Bei Untersuchung eines Anti-Pl(A1)-Antikörpers der Klasse IgM fiel auf, daß ein positives Signal im MAIPA-Assay auch nach Zugabe eines «falschen», nicht gegen den GP-Komplex IIb/IIIa gerichteten monoklonalen Antikörpers zu beobachten war. Es kam zu einer Reaktion sogar dann, wenn man den immobilisierenden monoklonalen Antikörper wegließ. Systematische Experimente führten dann zu folgender Hypothese über die Entstehung dieses Phänomens: Ziege-Anti-Maus reagiert unter den Bedingungen der Standardkonfiguration des MAIPA-Assays [1] auch mit humanem IgM. Ursache dafür ist möglicherweise eine Verformung des Anti-Maus-IgG nach Adsorption auf der Kunststoffoberfläche der Mikrotiterplatte mit der Folge einer Veränderung der Spezifität (Anti-Maus-IgG → Anti-Maus-IgG + Anti-Human-IgM). Die aufgrund dieser Vorstellung entwickelte Modifikation beseitigte das Phänomen vollständig: Testthrombozyten werden nach der Serumphase mit dem monoklonalen Antikörper und biotinmarkiertem Anti-Maus-IgG inkubiert. So findet die gestörte Reaktion zwischen Anti-Maus-IgG und monoklonalem Antikörper in Suspension und nicht auf der Kunststoffoberfläche der Mikrotiterplatte statt. Zur Immobilisierung der GP-Ak-Komplexe werden die Vertiefungen der Mikrotiterplatte mit Streptavidin beschichtet. Dieser «Streptavidin-Biotin-MAIPA» kann ohne Einbuße an Empfindlichkeit auch zur Bestimmung thrombozytärer Antikörper der Klasse IgG und IgA eingesetzt werden.

Summary

The monoclonal antibody immobilization of platelet antigens assay (MAIPA), published in 1987, is now used by many laboratories for detection of platelet antibodies. False-positive results were observed with sera containing anti-mouse IgG and in cases where MAIPA was employed to characterize platelet-specific antibodies of the IgM class. Modifications of MAIPA which completely eliminate these artifacts are described.

Literatur

1 Kiefel V, et al: Blood 1987;70:1722–1726.
2 Bux J, et al: Transfus 1993;3:157–162.
3 Giltay JC, et al: Br J Haematol 1990;75:557–560.
4 Santoso S, et al: Hum Immunol 1990;25:237–246.
5 Petty AC, et al: Vox Sang 1993;65:309–315.
6 Kiefel V: Transfus Med 1992;2:181–188.

Priv.-Doz. Dr. med. Volker Kiefel
Institut für Klinische Immunologie und Transfusionsmedizin
Justus-Liebig-Universität
Langhansstraße 7
D-35385 Gießen (Deutschland)

Sibrowski W, Stangel W, Wegener S (Hrsg): Transfusionsmedizin 1993/94.
Beitr Infusionsther Transfusionsmed. Basel, Karger, 1994, vol 32, pp 240 – 243

Nachweis thrombozytenspezifischer Alloantikörper bei HLA-sensibilisierten hämatologisch-onkologischen Patienten

M. Schnaidt, D. Wernet, G. Mayer, H. Northoff

Abteilung für Transfusionsmedizin mit Blutbank, Universität Tübingen, Deutschland

Nachweis und Definition thrombozytenspezifischer Antikörper bei polytransfundierten Patienten, die breit reagierende oder multispezifische HLA-Antikörper aufweisen, war mit Plättchen-Antiglobulin-Testen kaum oder nur unter aufwendigen Bedingungen möglich. Aufgrund von ausbleibendem Thrombozytenanstieg nach HLA-ausgewählten Einzelspenden oder wegen unterschiedlicher Reaktion von Seren bei Testung gegen Lymphozyten und Thrombozyten wurde eine Häufigkeit plättchenspezifischer Antikörper bei polytransfundierten Patienten von etwa 20% angenommen [1, 2].

Mit den neu entwickelten glykoproteinspezifischen Testverfahren sind die Schwierigkeiten beim Nachweis und der Definition von Plättchenantikörpern in Antikörpergemischen weitgehend überwunden. Dennoch werden sowohl Häufigkeit als auch Spezifitäten nicht übereinstimmend beschrieben [3–5].

Ziel unserer Untersuchungen war es, mit dem MAIPA-Assay, einem glykoproteinspezifischen Enzymimmuntest, Häufigkeit und Spezifität von Plättchenalloantikörpern bei polytransfundierten Patienten mit breiter HLA-Sensibilisierung zu bestimmen.

Patienten und Methoden

Seren von 59 Patienten mit hämatologisch-onkologischen Erkrankungen, die bei Routineuntersuchungen im Lymphozytotoxizitätstest (LCT) mindestens 50% positive Reaktionen gegen 30 unausgewählte, HLA-typisierte Panelzellen aufwiesen und bei denen im Plättchenimmunfluoreszenztest [6] das Vorliegen thrombozytenreaktiver Antikörper bestätigt wurde, wurden im MAIPA [7] auf plättchenspezifische Alloantikörper gegen die Antigensysteme HPA-1, HPA-3 und HPA-5 untersucht. Zur Immobilisierung der Glykoproteinkomplexe IIb/IIIa und Ia/IIa wurden die monoklonalen Antikörper P2 und Gi9 (Dianova) verwendet.

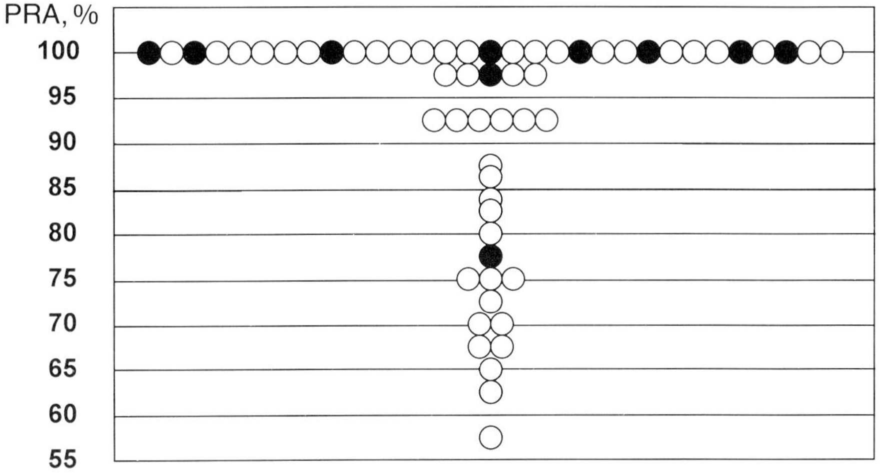

Abb. 1. HLA-Sensibilisierungsrate, ausgedrückt in Prozent panelreaktiver Antikörper (PRA), und Plättchenalloantikörper (●) von 59 Patienten zum Zeitpunkt der Untersuchung im MAIPA.

Ergebnisse und Diskussion

Bei 10 von 59 Patienten (17%) konnten thrombozytenspezifische Alloantikörper nachgewiesen werden. Betrachtet man bei diesen Patienten die HLA-Sensibilisierungsrate, dann finden sich 9 der 10 Plättchenalloantikörper in Seren, die im LCT mit über 95% der Panelzellen reagieren (Abb. 1). Da die Ursache hierfür eine Vorimmunisierung durch Schwangerschaften sein könnte, wurden die Patienten in Frauen und Männer bzw. Kinder unterteilt. Aus Tabelle 1 ist ersichtlich, daß der Anteil an Frauen (n = 31) und Männern/Kindern (n = 28) unter den untersuchten Patienten annähernd gleich groß ist, und daß die Plättchenalloantikörper gleichmäßig auf beide Gruppen verteilt sind. Auch in den Antikörperspezifitäten besteht bei den hoch-HLA-immunisierten Patienten kein Unterschied zwischen Frauen und Männern bzw. Kindern. In beiden Gruppen finden sich 4 HPA-1b-Antikörper, je einmal kombiniert mit Anti-HPA-3a, und bei einem Patienten Anti-HPA-3a allein. Eine Ausnahme bezüglich Spezifität und HLA-Immunisierungsrate stellt der im Serum einer Patientin nachgewiesene HPA-5b-Antikörper dar. Retrospektiv war dieser Plättchenalloantikörper als einziger vor Beginn der Transfusionsbehandlung und ohne zusätzliche HLA-Antikörper nachweisbar. Anamnestisch ergaben sich bei dieser Patientin keinerlei Hinweise auf frühere Bluttransfusionen, sie hatte jedoch 7 Schwangerschaften.

Transfusionsinduzierte Plättchenalloantikörper fanden wir somit ausschließlich bei Patienten, die gleichzeitig multispezifische HLA-Antikörper aufweisen.

Tab. 1. Häufigkeit und Spezifität von Plättchenalloantikörpern in Abhängigkeit von HLA-Immunisierung und Geschlecht

Geschlecht	HLA-Immunisierung, % PRA	Anzahl	Plättchenantikörper		Spezifitäten Anti-HPA-1b	Anti-HPA-1b+3a	Anti-HPA-3a	Anti-HPA-5b
Frauen	> 95	22	4	5 (16%)	3	1	0	0
n = 31	< 95	9	1		0	0	0	1
Männer/Kinder	> 95	14	5	5 (18%)	3	1	1	0
n = 28 (16/12)	< 95	14	0		0	0	0	0
Patienten gesamt	> 95	36	9[a]	10 (17%)	6	2	1	0
n = 59	< 95	23	1[b]		0	0	0	1

PRA = Panelreaktive Antikörper.
[a] 25%.
[b] 4%.

Die Häufigkeit beträgt bei diesen hoch-HLA-immunisierten Patienten nach unseren Ergebnissen 25% (9/36). Die nachgewiesenen Antikörperspezifitäten (8 Anti-HPA-1b, 3 Anti-HPA-3a) lassen vermuten, daß Transfusionen überwiegend die Bildung solcher Plättchenalloantikörper auslösen, die durch fetomaternale Inkompatibilität nur äußerst selten induziert werden.

Ein Grund für die von anderen Autoren [3–5] teilweise unterschiedlich angegebenen Häufigkeiten und Spezifitäten bei polytransfundierten Patienten dürfte in der Patientenauswahl zu suchen sein, denn nach unseren Ergebnissen nimmt die relative Häufigkeit von Plättchenalloantikörpern ab, wenn mehr Patienten mit weniger breiter oder ohne HLA-Immunisierung in die Untersuchung einbezogen werden. Mit der von uns getroffenen Auswahl übergehen wir dagegen Patienten, die schwangerschaftsinduzierte Plättchenantikörper aufweisen, aber unter Transfusionstherapie keine HLA-Antikörper bilden.

Summary

Alloimmunization to the platelet-specific antigen systems HPA-1, -3 and -5 was studied in 59 multitransfused patients (31 females, 16 males, 12 children) with haematologic-oncologic disorders. All patients tested had broad-reacting or multispecific HLA antibodies. Of these, 10 (17%) were found to have additional platelet-specific alloantibodies. With respect to HLA sensitization, 9 out of

10 platelet-specific alloantibodies were found in sera which showed HLA antibodies reacting with more than 95% of unselected panel cells. Determination of antibody specificity revealed 6 patients with anti-HPA-1b, one patient with anti-HPA-3a, and 2 patients with anti-HPA-1b combined with anti-HPA-3a. One patient had anti-HPA-5b; in retrospect, only the HPA-5b antibody was demonstrable before the beginning of transfusion therapy and before HLA sensitization.

Literatur

1 Pegels JG, et al: Br J Haematol 1982;52:59–68.
2 Brand A, et al: Vox Sang 1988;54:160–166.
3 Kickler T, et al: Transfusion 1990;30:622–625.
4 Santoso S, et al: in Kretschmer V, Stangel W, Sachs V (Hrsg): Transfusionsmedizin 1989/90. Beitr Infusionsther. Basel, Karger, 1990, vol 26, pp 153–156.
5 Godeau B, et al: Br J Haematol 1992;81:395–400.
6 Schneider W, et al: Blut 1981;43:389–392.
7 Kiefel V, et al: Blood 1987;70:1722–1726.

Dr. Martina Schnaidt
Abteilung Transfusionsmedizin
Universität Tübingen
Calwerstraße 7
D-72076 Tübingen (Deutschland)

Sibrowski W, Stangel W, Wegener S (Hrsg): Transfusionsmedizin 1993/94.
Beitr Infusionsther Transfusionsmed. Basel, Karger, 1994, vol 32, pp 244 – 246

Anti-Ko^a als Ursache der neonatalen Alloimmunthrombozytopenie

H. Kroll[a], *W. Muntean*[b], *V. Kiefel*[a], *A. Giptner*[a], *C. Schlüter*[a], *S. Santoso*[a], *C. Mueller-Eckhardt*[a]

[a] Institut für Klinische Immunologie und Transfusionsmedizin, Justus-Liebig-Universität Gießen, Deutschland
[b] Universitäts-Kinderklinik Graz, Österreich

Einleitung

Die neonatale Alloimmunthrombozytopenie (NAIT) wird durch mütterliche Immunisierung gegen ein fetales, vom Vater geerbtes Plättchenantigen hervorgerufen. In den meisten Fällen sind die Antigene Zw^a (Pl^{A1}, HPA-1a) und Br^a (HPA-5b) beteiligt, während die Immunisierung gegen andere Merkmale weitaus seltener beobachtet wird [1, 2]. Das Ko-Antigensystem mit den Antigenen Ko^a (11,8%) und Ko^b (99,8%) ist auf der N-terminalen Domäne des Membranglykoproteins (GP) Ib lokalisiert [3–5]. Antikörper gegen die Ko-Antigene wurden vornehmlich in Seren polytransfundierter Patienten gefunden [3, 6]. Da diese Antikörper im Thrombozytenagglutinationstest nachweisbar sind, wurde bislang angenommen, daß sie gewöhnlich der IgM-Klasse angehören und deshalb eine diaplazentare Übertragung auf den Feten nicht stattfindet [4]. Im internationalen Schrifttum ist die NAIT durch Anti-Ko^a nur in Einzelfällen bekannt [7].

Wir beobachteten ein Neugeborenes gesunder Eltern mit deutlichen klinischen Zeichen einer hämorrhagischen Diathese und über 2 Monate andauernder Thrombozytopenie.

Material und Methoden

Das mütterliche und das kindliche Serum wurde auf das Vorliegen thrombozytärer Antikörper im Thrombozytenagglutinationstest [4], im Plättchenadhäsions-Immunfluoreszenztest (PAIFT; FITC-markiertes Anti-Human-IgG zur Detektion) [8] und im MAIPA [9] mit monoklonalen Antikörpern gegen die GP-Komplexe IIb/IIIa (Gi5), Ia/IIa (Gi9) und Ib/IX (FMC 25) untersucht. Testthrombozyten zum Nachweis von Antikörpern gegen den GP-Komplex Ib/IX sowie mütterliche und väterliche Thrombozyten wurden zur Verwendung im MAIPA nach der Isolierung aus EDTA-Blut mit Zusatz von 50 mg/l Leupeptin gelagert.

Ergebnisse und Diskussion

Die Untersuchung des mütterlichen Serums im MAIPA mit Testthrombozyten und im Kreuztest mit väterlichen Thrombozyten war zunächst negativ. Bei Verwendung kryokonservierter Thrombozyten konnte im Thrombozytenagglutinationstest und im PAIFT ein Antikörper der Spezifität Anti-Ko[a] im mütterlichen und im kindlichen Serum nachgewiesen werden. Bei Verwendung der elterlichen Zellen, die in Leupeptin gelagert waren, konnten die Antigene des Ko-Systems im MAIPA untersucht und der Vater als Ko[a]-positiv typisiert werden. Der Fall zeigt, daß IgG-Antikörper der Spezifität Anti-Ko[a] auch schwerwiegende Verläufe der NAIT auslösen können. Für den Nachweis von Antikörpern gegen die Ko-Antigene sind der Thrombozytenagglutinationstest und der PAIFT unter Verwendung frisch isolierter oder kryokonservierter Thrombozyten geeignet. Da das Ko-Antigensystem auf dem Glycocalicin-Anteil des GP Ib_{alpha} lokalisiert ist, der während der Plättchenlagerung durch eine endogene, Ca^{2+}-abhängige Protease abgespalten wird (Abb. 1) [10], entging der mütterliche Antikörper im MAIPA-Test mit

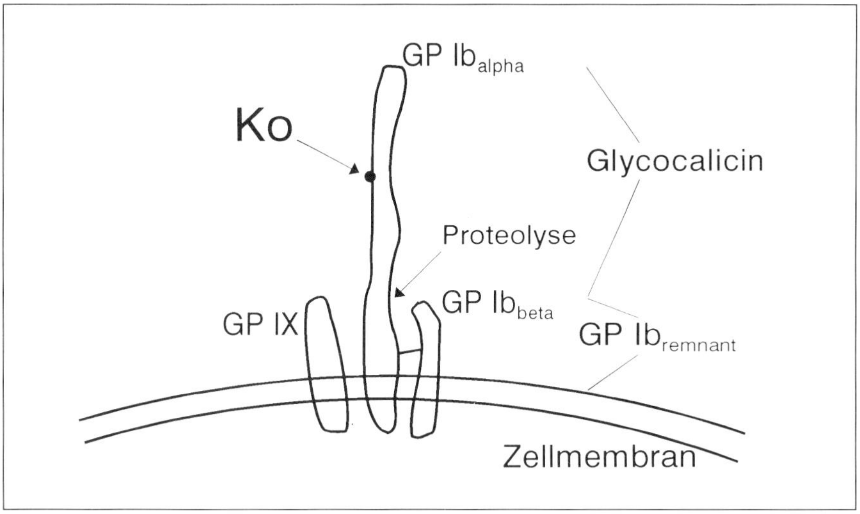

Abb. 1. Schematische Darstellung der Lokalisation des Ko-Antigensystems auf dem Glycocalicin-Fragment des GP-Komplex Ib/IX.

gelagerten Thrombozyten zunächst dem Nachweis. Für die Identifizierung von Antikörpern gegen den GP-Komplex Ib/IX (z.B. Anti-Ko^a) ist deshalb von besonderer Bedeutung, den proteolytischen Verlust des Glycocalicin-Fragmentes des GPIb-Moleküls bei Isolierung und Lagerung der Thrombozyten zu verhindern.

Summary

Neonatal alloimmune thrombocytopenia (NAIT) is caused by maternal immunization against a paternal antigen on fetal platelets. The antigens mostly involved are Zw^a (Pl^{A1}) and Br^a. The Ko alloantigen system which is localized on the N-terminal region of glycoprotein Ib usually causes antibody formation in polytransfused patients but is only rarely implicated in NAIT. Ko^a antibodies raised in the mother of a thrombocytopenic newborn were shown to be detectable by platelet agglutination and MAIPA assay if the antigen-bearing N-terminal glycocalicin is protected from proteolytic degradation.

Literatur

1 Mueller-Eckhardt C, et al: Lancet 1989;i:363–366.
2 Kaplan C, et al: Br J Haematol 1991;78:425–429.
3 van der Weerdt CM, et al: in Proc 8th Congr Europ Soc Haematol. Vienna, 1961; p 379.
4 Kiefel V, et al: Transfus Med 1993;3:237–242.
5 Kuipers RWAM, et al: Blood 1992;79:283–288.
6 Marcelli-Barge A, et al: Vox Sang 1973;24:1–11.
7 Bizzaro N, Dianese G: Vox Sang 1988;54:112–114.
8 Schneider W, Schnaidt M: Blut 1981;43:389–392.
9 Kiefel V, et al: Blood 1987;70:1722–1726.
10 Wicki N, Clemetson J: Eur J Biochem 1985;153:1–11.

Dr. Hartmut Kroll
Institut für Klinische Immunologie und Transfusionsmedizin
Justus-Liebig-Universität
Langhansstraße 7
D-35385 Gießen (Deutschland)

Sibrowski W, Stangel W, Wegener S (Hrsg): Transfusionsmedizin 1993/94.
Beitr Infusionsther Transfusionsmed. Basel, Karger, 1994, vol 32, pp 247 – 249

Immunisierung gegen ein neues, niedrigfrequentes Alloantigen (Iy) auf dem thrombozytären Glykoprotein Ib/IX als Ursache für einen schweren Fall von neonataler Alloimmunthrombozytopenie

V. Kiefel[a], M. Vicariot[b], C. Breitfeld[a], A. Giptner[a], C. Schlüter[a], M. Böhringer[a], S. Santoso[a], H. Kroll[a], C. Mueller-Eckhardt[a]

[a] Institut für Klinische Immunologie und Transfusionsmedizin, Justus-Liebig-Universität Gießen, Deutschland
[b] Centre Hospitalier Régional et Universitaire de Brest, Unité d'Hémobiologie -Transfusion, Brest, France

Einleitung

Bei der neonatalen Alloimmunthrombozytopenie (NAIT) kommt es zu einer immunologisch bedingten Thrombozytopenie des Neugeborenen, die durch eine Alloimmunisierung der Schwangeren gegen ein thrombozytäres Alloantigen bedingt ist. Meist wird die NAIT durch mütterliche Antikörper gegen das Merkmal Pl^{A1} [1] verursacht. Die auslösenden Antikörper werden üblicherweise unter Verwendung von Panels typisierter Thrombozyten nachgewiesen. Die Entdeckung des ersten Antikörpers gegen ein «privates» Alloantigen auf dem thrombozytären GP IIIa [2] im Zusammenhang mit der Auslösung einer NAIT war allerdings nur unter Verwendung väterlicher Plättchen als Antigen möglich. Um Unsicherheiten bei der Interpretation des plättchenserologischen Crossmatches durch HLA-Antikörper und Isoagglutinine zu vermeiden, hat es sich bewährt, das mütterliche Serum gegen die thrombozytären Glykoproteine IIb/IIIa, Ib/IX, Ia/IIa im MAIPA-Assay zu untersuchen. Diese Strategie hat in der Zwischenzeit zur Entdeckung weiterer niedrigfrequenter Alloantigene auf dem thrombozytären GP-Komplex IIb/IIIa geführt [3–7].

Im vorliegenden Fall führte ein besonders schwerer Fall von NAIT zur Entdeckung des ersten niedrigfrequenten thrombozytären Alloantigens, Iy, auf dem GP-Komplex Ib/IX.

Fallbeschreibung

1991 brachte eine 28jährige Frau ein männliches Neugeborenes mit einer extremen Thrombozytopenie (4000 Thrombozyten/µl), einer sonografisch festgestellten zerebralen Blutung und einem periorbitalen Hämatom zur Welt. Ihr 1989 geborenes erstes Kind zeigte dagegen keine Zeichen einer hämorrhagischen Diathese. 1993 wurde im Verlauf einer weiteren Schwangerschaft beim Feten ein großes intrazerebrales Hämatom festgestellt. Die Thrombozytenzahl in einer Blutprobe, die durch Nabelschnurpunktion in der 29. Schwangerschaftswoche gewonnen wurde, betrug 8000/µl.

Immunhämatologische Befunde und Diskussion

Das plättchenserologische Crossmatch im MAIPA-Assay [8] ergab eine starke Reaktion eines IgG-Antikörpers im mütterlichen Serum gegen den GP-Komplex Ib/IX auf den Thrombozyten des Vaters. Dieser Antikörper reagierte dagegen nicht mit GP Ib/IX auf 26 weiteren Testplättchen eines typisierten Thrombozytenpanels. Er reagierte auch nicht mit den Glykoproteinen IIb/IIIa, Ia/IIa auf den Plättchen des Vaters. Im Thrombozytenagglutinationstest konnten keine Antikörper der Spezifität Anti-Ko^a oder Ko^b nachgewiesen werden. Die Reaktion von Anti-Iy ließ sich im Immunoblot unter Verwendung der Thrombozyten des Vaters nicht reproduzieren. In Absorptionsversuchen konnte der Antikörper auch durch trypsinbehandelte Thrombozyten vom Vater absorbiert werden.

Der hier nachgewiesene Antikörper Anti-Iy reagiert mit einem neuen, bisher nicht beschriebenen niedrigfrequenten Alloantigen, das auf dem Glykoproteinkomplex Ib/IX liegt. Während die genaue Lokalisierung der antigenen Determinante für das Iy-Antigen noch nicht ganz geklärt ist, ist immerhin klar, daß sie auf dem membrannahen Anteil unterhalb der proteasesensitiven Stelle liegen muß, an der Trypsin die α-Kette von GP Ib schneidet. Im Unterschied dazu liegen die Ko-Antigene auf dem N-terminalen, membranfernen Anteil des Glykoproteins Ib [9]. Dieser Fall zeigt, daß niedrigfrequente thrombozytäre Alloantigene offenbar nicht auf den GP-Komplex IIb/IIIa beschränkt sind.

Summary

Neonatal alloimmune thrombocytopenia is the consequence of maternal alloimmunization against platelet-specific alloantigens, usually Pl^{A1} or Br^a. The clinical picture is characterized by signs of haemorrhagic diathesis as a result of marked thrombocytopenia. In the last years, rare cases of immunization against 'low-frequency' or 'private' platelet alloantigens on the platelet glycoprotein (GP) complex IIb/IIIa have been found. This is the first report on NAIT due to maternal immunization against a low-frequency platelet alloantigen ('Iy') localized on platelet GP Ib/IX.

Literatur

1 Mueller-Eckhardt C, et al: Lancet 1989;i:363–366.
2 Kroll H, et al: Blood 1990;76:2296–2302.
3 Kekomäki R, et al: Transfus Med 1992;2:27–33.
4 Kekomäki R, et al: Haematol 1993;83:306–310.
5 McFarland J, et al: Blood 1993;81:3318–3323.
6 Simsek S, et al (eds): in Second European Symposium on Platelet and Granulocyte Immunobiology. Book of Abstracts. 1992.
7 Kuijpers RWAM, et al: Blood 1993;81:70–76.
8 Kiefel V, et al: Blood 1987;70:1722–1726.
9 Kuijpers RWAM, et al: Blood 1992;79:283–288.

Priv.-Doz. Dr. med. Volker Kiefel
Institut für Klinische Immunologie und Transfusionsmedizin
Justus-Liebig-Universität
Langhansstraße 7
D-35385 Gießen (Deutschland)

Sibrowski W, Stangel W, Wegener S (Hrsg): Transfusionsmedizin 1993/94.
Beitr Infusionsther Transfusionsmed. Basel, Karger, 1994, vol 32, pp 250 – 255

The Role of Different Histocompatibility Testing Methods for Selection of Related and Unrelated Bone Marrow Donors

M. Oudshoorn, A. van Leeuwen, J. J. van Rood

Europdonor Foundation, University Hospital Leiden, The Netherlands

Introduction

HLA matching is an important factor influencing the outcome of bone marrow transplants. However, the extensive polymorphism of the HLA loci makes it difficult to identify the best matched donor for a patient who lacks an HLA-identical sibling donor. We describe here the immunogenetic considerations to estimate the chance that a donor can be found, what the most economic decision tree is to find a suitable bone marrow donor and, finally, when one or more potential donors have been identified what the best techniques are to select the most suitable donor.

Results and Discussion

In order to estimate the chance that a donor can be found the Bone Marrow Donors Worldwide (BMDW) file should be consulted. The BMDW file comprises all the HLA phenotypes and numbers of potential bone marrow donors from the 29 registries which are available throughout the world. They are mainly from North-Western origin or descent. This can be a problem if you want to transplant a patient from a region in the world which is different such as Africa or Asia. At present there are over 1,500,000 donors of which 25% are DR-typed. About 12% are typed for the ABDR split antigens (in total 175,000 donors). Although these are enormous numbers we are far away of covering the complete polymorphism of the HLA system. The number of AB broad phenotypes which have been found is 59% of the theoretically possible phenotypes, but the number of ABDR split phenotypes, the phenotypes needed before we decide to transplant, is still less than 1% of the possible phenotypes.

It has been argued that not all haplotypes occur and for that reason not all phenotypes could occur. To estimate whether this is indeed true we have analyzed the BMDW file with three different methodologies to estimate not only which haplotypes occur but also their frequency. When using these methodologies to analyze the ABDR broad antigen file one can estimate that the total number of potential theoretically possible haplotypes is 2,360 and that about 80% of the possible haplotypes were identified by the methods applied. In other words, in all likelihood even in the Caucasoid population (the main population of the BMDW file) almost all HLA-ABDR broad haplotypes occur.

Using this information the distribution of the different phenotypes was calculated and grouped into four different classes; Class I: very frequent phenotypes (≥ 1/100); Class II: frequent phenotypes (< 1/100 to ≥ 1/1,000); Class III: rare phenotypes (1/1,000 to ≥ 1/10,000); Class IV: very rare phenotypes (< 1/10,000) 7% of the people have two very frequent haplotypes, and finding a suitable donor for them should be no problem. There are 35% of the people who have either one very frequent and 1 frequent haplotype or 2 frequent haplotypes, and finding a donor for them is nowadays also no problem anymore. Then there is a group of about 46% who has a frequent haplotype or a very frequent haplotype and a rare or a very rare haplotype. For them it will be just pure chance if you would find a donor in one of the donor files. The last group comprises about 12% of the people who have 2 rare or very rare haplotypes. These haplotypes occur in less than 1 in 10,000 persons. Of course such phenotypes could occur in the BMDW file but if they do not occur the chances that a suitable donor which is fully matched can be found for such a patient is almost nil. It is good to know this beforehand. Thus even with a file of 1,500,000 donors it is unlikely that we will find for much more than 50% of our patients suitable donors if we only take the ABDR broad phenotypes into account. That number becomes less than 25% if one looks at the level of the splits.

The most economic decision tree to find a suitable bone marrow donor is depicted in figure 1. If there is a patient in need of a bone marrow transplant the first thing which has to be done is to type the family for HLA-A, -B and -DR. Not only the siblings have to be typed but also the parents and other available family members. Such complete information is needed to define the haplotypes with certainty.

If there is an HLA-identical sibling (a chance of about 30%), a search for an unrelated donor is in general not necessary. When there is no HLA-identical sibling there are two possibilities: either one can find a donor in one of the registries incorporated in BMDW or one cannot. If the phenotype of the patient does not occur in the BMDW file but the patient has one very frequent haplotype, and one very rare with a frequency of less than 1 in 1,000 or 1 in 10,000 individuals, one

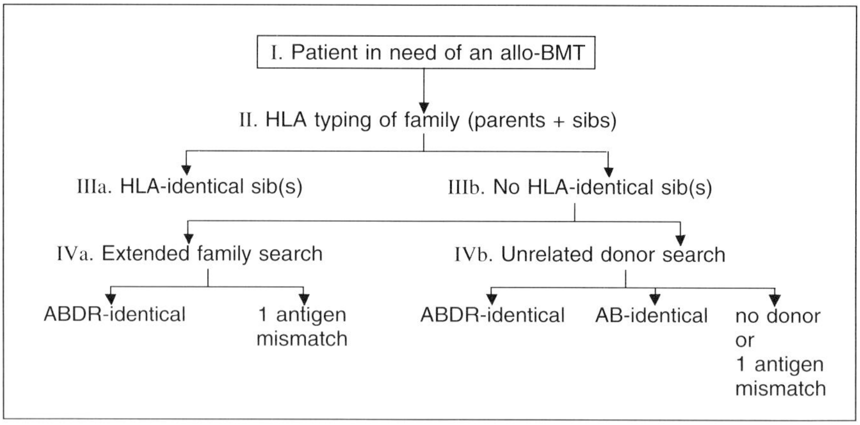

Fig. 1. Decision tree for finding a suitable bone marrow donor for a patient in need of an allogeneic bone marrow transplant.

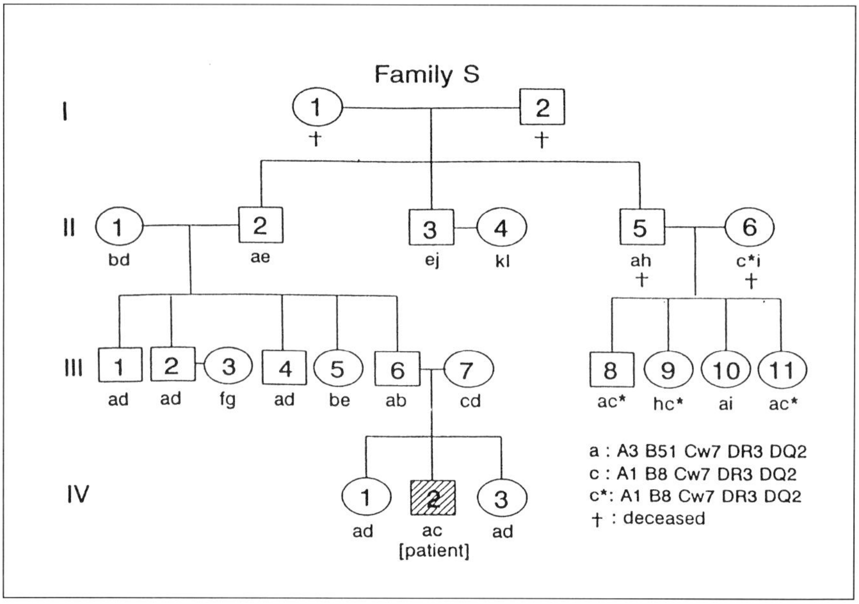

Fig. 2. Family tree showing successful identification of cousins (Nos. 8 and 11) as HLA-compatible bone marrow donors through extended family searching. The patient has got a very frequent haplotype (A1, B8, DR3) and one which is exceedingly rare (A3, B51, DR3). The rare haplotype is followed through the family, and an uncle with the same rare haplotype (A3, B51, DR3) married a woman with the common haplotype (A1, B8, DR3). Two of their offspring, Nos. 8 and 11 which are cousins of the patient, have inherited both the rare and the common haplotype making them phenotypically identical to the patient and thus suitable donors.

should consider to do an extended family search. An example of such a search is given in figure 2. As we have in this manner been able to find suitable donors in 8 out of 10 extended family searches, it is certainly worthwhile to consider this possibility.

If no suitable family donor is available, we have three possibilities: (1) there is an ABDR-identical donor either in a national registry or in the BMDW file; (2) there is no such donor but there are donors which are AB-identical, and here we are confronted with the question what the likelihood is that if we start typing such donors for DR we will find indeed an ABDR-identical donor. If the haplotype we are looking for has a frequency of 1 in 10,000, it follows that chances in finding a really identical donor are very slim indeed. (3) And then, finally, there is the situation in which everything one could do was done, but there is no ABDR-identical donor available. In this case one may consider to accept a one antigen-mismatched donor. In general the consensus is that a genotypically haplotype-identical, one-antigen-mismatched family donor has a better prognosis than an ABDR-matched unrelated donor [1]. If an HLA-A, -B, -DR-identical donor is available, a number of additional tests have to be performed. When an ABDR serologically identical donor is available, there is general consensus that DNA technology should be used to identify the subtypes of the HLA class II antigens, especially of HLA-DR [2]. There is no consensus on the technique which should be used, but there is general agreement that SSO (sequence-specific oligonucleotide) or SSP (sequence-specific primer) in its different variants are the ones which are considered to be the most complete at this moment and the easiest to apply. A technique which has as yet not been introduced routinely in the laboratories but which carries great promise, is automatic sequencing of the nucleotides [3].

The question which of course immediately arises is whether one should also type for DQ and DP. So far there is no hard evidence that DQ or DP are of importance in bone marrow transplantation [4–7]. In our opinion typing by serology or DNA technology should be complemented by functional tests.

In bone marrow transplantation we are confronted with two dominant factors: one is the unchangeable genetically determined histocompatibility antigens for which we can type and the other is the immune system which can be modulated, can be changed, can be removed etc. It is important to keep this in mind; if we want to do an optimal selection of a suitable donor we should not only study genetics but should also determine the immunological repertoire recognizing the histocompatibility differences between donor and recipient.

The standard technique until quite recently was the MLC test. This test has recently been heavily criticized. It was said that in unrelated donor-recipient pairs it was poorly reproducible, does not give suitable information etc. In our own experience, however, in over 80% of the patient-unrelated donor combinations we

Tab. 1. ABDR (DRB)-identical donor/patient pair

MLC	DP	GvHD	Relapse
+	≠	yes?	?
–	≠	?	no?
–	=	?	yes?

obtain an MLC determination which we deem to be reliable. The questions which are still open and need to be answered before this test is abandoned are shown in table 1. If we have an ABDR-identical donor typed for the DRB1 subtypes and for DP we still do not know how this relates to the MLC test and the occurrence of graft-versus-host disease (GvHD) or, the other side of the coin, a relapse of the leukemia; the different possible situations being that the MLC was positive and there is a DP difference: are these the patients who get a GvHD? If the MLC test was negative but there is a DP difference: are these the patients who have no relapse? And the ones in which both the MLC was negative and the DP is identical: are these the patients perhaps who have an uneventful course but do have a relapse? We simply do not know because the data have not been collected.

This does not take away the fact that the modern version of the MLC test, the HTLp, which measures the precursor frequency of cells which are able to produce IL-2 after allogeneic stimulation (HTLp), could help us better to select the best donor. The group in Ulm [8] has published a beautiful study using family donors indicating that there is indeed a very significant correlation between high HTLp frequency and a severe GvHD. These authors do report that there were no DP differences. The data from the Ulm group consisted of patients who had been selected as having an uneventful course or having grade II to III GvHD. A similar study has been done at the Postgraduate Medical School in London by the group of Goldman and co-workers [9] who came to a similar conclusion. In their patient material they noted an overlapping gradient of HTLp frequency also suggesting that a high HTLp frequency is a predictor of severe GvHD. Clearly these are preliminary studies which have to be confirmed.

Another cellular technique which shows great promise is the cytotoxic lymphocyte precursor (CTLp) test as used by Kaminski et al. [10] for assessing the risk for GvHD in patients transplanted with an unrelated donor. These data have in the meantime been confirmed by, for instance, the group in Geneva and here as in the HTLp situation we have to ask what the immunogenetic background was against which we should project these findings. It turned out that many of the patients with a high CTLp frequency had differences for the class I antigens which could only be detected by iso-electric focussing methods [11].

Another aspect of the cellular methods is the importance of the affinity of the T-cell receptor on the T cells recognizing either class II or class I antigens. The heart transplant group in Rotterdam and our group in Leiden with Frans Claas performed a series of studies in which they showed that only CTLp clones which cannot be inhibited by anti-CD8 are really harmful in heart allograft rejection [12]. Whether they are important in bone marrow transplantation remains to be assessed.

What applies to the unrelated donors applies also to the situation where more than one HLA-identical donor is available. In that case HTLp and CTLp techniques should be used to select the best donor.

Summary

Bone marrow transplantation has become the treatment of choice for many hematological malignancies. Approximately 30% of the patients lack an HLA-identical sibling donor, for them alternative donors have to be found. The chances of finding an unrelated donor can be estimated by consulting the Bone Marrow Donors Worldwide file and grouping the patients according to whether they have frequent or rare haplotypes. If the HLA-ABDR split antigens are taken into account, for less than 25% of the patients identical donors can be identified.

In order to select the best matched donor for a patient, sensitive HLA typing techniques should be employed including DNA typing techniques, but for optimal selection of a suitable donor one should not only study genetics but also determine the immunological repertoire recognizing the histocompatibility differences between donor and recipient. Several promising cellular techniques such as the HTLp and CTLp test have recently become available and should also be used to select the best donor.

Acknowledgement

This work was supported by the J.A. Cohen Institute for Radiopathology and Radiation Protection (IRS).

References

1 Anasetti C, et al: Human Immunol 1990;29:79–91.
2 Tiercy JM, et al: Proc Natl Acad Sci USA 1991;88:7121–7125.
3 Versluis LF, et al: Human Immunol 1993;38:277–283.
4 Kato Y, et al: Transplantation 1991;52:374–386.
5 Gaschet J, et al: J Clin Invest 1993;91:12–20.
6 Pawelec G, et al: Transpl Proc 1987;19:2741–2743.
7 Petersdorf EW, et al: Blood 1993;81:1923–1932.
8 Theobald M, et al: N Engl J Med 1992;327:1613–1617.
9 Schwarer AP, et al: Lancet 1993;341:203–205.
10 Kaminski E, et al: Transplantation 1989;48:608–613.
11 Batchelor JR, et al: Transpl Proc 1991;23:1711–1712.
12 Ouwehand AJ, et al: Transplantation 1993;56:1223–1229.

M. Oudshoorn, PhD, Europdonor Foundation, Bldg. 1 E3-Q,
University Hospital Leiden, POB 9600, 2300 RC Leiden (The Netherlands)

Sibrowski W, Stangel W, Wegener S (Hrsg): Transfusionsmedizin 1993/94.
Beitr Infusionsther Transfusionsmed. Basel, Karger, 1994, vol 32, pp 256 – 260

Neue Möglichkeiten der Spenderauswahl für die Knochenmark- und Organtransplantation durch HLA-Typisierung aus genomischer DNA[1]

A. Lattermann, M. Schoppet, G. Mueller-Eckhardt

Institut für Klinische Immunologie und Transfusionsmedizin, Justus-Liebig-Universität Gießen, Deutschland

Durch die Anwendung molekularbiologischer Techniken für die HLA-Typisierung wird zunehmend deutlich, daß die serologische Bestimmung von HLA-Klasse-II-Antigenen häufiger als erwartet zu falschen Resultaten führt. Die Fehlerquote wird auf bis zu 30% geschätzt [1]. Die heute mögliche Präzision bei der HLA-Klasse-II-Typisierung aus genomischer DNA hat darüber hinaus die Frage aufgeworfen, ob diese zur Sicherung der Kompatibilität zwischen Empfänger und Spender im Vergleich zur gemischten Lymphozytenkultur (MLC) besser geeignet ist.

Material und Methoden

120 Blutproben von Organ- und Knochenmarkempfängern sowie von deren Familienangehörigen wurden sowohl serologisch [2] als auch für Klasse-II-Merkmale aus genomischer DNA HLA-typisiert. Für die Bestimmung der Allele des DRB1-, DQB1- und DPB1-Genlokus mit der SSO-Technik [3] (11. IHW, Internationaler Histokompatibilitäts-Workshop 1991) wurde genomische DNA [4] mit lokusspezifischen Primern amplifiziert und mit sequenzspezifischen Oligonukleotiden hybridisiert. Als Referenz dienten EBV-transformierte lymphoblastoide B-Zellinien (10. IHW). Die sogenannte «nested PCR» wurde zusätzlich für die Bestimmung der DRB1-Allele eingesetzt [5].

Ergebnisse und Diskussion

120 potentielle Organ- und Knochenmarkempfänger, und wenn möglich auch deren Familien, wurden sowohl serologisch als auch für Klasse-II-Merkmale aus

[1] Unterstützt durch die Deutsche Forschungsgemeinschaft (DFG Mu 725/1-4).

genomischer DNA HLA-typisiert. Die Bedeutung der HLA-DNA-Typisierung im Vergleich zur serologischen Klasse-II-Typisierung für Untersuchungen im Rahmen der Suche nach einem Knochenmarkspender sowie für die Organtransplantation soll anhand einiger ausgewählter Beispiele aufgezeigt werden.

Im Rahmen der Suche nach einem verwandten Knochenmarkspender für eine an einer chronisch lymphatischen Leukämie (CLL) erkrankte Patientin wurde aufgrund der serologischen HLA-Typisierung bei der Patientin eine Rekombination zwischen dem B- und DR-Lokus angenommen (Abb. 1). Daraufhin kam kein Geschwister als Knochenmarkspender in Betracht. Durch DNA-Typisierung konnte die vermutete B/DR-Rekombination nicht bestätigt werden (Abb. 1). Somit ist die Patientin mit ihrer Schwester HLA-genotypisch identisch. Die im Anschluß an die DNA-Typisierung durchgeführte gemischte Lymphozytenkultur war, wie erwartet, sowohl in Abstoßungsrichtung als auch in Graft-versus-host-(GVH)-Richtung negativ. Danach bestehen gute Voraussetzungen für eine allogene Knochenmarktransplantation zwischen dieser Schwester und der Patientin.

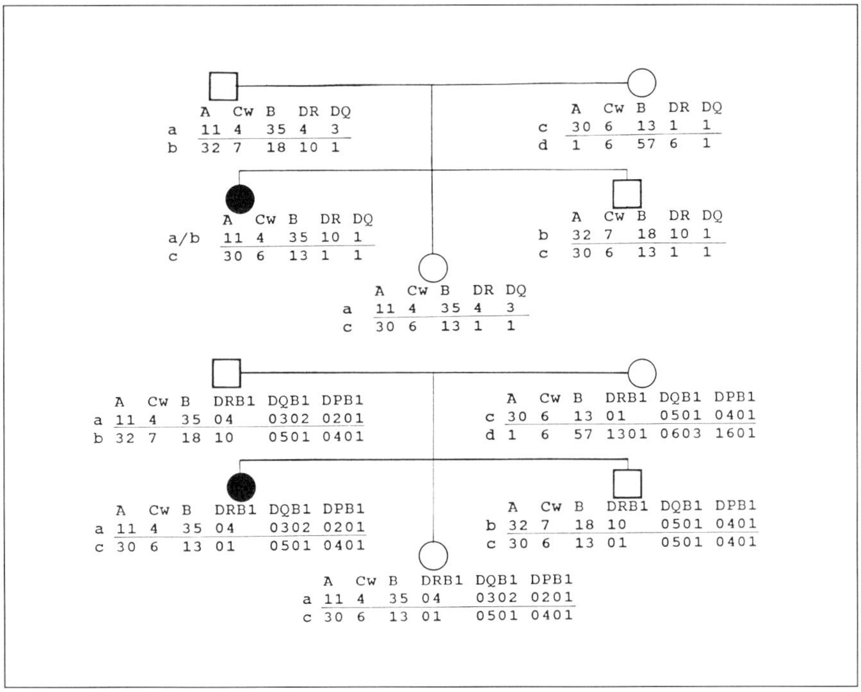

Abb. 1. Stammbaum einer Familie mit einer an chronisch lymphatischer Leukämie erkrankten Patientin. Oben: serologische Typisierung; unten: DNA-Typisierung.

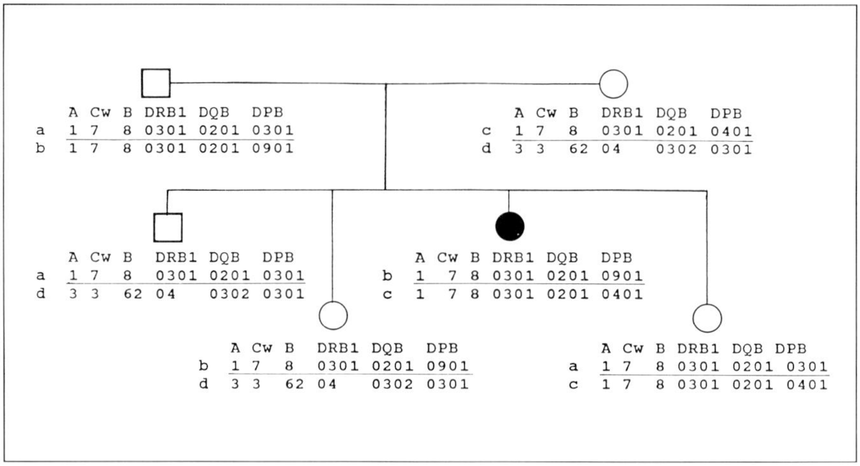

Abb. 2. Stammbaum einer Familie mit einer an sekundärer akuter myeloischer Leukämie erkrankten Patientin.

In einer weiteren Familie erkrankte die zweitjüngste Tochter nach einem Non-Hodgkin-Lymphom an einer sekundären akuten myeloischen Leukämie (Abb. 2). Durch serologische HLA-Typisierung war bei dem Vater auf allen HLA-Genloci (HLA-A, -B, -C, -DR, -DQ) lediglich ein Antigen nachweisbar, wodurch eine Bestimmung der vererbten Haplotypen nicht eindeutig möglich war. Die DPB1-Typisierung aus genomischer DNA ließ eine Unterscheidung der ansonsten identischen Haplotypen zu. Danach ist die Patientin mit ihrer jüngsten Schwester in einem Haplotyp genotypisch identisch (Haplotyp c), eine mit Ausnahme des DPB1-Alleles phänotypische Übereinstimmung findet sich auf dem zweiten Haplotyp (Haplotyp a bzw. b). Die MLC zwischen der Patientin und dieser Schwester war in Abstoßrichtung, wahrscheinlich aufgrund der HLA-DP-Differenz, schwach positiv, in GVH-Richtung negativ. Die vor etwa 12 Wochen durchgeführte Knochenmarktransplantation verlief bis zum jetzigen Zeitpunkt ohne Komplikationen.

Bei einem Dialysepatienten konnte durch serologische HLA-Typisierung lediglich ein DR-Antigen nachgewiesen werden. Die serologische Untersuchung beider Elternteile ließ vermuten, daß bei dem Patienten eine Homozygotie auf dem HLA-DR-Lokus vorliegt (Abb. 3). Im Gegensatz dazu konnten durch Klasse-II-Typisierung aus genomischer DNA bei dem Patienten zwei DRB1-Allele gefunden werden. Damit im Einklang steht der Nachweis zweier DQB1-Allele, 0201 und 0301. Dieser Befund führte zu einer Revision der väterlichen Haplotypen (Abb. 3). Der Haplotyp a des Vaters A3-Cw1-B56 ist demnach nicht, wie aufgrund serologischer Ergebnisse vermutet wurde, mit dem Allel DRB1 0301, sondern mit dem

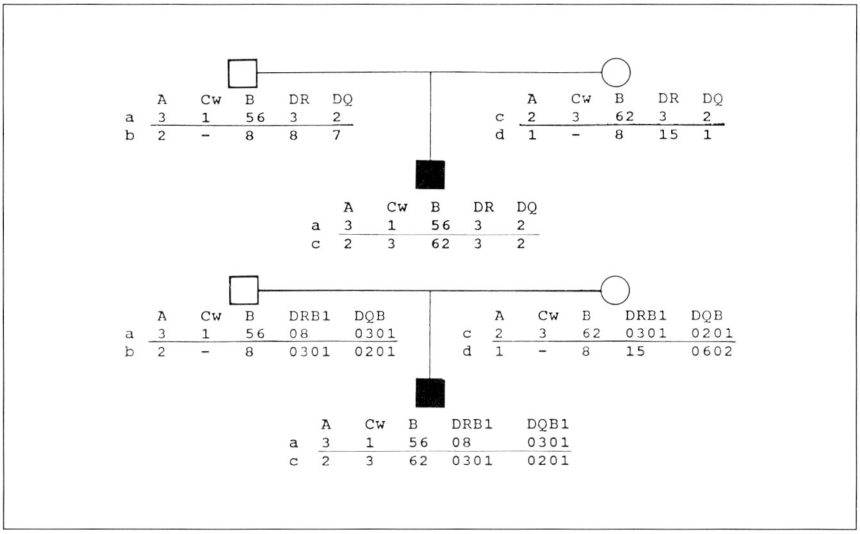

Abb. 3. Stammbaum einer Familie mit einem Dialysepatienten. Oben: serologische Typisierung; unten: DNA-Typisierung.

Allel DRB1 08 assoziiert. Die so verifizierte Heterozygotie des Patienten erhöht die Chance wesentlich, ein HLA-kompatibles Spenderorgan zu erhalten.

Insgesamt lag die Fehlerrate bei der serologischen DR-Typisierung mit 13/120 Untersuchungen bei 10,8%. Dies betraf in 6 Fällen die serologische Fehltypisierung des DRB1-Allels 1303 als DR12. Bei zwei Patienten konnte das Antigen DR4 serologisch nicht nachgewiesen werden. Die DNA-Subtypisierung dieser Antigene ergab die Allele DRB1 0402 und 0407. Weiterhin konnte festgestellt werden, daß serologisch häufig dann ein Antigen nicht erfaßt wird, wenn bei den untersuchten Personen beide Antigene der DR52-assoziierten Gruppe angehören, z.B. DR13 neben DR8, oder bei Personen, bei denen seltene DR-DQ-Assoziationen nachgewiesen werden konnten.

Diese Beispiele zeigen, daß insbesondere bei Patienten, bei denen aufgrund schlechter Zellqualität oder aufgrund geringer Zellzahlen im peripheren Blut eine serologische Typisierung nicht möglich ist oder schwer interpretierbare Ergebnisse liefert, die HLA-Typisierung aus genomischer DNA zu eindeutigen Resultaten führt. Besonders wichtig erscheint die DNA-Typisierung bei allen hämatologischen Patienten, wenn die Möglichkeit einer Knochenmarktransplantation in Erwägung gezogen wird. Die MLC sollte immer durch eine DNA-Typisierung des DRB1-, DQB1- und DPB1-Genlokus ergänzt werden. Auch bei Dialysepatienten, insbesondere bei den serologisch «homozygot» typisierten, sollte eine Bestimmung der Klasse-II-Merkmale aus genomischer DNA vorgenommen werden, da die Chance eines homozygoten Patienten, ein HLA-kompatibles Organ zu erhalten, wesentlich geringer ist als die eines heterozygot typisierten Patienten.

Summary

For one year we determined HLA class II antigens from all patients with renal and haematological disorders and their healthy family members both by using serological methods and DNA typing (SSO, SSP). The rate of discrepancies between the results of serological DR typing and DRB1 typing was 10.8% (13/120). We were able to demonstrate that DNA typing for class II antigens leads to definite results even for patients with a poor cell quality or with lymphocytopenia where serological typing is often impossible. Furthermore, DNA typing from patients with haematological disorders is very important, especially if a bone marrow transplantation is considered. In addition to MLC testing, DRB1, DQB1 and DPB1 typing should be carried out for the patient and the potential donor. DNA typing is also recommended for patients waiting for a kidney transplantation particularly if they were serologically typed as 'homozygous', as the chance to receive an HLA-compatible organ is much higher for a heterozygous individual.

Literatur

1 Opelz G, et al: Lancet 1991;338:461–463.
2 Vartdal F, et al: Tissue Antigens 1986;28:301–312.
3 Nevinny-Stickel C, et al: Hum Immunol 1991;31:7–13.
4 Gustincich S, et al: Biotechniques 1991;11:228–230.
5 Bein G, et al: Tissue Antigens 1992;39:68–73.

Dr. med. Annette Lattermann
Institut für Klinische Immunologie und Transfusionsmedizin
Justus-Liebig-Universität Gießen
Langhansstraße 7
D-35385 Gießen (Deutschland)

Sibrowski W, Stangel W, Wegener S (Hrsg): Transfusionsmedizin 1993/94.
Beitr Infusionsther Transfusionsmed. Basel, Karger, 1994, vol 32, pp 261 – 265

HLA-DR-Typisierung mittels PCR-SSO bei gleichzeitiger Hybridisierung jeder Dot-blot-Membran mit einer Digoxigenin- und einer Biotin-markierten Sonde

D.F. Chen, W. Endres, S.A. Meyer, W. Stangel

Blutbank – Immunhämatologie – Transfusionsmedizin, Medizinische Hochschule Hannover, Deutschland

Einleitung

Die Polymerase-Kettenreaktion mit sequenzspezifischen Oligos (PCR-SSO) ist eine häufig verwendete Methode für die HLA-DR-Typisierung. Sie ist in der Regel sehr aufwendig, da für jede eingesetzte Oligonukleotid-Sonde eine eigene Dot-blot-Hybridisierung erforderlich ist.

In unserem Labor wird eine DRB-generische Typisierung mit 16 sequenzspezifischen Oligonukleotid-Sonden durchgeführt, wovon 15 in der Arbeit von Nevinny-Stickel et al. [1] beschrieben sind. Um die DR-Typisierung zu vereinfachen, hybridisierten wir jeden Dot-blot gleichzeitig mit zwei unterschiedlichen Sonden, wovon eine Digoxigenin- und die andere Biotin-markiert war. Dadurch war es möglich, in einem Arbeitsgang mit 8 Dot-blot-Membranen die Ergebnisse der Hybridisierung von 16 verschiedenen Sonden zu erhalten.

Methode

Einzelheiten der Methode siehe [2].

Auswahl der Sondenpaare

Tabelle 1 zeigt die in unserer Arbeit verwendeten 16 sequenzspezifischen Oligonukleotid-Sonden, die anhand ihrer Hybridisierungseigenschaften in 3 Gruppen geteilt wurden. Die Sonden innerhalb einer Gruppe wurden paarweise zusammengefaßt und eine mit Digoxigenin (D), die andere mit Biotin (B) markiert. Jedes der insgesamt 8 Sondenpaare wurde mit einer Dot-blot-Membran hybridisiert.

Tab. 1. SSO für die DR-Typisierung

SSO-Nr.	Sequenzen	Spezifität	Waschtemperatur, °C
· 1001	TAAGTTTGAATGTCATTT-B*	01	54
370K	CAGGAGGAGCTCCTGCGC-D*	12	
· 1002	CCTAAGAGGGAGTGTCAT-B*	15/16	
1006	TGGCAGGGTAAGTATAAG-D*	07	
· 1008	GAGGAGGTTAAGTTTGAG-B*	10	58
1004	GAGCAGGTTAAACATGAG-D*	04	
· 570L	GGCCTGCTGCGGAGCACT-B*	1401	
1007	GAAGCAGGATAAGTTTGA-D*	09	
· 5703	GCCTGATGAGGAGTACTG-B*	11	
5702	GCCTAGCGCCGAGTACTG-D*	08/1303	
· 1003	GTACTCTACGTCTGAGTG-B*	3/11/13/14	
7012	GAGCAGAGGCGGGCCGCG-D*	0101-2/1402	
· 700F	GCGGGCCCTGGTGGACAC-B*	08	60
370N	CAGGAGGAGAACGTGCGC-D*	03/13/1402	
· 7004	GGCCGGGTGGACAACTAC-B*	03	
700M	TGGAAGACGAGCGGGCCG-D*	0103/11/13	

B* = Biotin-markierte SSO; D* = Digoxigenin-markierte SSO.

Prinzip der Hybridisierung und Detektion

Je 2 µl der amplifizierten DNA eines Probanden wurden auf acht Nylonmembranen übertragen (Dot-blot), denaturiert und immobilisiert. Jede Membran wurde gleichzeitig mit einem Sondenpaar hybridisiert. Nach dem stringenten Waschen wurden die Membranen mit einem Gemisch der entsprechenden Konjugate (Anti-Digoxigenin-Antikörper, alkalische Phosphatase und Streptavidin-Peroxydase) inkubiert. Mit einem Chemilumineszenzsubstrat (CSPD/AMPPD) wurde die Bindung der Digoxigenin-markierten Sonden auf einem Röntgenfilm dokumentiert (CSPD = disodium 3-(4-methoxyspiro{1,2-dioxetane-3,2'-(5'-chloro)tricyclo[3,3,1,1]decan}phenyl phosphate). Anschließend wurden die Membranen mit einem chromogenen Substrat (TMB = 3,3', 5,5'-tetramethylbenzidine) inkubiert, um die Bindung der Biotin-markierten Sonde direkt auf der Membran darzustellen (Abb. 1).

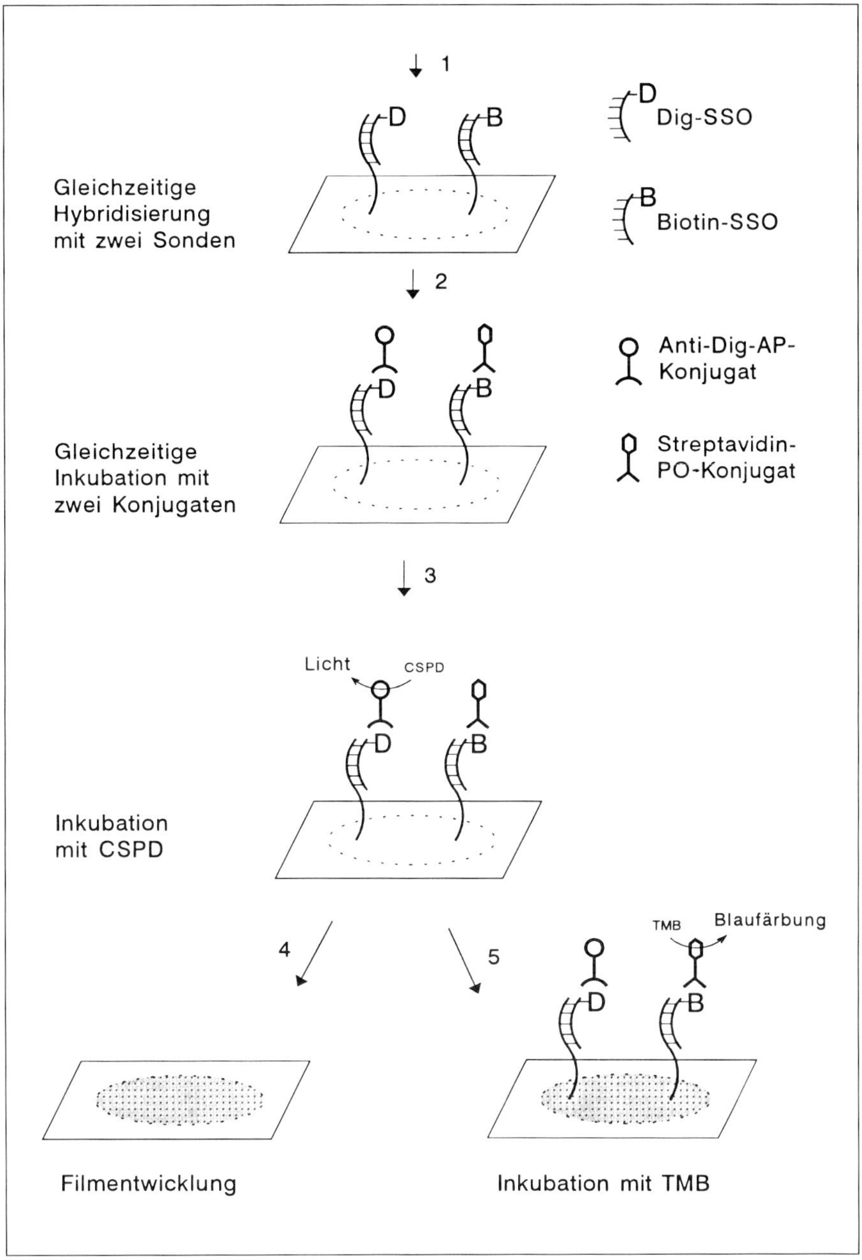

Abb. 1. Prinzip der Hybridisierung und Detektion. Dig = Digoxigenin, AP = alkalische Phosphatase, PO = Peroxydase.

Ergebnisse

Die Nachweisempflindlichkeiten der Biotin- und der Digoxigenin-markierten Sonden waren vergleichbar in bezug auf die Intensität des Signals. Zwischen den verwendeten Sonden war keine Interferenz festzustellen. Abbildung 2 zeigt die Hybridisierungsergebnisse von einer einzelnen Dot-blot-Membran, die mit einem Sondenpaar hybridisiert wurde. «a» ist das Ergebnis der Digoxigenin-markierten Sonde (700M: DRB1*0103; *0402; *1301,2,4 und *1102,3), «b» ist das Ergebnis der Biotin-markierten Sonde (7004: DRB1*0301–3). Die Positionen C5, B7 und D8 weisen positive Signale von beiden Sonden auf, da beide Sonden ein

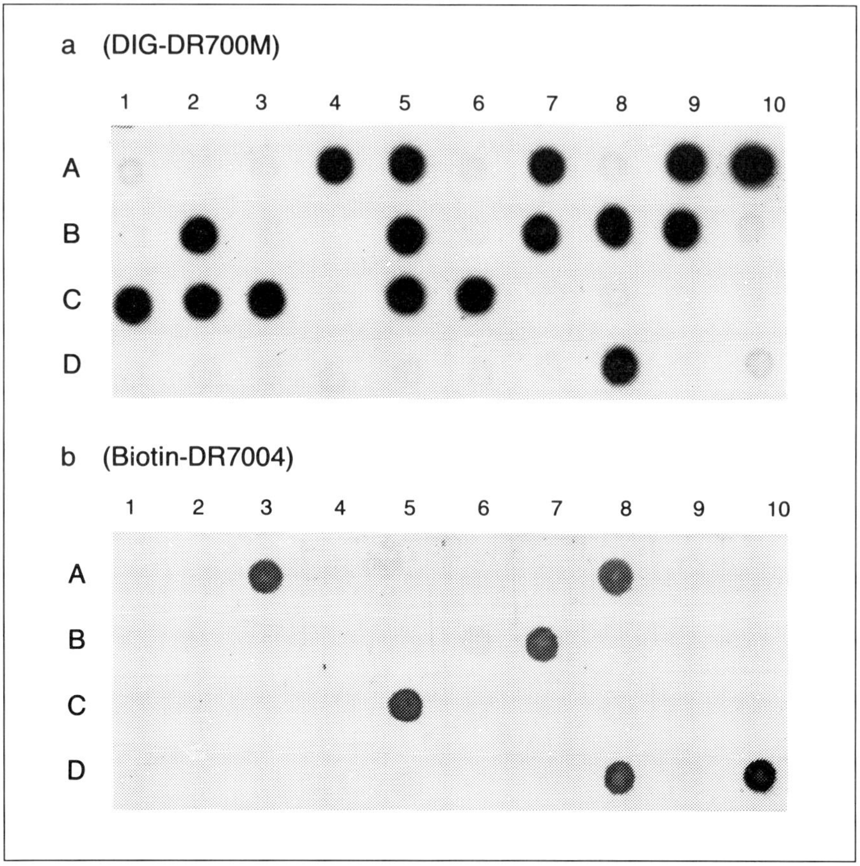

Abb. 2. Gleichzeitige Hybridisierung einer Membran mit einem Sondenpaar. *a* Röntgenfilm mit dem Ergebnis der Chemilumineszenzreaktion, *b* mit TMB-gefärbter Membran.

entsprechendes Allel vorfanden. Dennoch sind die Signale eben so stark wie jene, bei der nur eine Sonde des Paars gebunden wurde. Das ist ein Hinweis dafür, daß es keine Interferenz zwischen den beiden zusammen in einer Hybridisierung verwendeten Sonden und ihren entsprechenden Nachweissystemen gibt. Dies konnte auch für andere Sondenpaarungen gezeigt werden.

Schlußfolgerungen

1. Digoxigenin- und Biotin-markierte SSO-Sonden können gleichzeitig in einer Hybridisierungsreaktion für die DR-Typisierung eingesetzt werden.
2. Die Nachweisempfindlichkeiten der Digoxigenin- und Biotin-markierten Sonden sind vergleichbar.
3. Die Anzahl der notwendigen Dot-blots beziehungsweise Hybridisierungen kann durch Verwendung dieser Methode halbiert werden. Dadurch wird der erforderliche Arbeitsaufwand bei der Typisierung deutlich reduziert.
4. Dieses Prinzip kann bei allen Verfahren Anwendung finden, bei denen mehrere Sonden eingesetzt werden, insbesondere bei der DQA-, DQB- und DPB-Typisierung.

Summary

Here we present a PCR-SSO procedure designed to simplifiy HLA-DR typing. We labelled 8 of a total of 16 oligonucleotide probes with digoxigenin, the others with biotin, and formed 8 pairs, each containing a digoxigenin- as well as a biotin-labelled probe. Each pair was hybridized simultaneously to one of eight dot blot membranes containing the DNA to be typed. Specific binding was detected by incubation with a mixture of the appropriate conjugates followed by sequential addition first of a chemiluminescent substrate to detect the digoxigenin-labelled probe and then a chromogenic substrate for detection of the biotin-labelled probe. With this procedure, the specific binding of two different probes to the same dot blot membrane could be evaluated, considerably reducing the labor inherent in PCR-SSO typing.

Literatur

1 Nevinny-Stickel C, et al: Europ J Immunogenetics 1991;18:323.
2 Chen DF, et al: Hum Immunol 1994;39:25.

Dong-Feng Chen
Blutbank
Immunhämatologie – Transfusionsmedizin
Medizinische Hochschule Hannover
Konstanty-Gutschow-Straße 8
D-30625 Hannover (Deutschland)

Sibrowski W, Stangel W, Wegener S (Hrsg): Transfusionsmedizin 1993/94.
Beitr Infusionsther Transfusionsmed. Basel, Karger, 1994, vol 32, pp 266 – 269

Vergleich der HLA-Typisierungs- und Retypisierungsdaten bei Patienten mit Knochenmarktransplantation

A. Wölpl, M. Fischer, Th. Eiermann, SF. Goldmann

Abteilung Transplantationsimmunologie, DRK-Blutspendezentrale Ulm,
Abteilung Transfusionsmedizin, Universität Ulm, Deutschland

Einleitung

Die Oberflächenantigene des HLA-Systems bestehen aus zwei verschiedenen Klassen: Klasse-I-HLA-A-, -B- und -C-Antigene und Klasse-II-HLA-DR, -DQ-DP-Antigene.

Da die für die verschiedenen Allele codierenden Gensequenzen bei den Klasse-I-Allelen im 2. und 3. Exon verteilt sind, ist eine schnelle und praktikable HLA-A-, -B- und -C-Allelbestimmung auf DNA-Ebene noch nicht routinemäßig möglich. Deshalb werden Klasse-I-Allele derzeit noch mit dem komplementabhängigen Zytotoxizitätstest (CDL) bestimmt. Durch die Aktivitäten nationaler und internationaler Workshops und regelmäßiger Qualitätskontrolltestungen ist die Typisierungsgenauigkeit auch für seltene Antigene, wie z.B. HLA-B59, von 78% (1989) auf 91% (1992) gestiegen [1].

Anders ist die Situation für die Klasse-II-Allele einzuschätzen. Durch die mittlerweile fast vollständige Publikation der HLA-DRB- bzw. HLA-DQB-Sequenzen sind die molekularbiologischen Typisierungsmethoden dem bisher praktizierten serologischen CDL-Verfahren bei der Bestimmung einzelner HLA-Allele überlegen. Mit der HLA-sequenzspezifischen Polymerase-Kettenreaktion (PCR-SSP) oder der PCR und anschließenden sequenzspezifischen Oligonukleotidhybridisierung (PCR-SSO) können alle bekannten HLA-Allele bestimmt werden. Weiterhin benötigen die molekulargenetischen Methoden im Gegensatz zum serologischen Test weniger Probenmaterial bzw. sind nicht abhängig vom Behandlungszustand des Patienten und weisen eine größere Reproduzierbarkeit auf [2].

Bei der Suche nach nichtverwandten, HLA-identischen Knochenmarkspendern für Patienten mit hämatologischen Erkrankungen hängen Erfolg und Zeitdauer der Suche entscheidend davon ab, den richtigen HLA-A-, -B-, -DR-Typ des Patienten zum frühestmöglichen Zeitpunkt zu kennen. Um in diesem Punkt ein optimales Vorgehen zu ermöglichen, wurden in der vorliegenden Arbeit die serologischen HLA-Vortypisierungsergebnisse der Patienten mit den serologischen bzw. molekulargenetischen HLA-Retypisierungsergebnissen verglichen, um die Zuverlässigkeit der Typisierungsmethoden abzuschätzen.

Methoden

Die serologische HLA-A-, -B-, -C-, -DR- und -DQ-Typisierung der Patienten erfolgte durch den CDL-Test. Die DNA-Typisierung der HLA-DRB1-, -DRB3-, -DRB5- und -DQB1-Gene erfolgte entsprechend dem PCR-SSO-Verfahren [3]. Dazu wurde die genomische DNA aus dem Buffy coat der Patientenzellen mit der Aussalzmethode isoliert. Die PCR wurde mit den in [3] beschriebenen Primern durchgeführt. Die Charakterisierung der PCR-Produkte erfolgte mit 30 sequenzspezifischen Oligonukleotidproben.

Ergebnisse

In Ulm wurden im Zeitraum von 1987 bis 1993 für 851 Patienten eine Nichtverwandten-Knochenmarkspendersuche (NvKMSpS) durchgeführt. Für 241 Patienten (28%) wurde ein HLA-A-, -B-, -DR-kompatibler Spender gefunden, während für 420 Patienten die Suche eingestellt wurde, sei es, daß der Patient während der Suche verstorben war oder ein HLA-kompatibler Spender in den nationalen oder internationalen Registern nicht gefunden wurde. Für 190 Patienten lief zum Zeitpunkt der Auswertung eine NvKMSpS. Die bei Anmeldung des Patienten angegebenen HLA-Typisierungsdaten wurden bei 825 Patienten mit den serologischen Retypisierungsdaten und bei 837 Patienten mit den HLA-DNA-Typisierungsergebnissen verglichen. Insgesamt wurden von den 851 Patienten 107 (12,5%) bei der Nachtypisierung diskrepant bestimmt, wobei sich die Abweichungen wie folgt zusammensetzten:

– 14 Diskrepanzen (1,6%) beim HLA-A-Phänotyp der Patienten;
– 29 Diskrepanzen (3,4%) beim HLA-B-Phänotyp der Patienten;
– 81 Diskrepanzen (9,5%) beim HLA-DR-Phänotyp der Patienten.

Vergleicht man die Qualität der verschiedenen HLA-Typisierungsmethoden, so ergibt sich folgendes Resultat:

a) Durch serologische Vortypisierung ergaben sich 744 von 851 korrekte Ergebnisse, das entspricht 87%.

b) Durch serologische Retypisierung wurden 807 von 825 Patienten (97,8%) korrekt typisiert.

c) Durch DNA-Typisierung wurden 833 von 837 Patienten erfolgreich retypisiert, das entspricht 99,5%.

Diskussion

Für 70% der Patienten, die eine allogene Knochenmarktransplantation benötigen und kein HLA-kompatibles Familienmitglied haben, ist die NvKMSpS ein bedeutender Vorgang. Ein HLA-A-, -B-, -DR-identischer, MLC-negativer Spender kann dabei nur gefunden werden, wenn die Suche mit dem richtigen HLA-A-, -B-, -DR-Typ des Patienten durchgeführt wird. Die Analyse der HLA-Typisierungsergebnisse der Patienten zeigt, daß mit etwa 13% diskrepanter HLA-Erstbestimmungsergebnisse eine Retypisierung vor Beginn der eigentlichen Spendersuche dringend geboten ist. Die Verteilung der Diskrepanzen auf die HLA-Loci zeigt, daß die HLA-Klasse-I-Typisierung erheblich besser ist (Fehlerrate 5%) als für Klasse-II-Antigene (Fehlerrate 9,5%). Diese Ergebnisse sind in Übereinstimmung mit den Ergebnissen des Internationalen Zellaustauschs (Typisierungsgenauigkeit: Klasse I 90–95%, Klasse II 85–90%) [1]. Für HLA-Klasse-I ist die Bestimmung der Splitantigene z.B. A28, A19 bzw. B16, B21, B5, B40 und B15 fehlerbehaftet (Fehlerquote bis 40%). Beim HLA-DR-Locus verteilen sich die Diskrepanzen auf alle Antigene (keine Daten im Text). Die häufigsten Diskrepanzen ergeben sich bei der serologischen Bestimmung von DR3 bei Anwesenheit von DR6 und umgekehrt und der schlechten Typisierbarkeit von DR8. Zweifellos wird die hohe Zuverlässigkeitsrate der DNA-Typisierung (99,5%) bei unseren Daten dadurch erreicht, daß eine serologische Vortypisierung als Orientierungsergebnis vorhanden ist. Michelson et al. [2] berichteten bei einer Doppelblindstudie für die serologische HLA-Typisierungsgenauigkeit 91% und für die PCR-SSP-Technik 97%.

Ausgehend von unseren Daten ist die Forderung zu stellen, daß vor Einleiten der NvKMSpS eine serologische HLA-A-, -B- und eine DNA-HLA-DRB, -DQB-Retypisierung in der Koordinationsstelle der Spendersuche durchgeführt werden soll.

Summary

Comparing HLA data from 851 patients with serological HLA-A, -B, -DR and/or PCR-SSO HLA-DRB, -DQB reevaluated HLA types produced 107 (12.5%) different results. The high discrepancy of HLA data from patients confirm the demand for a serological HLA-A, -B and a DNA HLA-DRB, -DQB reevaluation before starting an unrelated donor search for bone marrow transplantation. The reliability of serological HLA-DRB, -DQB typing was evaluated as 97.8%, whereas DNA HLA-DRB, -DQB typing was 99.5%.

Literatur

1 Lau M, et al: in Terasaki P (ed): Clinical Transplants. UCLA, 1992, pp 1–17.
2 Mickelson E, et al: Tissue Antigens 1993;41:86–93.
3 Ballas M, et al: in Tsuji K (ed): HLA 1991. Oxford, Science Publications, 1992, vol II, pp 311–314.

Dr. A. Wölpl
DRK-Blutspendezentrale Ulm
Helmholtzstraße 10
D-89081 Ulm (Deutschland)

Sibrowski W, Stangel W, Wegener S (Hrsg): Transfusionsmedizin 1993/94.
Beitr Infusionsther Transfusionsmed. Basel, Karger, 1994, vol 32, pp 270 – 271

HLA-Klasse-II-Typisierungen von Dialysepatienten – ein Vergleich zwischen serologischen und molekularbiologischen Typisierungsverfahren

U. Pätzold[a], S. Ulrich[a], G. Geyer[b], D. Pätzold[b], G. Lanzer[a]

[a] Department für Transfusionsmedizin und Immunhämatologie der Chirurgischen Universitätsklinik Graz
[b] II. Medizinische Abteilung, LKH Graz, Österreich

Material und Methode

Typisiert wurden 212 Dialysepatienten mittels PCR-SSO-Typing (polymerase chain reaction and hybridization with sequence-specific oligos) und 19 Organspender mit PCR-SSP-Typing (PCR with sequence-specific primers).

- DNA-Extraktion: aus 10 ml EDTA-Blut durch Aussalzen und Fällen mit absolutem Alkohol.
- PCR-SSO-Typing: DR-B-Amplifikation aus 0,5 µg DNA, gelöst in Aqua dest. mit den Primern:
  DRB generic 3' primer: TTC-TCG-CCG-CTG-CAC-TGT-GAA-GC
  DRB generic 5' primer: GAC-TGT-CCC-CCC-AGC-TTC-C.
- Dot-blot-Hybridisierung: mit 25 biotinilierten sequenzspezifischen Oligonucleotiden (DR 1–18, DR 51, DR 52).
- PCR-SSP-Typing: Amplifikation mit 20 Primerpaaren (DR 1–18, DR 51, DR 53).
- Elektrophoretische Darstellung der PCR-Produkte in ethidiumbromidgefärbten 2%igen Agarosegelen.
- Interpretation.

Ergebnisse

PCR-SSO-Typing

Bei den insgesamt im Vergleich untersuchten 212 Typisierungen zeigte sich in 87% eine Übereinstimmung der Ergebnisse. Die Differenzen bei den verbleibenden 13% gliedern sich wie folgt auf:

- In 7 Fällen war eine serologische Typisierung nicht möglich.
- Bei 9 Typisierungen konnte bei einem serologischen «Blank» eine weitere DR-Eigenschaft definiert werden.
- Bei 6 Patienten wurde eine DR-Hauptgruppeneigenschaft serologisch falsch bestimmt.
- Bei 5 Patienten wurde ein DR-«Split» serologisch falsch bestimmt.

Zusätzlich konnten durch PCR-SSO-Typing in 19% der Typisierungen «Splits», bei denen serologisch nur die Hauptgruppe bestimmt wurde, definiert werden.

PCR-SSP-Typing

Bei den bisher 19 untersuchten Organspendern war eine HLA-DR-Typisierung aus peripherem Spenderblut in 2 Fällen nur durch PCR-SSP möglich, in einem Fall wurde bei einem serologisch bestimmten «Blank» eine weitere Eigenschaft definiert.

Summary

The typing results of 212 dialysis patients could be improved by 13%, using polymerase chain reaction and hybridization with SSOs for defining HLA DR B polymorphism. So far 19 organ donors were also typed using a more rapid method: PCR with SSP.

Literatur

1 Mullis KB, et al: Methods Enzymol 1987;155:335–350.
2 Miller SI, et al: Nucleic Acids Res 1988;16:1215.
3 Olerup O, et al: Tissue Antigens 1992;39:225–235.

Dr. Ursula Pätzold
Department für Transfusionsmedizin und Immunhämatologie
Chirurgische Universitätsklinik Graz
Auenbruggerplatz 3
A-8036 Graz (Österreich)

Sibrowski W, Stangel W, Wegener S (Hrsg): Transfusionsmedizin 1993/94.
Beitr Infusionsther Transfusionsmed. Basel, Karger, 1994, vol 32, pp 272 – 275

Messung der alloreaktiven Anti-Rezipienten-Helfer-T-Zell-Vorstufen nach allogener Knochenmarktransplantation

R. Dittmer[a], H. P. Benn[a], U. Cassens[a], K. Schwarz[a], C. Löliger[a], A. Zander[b], P. Kühnl[a]

[a] Abteilung für Transfusionsmedizin und Transplantationsimmunologie und
[b] Abteilung für Knochenmark-Transplantation, Universitätskrankenhaus Eppendorf, Hamburg, Deutschland

Einleitung

Eine gefürchtete Komplikation nach allogener Knochenmarktransplantation (KMT) ist die Graft-versus-host-Krankheit (GvHD), bei der sich die transplantierten immunkompetenten Zellen gegen die Wirtsantigene richten. Trotz sicherer HLA-Typisierung mit modernen Oligotypingmethoden und fehlender Stimulation in der Lymphozytenmischkultur (MLC), tritt in 35–70% der Fälle nach allogener Verwandtenspende eine GvHD mit z.T. schweren entzündlichen Destruktionen auf. Neben möglichen Schwierigkeiten bei der Klasse-I-Subtypenidentifizierung spielen außer dem Major-Histokompatibilitätskomplex (MHC) die Minor-Histokompatibilitätsantigene eine Rolle bei der Pathogenese der GvHD.

Untersuchungen der Arbeitsgruppe von van Rood zeigen einen Zusammenhang zwischen dem Auftreten spezifischer interleukinproduzierender T-Zell-Vorstufen und der Inzidenz einer akuten GvHD [1, 2].

Für unsere retrospektive Studie ergibt sich daher folgende Fragestellung: Welchen Einfluß hat das Auftreten von Anti-Rezipienten-T-Helfer-Vorstufen auf die Entwicklung einer GvHD? Ergibt die Frequenzanalyse dieser Zellen einen Vorhersagewert für Inzidenz und Stärke der Abstoßung?

Zur Bestimmung von wirtsspezifischen Interleukin-2(IL-2)-sezernierenden Donor-T-Zell-Vorstufen etablierten wir einen HTL-p-Test, den wir vom Ulmer KMT-Zentrum übernahmen [3].

Material und Methoden

Für den HTL-p-Test wird eine definierte Menge bestrahlter Empfängerlymphozyten zu einer Limiting Dilution (LD) aus Spenderlymphozyten gegeben. Am Tag 14 werden den Kulturen 5 Tage gezüchtete, PHA(Phythämagglutinin)-stimulierte und bestrahlte Empfängerlymphozyten oder EBV-transformierte Empfängerzellen zur Restimulation zugesetzt. Dies führt bei den entstandenen HTL-p-Zellen zu einer starken Mediatorfreisetzung. Es handelt sich dabei vor allem um IL-2. Hiermit werden IL-2-wachstumsabhängige CTLL-16-Zellen zur Proliferation gebracht, deren Ausmaß mit dem Farbstoff MTT gemessen wird.

Parallel werden autologe Kontrollen, Ansätze mit HLA-differenten Kontrollen und Leerwerte mitgeführt.

Ergebnisse

Die Daten aus dem Ulmer KMT-Zentrum zeigen eine Auswertung von 16 Verwandtentransplantationen. Dabei wurden vor KMT die HTL-p-Frequenzen, die sich gegen den Empfänger richten, sowie als Kontrolle die Donorreaktivität und ein Ansatz mit HLA-differenten Spender/Empfängerpaaren gemessen (Abb. 1).

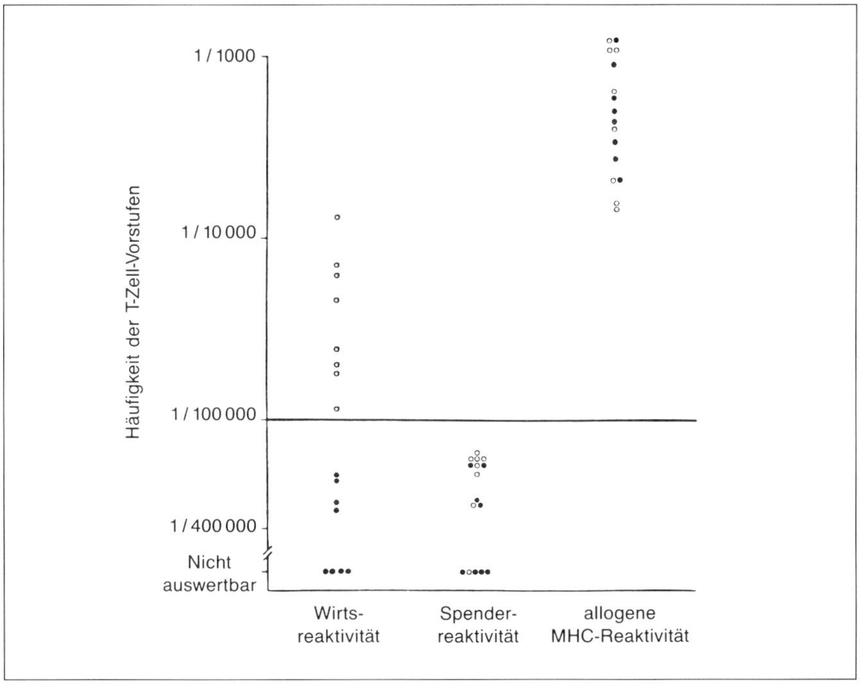

Abb. 1. Auswertung von 16 Verwandtentransplantationen (Ulmer KMT-Zentrum).

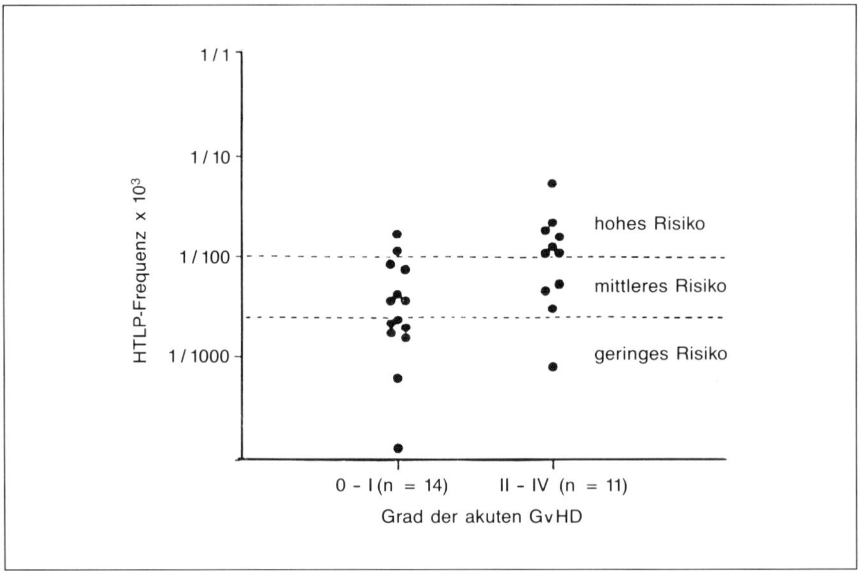

Abb. 2. Grad der akuten GvHD mit verschiedenen HTL-p-Frequenzen.

Patienten mit stärkerer Abstoßung hatten vor der KMT eine größere Menge an HTL-p-Zellen, die sich gegen den Empfänger richteten.

Im Januar 1993 stellte eine Arbeitsgruppe um Schwarer [4] die in Abbildung 2 dargestellten Ergebnisse zur HTL-p-Frequenz, gemessen an 25 Patienten, vor. Die 14 Patienten mit einer GvHD Grad 0–1 hatten signifikant niedrigere HTL-p-Frequenzen im Gegensatz zu den 11 Patienten mit stärkerer Ausprägung einer GvHD.

Wir haben den HTL-p-Test bei uns etabliert, konnten jedoch die klinischen Verläufe noch nicht auswerten. Die Ergebnisse anderer Zentren lassen jedoch den Schluß zu, daß eine Korrelation zwischen Inzidenz der GvHD und deren Stärke sowie der Frequenz der HTL-p-wirtsreaktiven T-Zellen besteht.

Der Test ist praktikabel und sollte unserer Meinung nach parallel zur MLC eingesetzt werden.

Summary

Acute graft-versus-host disease (GvHD) is a severe complication after allogenous bone marrow transplantation (BMT). The compatibility of major histocompatibility complex antigens (MHC) is the strongest stimulus for GvHD, which also occurs in patients with a genetically MHC-identical sibling donor. In such cases it would be helpful to recognize anti-recipient (interleukin-2-producing) T-lymphocyte precursors to detect a minor histocompatibility antigen (mH), which escapes from typing methods. To quantitate the alloreactive immune response initiating acute GvHD, we established the helper T-lymphocyte precursor test (HTL-p) as described by Theobald et al. in 'GvHD direction', using a limiting dilution assay.

Serial dilutions of the donor peripheral blood mononuclear cells (PBMCs) were cultured for 14 days with constant numbers of stimulator PBMCs from the recipient, followed by an unspecific restimulation step with phytohemagglutinin (PHA) or specific restimulation with EBV-transformed blast cells from the recipient. The Il-2 production of specific T cells was assessed by addition of CTLL-16 cells, whose proliferation was measured by an ELISA.

We suppose that the HTL-p test is a good tool for measuring the number of anti-recipient T-lymphocyte precursors as a predictive value for the intensity of GvHD.

Literatur

1 van Els CAC, et al: Transplantation 1990;50:62–66.
2 van Els CAC, et al: Transplantation 1990;50:67–71.
3 Theobald M, et al: N Engl J Med 1992;327(23):1613–1617.
4 Schwarer AP, et al: Lancet 1993;341:203–205.

Dr. Rita Dittmer
Abteilung für Transfusionsmedizin und Transplantationsimmunologie
Universitätskrankenhaus Eppendorf
Martinistraße 52
D-20246 Hamburg (Deutschland)

Sibrowski W, Stangel W, Wegener S (Hrsg): Transfusionsmedizin 1993/94.
Beitr Infusionsther Transfusionsmed. Basel, Karger, 1994, vol 32, pp 276 – 280

Leukozytentransfusion zur Therapie des CML-Rezidivs nach allogener Knochenmarktransplantation

M. Wiesneth[a], B. Hertenstein[b], D. Bunjes[b], J. Novotny[b], M. Stefanic[b], B. Heinze[b], T. Schreiner[a], B. Kubanek[a], H. Heimpel[b], R. Arnold[b]

[a] DRK-Blutspendezentrale Ulm und Abteilung Transfusionsmedizin
[b] Abteilung Innere Medizin III, Universität Ulm, Deutschland

Die allogene Knochenmarktransplantation (KMT) ist die einzige kurative Behandlung von Patienten mit chronisch-myeloischer Leukämie (CML), wobei für die Heilung der CML ein «Spender-gegen-Leukämie-Effekt» entscheidend ist [1,2]. Bei einem Rezidiv der CML nach KMT ist deshalb die Transfusion von Leukozyten des Knochenmarkspenders eine Therapiemöglichkeit, um diesen Anti-Leukämie-Effekt zu nutzen [3]. Wirkung und Nebenwirkungen dieser neuen Therapieform bei Patienten und Leukozytenspendern werden dargestellt.

Patienten, Spender und Methoden

Bei 8 Patienten (Alter 26–52 Jahre) mit einem Rezidiv der CML nach allogener KMT von HLA-identen Geschwisterspendern wurde eine Therapie mit α-Interferon und Leukozyten der Knochenmarkspender durchgeführt. Die klinischen Daten der Patienten und der Transplantationsverlauf wurden bereits ausführlich dargestellt [4]. Zur Zytoreduktion und Senkung des «Tumorloads» erhielten die Patienten α-Interferon in einer Dosis von 5×10^6 U/m^2 Körperoberfläche s. c. pro Tag für 1–4 Monate. Anschließend wurden über 4 Tage mononukleäre Zellen (MNC) des Knochenmarkspenders mit einer Solldosis von 1×10^8/kg Körpergewicht i. v. pro Tag transfundiert.

Die Leukozytapheresen bei den 8 Geschwisterspendern wurden an jeweils 4 aufeinanderfolgenden Tagen mit dem Zellseparator COBE Spectra® (COBE Laboratories, Heimstetten, Deutschland) durchgeführt. Die Leukozytenkonzentrate wurden nach Bestimmung der Subpopulationen mit Differentialfärbung (Pappenheim) und kommerziellen Markern (CD3, -4, -8, -19, -56, HLA-DR) direkt am Entnahmetag transfundiert.

Remissionskriterien zur Therapiekontrolle waren hämatologische (Blutbild und Knochenmark), zytogenetische (Philadelphia-Chromosom) und molekularbiologische (BCR/ABL-Translokation) Befunde der Patienten sowie ein kompletter Chimärismus mit reiner Spenderhämopoese in der Blutgruppe oder der RFLP-Analyse [5].

Ergebnisse

Bei den 8 Geschwisterspendern wurden jeweils 4 MNC-Zytapheresen durchgeführt, die alle komplikationslos verliefen. Die Daten der insgesamt 32 Zytapheresen sind in Tabelle 1 dargestellt. Die Spender zeigten während der 4 aufeinanderfolgenden Spendetage keine signifikante Änderung der Leukozytenzahl und der Differentialverteilung im Blut sowie der Lymphozytensubpopulationen in den Konzentraten (Tab. 2). Die Transfusion verlief ebenfalls komplikationslos bzw. ohne Reaktion bei den Empfängern. Die klinischen Daten und der Effekt der Leukozytentransfusionen sind in Tabelle 3 zusammengefaßt.

Zwei Patienten (UPN 207, 252) zeigten im Rezidiv nach KMT ein fortgeschrittenes Stadium der CML mit akzelerierter Phase (AC) bzw. Blastenschub (BC). Beide Patienten waren therapierefraktär und starben im Blastenschub 115 bzw. 186 Tage nach den Leukozytentransfusionen. Alle 6 Patienten mit chronischer Phase (CP) der CML erreichten eine Remission mit Verschwinden der Leukämiepopulation (Philadelphia-Chromosom, BCR/ABL-Translokation) und Wiederauftreten eines kompletten Chimärismus mit reiner Spenderhämopoese, wie in Abbildung 1 am Beispiel einer RFLP-Analyse dargestellt. Bei allen Patienten, die eine Remission erreichten, trat 1–3 Monate nach den Leukozytentransfusionen eine Spender-gegen-Wirt-Erkrankung (GvHD) und eine schwere transfusionsbedürftige Knochenmarkhypoplasie auf. 3 Patienten starben an therapieassoziierten Komplikationen (zerebrale Blutung: Tag 52, Infektionsprobleme: Tag 182, GvHD-Komplikationen: Tag 289). Die übrigen 3 Patienten sind wohlauf und weiterhin in Remission (Tag 418, 677, 818 nach Leukozytentransfusion).

Diskussion

Die beste Behandlung für Patienten mit einem Rezidiv der CML nach allogener KMT ist nicht klar definiert. Die Therapie mit Zytostatika und/oder Interferon ist keinesfalls kurativ und scheint wenig effektiv [6,7]. Eine zweite KMT ist andererseits mit einer hohen transplantationsassoziierten Mortalität verbunden [8]. Die dargestellten Ergebnisse zeigen, daß Leukozytentransfusionen des Knochenmarkspenders eine wirkungsvolle Behandlung des CML-Rezidivs nach allogener KMT zumindest in der chronischen Phase darstellen und einen antileukämischen Effekt haben. Offen bleibt, ob die Leukozytentransfusion zu einer Eradikation und somit einer Heilung der Leukämie führt.

Die Leukozytentransfusionen zur Therapie des CML-Rezidivs nach allogener KMT weisen jedoch eine hohe Komplikationsrate durch Spender-gegen-Wirt-Reaktionen und schwere Knochenmarkhypoplasien auf. Der antileukämische Effekt und die Nebenwirkungen zeigten keine Korrelation zur transfundierten

Tab. 1. Zytapheresen und Leukozytenkonzentrate (n = 32 Präparate)

	Mittelwert	Bereich
Volumen, ml	268	185 – 351
Leukozyten × 10^{10}	1,0	0,6 – 1,5
MNC, %	90	76 – 97
MNC, × 10^{10}	0,8	0,5 – 1,2
Erythrozyten, ml	14	5 – 31
Thrombozyten × 10^{11}	2,5	1,0 – 3,6
Zeit, min	135	113 – 155

MNC = Mononukleäre Zellen.

Tab. 2. Lymphozyten-Subpopulationen in den Leukozytenkonzentraten

Marker	Zytapherese-Zyklus				Normalwerte	
	1	2	3	4	$\bar{x}$	Bereich
CD3	63*	64	61	60	60	37 – 74
CD4	43	44	42	41	38	26 – 48
CD8	23	24	25	25	27	18 – 38
CD19	16	18	18	17	10	6 – 20
CD56	10	12	11	11	11	4 – 17
HLA-DR	4	5	4	5	10	4 – 15

* Die angeführten Zahlen sind Mittelwerte in %.

Tab. 3. Patientendaten und Effekt der Leukozytentransfusion (n = 8 Patienten)

UPN	Rezidiv nach KMT[a]	CML-Stadium	MNC × 10^8/kg	GvHD[b]	KM-Hypoplasie[b]	Remission[b]
59	27	CP*	4,3	+	+	+
70	36	CP	5,5	+	+	+
73	59	CP	4,0	+	+	+
172	27	CP	3,0	+	+	+
201	14	CP	4,3	+	+	+
207	1	AC	5,3	verstorben		Nein
252	7	BC	5,0	verstorben		Nein
261	7	CP	3,3	+	+	+

* Abkürzungen siehe Text. + = Ja.
[a] Angaben in Monaten nach Knochenmarktransplantation. [b] Nach Leukozytentransfusion.

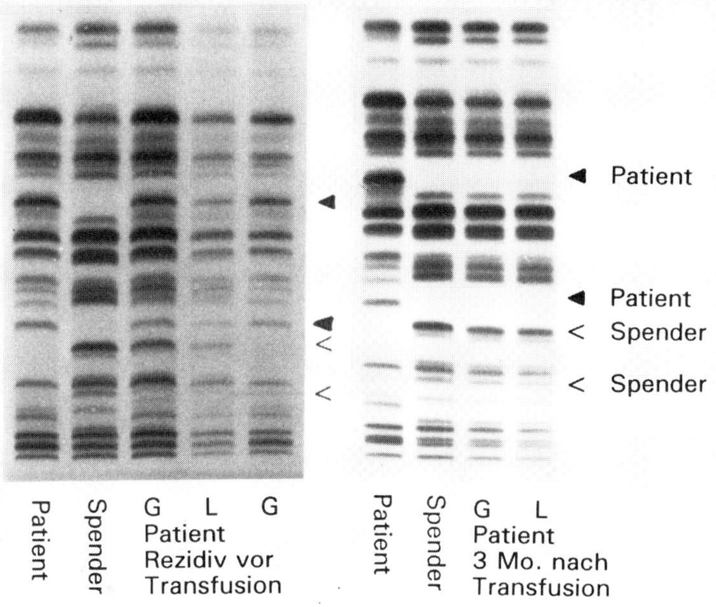

Abb. 1. Kompletter Chimärismus nach Leukozytentransfusion (Patient UPN 70). Restriktionsfragmentlängenpolymorphismus – Analyse der Granulozyten (G) und Lymphozyten (L) von Patient und Spender. Spezifische DNA-Banden von Patient (◀) und Spender (<).

Zellzahl, die jedoch bei allen Patienten sehr nahe bei der Solldosis von insgesamt 4×10^8 MNC/kg Körpergewicht lag.

Ein Hauptproblem dieser neuen und wirkungsvollen Behandlung ist, daß weder die erforderliche oder kritische Zellzahl bekannt ist, noch die spezifischen Zellen für diese Therapie definiert sind und die GvHD-induzierenden und antileukämiereaktiven Zellen derzeit nicht zu trennen sind. Eine Alternative zur Verringerung der therapieassoziierten Komplikationen könnte die Definition von Niedrigrisikopatienten sein, wie sie möglicherweise Patienten im frühen zytogenetischen Rezidiv der CML nach KMT darstellen.

Die an 4 aufeinanderfolgenden Tagen durchgeführten MNC-Zytapheresen wurden von den Spendern komplikationslos toleriert. Bemerkenswert ist, daß sich im Laufe dieses Spendeintervalls bei den Spendern weder die Leukozytenzahl noch das Differentialblutbild noch die Lymphozytensubpopulationen mit B-, T-, NK- und Aktivierungsmarkern signifikant änderten.

Summary

Eight patients with relapsed chronic myelogenous leukemia (CML) after allogeneic bone marrow transplantation (BMT) were treated with α-interferon and leukocyte transfusions of the bone marrow donor. Six patients responded with disappearance of leukemic cells (Ph^1, BCR-ABL) and re-established donor hemopoiesis. All six patients developed bone marrow hypoplasia and graft-versus-host disease (GvHD). Three of the six patients died of cerebral bleeding, infection and GvHD, respectively. The remaining three patients are alive and well at day 418, 677, 818 after leukocyte transfusions. Two patients relapsed with more advanced disease of CML after BMT and failed treatment.

Donor leukocyte transfusions provide an effective therapy for patients with relapsed CML after BMT, but are associated with a high mortality due to bone marrow hypoplasia and GvHD.

Literatur

1 Schmeiser T, et al: Dtsch Med Wochenschr 1988;113:6–10.
2 Gale RP, et al: Bone Marrow Transplant 1992;9:83–85.
3 Kolb HJ, et al: Blood 1990;76:2462–2465.
4 Hertenstein B, et al: Transplantation 1993;56:1114–1118.
5 Schreiner T, et al: J Immunol Methods 1994;168:183–185.
6 Arcese W, et al: Bone Marrow Transplant 1990;5:309–315.
7 Lee MS, et al: Blood 1992;79:1920–1923.
8 Mrsic M, et al: Bone Marrow Transplant 1992;9:269–275.

Dr. med. M. Wiesneth
DRK-Blutspendezentrale und Abteilung Transfusionsmedizin
der Universität Ulm
Helmholtzstraße 10
D-89081 Ulm (Deutschland)

Sibrowski W, Stangel W, Wegener S (Hrsg): Transfusionsmedizin 1993/94.
Beitr Infusionsther Transfusionsmed. Basel, Karger, 1994, vol 32, pp 281 – 287

Quantitation of Soluble HLA-DR Antigens in Human Serum and Other Body Fluids

S. Hausmann[a], *R. Claus*[a], *S. Buchwald*[a], *H. Köhler*[a], *D. Hausmann*[b], *U. Falk*[c], *S. Wegener*[c]

[a] Institut für Immunologie und
[b] Institut für Klinische Chemie und Pathobiochemie, Universität Rostock
[c] Institut für Transfusionsmedizin Rostock, DRK-Blutspendedienst Mecklenburg-Vorpommern, Germany

Introduction

Like many other cell surface molecules, MHC class II gene products not only exist in a membrane-bound form but are also shed or secreted as soluble proteins. Soluble MHC class II antigens were first described in 1976 by Callahan et al. [1] and Parish et al. [2] in mouse serum. Three years later Wilson et al. [3] detected soluble HLA class II antigens in human serum. Since then several attempts have been made to measure the concentration of soluble class II antigens [4–7], and in 1991 Westhoff et al. [8] offered results expressed in micrograms per milliliter. We established a sandwich enzyme-linked immunosorbent assay (ELISA) with specificity to soluble HLA-DR antigens (sHLA-DR) and estimated sHLA-DR levels in various body fluids. Serum sHLA-DR levels were analysed regarding the HLA-DR and -DQ specificities and several autoimmune diseases.

Material and Methods

Samples

Human serum from healthy blood donors or patients with autoimmune diseases was prepared from untreated whole blood by incubation for 2 h at room temperature (RT). Plasma samples from healthy donors were prepared from fresh blood supplemented with EDTA (10 m*M*).

Tears, saliva, sweat, urine and amniotic fluid were obtained from healthy individuals whereas cerebrospinal fluid, pancreatic juice and bronchoalveolar lavage were from patients with neurologic, digestive or pulmonary diseases. All samples were centrifuged (2,000 × *g*, 15 min), stored at –70 °C, and used within 2 h after thawing. Furthermore, pancreatic juice was diluted to 1/50 and supplemented with protease inhibitors (TLCK, 2m*M*; Pefabloc, 2 m*M*; Boehringer Mannheim, Germany).

Antibodies and sHLA-DR Standard

RoDR, a mouse IgG2a monoclonal antibody (mAb) specific for a monomorphic determinant of HLA-DR, was made in our laboratory [9]. BL-Ia/5, a mouse IgG1 mAb specific for HLA-DR [10], was kindly provided by Dr. Behn (Fachbereich Biowissenschaften, Universität Leipzig, Germany). Both antibodies were purified using protein A-coupled sepharose (Pharmacia, Uppsala, Sweden) [11]. RoDR was biotinylated according to the method of Boorsma et al. [12].

To standardize the ELISA assay we used solubilized HLA-DR prepared from Balm 1 cells by immunoaffinity chromatography as described by Gorga et al. [13]. Protein concentration was estimated by Bio-Rad Protein Assay (Bio-Rad Lab., Richmond, USA) and the stock solution (1 µg/ml) was stored in aliquots at –70 °C.

Sandwich ELISA

A 96-well flat bottom microtiter plate (MaxiSorp; Nunc, Roskilde, Denmark) was coated with mAb BL-Ia/5 (5 µg/ml, 100 µl/well) in carbonate buffer (pH 10.6) at 4 °C overnight. After three times washing with phosphate-buffered-saline (PBS) containing 0.05% Tween 20 (washing buffer) the wells were blocked with 300 µl PBS containing 0.5% gelatine (Difco, Detroit, USA) (blocking buffer). After 1 h the wells were aspirated and 100 µl antigen (sHLA-DR standard or samples) diluted in blocking buffer was added. After incubation for 1.5 h at 37 °C and three times washing the wells were incubated with 100 µl of biotinylated mAb RoDR (1 µg/ml in blocking buffer) for 1.5 h at RT. The wells were washed again three times, 100 µl peroxidase-conjugated streptavidine (Jackson ImmunoRes. Lab., West Grove, USA) (0.2 g/ml in blocking buffer) was added, and after 30 min the wells were washed 10 times. Finally, 100 µl colour reagent (0.34 g/l o-phenylenediamine in phosphate-citrate buffer, pH 5.0, containing 0.015% H_2O_2) was added and the reaction was stopped after 15 min with 1 *M* sulphuric acid. The absorbance at 492 nm was measured by a microtiter plate reader (MPR-A4; Tosoh Corp., Japan). This assay was sensitive between 0.5 and 16 ng/ml sHLA-DR, i.e., the intraassay and interassay variations in this range were below 10 and 15% respectively, as determined in 21 tests.

Statistical Analysis

To analyse the non-normal-distributed sHLA-DR values, we used median lines and boxes, like in Box-Whisker-Plots, dividing the sample population into quarters: 25% of the samples were above the box, 25% in the upper half of the box, 25% in the lower half, and 25% below the box.

Significance was examined by the Wilcoxon test.

Results

Serum sHLA-DR concentrations of 84 healthy blood donors reached from 0.2 up to 85 ng/ml, thereby half of the samples ranged between 0.6 and 3 ng/ml (median 0.85 ng/ml) (fig. 1). EDTA plasma samples of 83 other blood donors contained 15–30 ng/ml sHLA-DR (median 21 ng/ml), i.e., about 20 times more than serum.

Soluble HLA-DR was also detected in other body fluids (fig. 1). Tears, saliva, sweat and urine as well as amniotic fluid of healthy individuals contained sHLA-DR at various concentrations. In cerebrospinal fluid of patients with neurologic diseases, sHLA-DR was detectable in only some cases. In pancreatic juice, containing large amount of proteases, we could never detect sHLA-DR.

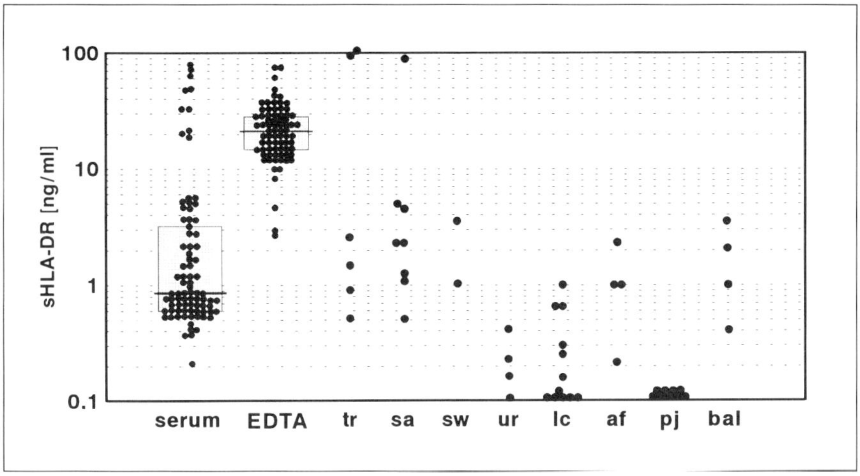

Fig. 1. sHLA-DR levels of various body fluids. EDTA = EDTA plasma, tr = tears, sa = saliva, sw = sweat, ur = urine, lc = liquor cerebrospinalis, af = amniotic fluid, pj = pancreatic juice, bal = bronchoalveolar lavage.

Relating sHLA-DR serum levels to the HLA class II allotypes, enhanced values were found in DR7-positive (median 1.5 ng/ml) or DQ2-positive (median 1.2 ng/ml) individuals, whereas serum of DR15-positive or DQ1-positive probands showed decreased values (median 0.62 and 0.7 ng/ml, respectively) (fig. 2). However, these variations were not significant and could not be confirmed by a similar investigation of the EDTA plasma samples (not shown). The enhanced median values in DR9- and DR12-positive individuals were not valid because of the small number of samples. There was also no relation between sHLA-DR serum levels and the HLA-A, -B, -C specificities (data not shown).

Analysing sHLA-DR serum levels in patients suffering from various autoimmune diseases (fig. 3), elevated levels were found in patients with juvenile rheumatoid arthritis (median 2.0 ng/ml), lupus erythematosus (median 1.5 ng/ml), and diabetes mellitus (median 2.1 ng/ml), compared to healthy controls (0.85 ng/ml). Extremely high sHLA-DR concentrations (> 300 ng/ml) exclusively were found in the arthritic group. Because of the great variations, however, these differences were not significant.

Discussion

As previously reported by other authors [7, 8], we found that soluble HLA-DR is present in normal serum. Concentrations measured by us (0.6–3 ng/ml, median 0.85 ng/ml) differed from those reported by Westhoff et al. [8] (0.5–4 μg/ml, mean 1.5 μg/ml). This striking difference might be due to the different sHLA-DR standards used, analogous to discrepancies in quantitation of soluble HLA class I antigens [14].

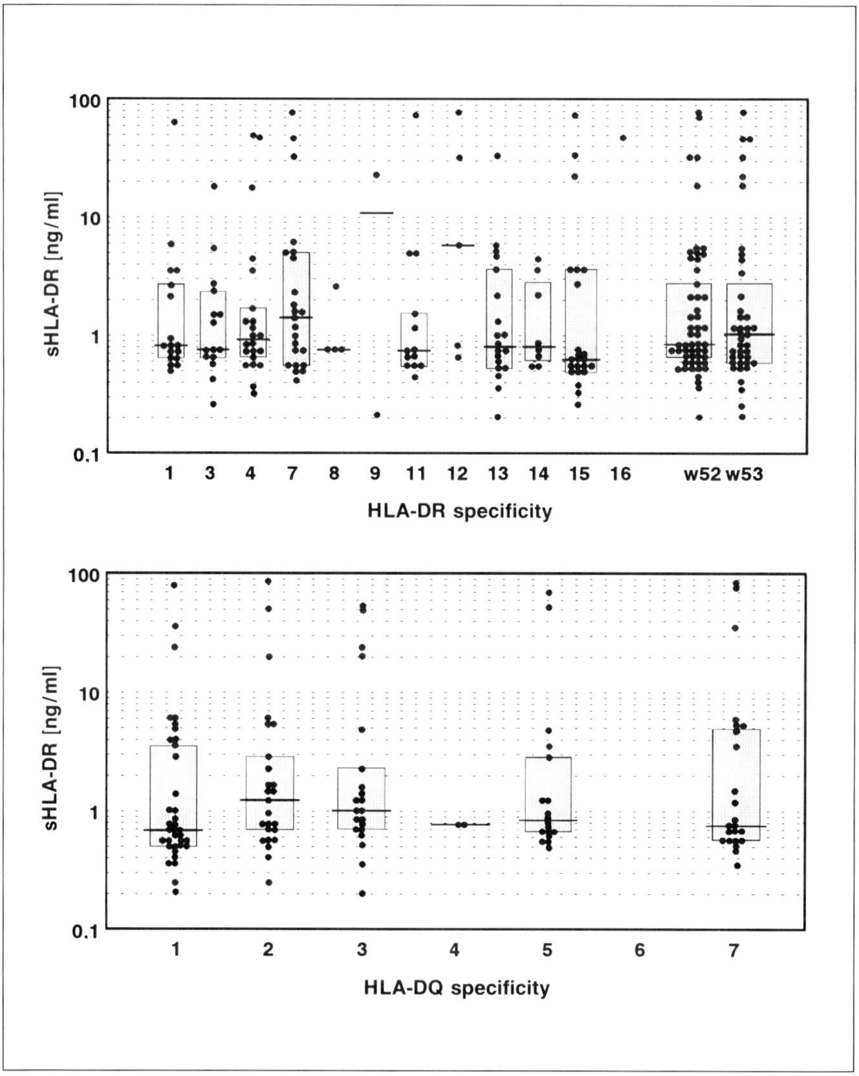

Fig. 2. sHLA-DR serum levels of healthy blood donors related to the HLA class II allotypes. Upper diagram: HLA-DR specificities; lower diagram: HLA-DQ specificities.

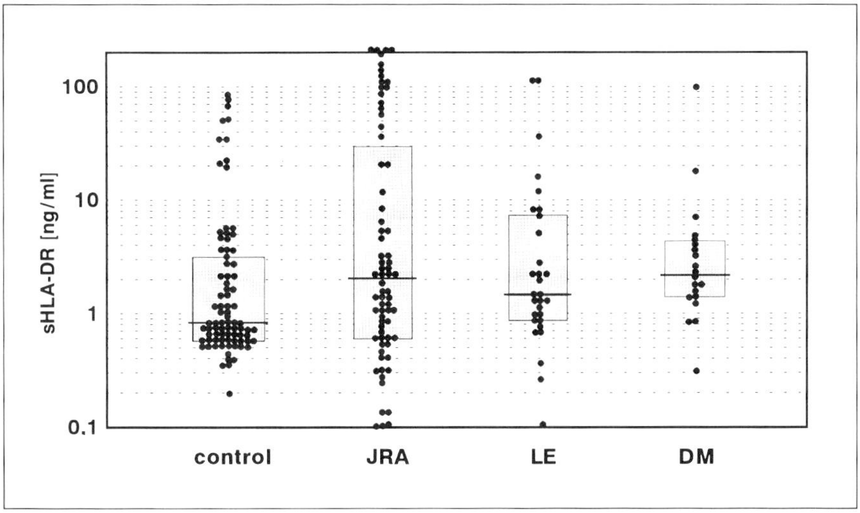

Fig. 3. sHLA-DR serum levels of healthy individuals and patients suffering from autoimmune diseases. JRA = Juvenile rheumatoid arthritis, LE = lupus erythematosus, DM = diabetes mellitus.

The levels of sHLA-DR in EDTA plasma (15–30 ng/ml) were found to be about 20-fold higher than the serum levels. A similar observation was made by Westhoff et al. [8], and also the measurement of cytokines is known to be influenced by the use of anticoagulants [15]. The reason for this phenomenon remains to be elucidated. Possible explanations might be: (a) sHLA-DR is removed from serum by the process of blood coagulation, or (b) sHLA-DR release from blood leucocytes is enhanced by EDTA.

The occurrence of sHLA-DR in other body fluids, like tears, sweat, saliva, and urine, was not unexpected. In these fluids, also soluble HLA class I antigen was detected [16] and it was speculated that soluble MHC proteins might function as olfactory signal molecules [17]. In liquor cerebrospinalis of neurologic patients, sHLA-DR could only be detected in some cases. It seems obvious that the existence of sHLA-DR in such samples represents a pathological state as shown for some other soluble surface molecules [18].

A significant association of serum sHLA-DR levels to distinct HLA specificities could not be found. In agreement with other authors [7, 8], neither HLA-DR or -DQ nor HLA-A, -B, -C specificities were significantly related to elevated or decreased sHLA-DR levels. This is in contrast to serum HLA class I concentrations, which were found to be elevated in HLA-A9-positive individuals [19].

Finally, we showed that sHLA-DR serum levels were slightly enhanced in patients suffering from autoimmune diseases, most strikingly in persons with juvenile rheumatoid arthritis (values up to 500 ng/ml). Also elevated serum levels of sCD4, sCD8, sCD14, sCD25, and sCD71 were described in rheumatic patients [20, 21], suggesting a common state of accumulation of soluble cell surface molecules in the sera of these patients. The question remains whether these molecules represent (a) nothing but useless waste products of activated and/or proliferating leucocytes or (b) also immunomodulators down-regulating pathological immune responses. Our previous findings of suppressive sHLA-DR effects on activated lymphocytes in vitro [22, 23] argue in favour of the latter speculation.

Summary

The existence of soluble forms of MHC class II molecules is well established. To quantify soluble HLA-DR antigens (sHLA-DR) in human serum and other body fluids, we developed an enzyme immunoassay using two non-overlapping HLA-DR-specific monoclonal antibodies (RoDR, BL-Ia/5) and an immunoaffinity chromatography-purified sHLA-DR standard. In serum of healthy individuals, sHLA-DR levels were found in the range between 0.6 and 3 ng/ml (median 0.85 ng/ml) whereas EDTA plasma samples showed concentrations about 20 times higher (median 21 ng/ml). In tears, saliva, sweat, urine, amniotic fluid, cerebrospinal fluid, and bronchoalveolar lavage, sHLA-DR could also be detected. No association was found between sHLA-DR serum levels and distinct HLA specificities. In the sera of patients with autoimmune diseases, slightly enhanced sHLA-DR values were found (juvenile rheumatoid arthritis: median 2.0 ng/ml, lupus erythematosus: 1.5 ng/ml, diabetes mellitus: 2.1 ng/ml).

Acknowledgements

This work was supported by the Deutsche Forschungsgemeinschaft (DFG Cl 110/1-1). We thank Mrs. Kalus, Mrs. Göcke and Mrs. Schulz for technical assistance. We are grateful to all colleagues in various clinics (Klinik für Innere Medizin, Nervenklinik, Kinderklinik; Universität Rostock) who supplied sample material.

References

1 Callahan GN, et al: J Immunol 1979;117:1351–1355.
2 Parish CR, et al: Immunogenetics 1976;3:113–128.
3 Wilson BS, et al: J Immunol 1979;122:1967–1971.
4 Herlyn M, et al: Leuk Res 1984;8:323–334.
5 Stevenson FK, et al: J Immunol Methods 1986;86:187–190.
6 Thompson S, et al: Clin Chim Acta 1989;185:45–52.
7 Weyand CM, et al: Autoimmunity 1991;8:281–287.

8 Westhoff U, et al: Vox Sang 1991;61:106–110.
9 Schütt C, et al: Biomed Biochim Acta 1989;48:359–363.
10 Behn I, et al: Allerg Immunol 1985;31:321–330.
11 Walzel H: in Friemel H: Immunologische Arbeitsmethoden. Jena, G. Fischer, 1991, pp 534–540.
12 Bodmer JG, et al: Tissue Antigens 1992;39:161–173.
13 Gorga JC, et al: J Biol Chem 1987;262:16087–16094.
14 Pouletty P, et al: Tissue Antigens 1993;42:45–54.
15 Thavasu PW, et al: J Immunol Methods 1992;153:115–124.
16 Zavazava N, et al: J Immunogenet 1990;17:387–394.
17 Singh PB, et al: J Exp Med 1988;168:195–211.
18 Rieckmann P, et al: J Neuroimmunol 1993;47:133–140.
19 Doxiadis I, et al: Blut 1989;59:449–454.
20 Symons JA, et al: Clin Immunol Immunopathol 1991;60:72–82.
21 Beckham JC, et al: J Clin Immunol 1992;12:353–361.
22 Claus R, et al: Immunol Lett 1990;26:203–210.
23 Claus R, et al: Immunobiology 1991;183:268.

Dr. R. Claus
Universität Rostock
Institut für Immunologie
Schillingallee 70
D-18057 Rostock (Germany)

Sibrowski W, Stangel W, Wegener S (Hrsg): Transfusionsmedizin 1993/94.
Beitr Infusionsther Transfusionsmed. Basel, Karger, 1994, vol 32, pp 288 – 292

Untersuchung über das Vorhandensein von alternativ gespleißter Messenger-RNA für HLA-A, -B und -C in Thrombozyten

J. Roushdy, R. Kalb, C. Schubert, S. Santoso

Institut für Klinische Immunologie und Transfusionsmedizin, Gießen, Deutschland

Einleitung

HLA-Klasse-I-Antigene finden sich auf fast allen kernhaltigen Zellen, Thrombozyten, zum Teil auf Erythrozyten und im Plasma. Während HLA-A- und HLA-B-Antigene auf Thrombozyten stark exprimiert sind, lassen sich HLA-C-Antigene serologisch nur schwach nachweisen [1]. Mit Hilfe der Polymerase-Kettenreaktion (PCR) konnte unsere Gruppe kürzlich nachweisen, daß Thrombozyten Klasse-I-spezifische Messenger-RNA (mRNA) enthalten und zur De-novo-Synthese integraler HLA-Glykoproteine fähig sind [2]. Von Lymphozyten konnten Haga et al. [3] zeigen, daß sie nicht nur die mRNA für das integrale Klasse-I-Membranprotein mit dem Molekulargewicht von 44 kDa enthalten, sondern auch eine alternativ gespleißte Form, der das Exon 5 fehlt. Das Genprodukt mit fehlender transmembraner Domäne und einem Molekulargewicht von 39 kDa tritt ausschließlich als lösliche Form im Plasma auf.

In dieser Studie untersuchten wir anhand von 29 Spendern den Zusammenhang zwischen dem Vorkommen von löslichen HLA-Antigenen im Plasma und alternativ gespleißter mRNA und weiterhin, ob auch Thrombozyten eine alternativ gespleißte mRNA besitzen. Darüber hinaus prüften wir nach, ob Thrombozyten HLA-C-spezifische mRNA besitzen.

Methoden

Isolierung von Thrombozyten-RNA

Das die Thrombozyten enthaltende Plasma wurde durch Zentrifugation von 50 ml EDTA-antikoaguliertem Blut gewonnen. Die obere Hälfte des Plasmas wurde abgenommen und zweimal in 8,5 mM Tris (pH 7,4), 100 mM NaCl, 8,5 mM Glucose und 1 mM EDTA gewaschen. Die

Thrombozytensuspensionen wurden sowohl mikroskopisch als auch mit einem Zellzähler (Sysmex, Digitana, Hamburg, Deutschland) auf Leukozytenkontamination hin untersucht. Ausschließlich Suspensionen, deren Verhältnis von Thrombozyten zu Leukozyten mindestens 50 000:1 betrug, wurden weiterverwendet. Die RNA der Thrombozyten wurde durch Extraktion mit einer Guanidin-Thiocyanat-Phenol-Chloroform-Mischung isoliert [4]. Die RNA wurde in 150 µl Diethyl-pyrocarbonat(DEPC)-behandeltem, sterilem Wasser resuspendiert.

Isolierung von Leukozyten-RNA

Leukozyten aus 10 ml EDTA-antikoaguliertem Blut wurden durch Zentrifugation über einen Lymphoprep-Gradienten (Nycomed, Oslo, Norwegen) isoliert und mit PBS gewaschen. Die anschließende RNA-Isolierung folgte der für Thrombozyten beschriebenen Methode. Die RNA wurde in 20 µl DEPC-Wasser aufgenommen.

Synthese von cDNA

9,5 µl Thrombozyten- bzw. Leukozyten-RNA und 0,2 nmol oligo-p(dT)^{15} (Boehringer, Mannheim, Deutschland) wurden für 10 min auf 70 °C erhitzt. Nach schnellem Kühlen auf Eis wurden 3 µl Dithiothreitol (1 mM), 6 µl dNTPs (je 10 mM), 500 Einheiten M-MLV-Reverse-Transkriptase und 6 µl Reaktionspuffer (Gibco, Eggenstein, Deutschland) zugegeben. Die cDNA-Synthese wurde für 45 min bei 40 °C durchgeführt.

PCR

Für die PCR wurden insgesamt 5 verschiedene Primer eingesetzt: die Klasse-I-spezifischen Vorwärts-Primer #1 und #4, der Klasse-I-spezifische Rückwärts-Primer #5 und die HLA-A bzw. HLA-C spezifischen Primer #8 bzw. #9. Für die primäre PCR wurden 1 µl cDNA, je 15 pmol von Primer #1 und #5, 20 nmol je Nukleotid und 2 Einheiten Taq-Polymerase (Boehringer, Mannheim, Deutschland) benutzt. In der sekundären PCR wurde 1 µl des Produkts der primären PCR eingesetzt, zusammen mit variierenden Primer-Kombinationen.

Immunoblot

Die im Plasma vorhandenen HLA-Klasse-I-Moleküle wurden mittels des monoklonalen Antikörpers W6/32, der an cyanbromidaktivierte Sepharose 4B gekoppelt war, absorbiert. Nach Trennung der Proben über ein 12%iges SDS-Gel wurden sie mittels des monoklonalen Antikörpers TP 25 im Immunoblot nachgewiesen.

Ergebnisse und Diskussion

Im Immunoblot konnte bei allen Spendern das 44-kDa-Protein nachgewiesen werden, während 58,6% der untersuchten Spender das 39-kDa-Protein aufwiesen, und zwar unabhängig vom Haplotyp (Abb. 1). Die auftretende 36-kDa-Bande repräsentiert ein proteolytisches Abbauprodukt, dem neben der transmembranen Domäne auch die zytoplasmatische Domäne fehlt.

Um das alternative Spleißen, das zu löslichen HLA-Antigenen führt, bei Lymphozyten und Thrombozyten molekularbiologisch zu untersuchen, bedienten wir uns folgender PCR-Strategie: Mit den Primern #4 und #5 wurde für ungespleißte mRNA ein Produkt von 280 Basenpaaren (Bp) erwartet. Diente jedoch ein

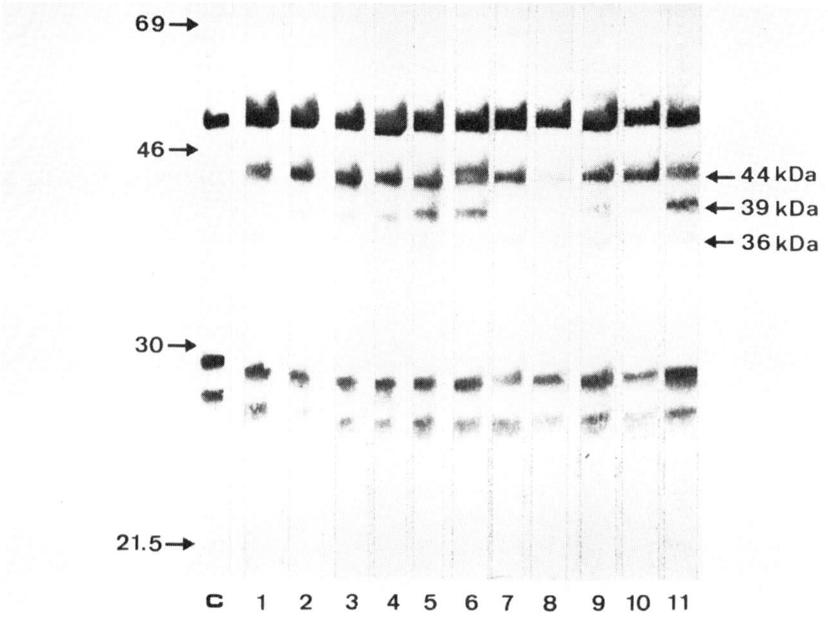

Abb. 1. Immunoblot von HLA-Klasse-I-Molekülen aus dem Plasma verschiedener Individuen (Bahnen 1–11). Bahn C: negative Kontrolle (IgG-Banden von W6/32).

alternatives Spleißprodukt als Matritze, war ein Produkt von 160 Bp zu erwarten. Unter Verwendung von Lymphozyten-mRNA entsprachen die Ergebnisse dieser PCR den Ergebnissen des Immunoblots: Nur die Spender, die auch das 39-kDa-Protein aufwiesen, zeigten in der PCR die 160-Bp-Bande. Bei Thrombozyten fand sich – unabhängig vom Spender – nur die 280-Bp-Bande (Abb. 2).

Unter Anwendung des Klasse-I-spezifischen Primerpaares #1 und #5 konnte eine Amplifikation von Thrombozyten-RNA beobachtet werden, wobei sich das Produkt über nahezu die gesamte Länge des codierenden Bereiches der cDNA erstreckte, inklusive der transmembranen Domäne. Mit diesem Produkt angesetzte HLA-A- und HLA-C-spezifische PCRs zeigten keinen Unterschied in der Ausbeute (Abb. 3).

Es ist bekannt, daß kernlose Thrombozyten mRNA enthalten und in der Lage sind, verschiedene integrale Membranproteine zu synthetisieren. Mit unserer Studie konnten wir zeigen, daß hierzu auch die HLA-Klasse-I-Antigene gehören. Weiterhin konnte festgestellt werden, daß Thrombozyten – im Widerspruch zu serologischen Befunden – HLA-C-spezifische mRNA in vergleichbarer Menge zu HLA-A-spezifischer mRNA enthalten.

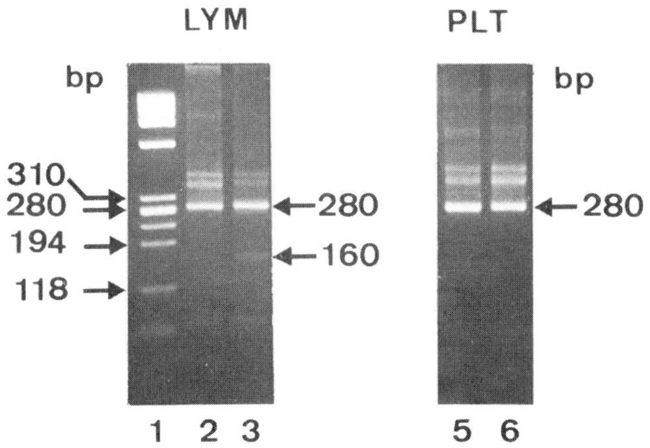

Abb. 2. PCR aus Lymphozyten- bzw. Thrombozyten-cDNA von zwei Spendern mit dem Primerpaar #4 und #5. Während beim ersten Spender (Bahnen 2 und 5), bei dem das 39-kDa-Protein im Immunoblot nicht nachweisbar ist, weder bei Lymphozyten noch bei Thrombozyten das Amplifikat der alternativ gespleißten cDNA zu sehen ist, zeigt sich bei der Lymphozyten-cDNA des zweiten Spenders die zusätzliche Bande von 160 Bp (Bahn 3). Auch bei diesem Spender entsteht aus Thrombozyten-cDNA nur die 280-Bp-Bande der ungespleißten cDNA (Bahn 6).

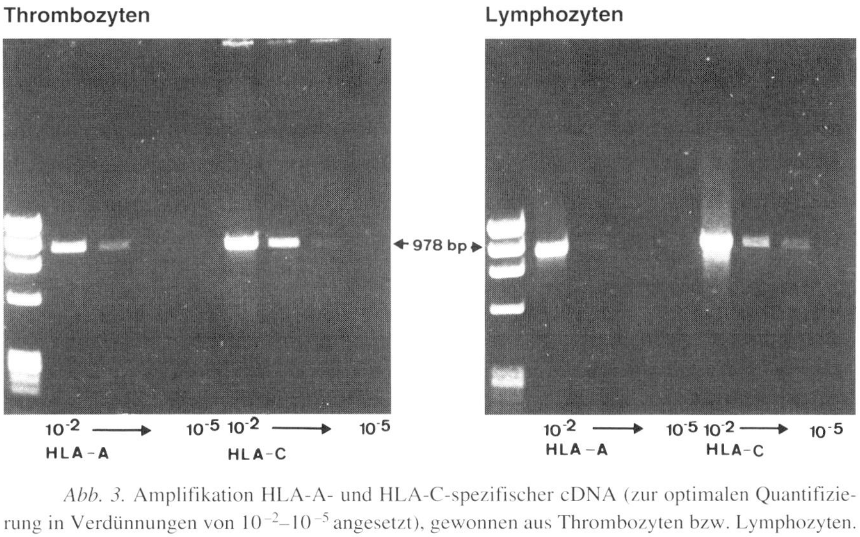

Abb. 3. Amplifikation HLA-A- und HLA-C-spezifischer cDNA (zur optimalen Quantifizierung in Verdünnungen von 10^{-2}–10^{-5} angesetzt), gewonnen aus Thrombozyten bzw. Lymphozyten. Die PCR-Produkte wurden auf einem 1,4%igen Agarosegel analysiert.

Alternatives Spleißen konnte mit dem Primerpaar #4 und #5 zwar bei Lymphozyten, nicht aber bei Thrombozyten nachgewiesen werden, d.h., daß auch nur Lymphozyten in der Lage sind, lösliche HLA-Antigene zu synthetisieren.

Summary

Recently we demonstrated that platelets contain specific messenger RNA (mRNA) encoding for the transmembrane HLA class I molecule (44 kDa). In this study we analyzed lymphocytes as well as platelets for the presence of alternatively spliced mRNA with deleted transmembrane domain resulting in soluble HLA class I antigens (39 kDa). PCR amplification of lymphocyte RNA led to a product specific for alternatively spliced cDNA corresponding to the presence of soluble HLA in plasma, while this product could not be obtained from platelet mRNA. These results suggest that platelets in contrast to lymphocytes are unable to synthesize soluble HLA antigens via alternative splicing.

Literatur

1 Mueller-Eckhardt C, et al: Tissue Antigens 1980;16:91.
2 Santoso S, et al: Br J Haematol 1993;84:451.
3 Haga JA, et al: J Biol Chem 1991;266:3695.
4 Chomczynski P, et al: Anal Biochem 1987;163:156.

Dr. S. Santoso
Institut für Klinische Immunologie und Transfusionsmedizin
Langhansstraße 7
D-35392 Gießen (Deutschland)

Sibrowski W, Stangel W, Wegener S (Hrsg): Transfusionsmedizin 1993/94.
Beitr Infusionsther Transfusionsmed. Basel, Karger, 1994, vol 32, pp 293 – 296

Die MLC-Reaktivität zeigt die transfusionsinduzierte Immunsuppression an

J. Zingsem[a], V. Weisbach[a], T. Zeiler[b], R. Zimmermann[a], G. Wittmann[c], R. Eckstein[a]

[a] Abteilung für Transfusionsmedizin, Friedrich-Alexander-Universität Erlangen
[b] Abteilung für Transfusionsmedizin und Gerinnungsphysiologie, Philipps-Universität Marburg
[c] Blutbank, Abteilung Innere Medizin und Poliklinik m.S. Hämatologie und Onkologie, Universitätsklinikum Rudolf Virchow, Freie Universität Berlin, Deutschland

Einleitung

Mit jeder Fremdbluttransfusion werden dem Empfänger große Mengen Fremdantigene zugeführt, die sein Immunsystem spezifisch stimulieren können. Diese Stimulation ist die Grundlage der transfusionsinduzierten Immunsuppression, z.B. des sogenannten positiven Transfusionseffektes, der klinisch für die Nierentransplantation genutzt wird [1, 2]. Sowohl in frühen Tierversuchen als auch in der Verlaufsbeobachtung transplantierter Patienten konnte gezeigt werden, daß die Transplantatüberlebenszeit in vortransfundierten Empfängern signifikant länger als in nichttransfundierten Empfängern war. Dieser Transfusionseffekt ist an die Übertragung leukozytenhaltiger Blutkonserven gebunden. Zur Vermeidung dieses Effektes wird die Transfusion von Eigenblut, wo dies nicht möglich ist, von gefilterten, leukozytenverarmten, für bestimmte Indikationen auch HLA-gematchten Zellkonzentraten propagiert.

Zur Abklärung dieser Phänomene untersuchten wir Patienten, die im Rahmen einer Bypassoperation 4 Eigenblutkonserven und ein HLA-gematchtes Thrombozytenkonzentrat von einem Fremdspender erhielten, um zu überprüfen, inwieweit bei der so reduzierten Fremdantigenmenge die Immunsuppression unterbleibt.

Dazu haben wir bei diesen Patienten die Entstehung von erythrozytären und leukozytären Antikörpern und die Lymphozytenreaktivität in der gemischten Lymphozytenkultur (MLC = mixed lymphocyte culture) überprüft. In der PLT (primed lymphocyte typing) untersuchten wir, inwieweit durch die Bluttransfusion in vivo spezifisch geprimte Lymphozyten gegen Spenderantigene auftraten.

Patienten und Untersuchungen

Patienten

Die untersuchten Patienten sollten sich wegen bestehender koronarer Herzkrankheit Bypassoperationen unterziehen.

Um Interpretationsprobleme durch vorhergegangene Immunisierungen zu vermeiden, wurden in die Untersuchung nur männliche Patienten ohne Transfusionen in der Anamnese aufgenommen. Das mittlere Alter der Patienten betrug 53,5 Jahre (37–68 Jahre), 9 der 12 Patienten hatte bereits einen Herzinfarkt erlitten, 5 litten an Angina pectoris.

Die Patienten gaben nach ausführlicher Aufklärung auch über die geplanten Folgeuntersuchungen ihr Einverständnis zum Einschluß in die Untersuchung.

Untersuchungen

Von jedem Patienten wurden Blutgruppe und HLA-Muster bestimmt, um optimal verträgliche Thrombozytenspender auszuwählen. Für die Verträglichkeit wurden die bei der Versorgung von substitutionspflichtigen Leukosepatienten erfolgreich angewandten Auswahlkriterien zugrunde gelegt:

kompatibel:
- HLA-A und -B identisch,
- ein differentes Merkmal, das jedoch ein Split oder stark kreuzreagierendes Merkmal ist.

1 Mismatch: ein HLA-A- oder -B-Merkmal different, weder Split noch kreuzreagierend.

Das Thrombozytenkonzentrat wurde jeweils am Operationstag per Zellseparation (Haemonetics Modell 30 bzw. V50) frisch hergestellt, mit 25 Gray bestrahlt und zum Operationsende transfundiert. Durch die Bestrahlung wird verhindert, daß dem Empfänger proliferationsfähige Lymphozyten übertragen werden. Keiner der untersuchten Patienten erhielt über dieses Thrombozytenkonzentrat hinaus weiteres Fremdblut.

Präoperativ sowie an den Tagen 1–10, 14 und 21, Spätkontrollen bis Tag 380 wurden Blutproben für immunologische Untersuchungen entnommen.

Folgende Untersuchungen wurden nach der Transfusion durchgeführt:

1. Suche nach irregulären erythrozytären Antikörpern,
2. Suche nach lymphozytotoxischen Antikörpern,
3. Beurteilung zellulärer Reaktionen durch die Lymphozytenmischkultur (MLC).

Ergebnisse

Keiner der untersuchten Patienten bildete im Anschluß an die erhaltenen Transfusionen erythrozytäre oder lymphozytotoxische Antikörper.

Am Transfusionstag wurde eine gemischte Lymphozytenkultur mit Zellen des Patienten, des Thrombozytenspenders und mindestens 2 weitere Kontrollen angesetzt. Die Patientenzellen ließen sich regelrecht stimulieren und zeigten auch ein unauffälliges Stimulatorverhalten. Im Vergleich der MLC-Reaktionen an den aufeinanderfolgenden Untersuchungstagen zeigte sich eine bei allen Patienten ähnliche Dynamik der Antwortfähigkeit ihrer Lymphozyten, wie in den zwei exemplarischen Verlaufskurven zu sehen ist (Abb. 1).

Diskussion

Die Transfusion eines einzigen Thrombozytenkonzentrates neben Eigenblutkonserven führte in keinem Fall zur Induktion erythrozytärer oder lymphozytotoxischer (HLA-) Antikörper. Da alle transfundierten Konserven AB0-, Rhesus- und Kell-kompatibel waren, konnte eine Sensibilisierung gegen diese Merkmale nicht erfolgen, die weiteren erythrozytären Antigene führen selten zur Antikörperbildung, so daß auch der negative Ausgang der Suche nach diesen Antikörpern nicht verwundert. Auch die Bildung von lymphozytotoxischen Antikörpern war durch die HLA-Klasse-I-Kompatibilität der Thrombozytenspender nicht zu erwarten.

In der MLC führten die geringen, mit den Thrombozyten übertragenen Lymphozytenmengen zur Induktion meßbarer Veränderungen. In diesem Testsystem war eine massive Steigerung der Reaktivität nach initialem Reaktivitätsabfall zu beobachten. Nach diesen Ergebnissen ist anzunehmen, daß die MLC als sensibles System zur frühen Erkennung eines immunmodulierenden Effektes der Bluttransfusionen geeignet ist.

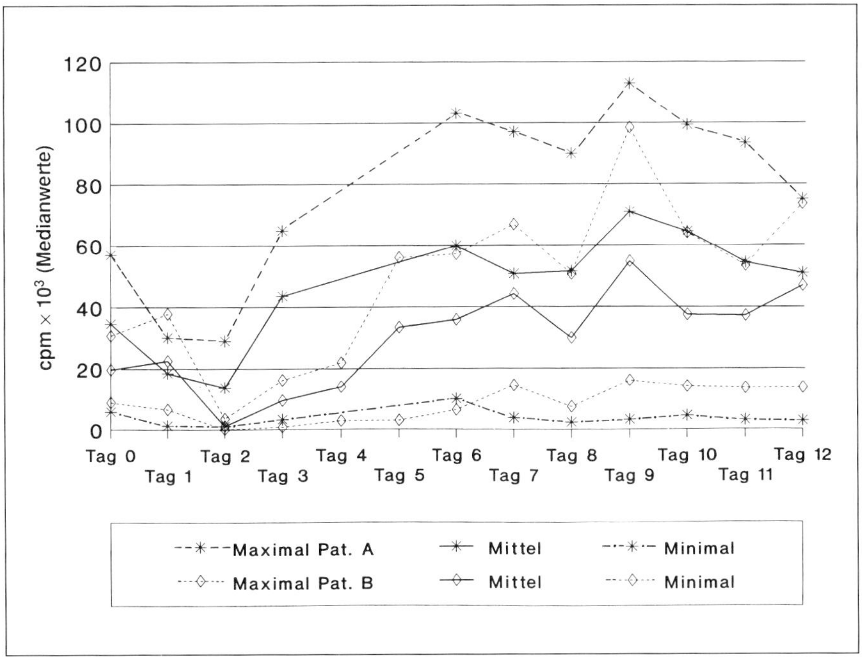

Abb. 1. Verlauf der Reaktivität in der gemischten Lymphozytenkultur (MLC).

Weitere Untersuchungen müssen zeigen, in welchem Maße dieser Effekt durch die Gabe leukozytendepletierter Blutprodukte vermieden wird. Ließe sich die Immunsuppression der Bluttransfusion durch Leukozytendepletion vermeiden, wäre dies ein Grund, Tumorpatienten nur leukozytenfreie Blutprodukte zu verabreichen, um das von Blumberg und Agarwal beschriebene Rezidivrisiko [3] zu vermindern.

Summary

The improved graft survival in preoperatively transfused renal transplant recipients led to the hypothesis that blood transfusions have an immunosuppressive effect. We examined 12 patients undergoing cardiac surgery, who received autologous red cells and one homologous HLA class-I-matched platelet concentrate. None of these patients produced red cell or lymphocytotoxic antibodies. Using the mixed lymphocyte culture (MLC) we observed a reduced lymphocyte responce to cells of the platelet donor during the first 4 days after transfusion. The MLC reactivity recovered on days 4–5 to the initial strength and reached over 200% of the initial strength from day 6 on. It must be assumed that these changes in MLC reactivity represent the early signs of the transfusion-induced immunosuppression. As intraoperative transfusions might correlate with cancer relapse, further studies must show whether this immunosuppressive effect can be avoided by the application of filtered leucocyte-depleted red cell transfusions.

Literatur

1 Persijn GG, et al: Transplant Proc 1977;9:503–505.

2 Opelz G, et al: Transplantation 1980;29:155–158.

3 Blumberg N, et al: Br Med J 1985;290:1037–1039.

Dr. Jürgen Zingsem
Abteilung für Transfusionsmedizin und Hämostaseologie
in der Chirurgischen Klinik
Friedrich-Alexander-Universität Erlangen-Nürnberg
Krankenhausstraße 12
D-91054 Erlangen (Deutschland)

Sibrowski W, Stangel W, Wegener S (Hrsg): Transfusionsmedizin 1993/94.
Beitr Infusionsther Transfusionsmed. Basel, Karger, 1994, vol 32, pp 297 – 299

Unterschiedliche Lymphozytenreaktivität im multivariaten Testsystem und Abhängigkeit vom HLA-System

I. Strohscheer[a], *J. Beyer*[a], *K. Lenz*[a], *J. Zingsem*[b], *V. Weisbach*[b], *D. Huhn*[a], *R. Eckstein*[b]

[a] Abteilung Hämatologie und Onkologie, Universitätsklinikum Rudolf Virchow, Freie Universität Berlin

[b] Abteilung für Transfusionsmedizin in der Chirurgischen Klinik, Universität Erlangen-Nürnberg, Deutschland

Eine genetische Basis der Immunfunktion wird kontrovers diskutiert. Im Tierversuch konnte das Vorhandensein von Immun-Response-(Ir-) und Immun-Suppressor-(Is-)Genen nachgewiesen werden. Beim Menschen fehlen für das direkte Vorhandensein solcher Gene bislang Beweise, die Genprodukte der MHC-Klase-I und -II spielen in der Regulation der Immunantwort jedoch eine wichtige Rolle. Da die Immunantwort im multivariaten Lymphozytentransformations-Testsystem von morphologischen Parametern unabhängig zu sein scheint [1], suchten wir nach einer Assoziation zwischen Lymphozytenreaktivität und HLA-Merkmalen.

Material und Methoden

Wir untersuchten 273 gesunde Probanden hinsichtlich ihrer Lymphozytenreaktivität im multivariaten Testsystem (12,5 µg Protein A, 12,5 und 25 µg Concanavalin A, 2,5 µg Pokeweedmitogen, 1 µg PHA, 2,5 µl Tetanus-, 2,5 µl Diphtherietoxoid, 8 µl Rubella- und 0,5µl Masernantigen, 1 µl Tuberkulin GT1 und 0,5 µl GT10 sowie 2,75 µl Antigencocktail [Behring-Werke]). Die Untersuchungen erfolgten in Mikrotiterplatten, die Inkubationszeit betrug für Mitogene 72 h, für Antigene 5 Tage. Der ^{3}H-Thymidin-Einbau in die Lymphoblasten-DNS wurde mittels Flüssigkeitsszintillation gemessen. Die statistische Auswertung erfolgte mit Hilfe einer Cluster- und Diskriminanzanalyse.

Die HLA-Typisierung wurde mit dem Lymphozytotoxizitätstest nach Terasaki durchgeführt. Die Verteilung der Häufigkeiten wurde prozentual ermittelt, das relative Risiko errechnet und mit dem Chi-Quadrat-Test überprüft.

Tab. 1. Verteilung der HLA-Merkmale innerhalb der Cluster

HLA	Gesamt, %	Cluster I		Cluster II		Cluster III	
		%	p <	%	p <	%	p <
A1	31,5	*43,8*	0,01	23,1	n.s.	29,5	n.s.
A2	52,0	*41,1*	0,02	*65,4*	0,02	53,3	n.s.
A9	31,1	*52,0*	0,0001	29,5	n.s.	*19,7*	0,001
B5	16,5	*6,9*	0,01	14,1	n.s.	*23,8*	0,01
B8	16,9	*28,8*	0,01	15,4	n.s.	*10,7*	0,02
B12	23,1	28,8	n.s.	*15,4*	0,05	24,6	n.s.
B15	12,8	8,2	n.s.	19,2	0,05	11,5	n.s.
B40	21,3	17,9	n.s.	*35,9*	0,05	13,9	n.s.
Cw2	10,6	15,1	n.s.	15,4	n.s.	*4,9*	0,01
Cw3	20,1	*4,1*	0,0001	*35,9*	0,0001	19,7	n.s.
Cw7	46,5	*61,6*	0,01	46,1	*n.s.*	*37,7*	0,01
DR3	22,0	*31,5*	0,02	26,9	n.s.	*13,1*	0,01
DR4	22,3	*12,3*	0,02	19,2	n.s.	*30,3*	0,05
DQ1	78,4	*65,8*	0,01	79,5	n.s.	*85,3*	0,02
DQ2	39,9	*49,3*	n.s.	42,3	n.s.	32,8	0,05

n.s. = nicht signifikant.

Ergebnisse

Wir fanden 3 Gruppen unterschiedlicher Immunreaktivität: Niedrigreagenten = Cluster I (n = 73), Mittelhochreagenten = Cluster II (n = 78) und Hochreagenten = Cluster III (n = 122). Die Verteilung der differierenden HLA-Merkmale innerhalb der verschiedenen Gruppen zeigt Tabelle 1.

Diskussion

Ein gesundes Kollektiv läßt sich mit Hilfe eines multivariaten Testsystems und mathematischen Methoden in 3 Gruppen unterschiedlicher Immunreaktivität einteilen, die sich deutlich voneinander unterscheiden [1, 2].

Was ursprünglich als mathematische Hypothese formuliert war, der Zusammenhang zwischen Lymphozytenreaktivität als Spiegel der Immunfunktion und genetischen Merkmalen, wird durch unsere Untersuchungen bestätigt. Nach allen Regeln der HLA-assoziierten Phänomene sind die Beobachtungen aus folgenden Gründen nicht zu ignorieren:

1. Es existieren korrespondierende Assoziationen für Hoch- und Niedrigreagenten (A9, B5, B8, Cw3, DR3, DR4, DQ1).

2. Terasaki benutzt als Basis für seine Berechnungen eine mathematische Korrektur nach Bonferoni [4]. Auch nach dieser Korrektur gibt es signifikante

Korrelationen für A9, B8 und Cw3 bei Niedrigreagenten, Cw3 bei Mittelhochreagenten und A9 bei Hochreagenten.

3. An einem anderen Kontrollkollektiv [1] ließen sich teilweise gleiche Assoziationen nachweisen (A9, Cw2 für Niedrigreagenten, Trends für B15, B18, B22 und B37 bei Mittelhochreagenten sowie B5 bei Hochreagenten und einen Trend bei B13 und B21).

4. Einige der gefundenen Assoziationen sind bereits von anderen Arbeitsgruppen für einzelne Mitogene oder Antigene beschrieben [4].

Für die Erklärung der Phänomene kommen im wesentlichen zwei Möglichkeiten in Betracht: zum einen die Assoziation von Immunreaktions-Genen [3], zum anderen die Funktion des HLA-Moleküls selbst. Wir konnten in unseren Familienuntersuchungen keine Hinweise für das Vorhandensein von assoziierten Ir- oder Is-Genen finden. Es ist davon auszugehen, daß die HLA-Moleküle bzw. Proteinbestandteile in der Immunreaktion agieren.

Schlußfolgerungen

Es gelang uns zu zeigen, daß es für die Stärke der Lymphozytenreaktion im multivariaten Testsystem offensichtlich eine genetische Disposition, repräsentiert durch das HLA-System, gibt. Die biologische Bedeutung dieses Phänomens ist momentan spekulativ; wir sind noch nicht in der Lage, die deskriptive Ebene zu verlassen.

Summary

The different blastogenic response to various mitogens and antigens seems to be dependent on HLA class I and II antigens.

Literatur

1 Eckstein R: Habilitationsschrift, München 1987.
2 Eckstein R, et al: in Kretschmer V, Stangel W (eds): Transfusionsmedizin 1991/92. Beitr Infusionstherapie. Basel, Karger, 1992, vol 30, p 332.
3 Sasazuki T, et al: Immunogenetik 1987;14:99.
4 Tiwari JF, et al: HLA and Disease Associations. Berlin, Springer, 1985.

Imke Strohscheer
Universitätsklinikum Rudolf Virchow,
Abteilung Innere Medizin und Poliklinik m. S. Hämatologie/Onkologie,
Freie Universität Berlin
Spandauer Damm 130, D-14050 Berlin (Deutschland)

Sibrowski W, Stangel W, Wegener S (Hrsg): Transfusionsmedizin 1993/94.
Beitr Infusionsther Transfusionsmed. Basel, Karger, 1994, vol 32, pp 300 – 302

Der Einfluß verschiedener Kaninchenkomplement-Chargen auf die HLA-Klasse-I-Antigenbestimmung im Lymphozytotoxizitätstest

G. Wittmann[a], J. Zingsem[b], T. Zeiler[a], R. Zimmermann[a], R. Eckstein[b]

[a] Blutbank, Abteilung Innere Medizin m.S. Hämatologie und Onkologie, Universitätsklinikum Rudolf Virchow, Berlin
[b] Abteilung Transfusionsmedizin, Friedrich-Alexander-Universität Erlangen-Nürnberg, Deutschland

Einleitung

Die klassische Bestimmungsmethode für die HLA-Klasse-I-Antigene ist der Lymphozytotoxizitätstest (LCT) nach Terasaki und Park. Der LCT ist aber von der Komplementzugabe entscheidend abhängig. Es ist unabdingbar, dabei die geeignete Charge und den geeigneten Titer des zuzugebenden Kaninchenkomplements zu finden, da vielfältige Fehlermöglichkeiten bestehen (Komplementtoxizität, hohe Hintergrundaktivität, schwache Reaktionen und falsch-negative Befunde, Veränderungen bei den zu testenden Lymphozyten) [1–3].

Material und Methoden

An Kaninchenkomplement-Chargen und zu detektierenden Spezifitäten wurden eingesetzt:

92H293, L2H794:	BAG GmbH, Amtsgerichtsstraße 1–3, 35423 Lich
029964A, 029988A:	Behringwerke AG, Postfach 1140, 35041 Marburg/Lahn
112100, 113100:	Biotest AG, Landsteinerstraße 5, 63303 Dreieich
1505, 1522, 1656:	Camon Labor-Service GmbH, Bahnstraße 9a, 65185 Wiesbaden
854711, R879421:	Fresenius Diagnostics AG, 61343 Bad Homburg v.d.H.
0254-1210:	Immucor, Adam-Opel-Straße 26, 63322 Rödermark
12411:	Mast Diagnostica, Feldstraße 20, 23858 Reinfeld/Holstein,Deutschland.

1. A3,-; B 38, 47; Cw6,-;	2. A2,3; B 7,49; Cw7,-;	3. A3,-; B 39,61; Cw2,-;
4. A2,3; B 35,62; Cw3,4;	5. A26,32; B 7,51; Cw2,-;	6. A3,32; B 35,44; Cw4,5;
7. A3,24; B 13,38; Cw6,-;	8. A2,26; B50,64; Cw6,8;	9. A3,31; B 35,37; Cw4,6;
10. A25,28; B 18,27; Cw3,-;	11. A2,26; B 8,52; Cw7,8;	12. A29,31; B57,70; Cw6,-;
13. A2,68; B 7,60; Cw2,7;	14. A1,11; B57,71; Cw6,7.	

Die im LCT mit den verschiedenen Chargen beobachteten Reaktionen wurden mit den zu erwartenden Reaktionen verglichen. Die nicht der erwarteten Typisierung entsprechenden Reaktionen wurden, wie in Tabelle 1 gezeigt, bewertet. Die Summe der Fehler-Scores geteilt durch die Zahl der eingesetzten Panelzellen (n = 14) ergab den jeweiligen Rating-Score. Die einzelnen Komplementchargen wurden der Höhe der Rating-Scores entsprechend eingeteilt, Median und Spannweite (Range) bestimmt. Dann wurden die Komplementchargen bezüglich der einzelnen Reaktionen (f, w, e, b) im χ^2-Vierfeldertest mit der Korrektur nach Yates oder im Exakten Fischer-Test verglichen. Zur Anwendung kam als Statistikprogramm SPSS/PC+ Version 4.0 (SPSS GmbH Software, München).

Ergebnisse

Die Ergebnisse der Auswertung zeigt Tabelle 2. Der Rating-Score reichte von 12,45–46,55, der Median war 16,09. Im Vergleich der Komplementchargen mit hohem und niedrigem Rating-Score zeigen sich im χ^2-Vierfeldertest signifikante

Tab. 1. Fehler-Score-Bewertung

Fehler-Score	Reaktionsart		Anteil toter Zellen, %	Interpretation
3	Versager	(f)	0 – 40	falsch-negative Reaktion
1	schwach	(w)	41 – 60	korrekt positiv, zu schwache Reaktion
3	extra	(e)	41 – 100	falsch-positive Reaktion
1	Hintergrund	(b)	21 – 40	korrekt negativ, zu hoher Hintergrund

Tab. 2. Rating-Scores der einzelnen Komplementchargen

Komplement	Rating-Score
92H293	12,45
L2H794	12,86
1656	13,50
1505	13,82
1522	15,38
029964A	15,91
854711	16,09
029988A	17,14
112100	20,63
R879421	23,29
0254-1210	24,36
113100	30,00
12411	46,55

Unterschiede ($p < 0{,}05$) bei einer Differenz von mehr als 4,0 Rating-Score-Punkten.

Diskussion

Die große Spannweite des Rating-Scores verdeutlicht die unterschiedlichen Qualitätsstufen in unserem Ansatz. Dieser Befund wird durch die signifikant unterschiedliche Rate von Fehlreaktionen (f, w, e, b) bei den Komplementchargen mit einer Rating-Score-Differenz von mehr als 4 Punkten unterstützt. Durch dieses Verfahren ließen sich für unser Labor geeignete Komplementchargen identifizieren und Qualitätsunterschiede verdeutlichen. Dabei werden die verschiedenen Komplementchargen nicht absolut voneinander unabhängig und abschließend bewertet. Vielmehr soll ein Weg aufgezeigt werden, eine für das jeweilige Labor und seine Arbeitsmethoden geeignete Komplementcharge zu evaluieren.

Summary

HLA class I lymphocytotoxicity testing is strongly complement-dependent. We tested 13 commercially available rabbit complement batches (7 distributors) using a panel of 14 donors with decisive patterns of HLA antigens. We defined a scoring system that weights the different possible faulty reactions. The rating score ranged from 12.45 to 46.55 (median 16.09). Comparing the reactions in batches with low and high rating scores gave statistically significant differences (χ^2 test, $p < 0.05$). Our complement reaction score may be helpful to find the optimal complement batch for HLA class I lymphocytotoxicity testing.

Literatur

1 Dyer PA, et al: Immunol Lett 1991;29:15–22.
2 Darke C, et al: in Dyer PA, Middleton D (eds): Histocompatibility Testing, a Practical Approach. Oxford University Press, 1993, pp 51–80.
3 Lauenstein KJ: in Mallory D, Fawcett K (eds): HLA Techniques for Blood Bankers Technical Workshop Arlington. American Association of Blood Banks 1984, pp 33–75.

Dr. med. Georg Wittmann
Blutbank, Haus X
Abteilung Innere Medizin m.S. Hämatologie und Onkologie
Universitätsklinikum Rudolf Virchow
Spandauer Damm 130
D-14050 Berlin (Deutschland)

Sibrowski W, Stangel W, Wegener S (Hrsg): Transfusionsmedizin 1993/94.
Beitr Infusionsther Transfusionsmed. Basel, Karger, 1994, vol 32, pp 303 – 306

Detection of HLA Antibodies by an Enzyme-Linked Photometric Immune Phagocytosis Inhibition Test

U. Cassens, H. P. Benn, R. Dittmer, T. Dominka, K. Lüdemann, P. Kühnl

Department of Transfusion Medicine and Transplantation Immunology, University Hospital Hamburg-Eppendorf, Germany

Introduction

Monocytes phagocytose IgG-sensitized erythrocytes (anti-D-RBC) by their Fc-γ receptors. The incubation of monocytes with specific IgG antibodies against HLA-A, -B, -C or DR antigens inhibits the phagocytosis of anti-D-RBC. Therefore HLA antibodies are detectable by this principle in the immune phagocytosis inhibition test (IPI) [1]. The HLA antibodies bind at corresponding MHC antigens and block the neighbouring Fc-γ receptors with their Fc parts [2]. Consequently the phagocytosis of anti-D-RBC is inhibited. The IPI is not complement-dependent and autolymphotoxines or immune complexes do not inhibit the immune phagocytosis [3]. For these reasons the IPI is a convenient functional test for the detection of HLA antibodies. Therefore we established a photometric method to simplify the classical microscopic IPI.

Method

Mononuclear cells from healthy donors were isolated by density gradient separation and adjusted to 1×10^6 monocytes/ml culture medium. Monocytes were purged by adhesion technique in microtitre plates. After a 60-min incubation phase with 10 μl HLA antibody serum, the monocytes were incubated for another 60 min with anti-D-RBC. The washed monolayers were inspected microscopically and the lysed for photometric detection. Monocytes were detected by their esterase activity (a-naphtyl-acetate), and the phagocytosed erythrocytes were quantified by a peroxidase reaction (diaminobenzidine). In analogy to the microscopic IPI – where phagocytosis is expressed as the number of erythrocyte-phagocytosing monocytes per 200 monocytes – we established the following photometric phagocytosis index (OD = optical density):

$$\text{phagocytosis} = \frac{\text{OD of the peroxidase reaction}}{\text{OD of the esterase reaction}} .$$

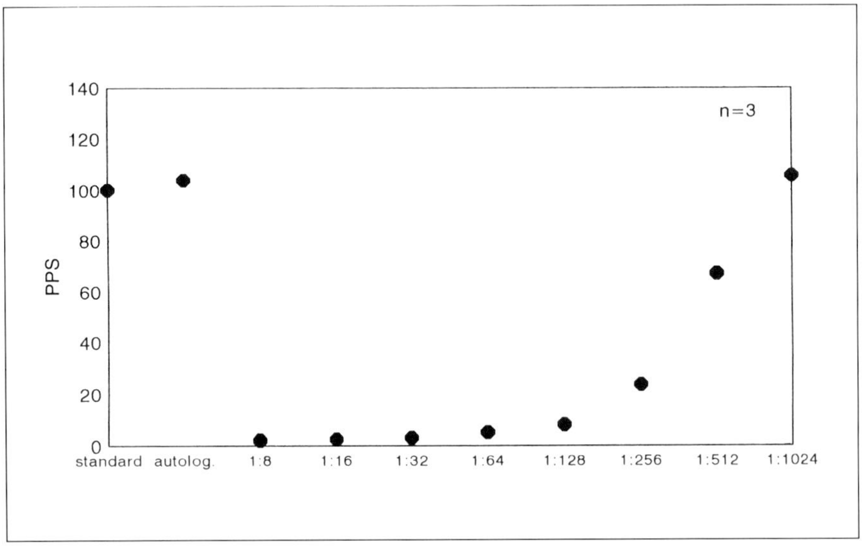

Fig. 1. Phagocytosis inhibition (IPI) for the autologous serum and for the diluted antibody serum (anti-HLA-DR, mab I–3 Coulter). PPS = Phagocytosis in per cent of the standard.

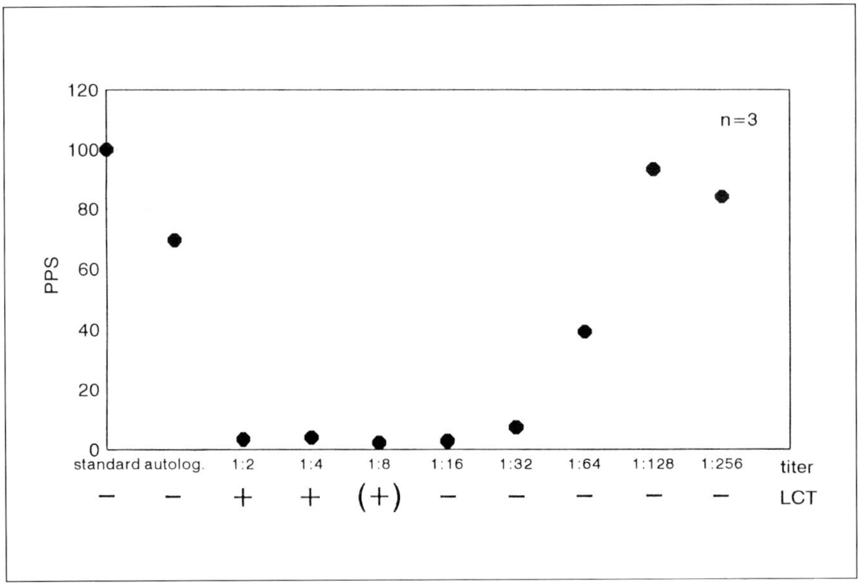

Fig. 2. Phagocytosis inhibition (IPI) and lymphocytotoxicity test (LCT) for the autologous serum and for the diluted serum of a polytransfused patient. PPS: see figure 1.

The standard was set at 100% (incubation only with culture medium). All photometric results were expressed as 'phagocytosis in per cent of the standard' (PPS). The IPI was defined as positive with a PPS of < 30%. Autologous sera from the monocyte donors and commercial AB serum were used as negative control, and monoclonal antibodies (mab) against constant HLA regions (mab w6.32 and mab I–3) served as positive control. In some tests the microscopic IPI was performed in microtitre plates and the monolayers were stained with Wright-Giemsa.

The lymphocytotoxicity test was performed according to NIH standard.

Results

The calibration curves for the esterase reaction (monocytes) and peroxidase reaction (erythrocytes) showed high correlation coefficients within the expectable range (r > 0.96 and > 0.99, respectively).

The comparison of the photometric and microscopic IPIs showed a good correlation. All negative and positive controls produced the expected results in both tests. In 44 tests with known HLA antibodies and 1 blind test, performed by a reference laboratory (Transfusion Medicine, University Hospital Kiel), a correlation coefficient of r > 0.95 was figured out. In conclusion, the photometric IPI was used for further tests and in comparison with the LCT.

The autologous sera and the AB serum had mean PPS values of 93.6% (n = 120) and 83.5% (n = 34), respectively. Thus, none of these sera showed positive results. The two mab against constant HLA regions were positive in all tests and both had a PPS of < 5% in the usual dilution (1:32) – as is exemplarily shown in figure 1. These two mab and antibodies with specificity against HLA antigens A3, A25, A28, B8, B40, B62, Cw3, DR1, DR2 and DR11 were tested in the IPI and LCT against HLA-typed cells (LCT serotyping). Altogether, the IPI and LCT reached a sensitivity and specificity as shown in table 1.

Sera of 4 polytransfused patients with known positive cross-matches and high panel reactivity were diluted and tested in the IPI and LCT – as is exemplarily shown in figure 2. In all 4 crossmatches the IPI was more sensitive than the LCT.

Table 1. Sensitivity (= expected positive cross-match) and specificity (= expected negative cross-match) in the photometric IPI and the LCT

	IPI %	LCT %	n
Expected *positive* cross-match	85.1	80.5	87
Expected *negative* cross-match	92.3	100	39

Discussion

We performed a photometric IPI and could show a very good correlation with the microscopic method. Tested sera could clearly be classified when autologous or AB serum was used as negative control and a mab against constant HLA regions served as positive control. The photometric method is easy to perform and diminishes the individual evaluation error.

As described previously [1], it could be shown that the IPI detects HLA antibodies more sensitively than the LCT. Therefore, we would suggest the photometric IPI as a simple and convenient test for further investigations.

Summary

The immune phagocytosis inhibition test (IPI) has been described as a sensitive method for the detection of cytotoxic and non-cytotoxic HLA antibodies. We performed a photometric IPI and compared this technique with the conventional microscopic IPI. In further investigations we used the photometric IPI in comparison with the lymphocytotoxicity test (LCT) for the detection of HLA antibodies. The photometric IPI showed a high correlation to the microscopic IPI. In tests with different known HLA antibodies the photometric IPI reached a sensitivity of 85.1% versus 80.5% in the LCT, and a specificity of 92.3 versus 100% in the LCT. Diluted patient sera showed a higher sensitivity in the photometric IPI. We conclude that the photometric IPI can be used as a convenient and sensitive technique for the detection of HLA antibodies.

References

1 Faust A, et al: J Immunol Meth 1987;102:71–75.
2 Kurlander RJ: J Immunol 1983;131:140–146.
3 Neppert J: Scand J Immunol 1987;26:737–743.

Dr. Uwe Cassens
Universitätskrankenhaus Eppendorf
Abteilung für Transfusionsmedizin/Transplantationsimmunologie
Martinistraße 52
D-20246 Hamburg (Germany)

Sibrowski W, Stangel W, Wegener S (Hrsg): Transfusionsmedizin 1993/94.
Beitr Infusionsther Transfusionsmed. Basel, Karger, 1994, vol 32, pp 307 – 309

Reanimationsbedürftige Transfusionsreaktion nach HLA-unangepaßter Thrombozytensubstitution

B. M. E. Kuntz, B. Schöttler, H.T. Brüster

Institut für Blutgerinnung und Transfusionsmedizin
Medizinische Einrichtungen der Heinrich-Heine-Universität Düsseldorf, Deutschland

Einleitung

Alloimmunisierung im HLA-System nach Plättchensubstitution thrombozytopenischer Patienten stellt einen therapielimitierenden Faktor dar. Das Immunisierungsrisiko wird eingeschränkt, mindestens verzögert oder vermieden bei Transfusion HLA-angepaßter Thrombozytenkonzentrate [1, 2]. Andere vorbeugende Maßnahmen bestehen in der Verabreichung von Einzelspenderpräparaten und der Leukozytendepletion durch Filtern der zu transfundierenden Präparate. Im Gegensatz zu den letztgenannten Präventionsstrategien wird die HLA-Anpassung von Thrombozytenkonzentraten, nicht zuletzt aufgrund logistischer Probleme, kontrovers beurteilt; insbesondere dann, wenn sie bereits vor Auftreten zytotoxischer Antikörper, also als Präventivmaßnahme eingesetzt wird. Langjährige Studien an unserem Institut haben mehrfach belegt, daß HLA-Antikörper deutlich seltener oder nicht auftreten, wenn Übereinstimmung im HLA-System zwischen Thrombozytenspender und -empfänger angestrebt wird [3, 4].

Nachfolgend wird ein lebensbedrohlicher Transfusionszwischenfall vorgestellt, der nach Gabe eines HLA-unangepaßten Thrombozytenkonzentrates bei Vorliegen eines präformierten zytotoxischen Antikörpers erfolgte.

Fallbeschreibung

Bei einer mit HLA-unausgewählten Blutprodukten polytransfundierten 61jährigen Patientin mit sekundärer akuter myeloischer Leukämie (FAB-M2) nach Mammaablatio wegen Mammakarzinom (Erstdiagnose 1984) und Zustand nach Chemotherapie (CMF-Protokoll) kam es etwa 15 min nach Transfusion einer Gesamtmenge von ungefähr 2×10^8 Thrombozyten zu einer schweren nichthämolytischen Transfusionsreaktion (NHTR) mit Vollbild eines anaphylaktischen Schocks:

Nach anfänglicher stärkerer Übelkeit mit Erbrechen erfolgten Blutdruckabfall, Pulslosigkeit und Schnappatmung mit anschließendem Herz-Kreislauf-Stillstand. Die Patientin wurde reanimiert.

Untersuchung des Thrombozytenkonzentrates

Das Plättchenkonzentrat wurde mittels maschineller diskontinuierlicher Durchflußzytapherese (Haemonetics PCS Plus) als Einzelspenderpräparat hergestellt. Es handelte sich um eine abendliche Notfallanforderung, die ohne ABO-Identität und ohne HLA-Anpassung des Spenders ausgeführt werden mußte. Die 3-Stufen-Kreuzprobe zwischen Spender- (O, rh-negativ) und Empfängerblut (A, Rh-positiv) war mit Ausnahme des positiven Minortests aufgrund der ABO-Inkompatibilität unauffällig verlaufen. Die Blutgruppendeklaration des Konservenbeutels (O, rh-negativ, hämolysinfrei, CMV-Ak negativ) stimmte mit den Nachuntersuchungsergebnissen aus dem sterilen Konserveninhalt überein. Das Gesamt-IgE des Spenderblutes wurde mit < 34 IE/ml als nicht erhöht bestimmt. Kallikrein mit 22,9 U/l, Präkallikrein mit 987 U/l und Präkallikrein-Aktivator mit 6,7% des BoB-Standards [5] waren normwertig und ergaben mithin keine Hinweise auf Aktivierung des Konserveninhaltes.

Untersuchungen des Empfängerblutes

Es bestand keine Hämolyse. Gesamt-IgE war mit < 34 IE/ml unauffällig. Die Wiederholung der Kreuzprobe mit Spenderblut und Patientenblut, entnommen

Tab. 1. HLA-Antikörper beim Empfänger bei nichthämolytischer Transfusionsreaktion

Verdünnung	PRA, %	Spezifität
1:1	98	polyspez.
1:4	98	polyspez.
1:8	94	polyspez.
1:16	84	polyspez.
1:32	68	A2, A28, A3
1:64	54	A2, A28, ex
1:128	48	A2
1:256	46	A2
1:512	30	A2
1:1024	14	ohne
1:2048	12	ohne
1:4096	negativ	

vor und nach Transfusion, war unauffällig bis auf den vorbestehenden positiven Minortest. Die Suche nach erythrozytären Antikörpern im Patientenblut im NaCl- und Albuminmilieu verlief bei allen Temperaturen negativ, im indirekten Coombs-Test lagen vereinzelt schwächste, fraglich positive Reaktionen gegen angebotene Panelerythrozyten, jedoch ohne differenzierbare Spezifität vor. Der direkte Coombs-Test der Empfängererythrozyten war schwach positiv. Bei Einsatz spezifischer Coombs-Seren zeigte sich eine schwache Beladung der Patientenerythrozyten mit IgG und C3. IgM, IgA, C3d und C4 waren nicht nachweisbar. Die Suche nach lymphozytotoxischen (HLA-) Antikörpern verlief positiv mit 100% Zytotoxizität gegen 98% der angebotenen Zellen (Panel n = 50). Dieser Antikörper ließ sich bis zur Verdünnung 1 : 2048 (12% PRA) nachweisen. Die Antikörperdifferenzierung ergab ab Titerstufe 1 : 32 das Vorliegen spezifischer HLA-Antikörper, ab Verdünnung 1 : 128 fand sich ein monospezifischer Antikörper gegen HLA-A2 (Tab. 1). Der HLA-Typ der Patientin wurde für Klasse I mit *A10(25), A10(26), B18, B16(38), Cw-;* der HLA-Typ des Spenders mit *A1, A2, B5(51), B-, Cw-* bestimmt.

Summary

A severe nonhemolytic transfusion reaction occurred to a polytransfused leukemic patient as a life-threatening anaphylactic shock with cardio-pulmonary arrest following the transfusion of HLA-nonadapted/mismatched platelets. As the only potential causative agent a lymphocytotoxic antibody with the specificity anti-HLA-A2 has been found. The HLA antibody reacted up to a dilution of 1:2,048. The recipient was negative for the corresponding antigen, but HLA-2 was present on donor's platelets. This observation demonstrates again the clinical value of HLA-matched platelet transfusion in patients who need long-term support.

Literatur

1 Mittal KK, et al: Blood 1976;47:31.
2 van Rood JJ: Blut 1989;59:214.
3 Kuntz BME, et al: Forschungserg Transfusmed Immunhaematol 1982;8:357.
4 Kuntz BME, et al: in Kretschmer V, Stangel W, Weißhaar D (eds): Transfusionsmedizin 1990/91. Beitr Infusionsther. Basel, Karger, 1991, vol 28, p 209.
5 Scheja JV, et al: GIT Labmed 1984;7:276–281,344–350.

Prof. Dr. med. Barbara M.E. Kuntz
Institut für Blutgerinnung und Transfusionsmedizin
Medizinische Einrichtungen der Heinrich-Heine-Universität Düsseldorf
Moorenstraße 5
D-40225 Düsseldorf (Deutschland)

Sibrowski W, Stangel W, Wegener S (Hrsg): Transfusionsmedizin 1993/94.
Beitr Infusionsther Transfusionsmed. Basel, Karger, 1994, vol 32, pp 310 – 313

T-Helfer(CD4+)-Zytopenie und HLA-A1, -B8, -Cw7, -DR3

B. M. E. Kuntz, B. Sobieraj, H. T. Brüster

Institut für Blutgerinnung und Transfusionsmedizin,
Medizinische Einrichtungen der Heinrich-Heine-Universität Düsseldorf, Deutschland

Einleitung

Zu Beginn der weltweiten AIDS-Epidemie ergaben mehrere Studien signifikante Assoziationen von AIDS, Kaposi-Sarkom (KS) und AIDS-relativierten Symptomen (ARC) mit HLA-DR5. Verschiedene Autoren fanden bei HIV-Patienten auch Unterrepräsentationen der Antigene HLA-A1, -B8 und -DR3 [1]. 1982 begonnene eigene Untersuchungen an bis Ende 1992 insgesamt 847 HIV-Infizierten sowie 76 trotz hohen Infektionsrisikos HIV-seronegativ Gebliebenen zeigten, daß die HLA-Antigene A1, B8 und DR3 in der HIV-seronegativen Hochrisikogruppe vermehrt waren [1]. Daraufhin wurde diesen Antigenen eine mögliche Markerfunktion für einen infektionsprotektiven Effekt zugeschrieben, eine Hypothese, die auch von anderen Untersuchern vertreten wird [2]. HLA-A1, -B8 und -DR3 wurden hingegen später [3] als Risikomarker für HIV-bezogene Erkrankungen bewertet. Weitere Berichte ordneten diesen Antigenen eine Beziehung zu schnellerer Krankheitsprogredienz bei AIDS und beschleunigtem Abfall der T-Helfer-Zellen zu [3–5]. Eigene Daten wurden nun hinsichtlich dieser neuen Fragestellung überprüft.

Patienten und Methoden

Von Ende 1982 bis Ende 1992 wurden 847 HIV-Infizierte standardserologisch HLA-typisiert. 96 Personen wurden aufgrund differenten ethnischen Ursprungs von der Auswertung ausgeschlossen. 751 westdeutsche Probanden wurden mit zwei Kontrollgruppen (4690 kontrollierte Dauerblutspender und 76 HIV-seronegative Probanden mit hohem Infektionsrisiko) verglichen [1]. Die Ergebnisse dieser Studie (zeitabhängige DR5-Assoziation der HIV-Infektion, spezifische Assoziation von KS mit HLA-A28, postulierter infektionsprotektiver Effekt von DR3) wurden andernorts mehrfach berichtet [u.a. siehe 1].

Nachfolgend wird nur über Patienten (n = 99) berichtet, die während der Studie mit niedrigen T-Helfer-Zell-Zahlen (< 100/µl) an ihrer AIDS-Erkrankung verstorben sind, die also den Endpunkt der Krankheitsprogredienz erreicht hatten.

HIV-Serostatus wurde mittels ELISA-Test (Doppelbestimmungen, Fa. Organon, Fa. Abbott) erhoben und durch Western blot (Fa. DuPont, Fa. biorad) bestätigt. Lymphozyten-Subsets wurden nach Markierung mit monoklonalen Antikörpern (Orthoclone) zu Beginn der Studie fluoreszenzmikroskopisch, später durchflußzytometrisch (Ortho-Spectrum, Ortho-Cytoron) bestimmt. Als normale Kontrollen werden täglich Blutspenderblutproben mitgeführt, die in Verdünnung auch als Kontrollproben für pathologische Werte dienten.

Ergebnisse

Von der Normalfrequenz abweichende HLA-Antigene in der Gruppe der mit CD4+-Zytopenie verstorbenen 99 AIDS-Patienten sind in Tabelle 1 gezeigt.

Es fand sich eine signifikante Vermehrung der HLA-Antigene A1, Cw7 und DR3 sowie eine lediglich prozentuale Erhöhung von B8 (Tab. 1). 34 Patienten verstarben mit der Zusatzdiagnose KS. Wird die Gruppe der verstorbenen AIDS-Patienten unterteilt in zwei Untergruppen mit bzw. ohne KS, so zeigt sich, daß die Frequenzerhöhungen von HLA-A1, -Cw7 und -DR3 nur in der Gruppe der Patienten ohne KS besteht, also der Patienten, die an opportunistischen Infektionen verstarben (Tab. 2, 3).

Tab. 1. Abweichungen der HLA-Antigenfrequenzen bei AIDS-Patienten, die zwischen 1982 und 1991 verstarben

Antigen HLA-	Probanden, % (n = 99)	Kontrolle, % (n = 4690)	Signifikanz
A28	16,2	10,1	n.s.
A1	41,4	28,3	$p < 0{,}05$
B8	27,3	19,9	n.s.
Cw7	53,4	31,9	$p < 0{,}05$
DR3	29,3	20,2	$p < 0{,}05$
DR5	30,3	26,9	n.s.

n.s. = Nicht signifikant.

Tab. 2. Abweichungen der HLA-Antigenfrequenzen bei HIV-positiven Patienten, die nicht an Kaposi-Sarkom (KS) verstarben

Antigen HLA-	HIV+/KS–, % (n = 65)	Kontrolle,% (n = 4690)	Signifikanz
A28	7,7	10,1	n.s.
A1	44,6	28,3	$p < 0{,}006$
B8	30,8	19,9	$p < 0{,}05$
Cw7	56,9	31,9	$p < 0{,}00005$
DR3	32,3	20,2	$p < 0{,}05$
DR5	26,2	26,9	n.s.

Tab. 3. Abweichungen der HLA-Antigenfrequenzen bei HIV-positiven Patienten, die mit der Zusatzdiagnose KS verstarben

Antigen HLA-	HIV+/KS+, % (n = 34)	Kontrolle, % (n = 4690)	Signifikanz
A28	32,4	10,1	$p < 0{,}0005$
A1	35,3	28,3	n.s.
B8	20,6	19,9	n.s.
Cw7	47,1	31,9	n.s.
DR3	23,5	20,2	n.s.
DR5	38,3	26,9	n.s.

Diskussion

Frequenzerhöhungen von HLA-Cw7 bei AIDS-Patienten mit opportunistischen Infektionen wurden bereits beschrieben [6]. Die hier vorgestellte Analyse belegt diese Beobachtung. Eine signifikante Vermehrung des Cw7 besteht, zusammen mit geringergradiger Erhöhung von B8 und DR3, die demselben HLA-Supratyp zugehörig sind, nur in der Gruppe der Patienten, die mit opportunistischen Infektionen ohne bestehendes KS mit niedrigen T-Helfer-Zell-Zahlen verstarben.

A1, B8, Cw7, DR3 ist der häufigste Haplotyp in der kaukasischen (europiden) Population und bietet vermutlich Selektionsvorteile aufgrund seiner Assoziation mit hoher Immunantwort [7]. Autoimmunerkrankungen sind mit diesen Antigenen hochassoziiert. Autoimmunphänomene werden als progressionsbeschleunigender Faktor bei AIDS diskutiert.

Die bei HIV-seronegativen Probanden mit hohem AIDS-Infektionsrisiko beobachteten hohen Frequenzen von HLA-B8 und -DR3, die zu der Annahme eines mit diesen Antigenen assoziierten HIV-infektionsprotektiven Effekts geführt haben [1], stehen möglicherweise nur in scheinbarem Widerspruch zu einer Assoziation dieser Antigene mit schnellerer AIDS-Progredienz und beschleunigtem T-Helfer-Zell-Verlust. Lokalisation von dem MHC-Komplex benachbarten Krankheitsresistenz- und Suszeptibilitätsgenen und molekulargenetische Feinspezifizierung der betroffenen HLA-Gene sowie großangelegte epidemiologische Studien erscheinen notwendig, um die angeschnittenen Fragen beantworten zu können.

Summary

HLA antigen frequencies have been evaluated in a group of 99 AIDS patients who died with low T-helper cell counts. 34 patients also had HIV-associated Kaposi's sarcoma (KS). HLA-A1, Cw7, B8, DR3 has been postulated to be associated with rapid decline of T-helper cells in AIDS patients and with fast disease progression of AIDS. The results of this study support this hypothesis. However, significant elevations of these HLA antigens solely have been found in the group of patients with opportunistic infections, but not in patients with KS.

Literatur

1 Kuntz BME, et al: Tissue Antigens 1989;34:164–169.
2 Mullin GE, et al: Lancet 1987;i:281.
3 Steel CM, et al: Lancet 1988;i:1185–1188.
4 Kaslow RA, et al: Lancet 1990;i:927–930.
5 Oksenhendler E, et al: Lancet 1992;ii:207–208.
6 Mann DL, et al: J Acquir Immune Defic Syndr 1988;1:13–17.
7 Svejgaard A, et al: in Beckman L, Hauge M (eds): The HLA System. An Introductory Survey. Basel, Karger, 1975.

Prof. Dr. med. Barbara M. E. Kuntz
Institut für Blutgerinnung und Transfusionsmedizin
Medizinische Einrichtungen der Heinrich-Heine-Universität Düsseldorf
Moorenstraße 5
D-40225 Düsseldorf (Deutschland)

Sibrowski W, Stangel W, Wegener S (Hrsg): Transfusionsmedizin 1993/94.
Beitr Infusionsther Transfusionsmed. Basel, Karger, 1994, vol 32, pp 314 – 316

Screening for Hereditary Hemochromatosis in Prospective Blood Donors

H. P. Benn[a], *P. Nielsen*[b], *R. Fischer*[b], *D. Schwarz*[b], *R. Engelhardt*[b], *C. Darda*[a], *R. Dittmer*[a], *B. Knödler*[a], *E. E. Gabbe*[b], *P. Kühnl*[a]

[a] Abteilung Transfusionsmedizin und Transplantationsimmunologie
[b] Abteilung Medizinische Biochemie, Universitätskrankenhaus Eppendorf, Universität Hamburg, Germany

Different studies on the prevalence of hereditary hemochromatosis in families and blood donors of Caucasian populations have as yet estimated the frequency of affected homozygotes at 0.0007–0.0116 [1]. These studies were based on transferrin saturation and serum ferritin as markers for the hemochromatosis genotype, on HLA phenotyping (HLA-A, -B) and iron quantification or grading in liver biopsies. With biomagnetic liver susceptometry (BLS) we introduced a noninvasive, precise, and sensitive method of liver iron quantification [2]. Due to the low mean age of our blood donor candidates, screening for hemochromatosis is performed in an early phase at relatively low elevation of phenotypic markers.

Methods and Results

Prospective blood donors were routinely screened for elevated serum iron (Fe/S > 180 μg/dl) and serum ferritin [Ftn/S > 100 μg/l (females); > 200 μg/l (males)]. Initial median/0.95-percentile values for prospective blood donors were: females: Fe/S=98 / 180 μg/dl, Ftn/S = 35 / 100 μg/l; males: Fe/S = 103 / 174 μg/dl, Ftn/S = 91 / 237 μg/l. From 1,265 newly recruited blood donors (mean age 26 years, 632 females, 633 males, 99 passed the 1st screening filter as shown in figure 1.

After their 1st blood donation these persons were screened again for Fe/S, Ftn/S, and additionally for TIBC, transferrin saturation (Tfs > 50%) and erythrocyte ferritin (Ftn/E > 50 ag/cell). In this 2nd filter, 24 of the 99 blood donors had elevated parameters and were asked to undergo repeat-determinations of relevant parameters and liver biomagnetometry after an overnight fast.

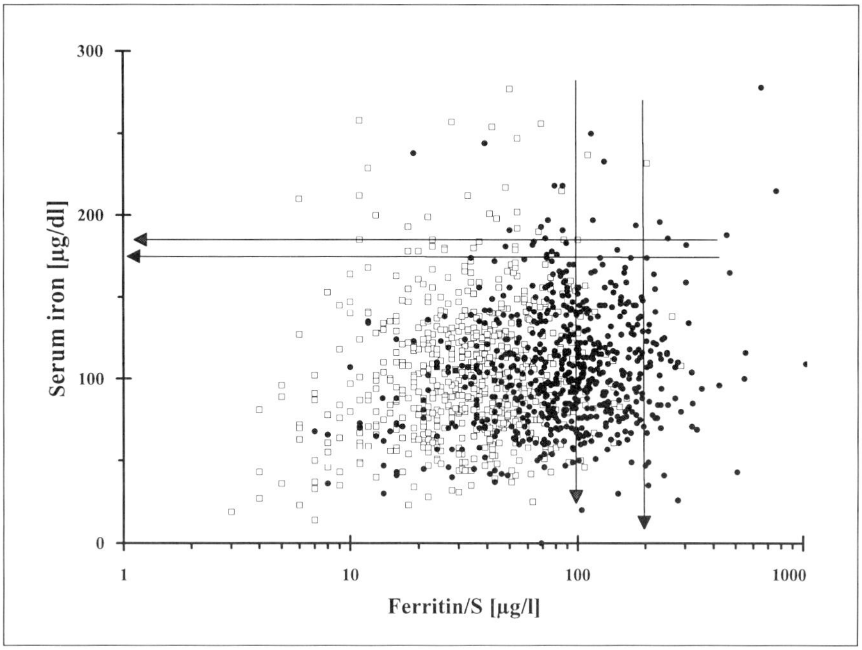

Fig. 1. Screening for hemochromatosis in 632 female (□) and 633 male (●) prospective blood donors with 1st filter condition.

The 3rd filter with liver iron concentration > 500 µg/$g_{w.w.}$ and simultaneously elevated parameters (Tfs, Ftn/S, Ftn/E) was passed by 8 persons suspected for hemochromatosis. Final diagnosis for homozygous hemochromatosis including ^{59}Fe absorption / mucosal transfer from a 0.6-mg Fe test dose and HLA typing was made for 3 males with liver iron concentrations of 2,100 (24 years), 1,100 (40 years), and 1,500 µg/$g_{w.w.}$ (26 years).

With BLS as a new screening method for hemochromatosis, the health care for blood donors in detecting affected homozygotes in the presymptomatic state of the disease can be improved and a risky iron supplementation can be avoided in these subjects.

Summary

Prospective blood donors (n = 1,265, mean age 26 years) were screened for elevated serum ferritin and serum iron. Final diagnosis for hereditary hemochromatosis was made by liver iron concentration (noninvasive biomagnetometry), transferrin saturation, and ^{59}Fe absorption in 3 male subjects. This preliminary result confirms for the first time the current frequency estimation of homozygous hemochromatosis (0.2–0.6%) in a group of young North-Germans.

References

1 Edwards CQ, Kushner JP: New Engl J Med 1993;328:1616–1620.
2 Fischer R, et al: in Hoke M, et al (eds): Biomagnetism: Clinical Aspects. Amsterdam, Elsevier, 1992, pp 585–588.

PD Dr. med. H. P. Benn
Abteilung für Transfusionsmedizin und Transplantationsimmunologie
Universitätskrankenhaus Eppendorf
D-20246 Hamburg (Germany)

Sibrowski W, Stangel W, Wegener S (Hrsg): Transfusionsmedizin 1993/94.
Beitr Infusionsther Transfusionsmed. Basel, Karger, 1994, vol 32, pp 317 – 322

Zweite Multizentrische Studie zur Thrombozytapherese mit dem Blutzellseparator Fresenius AS 104 und Ringstudie zur Qualitätskontrolle der Zellzählung

N. Müller[a], *V. Kretschmer*[b], *H.-J. Neumann*[c], *L. Schermuly*[d], *Th. Weißwange*[c] *und Mitglieder der Sektion Präparative und Therapeutische Hämapherese der DGTI*

[a] Institut für Transfusionsmedizin, Universitätsklinikum Essen
[b] Abteilung für Transfusionsmedizin und Gerinnungsphysiologie, Phillips-Universität Marburg
[c] Abteilung für Forschung und Entwicklung, Fresenius GmbH, St. Wendel
[d] Bioconsulting Lefaire und Partner, Frankfurt a. Main, Deutschland

Einleitung

Für eine allgemeine Beurteilung eines Zellseparatortyps ist die Auswertung einer Vielzahl von Separationen notwendig [1]. Zur Evaluierung der spenderunabhängigen bzw. individuell optimierbaren Einstellung der Separationsparameter unter Berücksichtigung der drei Problembereiche, die die Erkennung und Untersuchung technischer, methodischer und spenderabhängiger Variablen betrifft, wurde eine zweite multizentrische Studie durchgeführt.

Zielsetzung dieser Studie war die Überprüfung der Vorhersagbarkeit eines vorgewählten Thrombozytenertrages in Abhängigkeit vom Spenderausgangswert, der Abweichungen der Separationseffektivitäten sowie der Kontamination unter Verwendung des Thrombozytenkonzentrat-Menüs Version 4.61. Parallel hierzu wurden Ringstudien zur Zellzählung und Qualitätskontrolle zur Erkennung von zentrumsspezifischen Abweichungen und Ermittlungen von Kennwerten zur Objektivierung der Qualitätsbeurteilung der Zellseparation bzw. der gewonnenen Thrombozytenkonzentrate durchgeführt [2].

Material und Methoden

Für die multizentrische Studie wurden innerhalb eines halben Jahres in jedem der 12 teilnehmenden Zentren[1] 100 Separationen durchgeführt und dokumentiert. Alle Separationen erfolgten mit dem Standardprogramm «PLT-1 D» und «PLT-5 D» Softwareversion 4.61 mit folgenden voreingestellten Werten: Vollblutflußrate 50 ml/min, ACD-Blut-Verhältnis 1 : 10, Zentrifugendrehzahl 1900 U/min, Trenngrenzenverhältnis 7 : 1 und Zielertrag 3,0 bzw. $3{,}3 \times 10^{11}$ Thrombozyten pro Konzentrat. Diese Größen wurden aus statistischen Gründen nicht verändert, der Thrombozytenausgangswert des Spenders wurde manuell eingegeben, wonach sich Zielgrößen wie z.B. das zu prozessierende Blutvolumen und die Separationsdauer errechnen. In einer Einlaufphase vor Beginn der eigentlichen Studie wurden in jedem Zentrum 20 Standardseparationen zur Einstellung der einzelnen Geräte durchgeführt. Im Anschluß an die Konfiguration und Justierung aller verwendeten Geräte (Zählautomaten und Blutzellseparatoren) wurde die Studie begonnen.

Zählmethoden

Thrombozyten aus Vollblut wurden unverdünnt, Thrombozyten aus Präparaten wurden 1 : 2 verdünnt im automatischen Meßgerät elektronisch gezählt. Die Leukozyten aus den Konzentraten wurden mit Türk-Lösung 1 : 10 verdünnt und in der Neubauer-Kammer (18 Felder = 1,8 µl) unter dem Mikroskop gezählt.

Ringstudie

In der begleitenden Ringstudie [2] zur Zellzählung wurden jedem teilnehmenden Zentrum alle 2–3 Wochen eine Vollblutprobe und Thrombozytenpräparat unbekannter Konzentration vom Zentrum Marburg zur Verfügung gestellt und nach den oben angeführten Methoden gezählt.

Statistik

Für alle Werte eines Zentrums wurden die Mittelwerte errechnet, für die Leukozytenkontamination zusätzlich die Mediane. Von diesen Mittelwerten und Medianen wurden für die Gesamtdarstellung wiederum Mittelwert bzw. Median ermittelt. Aus der Ringstudie wurden für den Vergleich

---

[1]Studienteilnehmer

Folgende Zentren nahmen sowohl an der zweiten multizentrischen Studie als auch an der begleitenden Ringstudie teil:

- Institut Augsburg, BHK-Blutspendedienst,
- Institut Bayreuth, BRK-Blutspendedienst,
- Institut Chemnitz, BRK-Blutspendedienst Sachsen,
- Abteilung Transfusionsmedizin, Universitätsklinik Erlangen,
- Institut für Transfusionsmedizin, Universitätsklinikum Essen,
- Institut Frankfurt, DRK-Blutspendedienst Hessen,
- Abteilung für Transfusionsmedizin, Universitätsklinikum Hamburg-Eppendorf,
- Blutbank der Medizinischen Hochschule Hannover,
- Blutspendedienst des Städtischen Klinikums Karlsruhe,
- Medizinische Einrichtungen der Universität zu Köln,
- Institut für Transfusionsmedizin der Universität Leipzig,
- Abteilung für Transfusionsmedizin und Gerinnungsphysiologie des Klinikums der Phillips-Universität Marburg.

der verschiedenen Zentren die relativen Abweichungen von den Medianen errechnet. Da die teilnehmenden Zentren unterschiedliche Zählgeräte einsetzten und bekannt ist, daß bei ein und derselben Probe voneinander abweichende Meßergebnisse auftreten [2], wurde durch Ermittlung eines Zählgeräte-Linearisierungsfaktors aus der Abweichung der jeweiligen Mediane versucht, die Ergebnisse der Zentren zu korrigieren und miteinander vergleichbar zu machen. Diese Korrektur wurde nicht bei der manuellen Zählung der Leukozyten vorgenommen. In die Auswertung gingen alle problemlosen Separationen ein, bei denen nicht mehr als eine Protokolländerung vorgenommen werden mußte.

Ergebnisse

Ringstudie

Die Ergebnisse der Ringstudie lassen insgesamt eine gute Reproduzierbarkeit erkennen. Die Spannweite der Ergebnisse liegt bei der automatischen Thrombozytenzählung im Bereich von ± 10%. In zwei Zentren wurden durch die Qualitätsstudie hohe Abweichungen der Zählergebnisse von den Werten der anderen Zentren gefunden. Dies führte zu einer Neueinstellung der Zählgeräte und folgerichtig zu einer Verringerung der Abweichungen.

Multizentrische Studie

Die mittlere Separationseffektivität (Abb. 1) beträgt 47,2 ± 7,8% mit einem mittleren Ertrag von $3{,}35 \times 10^{11}$ Thrombozyten in 250 ml Plasma. Die Leukozytenkontamination liegt bei $6{,}2 \pm 26{,}1 \times 10^{6}$ Leukozyten pro Konzentrat.

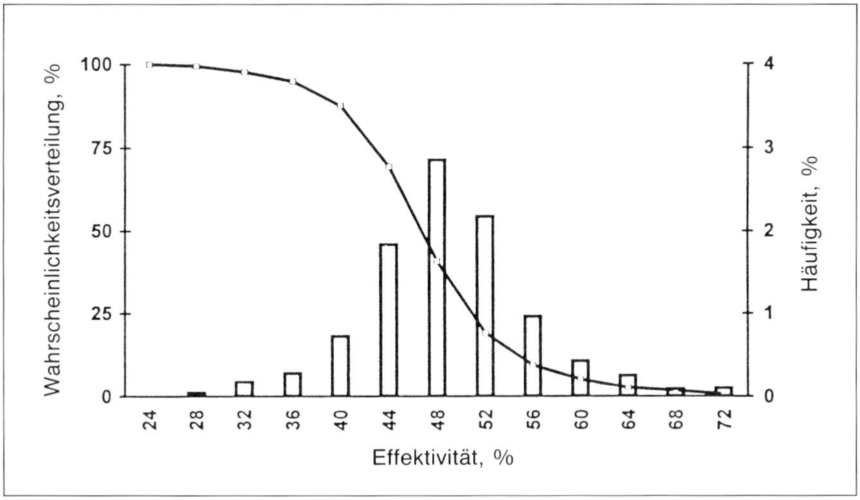

Abb. 1. Häufigkeitsverteilung der Separationseffektivitäten (Linie: kumulierte Häufigkeit, Balkendiagramme: Gruppenhäufigkeit).

Als wesentlicher Punkt wurde die Voraussagbarkeit des bei den eingestellten Parametern zu erreichenden Ertrages überprüft. Während bei früheren Programmoptionen die Abweichungen über 30% lagen, wurde in der jetzigen multizentrischen Studie die Genauigkeit auf 10,3% reduziert. Durch die in der Qualitätsstudie erhaltenen zentrumsspezifischen systematischen Abweichungen der Meßwerte vom Median der Gesamtheit konnten die automatisch gemessenen Werte wie Spenderausgangswert und davon abhängige Werte wie die Separationseffektivität korrigiert werden. Die Übereinstimmungen der Werte für die korrigierte Effektivität mit den Werten der direkt ermittelten lassen trotz der teilweise beträchtlichen zentrumsspezifischen Korrekturen auf eine homogene und zufällige Verteilung der Zentren schließen. Die Abweichungen der Erträge von den vorhergesagten Ertragswerten ist eine der Hauptqualitätsparameter bei der Thrombozytapherese mit dem Zellseparator Fresenius AS 104. Die Häufigkeitsverteilung ist eine Normalverteilung. Der Medianwert zeigt einen guten Vorhersagewert, 50% aller Separationen weichen weniger als 7,15% vom Vorhersagewert ab (Abb. 2).

Die Kontamination der Thrombozytenkonzentrate mit Leukozyten ist eine Funktion des behandelten Blutvolumens. Die Kontaminationsbreite reicht von $> 1{,}4 \times 10^5$ bis zum Maximalwert von 4×10^8. Der Median der Leukozytenkontamination beträgt $6{,}2 \times 10^6$ Leukozyten pro Thrombozytenpräparat. 99% der Plättchenkonzentrate haben eine Leukozytenkontamination geringer 5×10^7 (Abb. 3).

Diskussion

Die Zielsetzung der Softwareversion 4.61, mit dem Thrombozytenkonzentrat-Menü den vorgewählten Ertrag in Abhängigkeit vom Spenderausgangswert zu separieren, wird im hohen Maße bei guter Reproduzierbarkeit erfüllt und den Anforderungen an ein Thrombozytenpräparat in Verbindung mit dem Sicherheitssystem des Separators mit einem spenderschonenden, anwenderfreundlichen und effektiven Verfahren, leukozytenarme Thrombozytenkonzentrate herzustellen, entsprochen [3–5]. Die Leukozytenkontamination liegt mit 6×10^6 pro Konzentrat um den Faktor 10 unter den Richtwerten [4, 5]. Die Verringerung der zentrumsspezifischen Abweichungen bei den Zellzählungen im Verlauf der Ringstudie belegen den Wert begleitender Qualitätskontrollen [2]. Die Tatsache, daß die Zentren bei der Thrombozytenzählung systematisch entweder über oder unter dem Median liegen, rechtfertigt die Einführung eines Linearisierungsfaktors [2]. Abweichungen bei der Vollblutmessung können ein anderes Vorzeichen haben als bei der Konzentratmessung. Die errechneten Separationseffizienzen sind gegenüber den Softwareversionen 4.4 und 4.11 der ersten multizentrischen Studie nicht wesentlich verbessert [1]. Hier war die vermeintlich höhere Effizienz auf ein ungleiches

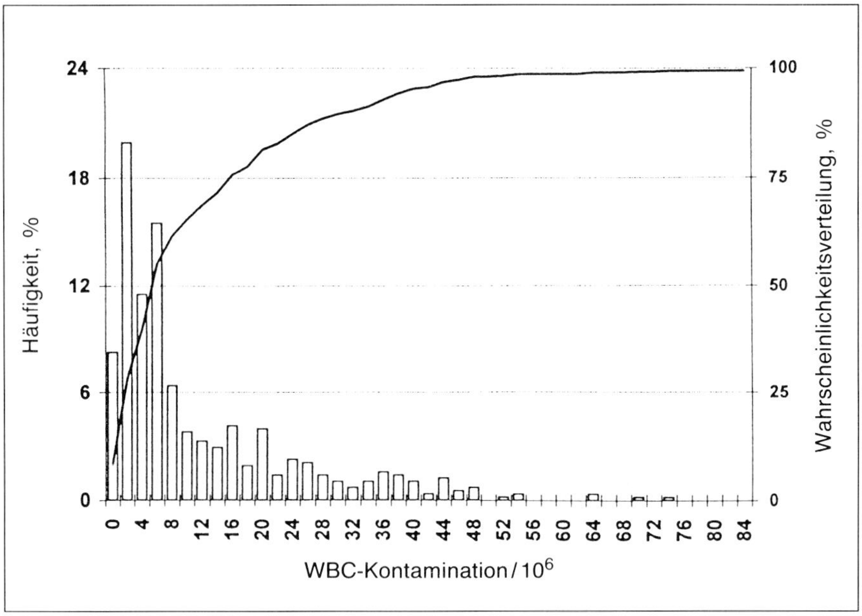

Abb. 2. Häufigkeitsverteilung der Leukozytenkontamination.

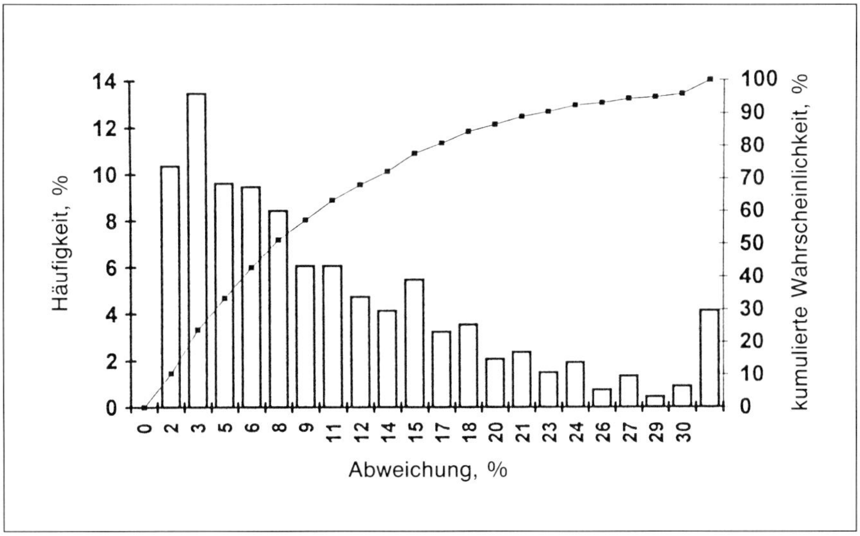

Abb. 3. Wahrscheinlichkeitsverteilung der Abweichungen der Separationserträge vom vorausgesagten Wert.

Gewicht der Separationszahlen und auf ein zufällig nicht repräsentatives Zentrumskollektiv zurückzuführen. Werden die Daten der ersten Studie in der gleichen Weise wie in der zweiten Studie korrigiert, so erhält man hier eine korrigierte Effizienz von 44%, während für die Version 4.61 der zweiten multizentrischen Studie die korrigierte Effizienz mit 47,2% etwas höher liegt. Dies spricht für eine in dieser Studie repräsentative Zusammensetzung der Studienteilnehmer.

Abschließend bleibt festzuhalten, daß weitere Modifikationen Verbesserungen der Separationseffizienz mit höheren Thrombozytenerträgen sowie noch geringeren Leukozytenkontaminationen erbringen sollten. Auch die Ergebnisse der zweiten multizentrischen Studie unterstreichen, daß derartige multizentrische Studien ebenso wie qualitätsüberwachende Ringstudien zur Zellzählung fortgeführt werden sollten und gewissermaßen Qualitätsmerkmale für weitere derartige Studien vorgeben.

Summary

The aim of the 2nd Multicenter study was to evaluate the separation protocol software version V 4.61 of the Fresenius AS 104 cell separator, for separation efficiency, WBC contamination and yield's deviation from prediction. Plateletpheresis data from 12 hemapheresis centers, using identical apheresis protocols and cell counting methods, were registered and statistically analyzed. Additionally, the counting methods of the centers were controlled by a ring study with beweekly cell counts. To get a comparison the apheresis data, which were dependent of the center effects, were corrected by the systematical deviation found in the quality control from the ring study.

The results of 935 runs are 47.3 ± 8.1% for the separation effectivity. 7.2% median deviation from predicted yield, whereby 90% of all runs deviated less than ± 22% from predicted yields. 50% of products had a WBC contamination below 6×10^6, 99% below 5×10^7.

Literatur

1 Müller N, et al: Transfus Sci 1993;14:105–114.
2 Godehardt E, et al: Transfus Sci 1993;14:119–126.
3 Kretschmer V (Hrsg): Transfusionsmedizin 1990/91. Beitr Infusionsther. Basel, Karger, 1991, vol 28, pp 162–176.
4 Hämapheresekommission der Deutschen Gesellschaft für Transfusionsmedizin und Immunhämatologie. Infusionstherapie 1987;14(suppl 4):57–64.
5 Ergänzungen zu den Empfehlungen der deutschen Hämapherese-Kommission zur Apparativen Zytapherese bei Blutspendern. Infusionstherapie 1990;17:284.

Univ.-Prof. Dr. med. N. Müller
Universitätsklinikum Essen, Institut für Transfusionsmedizin
Hufelandstraße 55, D-45122 Essen (Deutschland)

Sibrowski W, Stangel W, Wegener S (Hrsg): Transfusionsmedizin 1993/94.
Beitr Infusionsther Transfusionsmed. Basel, Karger, 1994, vol 32, pp 323 – 324

Thrombozytapherese mit der neuen PLT-30-Sammelkammer beim Zellseparator CS 3000 Plus

R. Moog, N. Müller

Institut für Transfusionsmedizin, Universitäts-Klinikum Essen, Deutschland

Material und Methoden

Bei 8 Blutspendern wurden gepaarte Thrombozytapheresen durchgeführt. Es wurde der Zellseparator CS 3000 Plus (Baxter, Deerfield, USA) verwendet. Einmal wurde die TNX-6-Separationskammer und die PLT-30-Sammelkammer und zum anderen Mal die TNX-6-Separationskammer und die A-35-Sammelkammer verwendet. Jeweils das gleiche Gerät und die gleichen Separationsparameter wurden verwendet. Der Blutfluß betrug 50 ml/min, das Vollblut/Antikoagulanz-Verhältnis 10 : 1, die Einstellung des Zelldichtesensors 6, die Zentrifugengeschwindigkeit 1600 U/min und das Endpunktvolumen 5000 ml. Bei Verwendung der PLT-30-Kammer wurden zusätzlich 170 ml Plasma im Transferbeutel gesammelt. Nach Beendigung der Separation wurde dieses Plasma in den Sammelbeutel überführt.

Die Bestimmung der Thrombozyten erfolgte elektronisch am Coulter Counter T 660 (Coulter Electronics GmbH, Krefeld, Deutschland). Die Thrombozytenkonzentrate (Tk) wurden vor der Messung 1 : 2 verdünnt. Die Bestimmung der Leukozyten im Tk erfolgte mikroskopisch in der Nageotte-Kammer.

Die Daten wurden mit dem t-Test für gepaarte Daten auf Signifikanz geprüft. Das Signifikanzniveau wurde auf 0,05 angesetzt.

Ergebnisse und Diskussion

Bei Verwendung der PLT-30-Kammer ließ sich eine höhere Thromobzytenausbeute und eine höhere Separationseffizienz erzielen als bei Verwendung der A-35-Kammer (Tab. 1). Die Thrombozytenausbeute war statistisch nicht signifikant unterschiedlich. Die Separationseffizienz war bei Verwendung der PLT-30-Kammer signifikant erhöht. Das Gewicht des Thrombozytenkonzentrates war bei der PLT-30-Kammer ebenfalls signifikant höher als bei der A-35-Kammer. Die Leukozytenkontamination lag bei beiden Kammern im 10^6-Bereich.

Tab. 1. Separationsergebnisse mit der PLT-30- und der A-35-Kammer

	PLT-30-Kammer	A-35-Kammer
Gewicht des Tk	270 ± 7*	210 ± 13
Thrombozytenertrag $\times 10^{11}$	4,8 ± 0,5	4,4 ± 1,4
Separationseffizienz, %	51,7 ± 6,6*	43,8 ± 10,7
Leukozytenkontamination $\times 10^{6}$	3,0 ± 4,4	1,4 ± 1,2

Tk = Thrombozytenkonzentrat. * signifikant.

Ziel der durchgeführten Untersuchungen war die Fragestellung, ob mit der PLT-30-Kammer eine höhere Thrombozytenausbeute erzielt werden kann als bei der A-35-Kammer. Die Ergebnisse anderer Arbeitsgruppen und unsere eigenen Daten belegen, daß mit der PLT-30-Kammer eine höhere Thrombozytenausbeute erzielbar ist als mit der A-35-Kammer [1–3]. Jedoch war der Thrombozytenertrag bei Verwendung der PLT-30-Kammer statistisch nicht signifikant höher.

Summary

Eight healthy blood donors underwent paired thrombocytapheresis with the CS 3000 Plus blood cell separator. For each donor, two samples were run: one with the TNX-6 separation and the new PLT-30 collection chamber and one with TNX-6 separation and the A-35 collection chamber. With the PLT 30 chamber, the platelet yield was higher than with the A-35 chamber. Separation efficiency was statistically better with the PLT-30 chamber.

Literatur

1 St Arnauld C, et al: Transfusion 1992;32(suppl):61.
2 Neri C, et al: Transfus Med 1993;3(suppl 1)26.
3 Steenssens L, et al: Transfus Med 1993;3(suppl 1)26.

Dr. Rainer Moog
Institut für Transfusionsmedizin, Universitätsklinikum Essen,
Hufelandstraße 55, D-45122 Essen (Deutschland)

Sibrowski W, Stangel W, Wegener S (Hrsg): Transfusionsmedizin 1993/94.
Beitr Infusionsther Transfusionsmed. Basel, Karger, 1994, vol 32, pp 325 – 327

Haemonetics-MCS-3-Pumpen-System: Verbesserte Produktqualität bei Thrombozytapheresen mit diskontinuierlichem Zellseparator

I. Pawlow, E. Richter, G. Matthes, E. Rath, U. Tofoté

Institut für Transfusionsmedizin, Universitätsklinikum Charité, Humboldt-Universität zu Berlin, Deutschland

Einleitung

Ein Nachteil der diskontinuierlichen Zellseparatoren bestand bisher in dem relativ hohen Restleukozytengehalt der Thrombozytapherse-Präparate im Vergleich zu kontinuierlichen Zellseparatoren. Wir überprüften die Effektivität des SDP(single donor platelet)-Programmes am neuen Zellseparator MCS-3P von Haemonetics hinsichtlich Thrombozytenausbeute und Restleukozytengehalt.

Methodik

In die Auswertung kamen 53 am Zellseparator MCS-3P (Haemonetics) durchgeführte Thrombozytapheresen mit dem SDP-Programm. Die gesunden, freiwilligen Spender hatten ein durchschnittliches Alter von 30,2 Jahren (25% weiblich, 75% männlich).

Vorgegebene Maschinenparameter: Zu prozessierendes Blutvolumen 3000 ml oder Programmierung mit dem installierten Hämokalkulator auf die zu erreichende Thrombozytenausbeute, ACD-A-Verhältnis 1:10, Blutfluß zur Entnahme 80 ml/min, bei der Rückgabe 100 ml/min.

Die Thrombozyten(PLT)- und Leukozytenzahl (WBC) bei den Spendern und in den Thrombozytenkonzentraten wurde am Coulter Counter gezählt. Die Ermittlung der Restleukozytenzahl im PLT-Konzentrat erfolgte durch Zählung in der Nageotte-Kammer.

Ergebnisse und Schlußfolgerungen

Durch die Thrombozytapherese mit der MCS-3P wird die PLT-Zahl beim Spender um durchschnittlich 27% von 246 ± 48 auf 178 ± 32 Gpt/l vermindert. Die Zeit für 2931 ± 266 ml prozessiertes Blutvolumen betrug 89,7 ± 9,5 min (84%

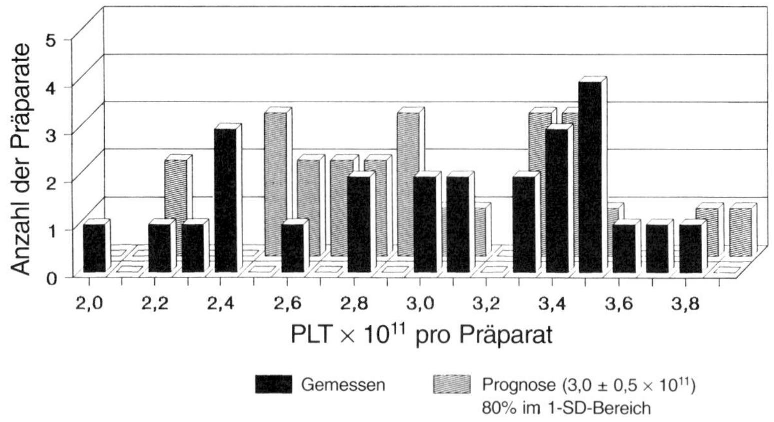

Abb. 1. Thrombozytapherese mittels MCS-3P (Haemonetics): Thrombozytengehalt im Präparat und Vergleich zur Prognose am Hämokalkulator. Thrombozyten im Konzentrat: $(3{,}0 \pm 0{,}5) \times 10^{11}$ (n = 25).

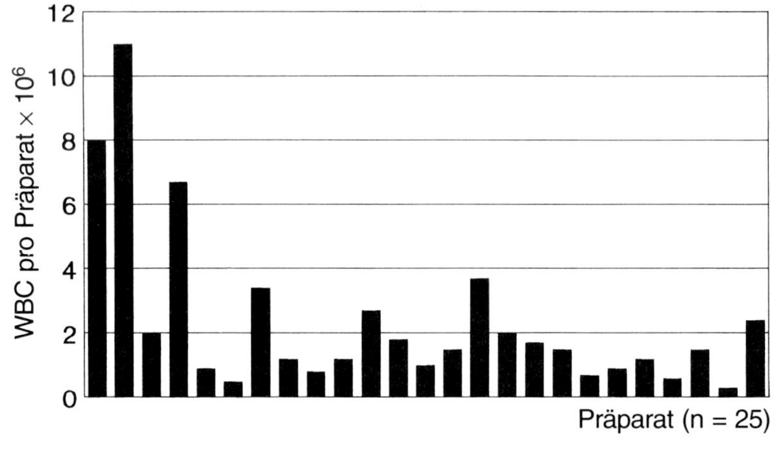

Abb. 2. Thrombozytapherese mittels MCS-3P (Haemonetics): Leukozytenkontamination der Präparate. Zählung in der Nageotte-Kammer ($28\% < 1 \times 10^6$). Leukozyten im Konzentrat: $(2{,}4 \pm 2{,}6) \times 10^6$.

7 Zyklen, 16% 6 Zyklen). In den Abbildungen 1 und 2 sind die Ergebnisse der Thrombozytenausbeute und Leukozytenkontamination dargestellt. Mit einem PLT-Gehalt von $(3 \pm 0{,}5) \times 10^{11}$ und einem Restleukozytengehalt von $(2{,}4 \pm 2{,}6) \times 10^{6}$ werden effektive Thrombozytenkonzentrate separiert, was auch von anderen Autoren bestätigt werden konnte [1]. Die Sammlungseffizienz konnte mit 47,1 ± 10,1% berechnet werden (Maximum 88,3%). Bei Benutzung des Hämokalkulators lagen 80% der Prognosen im 1-SD-Bereich des Produktthrombozytengehaltes. Es traten keine Komplikationen beim Spender auf. Bei den Spenden mußte 4 × die ACD-Tropfenüberwachung ausgeschaltet werden. 1 × wurde ein Erythrozytenüberlauf beobachtet. Mit der geringen Leukozytenkontamination im Bereich von 10^{6} ist der Zellseparator MCS-3P den kontinuierlichen Aphereseverfahren vergleichbar geworden [2]. Bis auf die geringfügige Spendezeitverlängerung von etwa 10 min gegenüber dem PLP-Programm ergeben sich keine Nachteile. Thrombozytensammlungseffizienz, Thrombozytenausbeute, einfache und schnelle Bedienbarkeit sind weitere Vorteile der MCS-3P.

Summary

With the new cell separator MCS-3P (Haemonetics) platelet concentrates were collected in 90 min with an average yield of 3×10^{11} platelets in 280 ml (53 donations). The most important advantage is the reduced residual leukocyte contamination of approximately 2.4×10^{6}.

Literatur

1 Szymanski I, et al: J Clin Apheresis 1993;8:66-71.
2 Krause KP, et al: Infusionsther Transfusionsmed 1993;20(suppl 3):37.

Dr. med. Ilse Pawlow
Institut für Transfusionsmedizin
Universitätsklinikum Charité
Medizinische Fakultät der Humboldt-Universität zu Berlin
Schumannstraße 20/21
D-10098 Berlin (Deutschland)

Sibrowski W, Stangel W, Wegener S (Hrsg): Transfusionsmedizin 1993/94.
Beitr Infusionsther Transfusionsmed. Basel, Karger, 1994, vol 32, pp 328 – 333

Are Single-Needle Protocols Equivalent to Dual-Needle Protocols for Platelet Apheresis?

J. Zingsem[a], *V. Weisbach*[a], *T. Zeiler*[b], *R. Zimmermann*[b], *B. Neidhardt*[a], *R. Eckstein*[a]

[a] Abteilung für Transfusionsmedizin, Friedrich-Alexander-Universität Erlangen
[b] Blutbank, Abteilung Innere Medizin und Poliklinik m.S. Hämatologie und Onkologie, Universitätsklinikum Rudolf Virchow, Freie Universität Berlin, Germany

Introduction

One consequence of more efficient chemotherapies in haematology/oncology including bone marrow transplantation has been an increasing demand for platelet concentrates (PC) in the support of these cytopenic patients. In the Berlin University hospital as well as the Erlangen University hospital, this demand has increased by more than 500% within the last 10 years. As we do support the above mentioned patients exclusively using single-donor platelets, the cytapheresis donors' separation frequency also increased remarkably. Many of our cytapheresis donors therefore prefer platelet donation with one rather than two phlebotomies, in some cases it might be difficult to find a second access for dual-needle (DN) separation techniques. However, single-needle (SN) techniques that are especially used in these cases are sometimes classified to produce low-quality platelet concentrates concerning platelet count and leucocyte (WBC) contamination. To classify the suitability of SN techniques in comparison to DN techniques, we examined the separation results of 222 SN procedures in comparison to the separation results of 497 DN procedures.

Materials and Methods

Donors

All separations were performed on healthy cytapheresis donors after obtaining informed consent following the german blood transfusion and haemapheresis guidelines [1, 2].

Table 1. Blood cell separators and separation protocols

Separator	Protocols	n
Cobe Spectra™	PLT (DN)	302
Fresenius AS 104	PLT SN-5d (unchanged)	62
	PLT SN-5d (6:2)	53
	PLT SN-5d (6:2 and PLT precount)	40
	PLT DN-5d (unchanged)	47
	PLT DN-5d (PLT precount)	148
Haemonetics® MCS	Platelet-Surge (SN)	48
Haemonetics® V50	Platelet-Surge (SN)	25

n = Number of separations.

Separation Techniques

We utilized 4 different blood cell separators using 8 separation protocols as shown in table 1.

The Cobe Spectra was set and primed following the manufacturer's instructions using NaCl 0.9% as priming solution and ACD-A as anticoagulant in a whole-blood to anticoagulant (WB/AC) ratio of 6.7:1 to 9.2:1 depending on the donor's sex, haematocrit and PLT count.

The Haemonetics MCS as well as V50 were prepared following the manufacturer's instructions. Both separators work at a fixed WB/AC ratio of 8:1.

The Fresenius AS 104 was set and primed following the manufacturer's instructions using NaCl 0.9% as priming solution and ACD-A as anticoagulant in a WB/AC ratio of 10:1. When necessary, the WB/AC ratio was increased up to 8:1. The modifications which have been used were: Adjustment of the optical interface monitor from 7:1 to 6:2; adaptation of the processing volume in relation to the donor's PLT precount.

Cell Counts

Donor blood counts before and after the separations were performed in the Sysmex K 1000 (TOA Medicals Cobe, Japan). The PC remained without agitation for 1 h after separation before the samples for cell counts were taken. All cell counts were done automatically, additional WBC counts were done using the Neubauer chamber counting 18 squares (corresponding to 1/5.56 µl) as previously described [3], or the Nageotte chamber [4] which permits to control a 10-µl sample.

Results

Apart from rare and unimportant citrate reactions during the return cycles of the Haemonetics V50, no side effects could be observed.

As shown in table 2, the separation volume (blood volume – ACD-A volume) was significantly lower (2.5 vs. 3.2 litres) while the separation time was significantly higher (86 vs. 67 min) for all SN separations in comparison to the DN protocols.

Table 2. Separation time and volume for each protocol[a]

Protocol	Evaluable for statistics n	Volume, ml	Time, min
Cobe Spectra PLT DN	302	3,113 ± 78	67 ± 35
Fresenius AS 104 PLT DN unchanged	47	3,142 ± 156	67 ± 8
AS 104 PLT DN with volume adjustment after PLT precount	148	3,276 ± 610	67 ± 14
AS 104 PLT SN unchanged	62	2,369 ± 304	81 ± 8
AS 104 PLT SN interface to 6:2	53	2,309 ± 212	84 ± 9
AS 104 PLT SN interface to 6:2 with volume adjustment after PLT precount	40	2,654 ± 384	94 ± 14
Haemonetics MCS SN	48	2,556 ± 227	87 ± 8
Haemonetics V50 SN	20	2,460 ± 309	90 ± 4

[a] Mean ± SD values.

Table 3. Platelet count and recovery data for each protocol

Protocol	Evaluable for statistics n	PLT × 10^{11} (PCs<2×10^{11},%)	PLT recovery, %
Cobe Spectra PLT DN	299	2,95 ± 0.66[a] (5.7)	48.8 ± 7.1[a]
Fresenius AS 104 PLT DN unchanged	47	2.83 ± 0.58 (2.1)	45.7 ± 6.0
AS 104 PLT DN with volume adjustment after PLT precount	148	2.92 ± 0.38 (2.0)	43.4 ± 4.7
AS 104 PLT SN unchanged	61	2.45 ± 0.58 (27.9)	54.4 ± 7.9
AS 104 PLT SN interface to 6:2	53	2.52 ± 0.56 (15.1)	56.8 ± 8.1
AS 104 PLT SN interface to 6:2 with volume adjustment after PLT precount	40	2.86 ± 0.46 (2.5)	56.1 ± 5.1
Haemonetics MCS SN	45	2.58 ± 0.70 (22.2)	48.6 ± 7.9
Haemonetics V50 SN	15	2.41 ± 0.96 (53.3)	43.8 ± 12.6

[a] Mean ± SD values.

Apart from Haemonetics V50, the platelet recoveries were better using SN than DN protocols (55.4 vs. 46.9%) as shown in table 3. However, due to the possibility to process higher blood volumes within a shorter time, we found higher platelet counts in DN than in SN separations. Especially in SN separations without adaptation of the processing volume to the donor's PLT precount we found up to 53.3% of the PCs (Haemonetics V50) which did not satisfy the quality requirements of the German guidelines for platelet apheresis demanding a minimal number of 2×10^{11} platelets (PLT) per PC. After adaptation of the processing volume, the number of such insufficient PC decreased dramatically.

Even after exclusion of the highly WBC-contaminated PCs of the V50 protocol, WBC purity, as calculated from cell counter results, was better in all DN separations than in unchanged SN separations (0.67×10^8 vs. 1.55×10^8). At least for the AS 104, WBC purity nearly could be increased to DN results by simply adjusting the optical interface monitor, reducing the mean WBC contamination to 0.78×10^8. The detailed results including the WBC counts by Neubauer and Nageotte chambers are shown in table 4.

Table 4. WBC contamination data for each protocol[a]

Protocol	Cell counter		Neubauer chamber		Nageotte chamber	
	n	WBC × 10^8	n	WBC × 10^8	n	WBC × 10^8
Cobe Spectra PLT DN	230	0.52±0.75	123	0.25±0.20	69	0.0325±0.0550
Fresenius AS 104 PLT DN unchanged	45	0.85±0.68	n.d.[b]		n.d.	
AS 104 PLT DN with volume adjustment after PLT precount	141	0.87±0.82	85	0.36±0.38	54	0.0286±0.0442
AS 104 PLT SN unchanged	60	1.55±1.14	n.d.		n.d.	
AS 104 PLT SN interface to 6:2	53	0.74±0.50	5	0.37±0.48	n.d.	
AS 104 PLT SN interface to 6:2 with volume adjustment after PLT precount	39	0.83±0.72	24	0.32±0.18	14	0.0487±0.1223
Haemonetics MCS SN	46	1.56±1.46	10	0.44±0.34	1	0.0383
Haemonetics V50 SN	19	2.94±3.39	n.d.		n.d.	

[a] Mean ± SD values.
[b] n.d. = Not determined.

Discussion

To satisfy the increasing demand for single-donor platelets, it is necessary to use SN separation protocols as well as the established DN separation protocols.To examine whether there is really a difference in quality between SN and DN protocols, we performed both types of separations using identical donors.

Selecting the German guidelines for platelet apheresis as reference for the judgement of a procedure's quality, the mean harvested PLT number satisfied the requirement of at least 2×10^{11} in all cases. However, regarding each donor and separation individually, it seems necessary to adjust the separation volume to the donor's individual PLT count.

Comparing the WBC results obtained by automatic and microscopic techniques, we conclude that cell counter results are absolutely irrelevant for the quality control of PCs as far as WBC contamination is concerned. Large PLT as well as PLT aggregates are wrongly counted as WBC pretending 100fold higher WBC counts than proved in the Nageotte chamber. Regarding the Nageotte chamber counts, the WBC contamination is in the same range for SN- as for DN-separated PCs. The differences shown in WBC purity are not significant. This might change with increasing numbers of Nageotte-chamber-controlled PCs.

We conclude from our data that SN protocols are equivalent to DN protocols as far as 3rd-generation cell separators (Cobe Spectra, Fresenius AS104 and Haemonetics MCS) are concerned. For both techniques it seems necessary to increase the processing volume in donors with PLT precounts lower than 200,000 PLT/μl.

Summary

In light of the increasing demands being placed on cytapheresis donors and their occasional venous problems, it has become necessary to use 1-needle in addition to 2-needle separation techniques in thrombocytapheresis. We therefore compared five 1-needle and three 2-needle programs on four different cell separators and found that meanwhile both the platelet yields and the leukopenia (controlled by Nageotte chamber counting) of the products obtained with the 1-needle technique are equivalent to those obtained using the 2-needle technique, as long as the program is suitably adjusted.

References

1 Richtlinien zur Blutgruppenbestimmung und Bluttransfusion. Bundesärztekammer, Bundesgesundheitsamt. Köln. Deutscher Ärzte-Verlag, 1992.

2 Durchführung apparativer Hämapheresen: Empfehlungen der Hämapheresekommission der Deutschen Gesellschaft für Transfusionsmedizin und Immunhämatologie. Infusionstherapie 1987;14(suppl):57–64.

3 Müller N, Kretschmer V, Neumann HJ, Weißwange T und Mitglieder der Sektion Therapeutische und Präparative Hämapherese der DGTI: Vorläufige Ergebnisse der 2. Multizentrischen Studie Thrombozythapherese mit dem Blutzellseparator Fresenius AS-104 und der Ringstudie zur Zellzählung. Beitr Infusionsther. Freiburg, Karger, 1993, vol 31, pp 92–99.

4 Lutz P, Dzik WH: Transfusion 1993;33:409–412.

Dr. Jürgen Zingsem
Friedrich-Alexander-Universität Erlangen-Nürnberg
Abteilung für Transfusionsmedizin und Hämostaseologie
in der Chirurgischen Klinik
Krankenhausstraße 12
D-91054 Erlangen (Germany)

Sibrowski W, Stangel W, Wegener S (Hrsg): Transfusionsmedizin 1993/94.
Beitr Infusionsther Transfusionsmed. Basel, Karger, 1994, vol 32, pp 334 – 338

Biocompatibility Studies of the Single-Needle Technique in Plateletpheresis with the Fresenius AS 104 Blood Cell Separator

R. Moog[a], J. Kadar[b], N. Müller[a], M. Reiser[b], T. Weißwange[c], A.E. Ledermann[a]

[a] Institut für Transfusionsmedizin, Universitätsklinikum Essen
[b] Hämaphereseeinheit 1. Medizinische Klinik, Klinikum Köln
[c] Fresenius AG, F & E, St. Wendel, Germany

Introduction

Before a new apheresis technique is used routinely, studies of its biocompatibility should be done. It is the ethical task of the user to protect the donor from any harm due to cytapheresis. The biocompatibility of artifical surfaces plays an important role as donor blood gets into contact with non-physiological material.

The Fresenius AS 104 represents a blood cell separator of the 3rd generation with highly sophisticated safety features. It works as a continuous flow system with collection of blood products outside the centrifuge. The AS 104 blood cell separator is mostly used for plateletpheresis. Platelet separation can be performed by a dual-needle (DN) or, since recently, a single-needle (SN) procedure [1, 2]. The biocompatibility of the DN technique was investigated by Kretschmer et al. [3]. As there exist no data for the SN technique, we studied coagulation, complement and hemolysis parameters prior to, during and after plateletpheresis. The data were compared with the DN procedure.

Materials and Methods

Five female donors underwent paired plateletpheresis. They all complied with the German recommendations for cytapheresis [4, 5].

The AS 104 blood cell separator (Fresenius AG, Bad Homburg) was used for thrombocytapheresis. All separations were done with standard protocols: in the DN procedure the whole-blood flow rate was 50 ml/min, whereas in the SN technique the flow rate was 60 ml/min. The anticoagulant/

Table 1. Hemolysis, coagulation and complement parameters prior to, during and after DN and SN plateletpheresis (mean values)

	I	II	III	IV	V	VI	VII
Bilirubin, mg/dl							
DN	0.6	0.5	0.4	0.4	0.4	0.3	0.5
SN	0.7	0.7	0.5	0.5		0.6	0.6
Haptoglobin, g/l							
DN	2.3	2.2	1.9	1.8	1.7	1.8	1.8
SN	2.3	2.2	1.5	1.6		2.0	1.8
HBDH, U/l							
DN	71	78	55	54	52	74	61
SN	68	87	52	55		72	58
LDH, U/l							
DN	128	141	97	95	93	130	107
SN	120	156	93	93		121	97
Protein, g/dl							
DN	7.3	6.9	5.9	5.7	5.7	6.2	6.2
SN	7.3	7.0	5.3*	5.5		6.3	6.0
AT III, %							
DN	105	102	105	113	97	99	114
SN	110	106	103	107		107	113
Factor XII, %							
DN	98	87	85	89	85	100	106
SN	105	93	86	84		101	101
Factor XI, %							
DN	103	102	80	75	77	90	96
SN	107	99	81	79		100	108
TAT, μg/l							
DN	4.5	2.1	7.7	12.9	15.4	66.9	22
SN	2.8	2.1	9.4	7.8		3*	4.2
C3a, ng/ml							
DN	266	297	230	143	150	150	162
SN	294	324	215	210		163	199
C4d, ng/ml							
DN	5,095	4,881	1,478	1,982	3,555	3,296	1,666
SN	4,521	4,611	1,801	2,710		2,310	2,327
SC5bC9, ng/ml							
DN	47	46	54	51	20	59	20
SN	91	79	79	49		44	51

* Significant.

blood ratio was 1:10 and the interface position was 7:1 for both procedures. The centrifuge speed was 1,900 rpm in the DN procedure and 2,000 rpm in the SN technique. The end-point volume was 3,500 ml in the DN procedure and 2,500 ml in the SN technique.

Blood was drawn prior to apheresis (I), at approximately 75 ml processed blood volume (II), 100 ml before the termination of the donation (VI), and after apheresis in both procedures (VII). Additionally, samples were collected during the 3rd [750 ml processed blood volume; (III)] and 7th [1,750 ml processed blood volume; IV) return cycle in the SN technique. Sampling took place at 850 ml (III), 1,700 ml (IV) and 2,550 ml processed blood volume (V) from the outlet line of the DN disposable.

Bilirubin, glucose, lactate, hydroxybutyrate dehydrogenase (HBDH), lactate dehydrogenase (LDH) and total protein were measured photometrically (Photometer Vital 200, Vital Scientific, Dieren, The Netherlands). Haptoglobin (NOR-Partigen®, Behring, Marburg, Germany) was determined by immunodiffusion. Antithrombin III (AT III), coagulation factors XII and XI were analyzed by the chromogenic substrate method (Chromotimer, Behring, Marburg). Thrombin-antithrombin III (TAT) complex was measured by ELISA (Behring, Marburg). Complement activation products C3a, C4d and SC5bC9 were analyzed by using commercially available ELISA kits (Progen, Heidelberg; Byk Sangtec, Dietzenbach, Germany). Morphology score was determined according to the method of Kunicki et al. [6].

For statistical analysis the t test for paired data was used. The level of statistical significance was set at 0.05.

Results

The analyses of bilirubin, HBDH, LDH and haptoglobin showed that there was no relevant hemolysis (table 1). All parameters were within normal ranges and there was no evidence for a damage of red blood cells. The data of the DN and SN procedures were not statistically different.

Determination of coagulation factors XII and XI resulted in a decrease of activity in samples drawn in the return cycle of the SN and from the outlet line of the DN disposable. This decrease was not statistically different comparing the two procedures. There was no change in the AT III level prior to, during and after the separation. However, measurement of the TAT showed elevated values in samples drawn in the return cycles of the SN and from the outlet line of the DN procedure. Significant lower TAT levels were seen in samples drawn 100 ml prior to the termination of the SN technique compared with the DN procedure.

There were no statistically significant differences for the parameters of product quality with the exception of leukocytes (table 2). WBC contamination was higher in platelet concentrates (PCs) of the SN procedure.

Table 2. Product quality of platelet concentrates PC (mean ± SD values)

	DN	SN
C3a (desarg), ng/ml	258 ± 68	199 ± 26
C4d, ng/ml	3,062 ± 1,709	2,221 ± 8,75
SC5bC9, ng/ml	77 ± 38	67 ± 44
Glucose, mg/dl	312 ± 32	332 ± 14
Lactate, mmol/l	3.3 ± 0.6	3.2 ± 0.6
WBC contamination $\times 10^6$	5.3 ± 5.4	26.4 ± 28.5*
Morphology score	353 ± 20	363 ± 17
Platelet yield $\times 10^{11}$	3.7 ± 0.9	3.3 ± 0.4

* Significant.

Discussion

There is an ethical responsibility to protect the donor from any risk of health due to cytapheresis. In plateletpheresis, donor blood gets into contact with the non-physiological surface of the kit. Therefore, biocompatibility of apheresis has to be established before a new donation procedure is introduced for routine use. The biocompatibility of the DN technique in plateletpheresis was investigated by Kretschmer et al. [3]. We studied coagulation, complement and hemolysis parameters prior to, during and after thrombocytapheresis with the SN procedure of the AS 104 cell separator. The results were compared with the data of the DN procedure using identical donors.

Our data demonstrated that there was no relevant hemolysis of red blood cells. The parameters bilirubin, LDH, HBDH and haptoglobin were within normal ranges. There were no statistically significant differences for the hemolysis parameters of both procedures. Interesting changes of the coagulation parameters were seen in the course of the separations. Factors XII and XI decreased during apheresis. This was obvious in the return cycles of the SN procedure. The results were confirmed by an increasing TAT in samples drawn during the return cycles of the SN procedure. We interpreted this as an activation of coagulation when the blood got into contact with the non-physiological surface of the apheresis set. Similar observations were made by our group investigating the biocompatibility of the A 201 blood cell separator [7]. After the termination of the SN apheresis, TAT values returned to normal range.

The obtained levels of the complement activation parameter suggested that no significant surface-related activation, which would have been clinically relevant for the donor or the recipient, took place in the system.

Overall, we conclude that there is a good biocompatibility of the SN procedure and an excellent quality of the PCs.

Summary

To investigate the biocompatibility of the single-needle technique of the Fresenius AS 104 blood cell separator we analyzed coagulation, complement and hemolysis parameters prior to, during and after five thrombocytaphereses. The data were compared with results of the same parameters from identical donors in the dual-needle procedure. The analysis of bilirubin, lactate dehydrogenase, hydroxybutyrate dehydrogenase and haptoglobin showed no relevant hemolysis. However, changes of the concentrations of coagulation factors XII and XI indicated an activation of coagulation. This was confirmed by an increase of the thrombin-antithrombin III complex during apheresis. No significant change in the complement split product content of the samples obtained during apheresis was found.

Complement factors, glucose, lactate, leukocytes, morphology score and thrombocytes were measured in platelet concentrates. The comparison of the platelet products showed no significant differences except for leukocyte contamination. Glucose and lactate concentrations were similar in both procedures. Levels of complement activation markers were not statistically different.

References

1 Valbonesi M, et al: Infusionsther Tranfusionsmed 1993;20:8–10.

2 Moog R, in Kretschmer V, et al (Hrsg): Transfusionsmedizin 1992/93. Beitr Infusionsther. Basel, Karger, 1993, vol 31, pp 104–106.

3 Kretschmer V, et al: Infusionstherapie 1989;16(suppl 2):10–20.

4 Kretschmer V, et al: Infusionstherapie 1987;14(suppl 4):57–64.

5 Richtlinien zur Blutgruppenbestimmung und Bluttransfusion. Deutscher Ärzteverlag, Köln, 1991.

6 Kunicki, et al: Transfusion 1975;15:414–421.

7 Moog R, et al: Infusionstherapie 1991;18:244–247.

Dr. Rainer Moog
Institut für Transfusionsmedizin
Universitätsklinikum Essen
Hufelandstraße 55
D-45122 Essen (Germany)

Sibrowski W, Stangel W, Wegener S (Hrsg): Transfusionsmedizin 1993/94.
Beitr Infusionsther Transfusionsmed. Basel, Karger, 1994, vol 32, pp 339 – 340

Bestimmung der Thrombozytenaggregation aus Spenderblut vor und nach Thrombapherese

U. Bläsi, F. Jung, C. Mrowietz, H. Kiesewetter, G. Pindur, E. Wenzel

Abteilung für Klinische Hämostaseologie und Transfusionsmedizin,
Universität des Saarlandes, Homburg, Deutschland

Einleitung

Durch die Thrombapherese kommt es zu einer deutlichen Veränderung der Gerinnungs- und Komplementaktivierung [1]. In dieser Untersuchung wird die Frage geklärt, ob es durch die Thrombapherese auch zu einer Veränderung der Plättchenreaktivität kommt.

Material und Methoden

Vor und eine Stunde nach der Thrombapherese wurde nach der Zweispritzentechnik (Grotemeyer-Verfahren) Blut entnommen und die Plättchenreaktivität bestimmt. Diese wurde nach der von Grotemeyer modifizierten Methode nach Wu und Hoak bestimmt [2, 3].

Die Thrombapherese wurde mit dem Blutzellseparator CS 3000 Plus (Baxter GmbH, Deutschland) und der Sammelkammer PLT 30TM mit dem OmnixTM-System durchgeführt.

Der Plättchenreaktivitätstest basiert darauf, daß Plättchenaggregate, die in vivo bestehen oder durch die Blutabnahme entstehen, durch EDTA aufgelöst, durch EDTA+Formalin aber sofort fixiert werden. Nach der Blutentnahme wird auf jeweils 2 ml EDTA bzw. 2 ml EDTA+Formalin jeweils 0,5 ml Blut zugegeben und sofort gut gemischt. Aus beiden Proben werden mit einem Zellzähler die Blutbilder bestimmt. Die Plättchenzahl in der EDTA+Formalin-Probe ist um die Zahl der als Aggregate vorliegenden Plättchen vermindert. Die Meßergebnisse aus beiden Proben lassen sich als Quotient ausdrücken. Der Index für die spontane Thrombozytenaggregation (TA) ergibt sich aus:

$$TA = \frac{\text{Plättchen (EDTA)} \times \text{Erythrozyten (EDTA+Formalin)}}{\text{Plättchen (EDTA+Formalin)} \times \text{Erythrozyten (EDTA)}}$$

Eine Plättchenreaktivität größer als 1,04 ist auffällig, Werte über 1,2 sind sicher pathologisch.

Ergebnisse

Abbildung 1 zeigt die Plättchenreaktivität von n = 54 Spendern vor und nach der Thrombapherese.

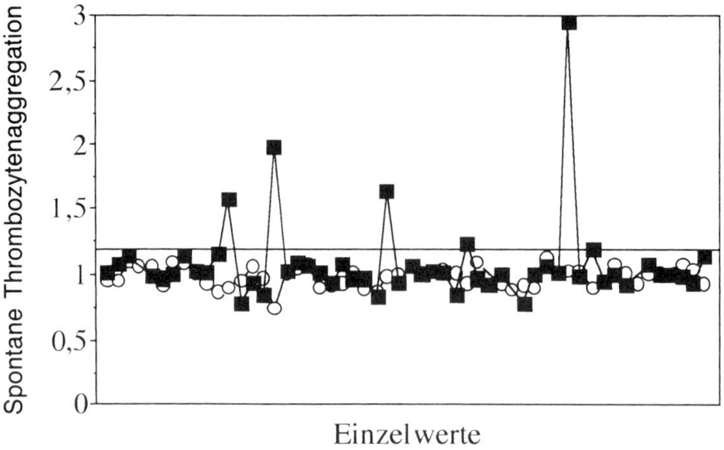

Abb. 1. Plättchenreaktivität vor und nach Thrombapherese. Offene Kreise = vor, schwarze Quadrate = nach Thrombapherese.

Diskussion

Im Mittel unterscheidet sich die Plättchenreaktivität vor (TA = 0,99 ± 0,08) und nach (TA = 1,08 ± 0,34) der Thrombapherese nicht signifikant. Allerdings kommt es bei etwa 10% der Spender durch die Thrombapherese zu einer ausgeprägten Zunahme der Plättchenreaktivität.

Summary

The platelet reactivity was measured before and 1 h after thrombapheresis in n = 54 donors. On average, apheresis did not significantly influence the platelet reactivity. Still in 10% of the donors a marked increase in platelet reactivity was seen.

Literatur

1 Kretschmer V, et al: Infusionstherapie 1989;16(suppl 2):10-20.
2 Grotemeyer K-H, et al: Dtsch Med Wochenschr 1983;108;775-778
3 Wu KK, et al: Lancet 1974;ii:924.

Cand. med. U. Bläsi
Abteilung für Klinische Hämostaseologie und Transfusionsmedizin
Universität des Saarlandes, D-66421 Homburg (Deutschland)

Sibrowski W, Stangel W, Wegener S (Hrsg): Transfusionsmedizin 1993/94.
Beitr Infusionsther Transfusionsmed. Basel, Karger, 1994, vol 32, pp 341 – 344

Regelmäßige Thrombozytenspenden – kein Risiko für den Spender

R. Offner, W. Worschech, W. Sänger, U. Pachmann

Blutspendeinstitut Bayreuth und zentrale EDV-Abteilung des Blutspendedienstes des Bayerischen Roten Kreuzes, Deutschland

Einleitung

Nicht bekannt ist, ob durch regelmäßige Thrombozytenspenden am Zellseparator AS 104 der Firma Fresenius die Thrombozytenzahl des Spenders steigt oder sinkt. Im Interesse maximaler Sicherheit für den Spender haben wir daher die Thrombozytenzahlen bei Vielfach-Thrombozytenspendern mit konstant zweiwöchigem Spendeturnus retrospektiv ausgewertet. Die Ergebnisse zeigen die Gefahrlosigkeit dieses Verfahrens und scheinen auf eine «intelligente» Regulation der Thrombopoese hinzuweisen.

Material und Methode

Mit Hilfe eines Cobol-DV-Programms wurden die Thrombozytenpräwerte bei sämtlichen 8397 zwischen 01.10.1990 und 30.06.1993 mit dem AS-104-Zellseparator durchgeführten Thrombapheresen der zum Blutspendedienst des BRK gehörenden Blutspendeinstitute spenderbezogen analysiert. Einbezogen wurden nur Spender, die sich mindestens sechsmal hintereinander im Abstand von 14 ± 2 Tagen einer Thrombapherese unterzogen hatten. Es handelte sich fast ausschließlich (95%) um Männer jüngeren Alters (82% zwischen 23 und 43 Jahren).

Verglichen wurden:

1. Spender mit niedrigen (≥ 200, < 280/nl) oder hohen Thromobzytenpräwerten (≥ 280/nl, < 400/nl) bei der ersten einbeziehbaren Spende. 280/nl entsprach dem Median.

2. Spender, die noch nie vorher Thrombozyten gespendet («naive») hatten, mit solchen, die bereits mehrfach («erfahrene») Thrombapheresen geleistet hatten, aber vor der ersten einbeziehbaren Spende ein mindestens sechswöchiges spendefreies Intervall aufwiesen.

Ergebnisse

Bei der Gesamtgruppe (n = 40) der Thrombozytenspender steigen die Mittelwerte des Thrombozytenpräwerts stetig von 281/nl vor der ersten Spende auf

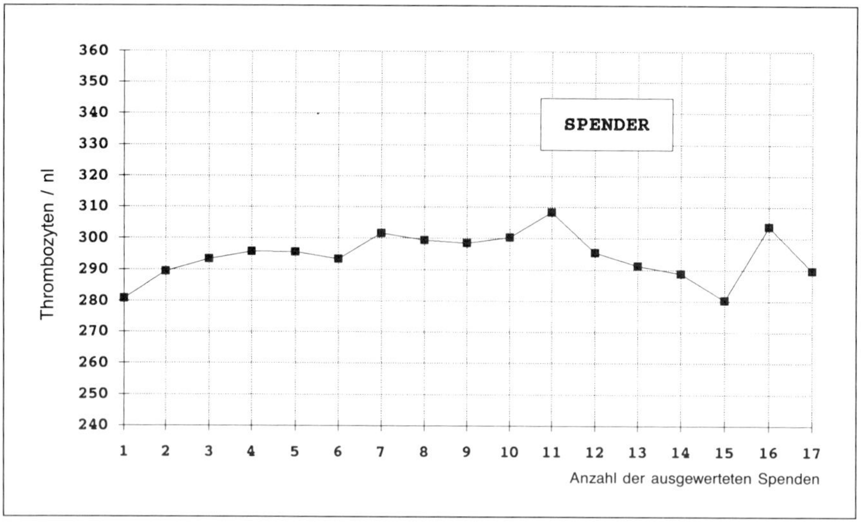

Abb. 1. Thrombozytenpräwerte bei Vielfach-Thrombozytenspendern (n = 40) im Verlauf von Spendeserien in regelmäßigen Zeitabständen von 14 ± 2 Tagen.

Tab. 1. Thrombozytenpräwerte und Anzahl der gewerteten Spenden

Spendergruppe Ausgangs-/ Präwert pro nl	Anzahl der ausgewerteten Spenden																
	1	2	3	4	5	6	7	8	9	10	11	12	13	14	15	16	17
< 280, «naiv»	7	7	7	7	7	7	7	7	6	6	4	3					
< 280, «erfahren»	13	13	13	13	13	13	12	11	10	10	9	8	7	4	4	1	1
≥ 280, «naiv»	6	6	6	6	6	6	6	6	6	5	3	2					
≥ 280, «erfahren»	14	14	14	14	14	14	14	13	10	9	7	7	7	4	3	2	2
Gesamtgruppe	40	40	40	40	40	40	39	37	32	30	23	20	14	8	7	3	3

309/nl zu Beginn der elften Spende im zweiwöchigen Spendeturnus. Die Präwerte weiterer Spenden streuen, da die Probandenzahlen stark abnehmen (Abb. 1, Tab. 1).

Die Präwerte der «naiven» Spender mit niedrigen Ausgangspräwerten steigen während der ersten zwei Apheresseintervalle rasch und massiv von 252/nl auf 313/nl (Anstieg 24%); danach wurde das Niveau der Spender mit von vornherein hohen Präwerten erreicht und gehalten.

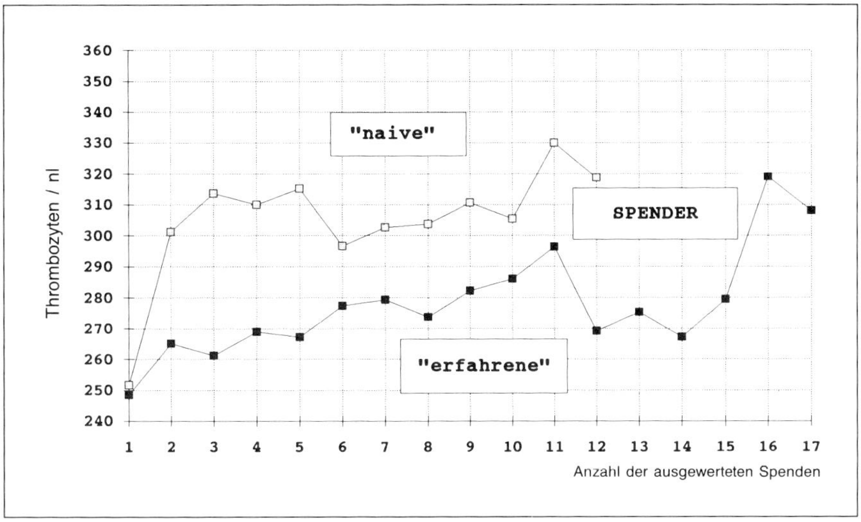

Abb. 2. Thrombozytenpräwerte bei Vielfach-Thrombozytenspendern mit niedrigem (> 200/nl, ≤ 280/nl) Ausgangswert der Thrombozytenzahl im Verlauf von Spendeserien in regelmäßigen Zeitabständen von 14 ± 2 Tagen.

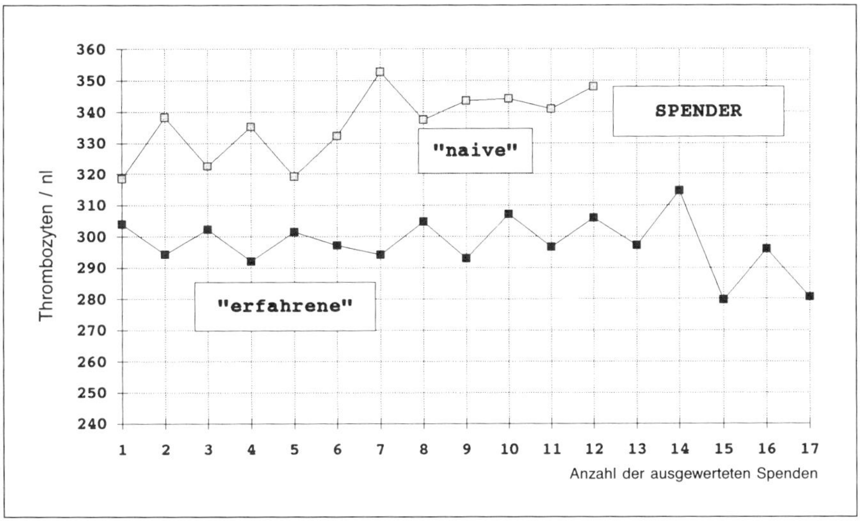

Abb. 3. Thrombozytenpräwerte bei Vielfach-Thrombozytenspendern mit hohem (≥ 280/nl, < 400/nl) Ausgangswert der Thrombozytenzahl im Verlauf von Spendeserien in regelmäßigen Zeitabständen von 14 ± 2 Tagen.

Demgegenüber erfolgt bei den «erfahrenen» Spendern mit niedrigem Ausgangspräwert ein kontinuierlicher Anstieg um 20% von 249/nl auf 297/nl über 11 Spendeintervalle hinweg (Abb. 2).

Die Präwerte der Spender mit hohen Ausgangspräwerten zeigten keinerlei signifikante Änderungen von der 1. bis zur 17. Thrombapherese. Die Präwerte der letzten 3–4 Spendeintervalle streuen mit der abnehmenden Probandenzahl (Abb. 3, Tab. 1).

Diskussion

Auch vielfache, richtlinienkonform in 2wöchigen Abständen erfolgte Thrombapheresen [1] mit dem Zellseparator AS 104 der Firma Fresenius rufen bei Spendern mit Ausgangsthrombozytenpräwerten > 200/nl, < 400/nl keine Thrombozytose oder Thrombopenie hervor.

Da Thrombapheresen in 1tägigen Abständen die Nachbildung überfordern [2] und Zellseparationen in 2tägigen Abständen gerade noch kompensiert werden [3], dürfte bei Zellseparationen in 14tägigen Abständen der Plättchensollwert erreicht werden. Der Sollwert steigt nur bei Spendern mit niedrigen Ausgangspräwerten an. Bei «erfahrenen» Spendern erscheint dieser Anstieg feiner, bedarfsadaptiert und damit ökonomischer als bei «naiven» Thrombozytenspendern.

Summary

It is not known whether frequent platelet donations provoke the platelet precount of the donor to rise or to decline. Therefore, with regard to the maximally possible safety of our donors we looked back onto the platelet counts of platelet donors who had given their platelets at constant 2-week intervals. Even frequent plateletphereses at 2-week intervals do not provoke thrombocytosis or thrombopenia for donors with normal platelet counts (> 200/nl, < 400/nl). Moreover, our donors appeared to regulate their platelet counts in an 'intelligent' manner.

Literatur

1 Richtlinien zur Blutgruppenbestimmung und Bluttransfusion. Überarbeitete Fassung 1991. Köln, Deutscher Ärzte-Verlag, 1992.
2 Unveröffentlichte eigene Daten.
3 Rock G, et al: Vox Sang 1992;63:102–106.

Dr. Robert Offner (IMF Klausenburg)
Blutspendeinstitut Bayreuth, Blutspendedienst des BRK
Dr.-Franz-Straße 3, D-95445 Bayreuth (Deutschland)

Sibrowski W, Stangel W, Wegener S (Hrsg): Transfusionsmedizin 1993/94.
Beitr Infusionsther Transfusionsmed. Basel, Karger, 1994, vol 32, pp 345 – 350

Stammzellapherese – Berner Erfahrungen bei Kindern

U. Nydegger[a,b], *J. Muff*[a], *K. Walter*[a], *A. Tobler*[a], *K. Leibundgut*[c]

[a] Hämatologisches Zentrallabor der Universität
[b] Regionales Blutspendezentrum SRK Bern-Mittelland und
[c] Medizinische Kinderklinik Bern, Schweiz

Geschichte

Die Mediziner haben schon lange daran gedacht, daß die Entfernung von toxischen Substanzen aus dem zirkulierenden Blut für einige Patienten profitabel sein könnte. Weit länger zurück als die 60 Jahre Blutspendedienst in Deutschland, die wir heute feiern, reichen die Anfänge der Apherese («Entfernen») von Plasma (Fleig, 1909; Abel, 1914) (Plasmapherese). Die Anfänge der Zytapherese jedoch, also des Entfernens von zirkulierenden Blutzellen, sind jüngeren Datums. Das Erfordernis, selektiv eine Zellpopulation von den anderen zu trennen, sie ex vivo anzureichern, um den Rest des bearbeiteten Blutes dem Spender/Patienten zurückzuführen, wird mittels Pumpen und einer extrakorporalen venovenösen Zirkulation ermöglicht. Der technologische Durchbruch kann in die 50er Jahre zurückverfolgt werden, als die Gruppe um Freireich in Houston versuchte, Leukämiepatienten mittels therapeutischer Leukapherese von ihrer exzessiven Zellmasse zu befreien. Dabei gelang es, den extrakorporalen Kreislauf so mit einer Zentrifuge zu verbinden, daß zwischen beweglichen und ruhenden Teilen des Kreislaufes leckfreie Verknüpfungen möglich waren. Schließlich fand man, aus dem Gebiete der parallel sich entwickelnden Hämodialyse-Technologie abgeschaut, auch biokompatible Materialien [1] zum Bau solcher Kreisläufe. Die Leukapherese entwickelte sich in der Folge Richtung sowohl therapeutischer [2] als auch präparativer Anwendung. Es war Allan Latham vorbehalten, mittels seiner legendär gewordenen «Latham-Glocke» im Jahre 1971 die ersten maschinellen Thrombozytapheresen durchzuführen. Etwas später wird die maschinelle Erythrozytapherese möglich und für klinische Zwecke einsetzbar [3]. In diese Zeit fällt auch das Erwachen der Apherese-Entwicklung im deutschsprachigen Gebiet – Autoren wie Borberg,

Gurland, Kretschmer sind früh mit dabei und dürfen als wichtigste klinische Prüfer der hierzulande entwickelten Fresenius-Maschine gelten. Mit Körbling et al. [4] faßt dann die Stammzellapherese in Deutschland Fuß und wird heute an verschiedenen Zentren routinemäßig eingesetzt.

Voraussetzungen zur Stammzellapherese

Physiologie der Stammzellbildung

Der Umsatz der Zellen der Hämopoese kann bei einem 70 kg schweren Menschen auf ~200×10^9 Erythrozyten und ~70 Billionen neutrophile Granulozyten geschätzt werden. Die dafür erforderliche beträchtliche Zellteilungsaktivität wird durch eine relativ kleine Population von Knochenmarkszellen (hämopoetische Zellen) erbracht. Der Begriff *Stammzelle* wird definiert als jener Zelltyp, welcher zur Selbsterneuerung imstande ist sowie nach Übertragung in aplastische Individuen eine lebenslängliche Rekonstitution der Hämopoese mit Differenzierung in Lympho-, Myelo- und Erythropoese zu induzieren vermag. Man denkt, daß im ruhenden Normalzustand (gesundes Individuum) ~90% der Stammzellen inaktiv sind und sich in der G_0-Phase des Zellzyklus befinden. Dementsprechend wurde gefunden, daß sich hämatopoetische Progenitorzellen auch in Zellkultursystemen bis zu 2 Wochen als Einzelzelle erhalten, um erst durch Zugabe von Kombinationen verschiedener Zytokine zur Proliferation gebracht zu werden.

Neue Aspekte der Stammzellapherese, Qualitätskontrolle

Ein weiterer Fortschritt der Stammzellgewinnung kann in der Entdeckung des Vorläuferantigen-Merkmals CD34 dieser Zellpopulation gesehen werden. Mittels Zellsortiergeräten und monoklonalen Antikörpern hat man in der Folge die CD34-tragende Population in eine größere Population mit HLA-DR und CD38-Merkmalen und eine kleinere ohne diese Merkmale aufgeteilt. Wir wissen bis heute noch nicht genau, welche funktionellen Aufgaben diesen beiden Populationen zukommen [5]. Waren noch bis vor 5 Jahren die Qualitätskontrollen einmal bereitgestellter Stammzellpräparaten einzig von zeitaufwendigen Zellkultursystemen zu Evaluation von Anzahl und Größe der Zellkolonienbildung auf Agar (CFU-GM) abhängig, so könnte man sich heute aufgrund von Berichten von Mailänder Onkologen [6] auf die quantitative Analyse der CD34 + -Zellen im Zytofluorographen verlassen; andere Autoren beurteilen diese Aussage aber als Trugschluß [7].

Parallel mit der Entwicklung einer verfeinerten Technologie der Apheresegeräte stellen wir eine Vertiefung der Kenntnisse über das Funktionieren der Hämatopoese fest, welche ihrerseits nicht zuletzt durch Erfahrungen mit Stammzellapherese erreicht worden ist. Der relative Progenitor-Zellgehalt des Knochenmarks beträgt 0,01–0,5% der zellulären Elemente, was schon seit geraumer Zeit zur autologen Knochenmarkstransplantation ausgenutzt wird. Jüngeren Datums ist die Erkenntnis, daß *Stammzellen im peripheren Blut zirkulieren* und dort also ständig – wenn auch unter Steady-state-Bedingungen in sehr geringer Zahl – vorkommen, was zur Entwicklung der präparativen Apherese solcher Zellen geführt hat. Als die nach aplasierender Therapie eintretende lebensrettende medulläre Rekonstitution des Knochenmarkes auch mittels Transfusionen von peripheren Stammzellen sichergestellt war [7], hat man begonnen, die technische Leistungsfähigkeit der Stammzellgewinnung, -bearbeitung und -aufbereitung zu optimieren, so daß heute eine extensive Literatur über dieses Gebiet zur Verfügung steht [8]. Zudem ist unter bestimmten Voraussetzungen das periphere Blut als autologe Quelle der Stammzellgewinnung weniger stark mit residuellen Tumorzellen kontaminiert als dies das Knochenmark bei hämatologischen und gewissen soliden Tumoren ist. Die Stammzellapherese drängt sich insbesondere für jene Patienten auf, welche im Beckenbereich bestrahlt wurden und bei denen eine Knochenmarksentnahme deshalb nicht möglich ist. Die Gewinnung von Stammzellen mittels Apheresen hat gegenüber der Entnahme von Knochenmark den weiteren Vorteil, daß sie *ambulant* und *ohne Narkose* durchführbar ist. Wir befinden uns also in einer Entwicklung, welche von der autologen Knochenmarkstransplantation weg, hin zur Retransfusion autologer, aus dem peripheren Blut gewonnener Stammzellen führt. Die noch weiterführende Entwicklung zeigt in Richtung *allogene Transplantation peripherer Stammzellen*. Dabei käme dem Blutspendedienst die Aufgabe des Motivierens von gesunden Spendern zur *Stammzellspende* zu. Bei gesunden, HLA-kompatiblen Individuen würden Stammzellen mittels Apheresen gewonnen, um diese, analog der allogenen (verwandten oder unverwandten) Knochenmarkstransplantation, dem aplasierten Patienten zu transfundieren. Die optimalen Bedingungen zur Spenderstammzell-Apherese werden gegenwärtig intensiv untersucht, wobei der ungünstigen T-Zell-Kontamination besonderes Augenmerk geschenkt wird [8]. Schließlich konnte durch Kombination der gewonnenen Erkenntnisse die Stammzellgewinnung aus Nabelschnurblut realisiert werden [9].

An dieser Entwicklung sind nicht zuletzt maßgeblich die Ergebnisse der *Zytokinforschung* beteiligt, welche es erlauben, durch angemessenen Einsatz spezifischer hämatopoetischer Wachstumsfaktoren nicht nur die Ausbeuten der Apherese zu steigern, sondern einmal gewonnene Zellen vor der Retransfusion in vitro zu expandieren oder zu gesteigertem Funktionsvermögen zu konditionieren (Abb. 1).

Mobilisierung der Stammzellen vor der Apherese

Man kann den Anteil von zirkulierenden Stammzellen im peripheren Blut durch verschiedene Maßnahmen erhöhen. Bereits durch die Chemotherapie ma-

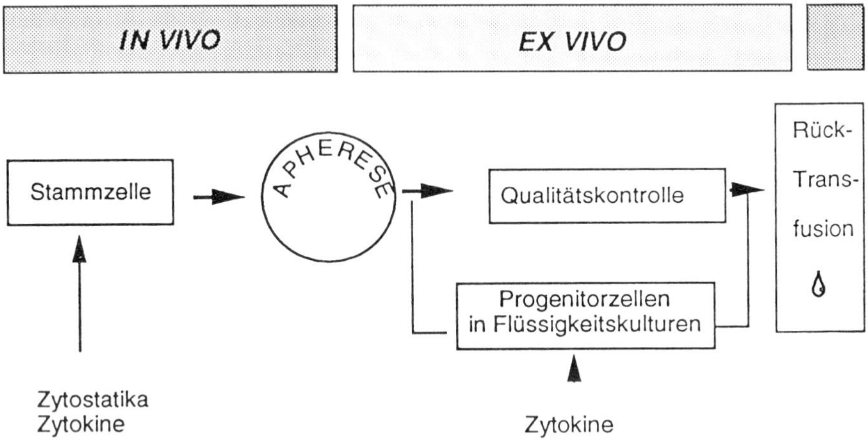

Abb. 1. Zeitlicher Ablauf des Stammzell Apherese-Verfahrens: Von links nach rechts: Stammzellen können in vivo durch Verabreichung von Zytostatika und/oder Zytokinen vermehrt werden, worauf sie durch Apherese gesammelt werden, Nach In-vitro-Bearbeitung erfolgen Qualitätskontrollen und Rücktransfusion; einige Verfahren beinhalten heute zudem die Expansion der Zellen in Flüssigkulturen, welche mit Zytokinen angereichert werden.

ligner Erkrankungen kommt es während der Phase der hämatologischen Rekonstitution zu einem Anstieg dieses Anteils, insbesondere nach Behandlungsschemen, welche Cyclophosphamid miteinschließen. Gerade auch deutsche Forschergruppen haben sich in der Folge den Umstand zunutze gemacht, rekombinant hergestellte hämatopoetische Wachstumsfaktoren so einzusetzen, daß sie den Patienten zu einer ergiebigen Stammzellapherese konditionieren. So haben jüngst Freiburger Forscher [10] rekombinantes humanes Interleukin-3 (IL-3) und rekombinanten humanen Granulozyten-Makrophagen-kolonienbildenden Faktor (rhu-GM-CSF) so eingesetzt, daß zwischen den Tagen 13 und 17 nach Abschluß der Chemotherapie bei Krebspatienten eine fast 10-fache Steigerung der Konzentration CD34-positiver Zellen im peripheren Blut erreicht werden konnte. Man denkt aber heute auch daran, *Stammzellen in vitro*, also nach deren Gewinnung durch Apherese, zu *expandieren*. Dadurch hofft man, die Häufigkeit und Dauer der Sammlungen im extrakorporalen Kreislauf zu reduzieren. Gegenwärtig wird die expandierende Wirkung von Kombinationen verschiedener Zytokine erforscht, wobei folgende Zytokine kombiniert werden: IL-1 und G-CSF, IL-3 und G-CSF und Steel-Faktor (stem cell factor). Verbesserungsraten auf das bis zu 50fache der in vitro beobachteten Proliferation durch Zytokinzugaben sind keine Seltenheit.

Berner Erfahrungen zur Sicherheit der Stammzellapherese bei tumorkranken Kindern

Unsere pädiatrische Onkologiegruppe in Bern hat sich entschieden, ausgewählte Tumorpatienten im Anschluß an eine hochdosierte myeloablative Therapie mit autologen peripheren Progenitorzellen zu reinfundieren. Die klinischen Resultate dieser Erfahrungen sind in [11] publiziert, womit sich der vorliegende Beitrag auf Fragen der Sicherheit und Ausbeute der Stammzellapherese bei 12 Kindern im Alter zwischen einem und 21 Jahren (medianes Alter: 5½ Jahre) konzentriert. Bei den ersten 6 Patienten (3 mit Leukämie, 3 mit soliden Tumoren) wurden die Stammzellen mittels hochdosiertem Cyclophophamid und GM-CSF (Molgramostim, Sandoz-Wander-Pharma-AG, Bern) mobilisiert. Bei einer weiteren Patientengruppe (mit 3 Leukämien und 3 soliden Tumoren) wurde das begonnene Chemotherapieprotokoll fortgesetzt und mit rhu-GM-CSF 24 h nach Abschluß des Chemotherapiezyklus ergänzt. Die erste Stammzellapherese wurde durchgeführt, sobald die periphere Leukozytenzahl auf $\geq 1 \times 10^9$/l angestiegen war. Bei den meisten Patienten wurde die Apherese an zwei konsekutiven Tagen durchgeführt. Falls die Hämoglobinkonzentration vor der Apherese auf ≤ 70 g/l abfiel, wurden Erythrozytenkonzentrate aus Vollblutspende verabreicht.

Die Stammzellapherese wurde mit einem AS-104-Gerät der Fa. Fresenius durchgeführt. Der venöse Zugang erfolgte mittels eines doppellumigen Broviac-Katheters (C-TPNS, Cook AG, Schweiz), welcher chirurgisch in eine Femoralvene implantiert wurde. Mittels eines Y-Adapters gelang so die Aspiration von venösem Blut durch beide Lumina; die Rückgabe erfolgte über eine periphere Vene am Arm (Venflon). Das Gerät wurde mit einem C4Y-Leukozytenset ausgerüstet und über die Software-Programmversionen 4.62 gesteuert. Die Fließgeschwindigkeit im extrakorporalem Kreislauf betrug zwischen 25 und 50 ml/min, die Antikoagulation erfolgte mit Dextrose-Zitronensäurelösung. Um mögliche Symptome einer Hypokalzämie zu vermeiden, wurden den Kindern während des Verfahrens alle 30 min Bolusinjektionen von Kalzium i.v. verabreicht (3,6 mg ionisierbaren Kalziums/10 kg Körpergewicht). Wir strebten ein total verarbeitetes Blutvolumen von ~250 ml Vollblut/kg Körpergewicht an, was etwa dem dreifachen des kindereigenen Blutvolumens entsprach. Dem geringen Blutvolumen der Kinder kommt der Umstand entgegen, daß die Fresenius-Maschine ein extrakorporales Blutvolumen von nur 150–180 ml aufweist, was nach sich zog, daß wir nur beim kleinsten Patienten, der 8 kg wog, dem extrakorporalen Kreislauf mit einem Gemisch von 120 ml bestrahltem Fremdspenderblut und frisch gefrorenem Plasma vorfüllen mußten. Bei den insgesamt 35 Leukapheresen, welche im Durchschnitt pro Patienten 2 mal angewendet wurden, betrug die mittlere Apheresedauer 3–4 h. Nach dieser Prozedur fielen die mittleren Konzentrationen von Hämoglobin von 99 g/l auf 84 g/l der Thrombozyten von 101 auf 66×10^9/l, während die Gesamtleukozytenzahl nur um 10% des Initialwertes abnahm. Alle Leukapheresen wurden ausgezeichnet vertragen. Allerdings stellt sich im Vergleich zum Vorwert zu Beginn der Apherese ein transitorischer Blutdruckabfall um 21% (± 8%, $p < 0{,}001$) ein, welcher aber nicht durch ein Volumendefizit erklärt werden kann; diese Hypotonie mag einer gewissen Ängstlichkeit der Kinder gegenüber dem Aphereseverfahren entsprechen. Die einfache technische Handhabung [12] und die ersten klinischen Resultate [11] dieser Studie veranlassen uns, dieses Protokoll weiterzuführen.

Summary

Stem cell apheresis, as a means to support patients during aplasia, has become an important support in the management of patients with various malignant diseases in need for heavy therapeutic regimens. Progress in this field is due, among other reasons, to better knowledge of pathophysiology in haematopoiesis and of the functioning of cytokines. Furthermore, the technical feasibility of apheresis has been improved to such an extent as to allow for collection of a stem cell-containing fraction almost in pure form. Our experience with stem cell apheresis is relatively short but includes also children between the ages of 1 and 21 years (median: 5 ½ years). Whereas the clinical results have been published elsewhere, we here report our experience in terms of safety, using the Fresenius AS 104 machine.

Literatur

1 Nydegger UE, et al: Transfus Sci 1990;11:43–54.
2 Djerassi I: in Smit Sibinga C Th, Kater L, (eds): Developments in Haematology and Immunology, Advances in Haemapheresis Luwer, Dordrecht 1991, pp 17–22.
3 Goldfinger D: in Berckman EM, Umlas J (eds): Therapeutic Hemapheresis, A technical workshop. AABB, Washington DC 1980, pp 65–66.
4 Korbling M, et al: Bone Marrow Transplant 1991;7:343–349.
5 Dexter M, et al: Nature 1992;360:709–710.
6 Siena S, et al: Blood 1989;74:1905–1914.
7 Reiffers J, et al: Transfus Sci 1992;13:399–405.
8 Hillyer CD, et al: Transfusion 1993;33:316–321.
9 Gluckman E, N Engl J Med 1989;321:1174–1178.
10 Brugger W, et al: Blood 1992;79:1193–1200.
11 Leibundgut K, et al: Pediat Hematol Oncol (in press).
12 Leibundgut K, et al: Evaluation of the Fresenius Cell Separator AS 104 for harvesting peripheral blood stem cells in pediatric patients. Transfus Sci 1994;15:93–99.

PD Dr. U. Nydegger
Hämatologisches Zentrallabor, Inselspital
CH-3010 Bern (Schweiz)

Sibrowski W, Stangel W, Wegener S (Hrsg): Transfusionsmedizin 1993/94.
Beitr Infusionsther Transfusionsmed. Basel, Karger, 1994, vol 32, pp 351 – 354

Großvolumige Lymphozytapherese zur Sammlung peripherer Stammzellen

I. Pawlow[a], *E. Richter*[a], *G. Matthes*[a], *E. Rath*[a], *W. Schultze*[b]

[a] Institut für Transfusionsmedizin
[b] Klinik für Innere Medizin, Universitätsklinikum Charité, Humboldt-Universität zu Berlin, Deutschland

Einleitung

Zur Sammlung peripherer Blutstammzellen stehen verschiedene Methoden zur Verfügung. Alle Verfahren können zur effektiveren Erzielung hoher Erträge optimiert werden. Wir setzten die großvolumige Lymphozytapherese (LVL) [1] bei Patienten ein, um zu prüfen, ob die Effektivität dieser Methode besser ist, ob die Zahl der Apheresen pro Patient vermindert und ob mit einer Apherese eine Transplantationsdosis gesammelt werden kann.

Patienten und Methodik

Bei 20 Patienten wurden insgesamt 29 LVL durchgeführt. Bei 16 Patienten kam sowohl die LVL als auch die bisherige Standardseparation zur Anwendung. 8 Patienten waren an soliden Tumoren (4 Mammakarzinome, 4 Hodentumoren), 12 Patienten an hämatologischen malignen Krankheiten erkrankt (2 CML, 2 NHL, 4 Morbus Hodgkin, 4 Plasmozytome). Alle Patienten befanden sich in der Erholungsphase nach Chemotherapie und waren mit Cytokinen stimuliert (19 mit G-CSF, 1 mit IL-3). Die erste Separation wurde durchgeführt, wenn die WBC $\geq$ 1 Gpt/l und die PLT $\geq$ 40 Gpt/l betrugen.

Alle Apheresen wurden mit dem Zellseparator Cobe-Spectra durchgeführt. Bei der Standardprozedur wurden 8–10 l Blut (das entspricht dem 2,3–2,6fachen des Patientenblutvolumens) in 130–190 min (Präparatevolumen etwa 120 ml); bei der LVL 16–25 l Blut (5faches Blutvolumen) in einer Zeit von 190–270 min (Präparatevolumen 200–240 ml) prozessiert. Die Antikoagulation erfolgte mit einem Gemisch von ACD-A und Heparin (3000 E/500 ml ACD-A) im Verhältnis 1:24. Weitere Parameter: Blutfluß 75–95 ml/min, Sammelfluß 0,8–1,2 ml/min, venöser Zugang möglichst über periphere Venen oder zentralen doppellumigen Katheter. Untersucht wurden bei Patienten und in den Präparaten Gesamtleukozytenzahl und mononukleäre Zellen (MNC) am Coulter Counter. Die Zahl der CFU-GM wurde ermittelt mit dem Iscove's Methylcellulose Ready Mix Culture Assay (Terry Fox Lab.).

Alle Apheresen wurden gut vertragen (keine Blutungskomplikationen, keine ernsten Citratintoxikationen, kein Aphereseabbruch).

Ergebnisse und Schlußfolgerungen

Teilt man die Patienten in zwei Gruppen, so ergibt sich folgendes Bild (Abb. 1, 2): In Gruppe A (MNC-Vorseparationswert $\leq 3 \times 10^9$ MNC/1, 11 Patienten, 91% Hämoblastosen) konnte mit nur einer einzigen LVL bei einem Patienten die Dosis von 3×10^8 MNC/kg KG erreicht werden, bei 6 Patienten konnten $\geq 5 \times 10^4$ GM-CFU/kg KG gesammelt werden. In Gruppe B (MNC-Vorseparationswerte $\geq 3 \times 10^9$/l, 9 Patienten, 78% solide Tumore) wurde bis auf einen Patienten (dieser Patient war der einzige, der mit IL-3 vorbehandelt war) bei allen übrigen mit einer LVL $\geq 5 \times 10^4$ GM-CFU/kg KG gesammelt.

In Abbildung 3 ist der Vergleich zwischen Standardapherese und LVL bei 16 Patienten dargestellt. Behält man die obige Gruppeneinteilung bei, so ist daraus ersichtlich, daß gerade Patienten mit niedrigen MNC-Vorwerten von diesem Verfahren profitieren. Bei ihnen konnte im Vergleich zur Standardprozedur eine etwa 3fache Ausbeute an MNC und GM-CFU erreicht werden, während bei den Patienten mit höheren MNC-Werten nur etwa doppelt soviel gesammelt wurde.

Abb. 1. Ergebnisse der separierten mononukleären Zellen (MNC) pro großvolumige Lymphozytapherese (LVL) ($2{,}4 \pm 1{,}1 \times 10^8$/kg Körpergewicht [KG]).

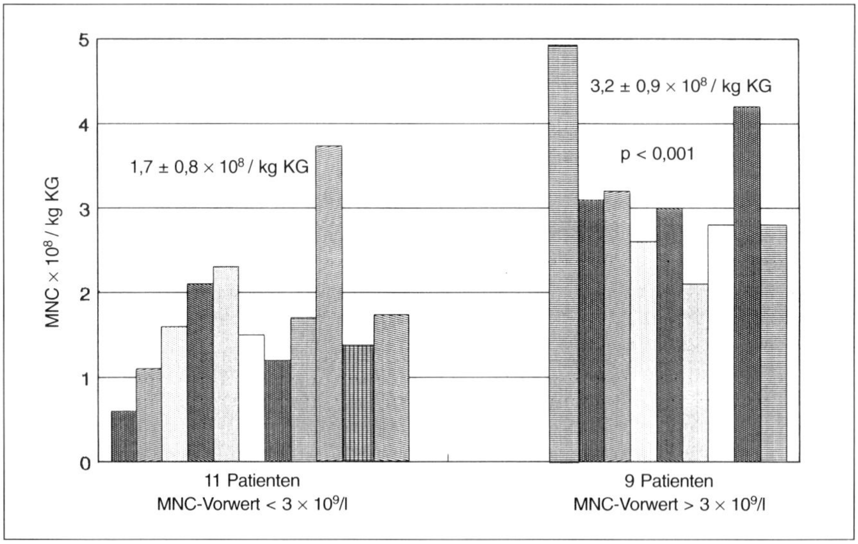

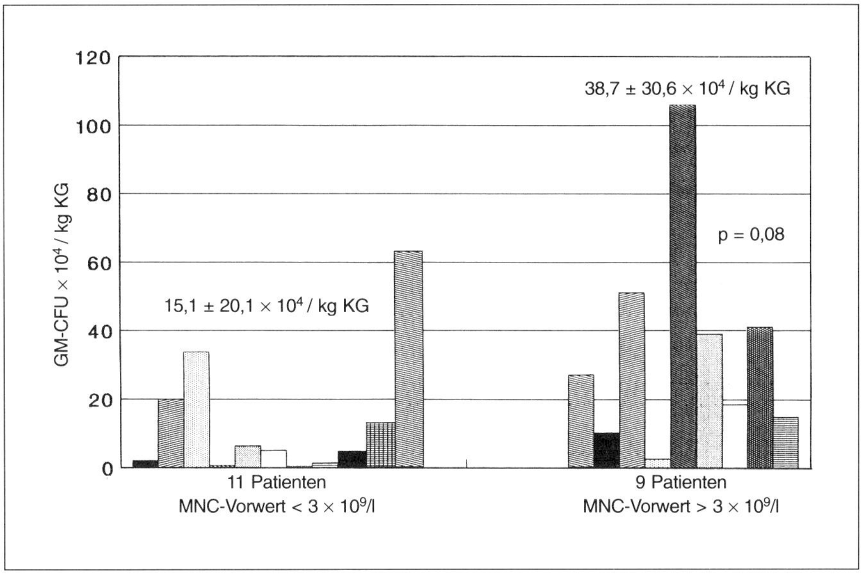

Abb. 2. Ergebnisse der gesammelten GM-CFU pro LVL ($23,2 \pm 26,8 \times 10^4$ kg KG).

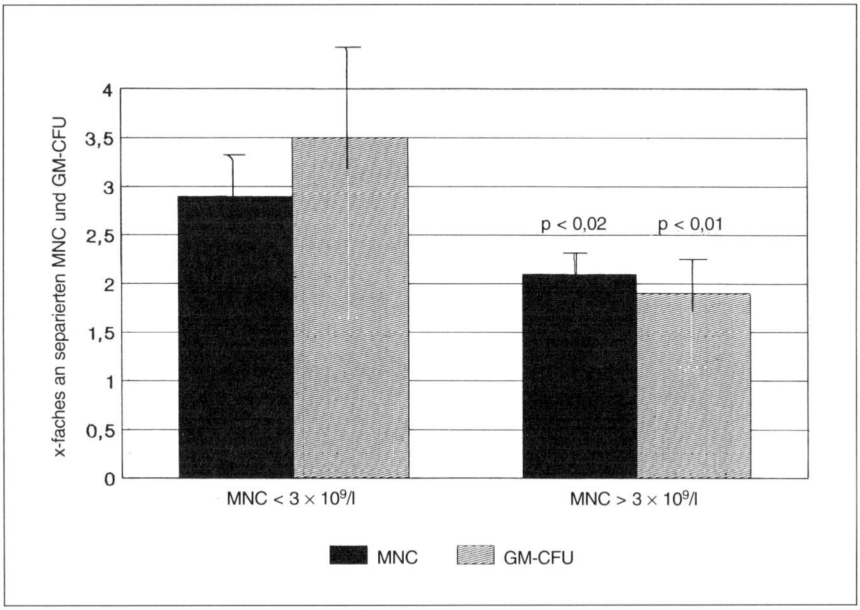

Abb. 3. Vergleich der Zellausbeute zwischen Standardapherese und LVL.

Inzwischen wurden zwei Patienten erfolgreich mit dem Produkt einer LVL transplantiert. Sie erhielten entweder $1{,}6 \times 10^8$ MNC/kg KG, $1{,}6 \times 10^5$ GM-CFU/kg KG, $2{,}1 \times 10^6$ CD34+/kg KG bzw. $3{,}8 \times 10^8$ MNC/kg KG, $6{,}4 \times 10^5$ GM-CFU/kg KG oder 10×10^6 CD34+/kg KG. Die Zeit bis zum Anwachsen betrug 11 bzw. 13 Tage.

Mit unseren Ergebnissen können wir die Angaben aus der Literatur zur LVL [1–3] bestätigen, die $3–4 \times 10^8$ MNC/kg KG bzw. 3×10^8 MNC/kg KG oder 3×10^4 GM-CFU/kg KG erzielten. Somit könnte dieses Verfahren auch geeignet sein, in zwei Apheresen von gesunden Spendern periphere Stammzellen für allogene Transplantationen zu bekommen. Für unsere Patienten können wir damit die Anzahl der Apheresen und auch den Gesamtzeitaufwand für die Zellsammlung verringern. Für bestimmte Patienten kann bereits eine LVL ausreichend sein, um eine effektive Transplantationsdosis zu sammeln. Besonders effektiv und empfehlenswert ist die LVL für Patienten mit geringen MNC-Werten.

Summary

We performed 29 large-volume leukaphereses of 20 patients for collection of peripheral blood stem cells. All patients have been pretreated with cytokines after chemotherapy. In 9 patients with precounts of $\geq 3 \times 10^9$ mononuclear cells/l we achieved a sufficient transplantation dosis with one LVL. If the MNC precount was $\leq 3 \times 10^9$/l we had to perform more than one LVL. On 16 patients we compared a standard apheresis procedure with the LVL procedure. It seems that especially patients with a lower MNC precount can profit from LVL. From patients with higher MNC precounts we harvested the double amount of MNCs, from patients with lower MNC precounts the triple amount.

Literatur

1 Malachowski ME, et al: Transfusion 1992;32:732–735.
2 Comenzo RL, et al: Transfusion 1992;32:729–731.
3 Hillger CD, et al: Transfusion 1992;33:316–321.

Dr. med. Ilse Pawlow
Institut für Transfusionsmedizin
Universitätsklinikum Charité, Medizinische Fakultät
der Humboldt-Universität zu Berlin
Schumannstraße 20/21
D-10098 Berlin (Deutschland)

Sibrowski W, Stangel W, Wegener S (Hrsg): Transfusionsmedizin 1993/94.
Beitr Infusionsther Transfusionsmed. Basel, Karger, 1994, vol 32, pp 355 – 359

Automated Bone Marrow Concentration Using the Fresenius AS 104 Blood Cell Separator

J. Zingsem[a], V. Weisbach[a], R. Zimmermann[b], T. Zeiler[b], H. Mitschulat[d], J. Beyer[c], R. Eckstein[a]

[a] Abteilung für Transfusionsmedizin, Friedrich-Alexander-Universität Erlangen
[b] Blutbank,
[c] Abteilung Innere Medizin und Poliklinik m.S. Hämatologie und Onkologie,
[d] Universitätskinderklinik, Universitätsklinikum Rudolf Virchow, Freie Universität Berlin,
[e] Fresenius AG, St. Wendel, Germany

Materials and Methods

Under general anaesthesia, bone marrow (BM) was harvested from 11 patients with germ cell tumor (GCT) in partial remission after 5–8 cycles of cisplatin-based chemotherapy and leukaemic patients (8 with acute lymphoblastic leukaemia and 2 with acute myeloid leukaemia) in first or second complete remission from the posterior iliac crests and collected in RPMI 1640 with preservative-free heparin and ACD-A. The cells were filtered through a stainless-steel mesh and transferred into blood bags.

The Fresenius AS 104 cell separator (Fresenius AG, Bad Homburg, Germany) was set and primed with NaCl 0.9% and ACD-A using the P1-Y-set and the Grancollect protocol following the manufacturer's instructions (fig. 1), and the harvested marrow was attached to the donor access line.

The Fresenius AS 104 Grancollect protocol for granulocyte separation is a continuous flow program with cyclical collection of the granulocytes. For BM processing, we increased the centrifugation speed from 750 to 1,200 rpm, reduced the cycle- and the buffy-coat (BC) volume and increased the spill-over volume, while the blood flow and the whole blood / anit-coagulant ratio remained unchanged. When necessary, the spill-over volume was increased or decreased within a range of 2 ml according to the haematocrit. During the separation part of the haemolytic plasma was collected and discarded.

After processing the whole marrow 2 to 3 times, e.g. 12–14 cycles, depending on the initial marrow volume, the procedure was stopped and the BM concentrate bag was sealed and removed. The remaining RBC were prepared for transfusion into the patient to reduce the need for homologous blood.

Subsequently, 8 of the marrows harvested from acute lymphoblastic leukaemia patients were submitted to an immunomagnetic purging procedure before freezing [1]. All marrows were frozen using 10% dimethylsulphoxide (Laboratoires Bruneau, Boulogne-Billancourt, France) as the cryopreservative in a controlled-rate freezer (Kryo 10 Series, Planar Products LTD, Sunbury-on-Thames, UK).

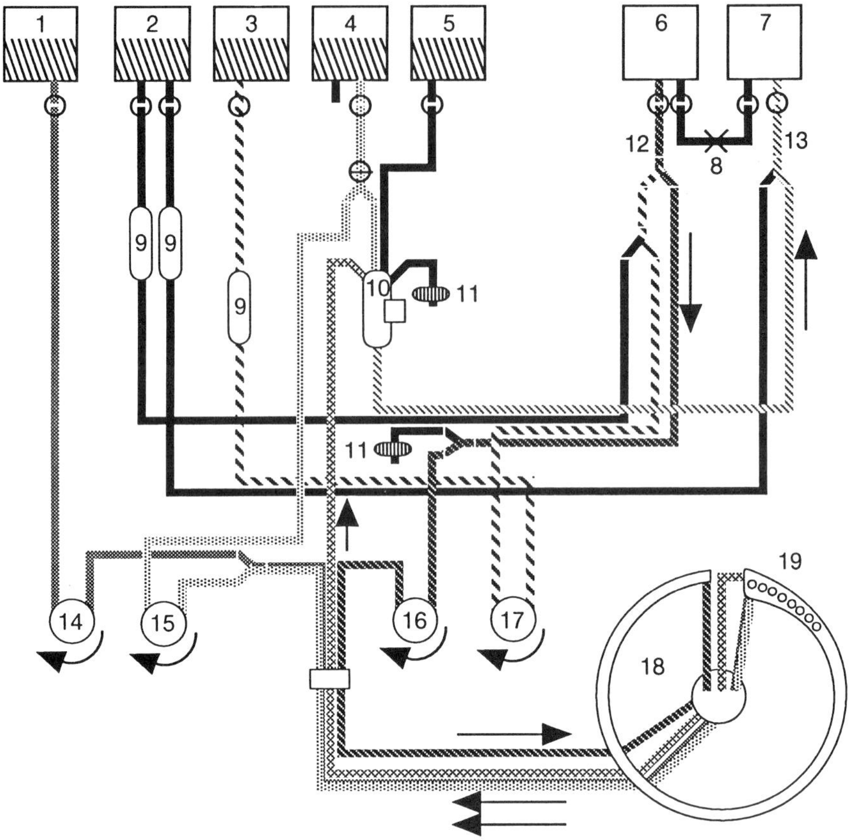

Fig. 1. Flow diagram for bone marrow processing using the Fresenius AS 104 cell separator. 1: Collection bag; 2: saline; 3: ACD-A; 4: plasma; 5: waste bag; 6: marrow bag; 7:recycle marrow bag; 8: clamp; 9: sterile filter; 10: air detector; 11: pressure sensor; 12: donor access line; 13: return line; 14: cell pump; 15: plasma pump; 16: inlet pump; 17: ACD pump; 18: separation chamber; 19: optical interface monitor.

Quality Control

Samples were taken from the initial BM cell suspension and from the BM concentrate. Cell counts were performed microscopically and using a Sysmex E-5000 (TOA Medicals Cobe, Japan). WBC differentiation was bone by Wright-Giemsa staining, where we defined all nucleated cells except neutrophils as MNCs. Cell viability was defined by trypan blue dye exclusion. CFU-GM were assayed according to the technique described by Fauser and Messner [2] modified by using 250 U GM-CSF/ml instead of PHA-LCM and human heparin-plasma (blood group AB) instead of foetal calf serum.

Results

The processing results of the leukaemic and the GCT patients were analysed separately. Table 1 shows the separation results for both groups as well as cumulative results. The initial BM volume of 1,265 ml (range 300–2,100 ml) was reduced to a mean volume of 128 ml (range 62–205 ml), achieving a mean MNC recovery of 47.4% (range 17.4–82.9%). In 80% of all separations (GCT as well as leukaemic patients) the CFU-GM recovery was better than the MNC recovery and attained a mean of 68.3% for all patients (range 24.0–197.3%). Regarding both groups of patients separately, it was 98.3% for the leukaemic patients (range 42.0–197.3%) and 38.3% for the GCT patients (range 24.0–60.4%). The RBC reduction of 93.6% (range 84–97.8%) as well as the neutrophil reduction of 84.9% (range 57.1–100%) were acceptable for cryoconservation as well as for BM purging. In no cases was the cell viability, as tested by trypan blue exclusion, affected by the separation.

The only important problem we observed during the BM separations was the accumulation and clumping of BM fat in the separation chamber. We found a remarkable contamination level of BM by fat in heavily pretreated patients, especially in GCT patients. In some cases, the fat almost plugged the narrow separation chamber, impairing the separation efficiency. The result was a significantly inferior WBC, MNC and CFU-GM recovery in the BM of GCT patients as compared to leukaemic patients. All of the separations from heavily pretreated BMs were affected by fat, regardless of the procedure used. The problem could be reduced by sedimenting BM in the bag for 30–60 min, and then discarding the supernatant fat before transfer of BM to the access bag.

At present, 7 of the 21 patients (3 leukaemic and 4 GCT patients) whose BM was processed using this technique have been grafted using the BM alone. In the BM concentrates of 3 GCT patients the cell viability and colony growth was

Table 1. BM-separation results (means ± SD)

Recovery %	All patients (n = 21)	Leukaemic patients (n = 10)	GCT patients (n = 11)	Significance (corrected p)
Volume	12.0 ± 5.9	15.3 ± 7.0	9.0 ± 2.2	
WBC	36.1 ± 17.5	48.3 ± 15.4	25.0 ± 10.6	0.001
MNC	47.4 ± 21.5	62.7 ± 18.0	33.6 ± 13.7	0.001
CFU-GM	68.3 ± 48.5	98.3 ± 53.1	38.3 ± 12.6	0.006
Neutrophils	15.2 ± 12.5	19.8 ± 13.2	11.1 ± 10.3	
RBC	7.4 ± 3.8	9.3 ± 4.4	5.4 ± 1.8	0.015

reduced in the controls after thawing. These patients underwent additional peripheral blood-derived stem cell separations [3, 4] and were grafted using BM and peripheral blood-derived stem cells. All patients had an evaluable and persistent engraftment achieving 1,000 granulocytes/µl in a mean of 18 days.

Discussion

In AB0 major-incompatible allogeneic BM transplantation [5], as well as prior to purging or cryopreservation [6–10], blood cells separators are used routinely to reduce the BM volume and the amount of contaminating cells such as RBC, granulocytes and platelets. Volume reduction is essential to ensure gentle freezing and to reduce the quantity of cryoprotectant. The reduction of 92.6% (RBC) and 84.8% (granulocytes) obtained using the described protocol is sufficient for immunomagnetic ex vivo purging as well as for successful freezing, thawing and transplantation [1]. In 16 of the 21 separations the collection efficiency was better for CFU-GM than for MNC and attained up to 197.3% of the initially determined CFU-GM. As the number of clonogenic cells cannot be increased by the separation, a separation of the clonogenic cells from suppressive or toxic cells must be assumed.

The aim of our study was the development of a completely automated procedure for BM concentration which does not require continuous control of the separation by the operator as is the case with previously described techniques [11–17]. Modifying the Grancollect program of the Fresenius AS 104 blood cell separator, automated separations could be achieved successfully without addition of reagents like Ficoll-Metrozoate, Percoll or hydroxyethyl starch. The BM preparations showed significantly reduced numbers of contaminating granulocytes and RBC, and were preferentially enriched for MNC and CFU-GM. The clinical significance of these laboratory results has been demonstrated by fast and sustained engraftments after autologous BM transplantation of the separated cells.

Summary

We concentrated freshly taken bone marrow (BM) pooled from 21 patients from an original 1,265 ml (± 537 ml) down to 128 ml (± 36 ml) within 40 – 70 min with a modified version of the 'grancollect protocol' on the Fresenius AS 104 blood-cell separator using the P1-Y set. An average of 47% (± 21%) fo the initially present mononuclear cells and 68% (± 47%) of the colony-forming cells could be obtained in the concentrate. The erythrocyte concentration was reduced to 7% (± 4%) of the original amount. The technique described is very effective and makes is possible to obtain a BM cell population that is suitable for both immunomagnetic purging and cryopreservation or transplantation, e.g. in the case of blood group incompatibility.

References

1 Zingsem J, et al: in Hiddemann W, et al (eds): Acute Leukemias, Berlin, Springer, 1992, vol 34, pp 563–567.
2 Fauser AA, Messner HA: Blood 1979;53:1023–1027.
3 Beyer J, et al: Ann Oncol 1990;1(suppl):75.
4 Zingsem J, et al: Int J Cell Cloning 1992;10(suppl):204.
5 Braine HG, et al: Blood 1982;60:420–425.
6 Dicke KA, et al: Lancet 1979;i:514–517.
7 Gorin NC, et al: Br J Haematol 1986;64:385–395.
8 Kersey JH, et al: N Engl J Med 1987;317:461–467.
9 Schwerdtfeger R, et al: in Hiddemann W, et al (eds): Acute Leukemias, Berlin, Springer, 1992, vol 34, pp 568–571.
10 Ramsey N, et al: Blood 1985;66:508–513.
11 Faradji A, et al: Vox Sang 1988;55:133–138.
12 Gilmore MJML, Prentice HG: Vox Sang 1986;51:202–206.
13 English D, et al: Transfusion 1989;29:12–16.
14 Humblet Y, et al: Bone Marrow Transplant 1988;3:63–67.
15 Zingsem J, et al: Haematologica 1988;73(suppl):247.
16 Zingsem J, et al: in Ketschmer V, et al (Hrsg): Transfusionsmedizin 1989/90. Beitr Infusionsther. Basel, Karger, 1990, vol 26, pp 208–210.
17 Baker PK, et al: Transfus Sci 1991;12:183–187.

Dr. Jürgen Zingsem
Friedrich-Alexander-Universität Erlangen-Nürnberg
Abteilung für Transfusionsmedizin und Hämostaseologie
in der Chirurgischen Klinik
Krankenhausstraße 12
D-91054 Erlangen (Germany)

Sibrowski W, Stangel W, Wegener S (Hrsg): Transfusionsmedizin 1993/94.
Beitr Infusionsther Transfusionsmed. Basel, Karger, 1994, vol 32, pp 360 – 365

Die Protein-A-Immunadsorption als ein neues Aphereseverfahren zur Elimination von HLA-Antikörpern

J. Schneidewind[a], Th. Gliesche[a], D. Sehland[a], W. Ramlow[b], B. Wolfsdorff[a], R. Bast[c], S. Wegener[d], S. Decker[a], R. Schmidt[a]

[a] Klinik für Innere Medizin, Universität Rostock
[b] Dialysegemeinschaft Nord e.V., Rostock
[c] Universität Rostock, Klinik für Urologie
[d] DRK-Blutspendedienst Mecklenburg-Vorpommern, Institut für Transfusionsmedizin Rostock, Deutschland

Einleitung

Nicht selten kommt es nach mehrfachen Transfusionen von Thrombozyten zur Entwicklung von HLA-Antikörpern, welche das Ansprechen auf eine weitere Substitutionstherapie relativieren oder zu keinem Anstieg der Thrombozyten nach der Transfusion führen. Auch können Patienten nach allogenen Transplantationen innerhalb weniger Tage nach Transplantation HLA-Antikörper gegen das Spenderorgan entwickeln. Zum Teil bestand bereits eine Sensibilisierung nach Transfusionen. Eine gezielte Immunsuppression kann helfen, eine Entwicklung von Antikörpern zu vermindern und zum Teil auch zu verhindern.

Die Probleme beginnen dann, wenn die HLA-Antikörper hochtitrig bzw. multispezifisch (Panelzytotoxizität >50%) sind. Die hochdosierte Gabe von Immunglobulinen, der Plasmaaustausch zur Elimination der Antikörper oder auch die Gabe von HLA-kompatiblen Thrombozytapheresekonzentraten stellen aufwendige, z.T. kostenintensive und auch mit zahlreichen Komplikationen verbundene, nicht immer realisierbare Therapiemöglichkeiten dar.

Patienten und Methoden

Patienten

Berichtet werden soll im folgenden über insgesamt 5 Patienten mit HLA-Antikörpern, welche in unserer Einrichtung behandelt worden sind. 3 Patienten entwickelten HLA-Antikörper nach

Polytransfusionen von Erythrozyten- und Thrombozytenkonzentraten bei der akuten myeloischen Leukämie (AML), bzw. bei einem der 3 Patienten bestand eine Myelodysplasie am Übergang zur akuten unreifzelligen myeloischen Leukämie. Allen 3 Patienten gemeinsam war es, daß sich bereits vor Beginn der Polychemotherapie mehrfach Transfusionen notwendig machten, welche zur Entwicklung von HLA-Antikörpern führten. Da HLA-kompatible Thrombozytenspender leider nur in sehr geringem Umfang zur Verfügung standen, schien die notwendige Polychemotherapie nahezu unmöglich.

Die beiden anderen Patienten entwickelten nach allogener Nierentransplantation multispezifische HLA-Antikörper (PCT 100%) bei fortbestehendem akuten Nierenversagen und histologisch bestätigter zellulärer Rejektion. Bei einem Patienten waren die HLA-Antikörper mit einer PCT von 60% bereits vor der Nierentransplantation vorhanden gewesen. Eine vorherige Elimination der Antikörper war aufgrund der langen kalten Ischämiezeit der Transplantatniere nicht mehr möglich gewesen. Aus den langjährigen Erfahrungen bei der allogenen Nierentransplantation ist bekannt, daß ein Spiegel von zytotoxischen Antikörpern über 50% ein erhöhtes Risiko der Entwicklung einer schweren vaskulären Rejektion der Transplantatniere darstellt [1].

HLA-Antikörper

Die Bestimmung der HLA-Antikörper erfolgte vor und nach jeder Immunadsorption und als weitere Verlaufskontrolle. Es wurde die Panelzytotoxizität (PCT) gegem 20–40 Lymphozytensuspensionen getestet und entsprechende Titerbestimmungen vorgenommen.

Extrakorporale Immunadsorption

Die extrakorporale Immunadsorption erfolgte unter Nutzung von Protein-A-Säulen, hergestellt von der Firma Excorim (Lund, Schweden). Zur Plasmaseparation wurden Plasmafilter verwendet. Dem aus heparinisiertem Blut gewonnenen Plasma wurde ACD-Blutstabilisator der Formel A in einem Verhältnis von 10:1 (Plasma:ACD) zugesetzt. Das Zitratplasma wurde über die Protein-A-Säulen geleitet. Hier konnten dann die Antikörper der IgG-Klasse zu nahezu 100% eliminiert werden. IgM und IgA wurden nur anteilig zu 56% bzw. 69% entfernt [2–4].

Zunächst erfolgte eine Behandlungsserie von 3 Behandlungen an aufeinanderfolgenden Tagen. Bei der ersten Behandlung wurde das einfache Plasmavolumen gereinigt, um die Toleranz des Patienten zu testen. Bei der zweiten und dritten Sitzung sowie bei jeder weiteren wurde das doppelte Plasmavolumen gereinigt.

Die Anzahl weiterer Immunadsorptionsbehandlungen nach dieser Grundserie war maßgeblich von der Klinik und der Höhe des Antikörpertiters abhängig.

Nach der dritten Immunadsorption erfolgte die Gabe von je 10 g Endobulin an zwei aufeinanderfolgenden Tag (insgesamt also 20 g). Jede weitere Immunadsorption wurde von weiteren Endobulinapplikationen begleitet. Bei den transplantierten Patienten wurde zusätzlich Cytotect 1–2 ml/kg KG als Schutz vor einer Zytomegalievirusinfektion bzw. vor einer Virusreaktivierung verabreicht. Angestrebt wurde ein IgG-Spiegel von 7 g/l zwischen den einzelnen Behandlungsserien. Nach Abschluß der Immunadsorptionsbehandlung wurde der IgG-Spiegel auf 12 g/l aufgesättigt.

Arzneimittel

Die Polychemotherapie der AML-Patienten wurde nicht verändert gegenüber dem sonstigen Regime.

Die nierentransplantierten Patienten erhielten mit Beginn der Immunadsorption anstelle des Azathioprin das Cyclophosphamid mit 1,5 mg/kg KG bzw. adaptiert nach Leukozytenwert. Sand-

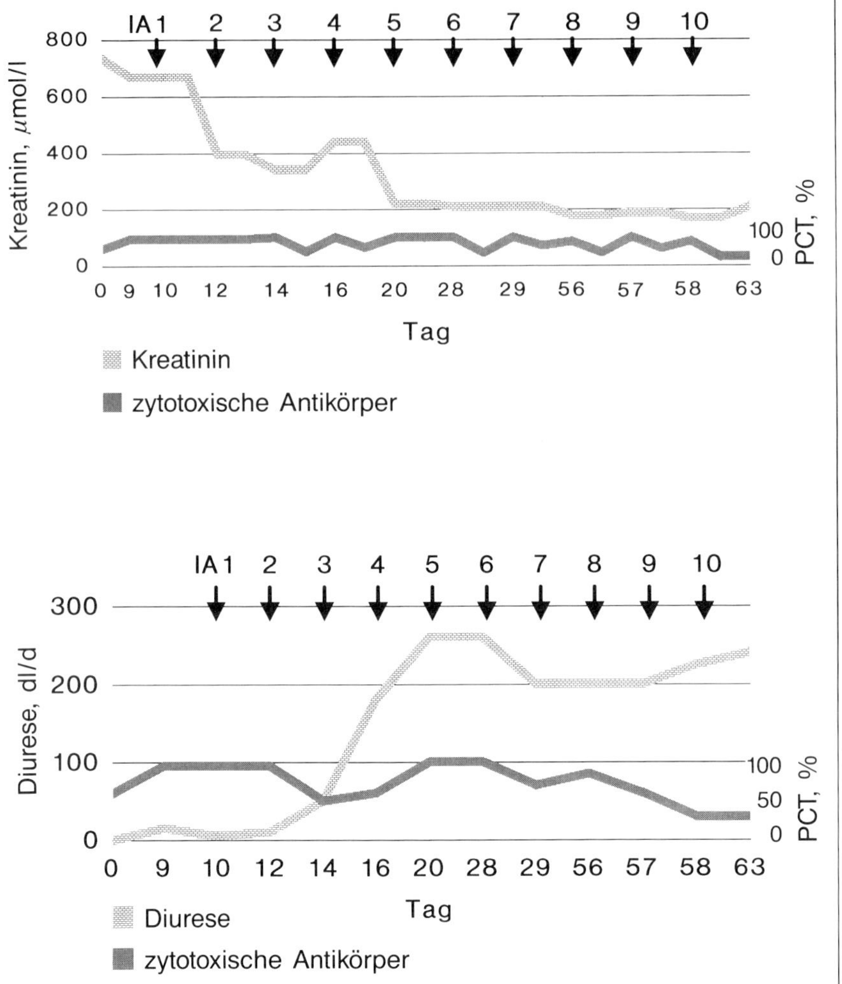

Abb. 1. Patient 1 nach allogener Nierentransplantation. Verlauf von Kreatinin (μmol/l), Diurese (dl/d) und HLA-Ak (% PCT) über die Zeit.

immun und Prednisolon wurden belassen. Gleichfalls wurde die übliche Therapie der akuten zellulären Rejektion mit Methylprednisolon, ATG bzw. ALG nicht beeinflußt. Die OKT-3-Gabe machte sich in beiden Fällen nicht erforderlich.

Ergebnisse

Bei allen 3 Patienten mit einer AML konnte der HLA-Antikörpertiter bis auf Werte von 1:2 bzw. bis zur Nachweisgrenze gesenkt werden. Abzulesen war dies auch in einem guten Inkrement eine Stunde nach Thrombozytentransfusion. Somit war bei allen 3 Patienten eine Möglichkeit gefunden worden, den HLA-Antikörpertiter signifikant zu senken, so daß Transfusionen erfolgreich gegeben werden konnten und mit der Polychemotherapie begonnen werden konnte. Teilweise wurde die Immunadsorption noch nach Beginn der Polychemotherapie fortgesetzt.

Die beiden nierentransplantierten Patienten wurden nach erfolgloser Stoßbehandlung mit Methylprednisolon bei histologisch gesicherter akuter zellulärer Rejektion der Transplantatniere und einem HLA-Antikörperspiegel von 100% PCT mit der Protein-A-Immunadsorption behandelt. In beiden Fällen konnte bereits nach der zweiten Immunadsorptionsbehandlung eine signifikante Zunahme der Diurese beobachtet werden, welche bei dem einen Patienten durch insgesamt 10 Behandlungen und zusätzlicher Gabe von ATG und bei dem anderen Patienten durch 3 Immunadsorptionsbehandlungen mit nachfolgendem nochmaligem Methylprednisolonstoß erzielt werden konnte. Beide Patienten konnten mit einer sehr guten Transplantatfunktion (Serumkreatinin um 200 µmol/l) nach Hause entlassen werden. Dieser Status besteht nach nunmehr einem halben Jahr fort (Abb. 1, 2).

Diskussion

Zusammenfassend kann eingeschätzt werden, daß die Protein-A-Immunadsorption erfolgreich zur Elimination von HLA-Antikörpern bei Polytransfundierten und bei sensibilisierten Patienten nach Nierentransplantation eingesetzt werden konnte. Es ist bekannt, daß die Gabe von Immunglobulinen in diesem Fall nach der Immunadsorption auch einen Einfluß auf das Immunsystem des Organismus hat. Ziel ist es, durch die Gabe von Immunglobulin (Ig) G septische Komplikationen bei anergen Patienten zu vermeiden und gleichzeitig bei noch nicht optimaler Immunsuppression eine Stimulierung der Immunglobulinproduktion der B-Zellen zu vermindern. Es muß jedoch immer bedacht werden, daß die Protein-A-Immunadsorption ein relativ unspezifisches Adsorptionsverfahren ist, welches die gesamte IgG-Klasse entfernt. Das betrifft auch zuvor substituiertes IgG. Die erzielten

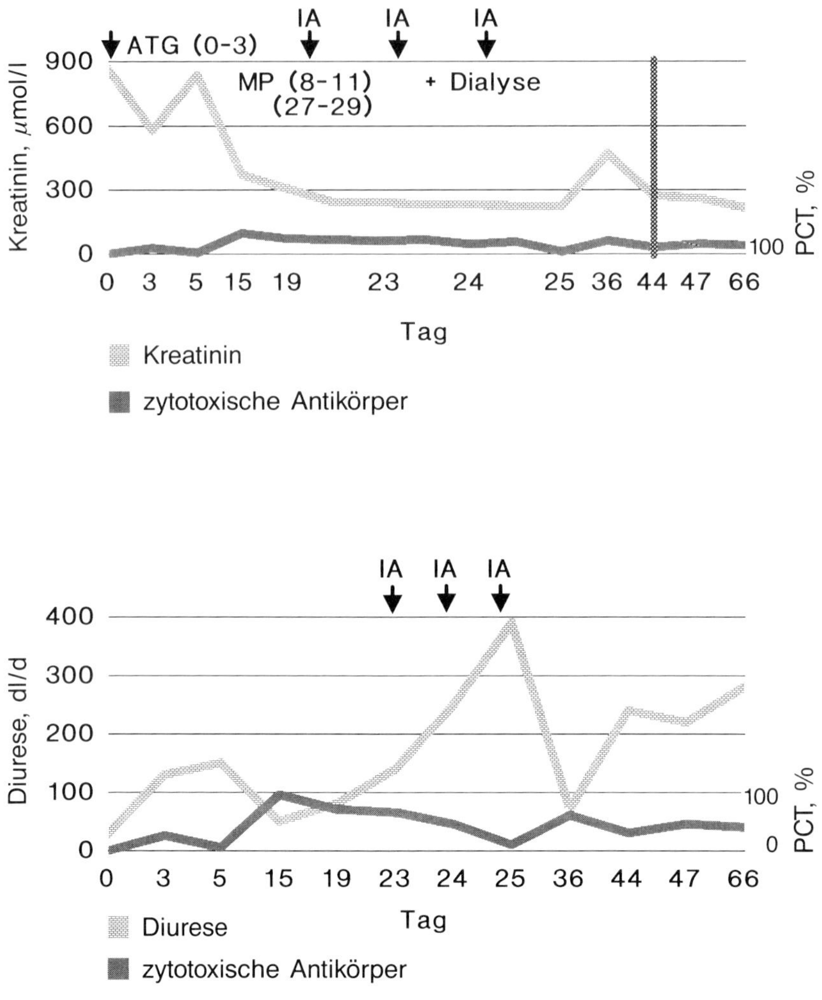

Abb. 2. Patient 2 nach allogener Nierentransplantation. Verlauf von Kreatinin (µmol/l), Diurese (dl/d) und HLA-Ak (% PCT) über die Zeit.

Ergebnisse hätten jedoch nie ohne eine Immunadsorption erreicht werden können; dies ist aus vorherigen Erfahrungen bekannt.

Die Immunadsorption ist ein unspezifisches, aber zugleich auch relativ selektives Verfahren, welches dem Plasmaaustausch gegenübergestellt werden kann.

Summary

The protein A immunoadsorption allows to remove antibodies of the classes IgG, IgM and IgA in special quantities from the plasma. IgG subclasses 1, 2 and 4 will be removed for 100% and IgG of class 3 for nearly 80%. For this reason immunoadsorptions are a useful therapeutic method especially for immunological diseases with antibodies of IgG type. The successful use of immunoadsorption in the removal of HLA antibodies in patients with acute myeloic leukemia and patients after kidney allograft is reported.

Literatur

1 Palmer A, et al: Lancet 1989;i:10–12.

2 Larsson L-A, et al: Plasma Regeneration System for Extensive Immunoadsorption; in Nosé Y, Kjillstrand C, Ivanovich P (eds): Progress in Artificial Organs – 1985. Cleveland ISAO Press, 1986, pp 902–904.

3 Gjörstrup P, et al: Transfus Sci 1990;281–302.

4 Samuelsson G, in Agishi T, et al: (eds): Therapeutic Plasmapheresis (XII). 1993, pp 843–845.

Dr. J. Schneidewind
Dialysegemeinschaft Nord e.V.
Nephrologische Praxis Dr. Ramlow
Nobelstraße 53
D-18059 Rostock (Deutschland)

Sibrowski W, Stangel W, Wegener S (Hrsg): Transfusionsmedizin 1993/94.
Beitr Infusionsther Transfusionsmed. Basel, Karger, 1994, vol 32, pp 366 – 369

Protein-A-Immunadsorptionsbehandlung bei Patienten mit therapierefraktärer Autoimmunthrombopenie

N. Petersen[a], *K. Bremer*[b], *D. Hammad-Zulfughari*[a], *J. Kemper*[b], *G. Grüntjes-Prinsen*[b], *E. Hansmann*[b]

[a] Institut für Blutspendewesen, Städtische Kliniken Dortmund
[b] Klinik für Hämatologie und Onkologie, Augusta-Krankenanstalten Bochum, Deutschland

Einleitung

Die Probleme der Behandlung der chronischen thrombozytopenischen Purpura (Immunthrombozytopenie, ITP) sind bekannt. Nur bei etwa 10% der betroffenen Patienten kann mit einer Spontanremission gerechnet werden. In vielen Fällen ist die Behandlung mit Corticosteroiden, Immunglobulinen auch in Form von Anti-RH-(D)-Globulin, Danazol, Vincristin oder Vinblastin, Azathioprin, Cyclophosphamid, alpha-Interferon oder die Splenektomie nur bedingt erfolgreich. So läßt uns die große Zahl der unzureichenden Therapieerfolge immer wieder nach anderen Behandlungsmöglichkeiten der ITP suchen.

Berichte über erfolgreiche Behandlungen der ITP durch Immunadsorption der zirkulierenden IgG-Immunkomplexe an immobilisiertem Staphylokokken-Protein-A liegen seit einiger Zeit vor [1]. Seit Anfang des Jahres sind entsprechende Säulen nach Freigabe durch die FDA unter dem Handelsnamen Prosorba® auch in Deutschland verfügbar.

Material und Methoden

Uns wurden aus der Klinik für Hämatologie und Onkologie der Augusta-Krankenanstalten Bochum 10 Patienten mit chronischer ITP zur extrakorporalen Immunadsorption überwiesen. Bei 8 Patienten konnte die Behandlung durchgeführt und abgeschlossen werden, bei 2 Patienten stehen verwertbare Ergebnisse noch aus.

Bei den 8 Patienten wurden 2 × je 5 und 6 × je 6 Sitzungen innerhalb von 2–3 Wochen durchgeführt, somit ergeben sich insgesamt 46 Sitzungen bei 8 Patienten. Bei 27 der 46 Sitzungen wurde der Zellseparator AS 104 der Firma Fresenius eingesetzt (On-line-Verfahren), in 19 Sitzungen wurde über das Gerät PCS plus der Firma Haemonetics Plasma separiert und nach Adsorption reinfundiert (Off-line-Verfahren).

Es wurde sorgfältig darauf geachtet, daß das Plasma langsam reinfundiert wurde: Die Rücklaufgeschwindigkeit an der AS 104 lag für die ersten 30 min. unter 10ml/min, danach bei 20 ml/min. Entsprechend lag die Reinfusion nach Plasmapherese und Adsorption für die ersten 500 ml bei etwa 5 ml/min, das übrige Plasma wurde mit einer Geschwindigkeit von etwa 15 ml/min retransfundiert. Die gesamte über die Säule geleitete Plasmamenge betrug im Einzelfall an der Fresenius 104 zwischen 1000 und 1800 ml, bei der PCS plus zwischen 600 und 850 ml.

Bei allen Patienten, die uns überwiesen wurden, war wenigstens ein erfolgloser Therapieversuch mit Corticosteroiden und/oder einem der oben genannten Präparate oder auch die Splenektomie vorausgegangen. Die ITP war seit wenigstens 6 Monaten, in der überwiegenden Zahl der Fälle seit Jahren bekannt. Die Mehrzahl der Patienten stand auch bei Beginn der Immunadsorptionsbehandlung unter Steroidbehandlung, allerdings in keinem Fall mit mehr als 30 mg Prednisolon/Tag.

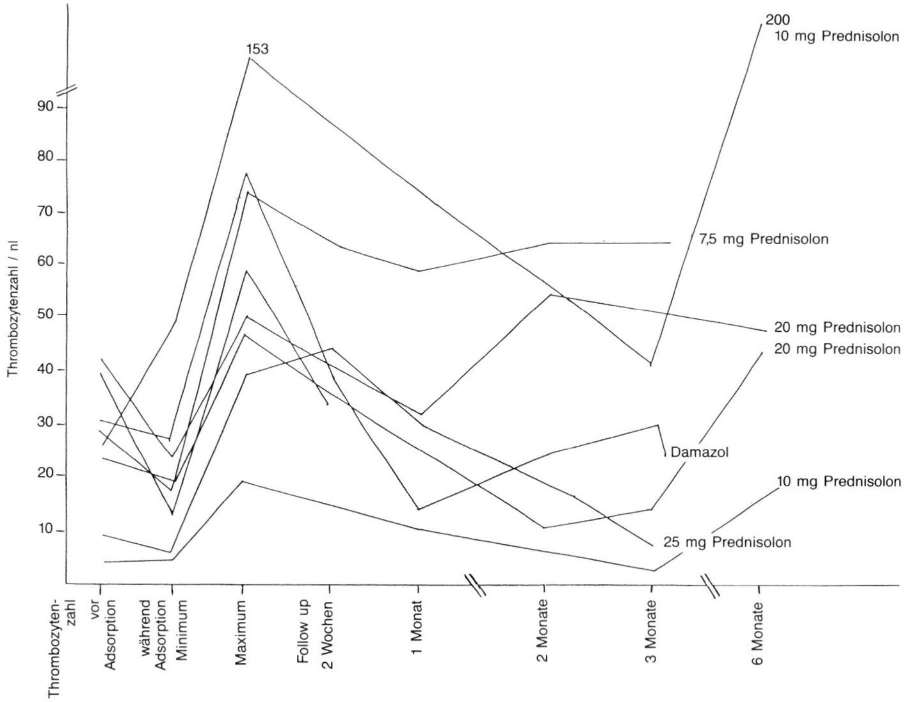

Abb. 1. Ergebnisse der Protein-A-Immunadsorptionsbehandlung bei Patienten mit therapierefraktärer Autoimmunthrombopenie.

Ergebnisse und Diskussion

Die bei uns unmittelbar vor Behandlungsbeginn gemessenen Thrombozytenzahlen lagen zwischen 5000/µl und 40 000/µl mit einem Mittelwert von 26 000/µl. Nach Behandlungsbeginn ließ sich eine eindeutige Tendenz der Thrombozytenzahl nicht feststellen, bei einigen Patienten blieb sie gleich oder stieg geringfügig an, bei anderen fielen die Werte weiter ab. Allerdings kann festgestellt werden, daß bei allen Patienten im Laufe der zwei- bis dreiwöchigen Behandlungsperiode zu irgendeinem Zeitpunkt die Thrombozytenzahl im peripheren Blut anstieg. In Abbildung 1 wurden die niedrigsten und die höchsten Werte der peripheren Thrombozytenzahl unter Therapie zusammengefaßt; ein gewisser Anstieg unter Therapie läßt sich damit belegen (Mittelwert bei 52 000/µl).

Nach Beendigung der Immunadsorptionsbehandlung fallen unter Fortsetzung der Steroidbehandlung die Thrombozytenwerte wieder ab (Mittelwert nach 3 Monaten bei 31 000/µl). Lediglich bei 2 Patienten liegen die Werte nach 6 Monaten auf einem deutlich höheren Level als vor Behandlung. Aber auch bei diesen beiden Patientinnen ist eine Fortführung der Steroidbehandlung notwendig, wenn sie auch bei der Patientin, die zur Zeit über 60 000/µl liegt, auf 7,5 mg/Tag reduziert werden konnte.

Mindestens zwei zusätzliche Aspekte fordern eine weitere Relativierung der Ergebnisse:

1. In Abbildung 1 ist keine Vorbehandlungsphase aufgetragen. Die individuellen Schwankungen der Thrombozytenzahlen vor Immunadsorptionstherapie war in einzelnen Fällen nicht unbeträchtlich. Dies gilt besonders für die Patientin, bei der als letzter Wert 200 000/µl gemessen wurden.

2. Wegen der nicht unbeträchtlichen Nebenwirkungen der Behandlung mußte in mehreren Fällen die Steroidtherapie während der Phase der Immunadsorption nicht unerheblich gesteigert werden. Diese Nebenwirkungen bestanden in:

- Gelenkschmerzen bei 6 Patienten,
- Muskel- und Skelettschmerzen bei 5 Patienten,
- Auftreten von Petechien bei 5 Patienten,
- Muskelzittern bei 2 Patienten

sowie jeweils einmal Übelkeit und Erbrechen, beginnende kardiale Stauung mit Tachykardie und Angina pectoris, allergische Reaktion mit fraglich beginnendem Glottisödem (symptomfrei nach 100 mg Prednisolon), allergisches Exanthem, Blutdruckabfall, Kopfschmerzen, Lidödeme, Abgeschlagenheit.

Zusammenfassend läßt sich sagen, daß die in der Literatur angebene Remissionsrate von 25% bzw. Besserungsrate von 46% [1] nicht erreicht werden konnte.

Summary

Eight patients with chronic immunothrombocytopenia (ITP) who had failed at least one alternative therapy were treated with extracorporeal immunoadsorption. Two of the 8 patients responded to the treatment with a stable increase in platelet counts, but both of them had to be continuously treated with corticosteroids. Side effects of the treatment with extracorporeal immunoadsorption were musculoskeletal pain, nausea, vomiting, tachycardia, purpura, fatigue, and others.

Literatur

1 Snyder HW Jr, et al: Blood 1992;1979:2237-2245.

Dr. med. Nils Petersen
Institut für Blutspendewesen
Städtische Kliniken
D-44137 Dortmund (Deutschland)

Sibrowski W, Stangel W, Wegener S (Hrsg): Transfusionsmedizin 1993/94.
Beitr Infusionsther Transfusionsmed. Basel, Karger, 1994, vol 32, pp 370 – 373

Selektive Adsorption von Kryoglobulinen aus dem Plasma von drei Patienten mit gemischter Typ-II-Kryoglobulinämie

C. Jiménez Klingberg[a], H. Borberg[a], M. Belac[a], P. Späth[b]

[a] Hämapherese, Universitätskliniken Köln, Deutschland
[b] Zentrallabor des Schweizer Roten Kreuzes, Bern, Schweiz

Einleitung

Die gemischte Typ-II-Kryoglobulinämie (KG) wird durch das Auftreten einer monoklonalen IgM-Kappa-Komponente, die sich durch Rheumafaktoraktivität auszeichnet sowie durch polyklonale IgG-Antikörper definiert [1]. Hohe Anti-IgG-Autoantikörper-Titer im Sinne einer hohen Rheumafaktoraktivität des Plasmas sollen durch Immunkomplexbildung pathogen wirksam sein. Ein neuer Chromatographiesäulentyp wurde zur therapeutischen Adsorption von Kryoglobulinen bei drei Patientinnen mit gemischter Typ-II-Kryoglobulinämie eingesetzt.

Material und Methoden

An aktivierte Sepharose wurde ein 7S-Immunglobulin (Sandoglobulin, Fa. Sandoz, Schweiz) kovalent gekoppelt (2). Je 400 ml IgG-Sepharose wurden in silanisierte, sterile Glassäulen gefüllt. Vor ihrer klinischen Anwendung wurden die Säulen hinsichtlich Sterilität und Pyrogenfreiheit (Limulus.Endotoxin-Test, KabiVitrum, München) überprüft. Während der Adsorptionsbehandlungen erfolgte in Analogie zur LDL-Apherese die Plasmaseparation mit einem Fluß von 25 ml/min durch eine IBM-2997-Zentrifuge aus Heparin/Citrat-antikoaguliertem Vollblut über antekubitale venöse Zugänge. Als Sekundärsystem wurde je ein Säulenpaar mit einem Adsorptions-Desorptions-Apparat (Fa. Medicap) verwendet. Die Temperatur wurde bei 37 °C gehalten. Vor und nach jeder Adsorptionsbehandlung wurden Blutproben gewonnen und unter Anwendung klinisch-chemischer Standardmethoden hinsichtlich zahlreicher Parameter (Rheumafaktoraktivität, Kryoglobuline, IgG, IgA, IgM, Albumin, Fibrinogen, Prothrombinzeit, partielle Thromboplastinzeit, Serumelektrolyte, Blutbild und Differential-Blutbild, Cholesterin, Triglyzeride, Retentionswerte, Harnsäure, Blutglucose) analysiert. Drei Patientinnen mit gemischter Typ-II-Kryoglobulinämie wurden nach eingehender Aufklärung behandelt. Alle drei Patientinnen litten zum Zeitpunkt der Behandlung an schweren arthropathischen Beschwerden sowie an ausgedehnten Hautulzera, die durch konventionelle Behandlungsmethoden nicht weiter beeinflußt werden konnten. Die klinischen Effekte der Behandlungen wurden durch Fotografien der Hautulzera und durch subjektive Befragung der Patientinnen dokumentiert.

Ergebnisse

Die klinische Anwendung der Adsorber verlief komplikationsfrei. Die Adsorptionen waren gegenüber physiologischen Plasmabestandteilen selektiv. Die Rheumafaktoraktivität und die Plasmakryoglobulinmenge wurden durch die einzelnen Behandlungen signifikant vermindert (Tab. 1). Unter den Behandlungen

Tab. 1. Auswirkungen der Adsorberanwendung auf Rheumafaktoraktivität und Kryoglobuline bei der gemischten Typ-II-Kryoglobulinämie am Beispiel von drei Patientinnen

Patientin	Tr.Nr.	RF(vor), IE	RF(nach), IE	Kryo(v), %	Kryo(n), %
M.B (erster Kurs)	1	11700	5350	10	< 5
	2	7529	3976	10	< 5
	3	3998	4280	5	< 5
	4	3135	3023	5	< 5
	5	5586	2871	5	< 5
M.B (zweiter Kurs)	1	10146	4943	10	5
	2	9351	5009	10	< 5
	3	6043	4398	5	< 5
K.B. (erster Kurs)	1	70	58	20	10
	2	61	52	20	10
	3	57	51	20	10
KB. (zweiter Kurs)	1	84	56	15	10
	2	78	49	15	15
I.M.	1	318	270	25	5
	2	487	?	?	?
	3	630	349	10	5
	4	460	459	10	5
	5	502	502	20	10

Tr.Nr. = Behandlungsnummer, RF(vor) = Rheumafaktor vor Beginn der Behandlung, RF(nach) = Rheumafaktor nach Ende der Behandlung, Kryo(v) = Kryoglobuline vor Behandlung, Kryo(n) = Kryoglobuline nach Behandlung.

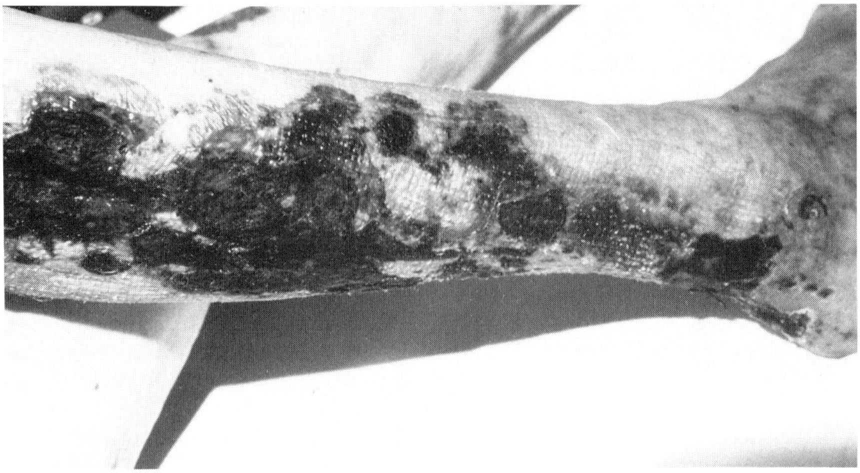

Abb. 1. Patientin M.B. am 15.01.91, vor Beginn der Adsorptionsbehandlungen.

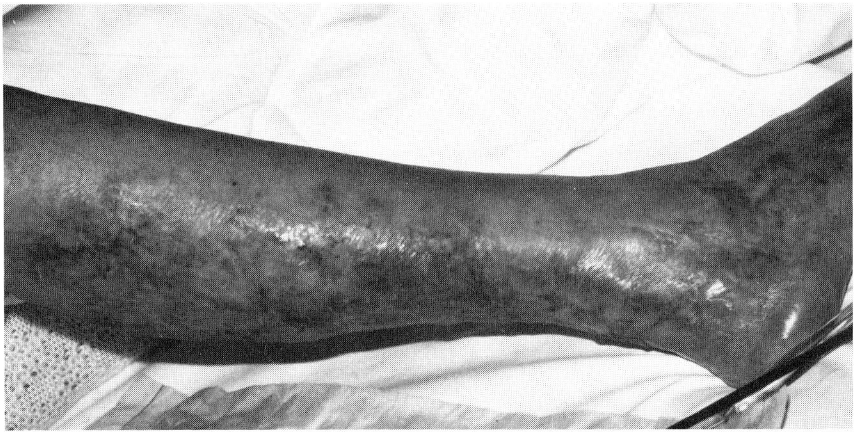

Abb. 2. Patientin M.B. am 15.07.91, nach Abschluß der Adsorptionsbehandlungen.

kam es zu einer deutlichen Verminderung arthropathischer Beschwerden. Die ulzerativen Hautläsionen zeigten bei allen drei Patientinnen deutliche Granulierungstendenzen (Abb. 1, 2).

Diskussion

Bei der gemischten Typ-II-Kryoglobulinämie werden monoklonale Autoantikörper mit Rheumafaktoraktivität synthetisiert [3]. Hohe Titer dieser Anti-IgG-Antikörper sollen durch Immunkomplexbildung zur Pathogenese der Erkrankung beitragen [4]. IgG-Sepharose nutzt die Rheumafaktoreigenschaft der monoklonalen IgM-Kappa-Komponente zur Affinitätschromatographie. 18 Behandlungen bei drei Patientinnen verliefen unkompliziert, die Patientinnen beschrieben eine erhebliche Besserung ihrer Gelenkschmerzen. Ulzerierende Hautveränderungen, die gegen konventionelle Versuche therapierefraktär blieben, hatten nach den Adsorptionen eine deutliche Heilungstendenz. Diese Beobachtungen müssen in größeren und kontrollierten Studien überprüft werden.

Summary

A new immunoadsorption column using Sepharose CL 4B as carrier material and IgG as covalently bound ligand was applied for the treatment of three patients with mixed type II kryoglobulinaemia. The titers of rheumathoid factors and cryoglobulins could be significantly decreased during each treatment. The removal of both correlated with the clinical improvement. Skin ulcers, refractory to conventional therapy and arthropathical complaints decreased considerably or disappeared. Further studies evaluating the pathomechanisms and the predictivity of the results must be performed.

Literatur

1 Brouet JC: Etude Clinique et Biologique de 73 Observations de Cryoglobulinemie. Paris, These médicine, 1971.
2 Cuatrecasas P: J Biol Chem 1970;245:3059.
3 Le Thi Huong Du, et al: Rev Med Interne 1991; 12(suppl):5302.
4 Schifferli JA: Clearance of cryoglobulins in man. Springer-Semin. Immunopathol 1988;10:75–89.

Prof. Dr. H. Borberg
Abteilung für Hämapherese
Klinik I für Innere Medizin
Universität zu Köln
Joseph-Stelzmann-Straße 9
D-50924 Köln (Deutschland)

Sibrowski W, Stangel W, Wegener S (Hrsg): Transfusionsmedizin 1993/94.
Beitr Infusionsther Transfusionsmed. Basel, Karger, 1994, vol 32, pp 374 – 377

Plasmapheresis in Severe Septic Shock with Disseminated Intravascular Coagulation

E. P. Zilow[a], *B. Selle*[b], *G. Zilow*[c]

[a] Interdisziplinäre Pädiatrische Intensivstation
[b] Sektion für Pädiatrische Onkologie
[c] Institut für Immunologie, Universitätsklinikum Heidelberg, Germany

Anamnestic Data

An 18-year-old female with a 7-year history of diabetes mellitus was diagnosed as having an acute lymphoblastic leukemia at the age of 12 years. Subsequently she underwent standard chemotherapy for 18 months. Therapy resulted in complete remission of the malignant disease. At the age of 17 years a CNS relapse without bone marrow involvement had to be diagnosed. The patient received intensive chemotherapy over 4 months, followed by radiation of the entire neural axis with a dosage of 18 Gy. She came into complete remission. After this she received maintenance chemotherapy, from which she developed profound bone marrow suppression resulting in thrombocytopenia and leukopenia. During the treatment she suffered from febrile disease with progressive respiratory distress complicated by a following sepsis syndrome with circulatory shock, renal failure, disseminated intravascular coagulation (DIC) and hemolysis. Because of this she was transferred to the intensive care unit.

Laboratory Findings, Therapy and Clinical Course

When admitted to the intensive care ward the patient was in decompensated septic shock and showed massive spontaneous bleeding from the nose and gastrointestinal tract as well as bleeding into the skin. She developed complete anuria within a few hours. During the next 36 h intensive care therapy consisted of artificial ventilation and catecholamine therapy because of circulatory shock. Ongoing hemolysis and blood loss resulted in anemia and necessitated transfusion of 3,600 ml of packed red cells. Because of the severe coagulation disorder the patient received 3,400 ml of fresh frozen plasma and 7,000 IU of antithrombin III (Kybernin™, Behring Marburg, Germany) over that period of time. In spite of these measures the patient remained in shock and coagulation could not be stabilized. Reactive hyperfibrinolysis generated fibrinogen degradation products (FDP) which further impeded the coagulation, thus the continuous spontaneous bleeding could not be stopped. Continuing anuria led to volume overload, thus limiting further plasma transfusion.

Tables 1 and 2 show the course of laboratory parameters during the first 36 h of intensive care therapy.

After 36 h of unsuccessful conventional therapy the decision was made to do a plasmapheresis. This was performed using a Cobe Spectra, exchanging volumes of 3,000 ml (patient's body weight 60 kg) of plasma via a 9-F double-lumen central venous catheter on each of 3 successive days. Under that treatment the patient improved rapidly. Circulation became stabilized with decreasing need of catecholamines. Clotting parameters became normal or near normal, leading to a sudden stop of spontaneous bleeding, and hemolysis decelerated significantly. With con-

Table 1. Clotting parameters at 36, 21, 6 and 1 h before plasmapheresis under continuous transfusion of 3,400 ml of fresh frozen plasma and AT III substitution

	–36 h	–21 h	–6 h	–1 h
Quick, %	24	n.d.	19	17
PTT, s	60	n.d.	79	> 120
TT, s	–	n.d.	61	> 120
Fibrinogen, mg/dl	7	n.d.	n.d.	n.d.
AT III, %	46	64	87	91
Reptilase time, s	–	–	> 120	–
FDP (titer)	–	–	> 256	–

PTT = Partial thrombin time; TT = thrombin time; AT III = antithrombin III; FDP = fibrinogen degradation products; n.d. = not detectable.

Table 2. Laboratory parameters of inflammation, hemolysis and renal function at 36, 21, 6 and 1 h before plasmapheresis

	–36 h	–21 h	–6 h	–1 h
CRP, mg/l	111	196	212	–
Hb, g/dl	5.4	5.9	5.4	5.9
Hämopexin, mg/dl	–	–	n.d.	–
Haptoglobin, mg/dl	–	–	< 5	–
Creatinin, mg/dl	1.0	1.6	2.1	–

n.d. = not detectable; CRP = C-reactive protein; Hb = hemoglobin.

ventional therapy the patient remained stable for the next few days without reoccurrence of shock or coagulation disorders. Table 3 summarizes the relevant laboratory parameters during plasmapheresis.

Discussion

The standard treatment in DIC, with or without fibrinolysis, is the substitution of plasma or clotting factors. Plasmapheresis has been shown to be effective in the treatment of severe sepsis-derived coagulation disorders [1, 2] which cannot be managed by substitution alone. This might be due to the effective elimination of fibrinogen degradation products, which impair the thrombin function. Our patient's clinical situation, especially the bleeding, as well as the clotting tests improved parallel to the drop of plasma FDP levels. Plasmapheresis was the only effective way to substitute large amounts of plasma in renal failure with anuria. There was also a rapid improvement of circulation and blood pressure. This can be explained by rapid elimination of endotoxin and shock mediators, which has been shown to be the effective mechanism in plasma or whole blood exchange in both neonates and adults [3, 4]. Furthermore there was an improvement in hemolysis. This is comparable to the use of plasmapheresis in the treatment of thrombotic thrombocytopenic purpura, which has been shown to be more effective than substitution of plasma alone [5].

Table 3. Course of clotting parameters, C-reactive protein (CRP) and hemoglobin concentration during plasmapheresis

	Before	After	Before	After
	1st plasmapheresis		2nd plasmapheresis	
Quick, %	17	50	45	61
PTT, s	> 120	56	53	37
TT, s	> 120	28	34	23
Fibrinogen, mg/dl	n.d.	125	38	80
AT III, %	91	90	82	89
Reptilase time, s	> 120	22	31	21
FDP (titer)	256	< 32	–	–
Hb, g/dl	5.9	5.5	6.5	6.1
CRP, mg/l	212	9.5	9.7	7.3

n.d. = not detectable.

In spite of the above, one has to keep in mind the potential risks of the method. There is an increased risk associated with the large-size indwelling catheters which are needed for unhindered blood flow. Our patient suffered from a severe sepsis syndrome, which bears the risk of circulatory breakdown due to the effect of combined action of septic shock and extracorporeal circulation. Before the onset of plasmapheresis she not only showed deranged plasmatic coagulation but also very low platelet counts due to her bone marrow suppression. Both could increase the risk of hemorrhage into brain or parenchymatous organs when large fluctuation of intravascular volume occurs. In our opinion there is no doubt about the benefits of the method in the treatment of complicated septic shock. Because of the potential risks, its employment should, however, be restricted to cases which cannot be controlled by conventional means.

Summary

An 18-year-old female with CNS relapse of acute lymphoblastic leukemia after previous complete remission of the disease underwent chemotherapy. Due to the therapy she suffered from profound suppression of bone marrow with consecutive thrombocytopenia and leukopenia. Despite prophylactic treatment, severe septicemia occurred with septic shock, hemolysis and disseminated intravascular coagulation (DIC). As the clinical course became uncontrollable by means of conventional therapy, including broad-spectrum antibiotics, substitution of fresh frozen plasma, antithrombin III and heparin therapy, plasma exchange was used as a rescue therapy. This method succeeded in effective replacement of clotting factors and normalization of coagulation, in removal of fibrinogen degradation products and probably of toxins and shock mediators. The patient recovered from shock.

References

1 Scharfman WB, et al: N Engl J Med 1979;300:1277–1278.
2 Brandtzaeg P, et al: Scand J Clin Lab Invest 1985;45:53–55.
3 Togari H, et al: Acta Paediatr Scand 1983;72:87–91.
4 Røkke O, et al: Surg Res Commun 1990;8:173–182.
5 Rock GA, et al: N Engl J Med 1991;325:393.

Dr. E. P. Zilow
Pädiatrische Intensivstation
Zentrum für Kinderheilkunde der Universität
Im Neuenheimer Feld 150
D-69120 Heidelberg (Germany)

Sibrowski W, Stangel W, Wegener S (Hrsg): Transfusionsmedizin 1993/94.
Beitr Infusionsther Transfusionsmed. Basel, Karger, 1994, vol 32, pp 378 – 381

Effektiver Erythrozytenaustausch mittels Zellseparator bei Sichelzellanämie

C. Schneider[a], B. Rath[b], H. Jürgens[b], P. Brauer[a], P. Ostkamp-Ostermann[a], W. Sibrowski[a]

[a] Institut für Transfusionsmedizin und Transplantationsimmunologie und
[b] Pädiatrische Hämatologie/Onkologie des Zentrums für Kinderheilunde der Westfälischen Wilhelms-Universität Münster, Deutschland

Einleitung

Die Sichelzellanämie gehört zu den häufigsten Hämoglobinopathien [1, 2]. Als Folgen der Hämoglobinopathie sind schwere klinische Symptome, wie z.B. hämolytische Anämie, ischämische Infarkte usw., bekannt [3, 4].

Im folgenden wird der Fall einer 23jährigen türkischen Patientin mit homozygoter Sichelzellanämie berichtet, die wegen chronischer Anämie, häufiger pulmonaler Infekte und schwerer vasookklusiver Schmerzkrisen behandelt wurde. Bei der Patientin besteht eine funktionelle Asplenie nach rezidivierenden Milzinfarkten, Cholelithiasis, eine generalisierte Osteoporose und aseptische Hüftkopfnekrosen beiderseits nach rezidivierenden Knocheninfarkten. In den letzten Jahren kam es zu immer häufigeren, schweren vasookklusiven Schmerzkrisen, die nur stationär durch Hydrierung, hochdosierte Gabe von Morphin per Spritzpumpe und Transfusion von Erythrozytenkonzentraten zu durchbrechen waren (Abb. 1). Zur Vermeidung einer Eisenüberladung wurde eine Chelattherapie mit Desferal® durchgeführt [5]. Wegen einer therapieresistenten Schmerzkrise führten wir erstmalig eine maschinelle Austauschtransfusion mit dem Ziel durch, das Intervall zwischen den Sichelzellkrisen zu verlängern.

Methode

Die Austauschtransfusionen wurden mit dem RA-Programm des Zellseparators Cobe-Spectra (Fa. Cobe) durchgeführt. Aus dem aktuellen Hämatokrit (Hkt), Vorgabe des später erwünschten Hkt und der erwünschten Fraktion verbleibender Zellen und der Flüssigkeitsbilanz wurde das benötigte Erythrozytenersatzvolumen (Hkt 80%) und die Austauschzeit berechnet. Als Antikoagulans wurde ACD-A (Baxter) 1:13 eingesetzt (Austauschparameter, siehe Tab. 1).

Ergebnisse

Komplikationen. Alle 6 Austauschverfahren wurden isovolämisch durchgeführt und von der Patientin gut toleriert. Es traten keine Komplikationen durch Hypervolämie, Zitrat- oder transfusionsbedingte Nebenwirkungen auf.

Laborparameter. Der HbS-Anteil von durchschnittlich 63,6% konnte auf 21,8% gesenkt werden, Hkt und Hb-Werte wurden im für die Mikrozirkulation optimalen Bereich gehalten. Thrombozyten- und Leukozytenzahl, Gerinnungs-, Leber- und Nierenwerte sowie das Gesamteiweiß lagen im Normbereich. Der Ferritin-Spiegel fiel nach jedem Austausch weiter ab (November 1992: 2488 µg/l, Juli 1993: 640 µg/l). Die Chelattherapie mit Desferal® wurde weiter durchgeführt. Die Infektionsserologie blieb negativ.

Schmerzkrisen – stationärer Aufenthalt. Die Austauschtherapien im März 1993 erfolgten ambulant, nach 6stündiger Überwachung wurde die Patientin aus

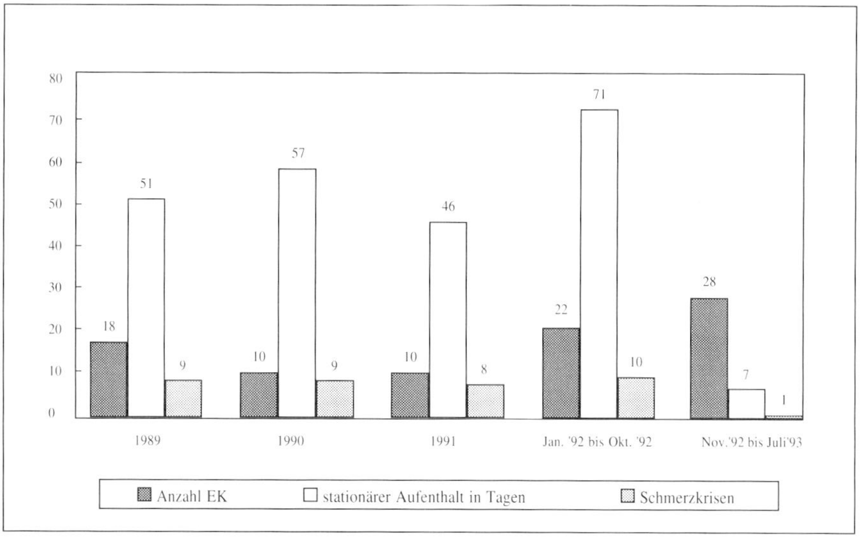

Abb. 1. Therapieverlauf im Zeitraum von 1989 bis 93 – Zusammenstellung der transfundierten Erythrozytenkonzentrate (EK), stationären Aufenthalte in Tagen und Anzahl der Schmerzkrisen.

Tab. 1. Durchschnittliche Werte bei 6 Austauschtransfusionen

– Errechnetes Blutvolumen (Größe, Gewicht, Geschlecht)	3225 ml
– Prozessiertes Blutvolumen	3554 ml
– Volumen der entfernten Sichelzellen	2027 ml
– Volumen des zurückgeführten Plasmas	1527 ml
– Volumen der Ersatzerythrozyten (6 Ek gewaschen und leukozytendepletiert)	1263 ml
– Antikoagulans (ACD-A)	277 ml
– NaCl 0,9% (Vorfüllen, Spülen)	etwa 480 ml
– Zeit	85 min
– Einlaßfluß	35 ml/min
– Fraktion verbleibender Zellen	35%
– HbS vor Austausch	63,6%
– HbS nach Austausch	21,8%

der Klinik entlassen. Die Austauschintervalle betrugen 8–10 Wochen mit sich verlängernder Tendenz. Indikationen für den nächsten Austausch waren agravierende Schmerzsymptomatik, HbS-Konzentration > 60% mit steigender Tendenz oder (für Juli und August 1993) die präoperative Vorbereitung für Hüftgelenkersatz. Im Jahr 1993 war kein stationärer Aufenthalt zur Therapie einer Schmerzkrise erforderlich.

Diskussion

Durch die effektive Senkung der Anzahl der zirkulierenden Sichelzellen können Schmerzen, Gewebshypoxie und weitere Nekrosen begrenzt werden. Die Vorteile der Austauschtransfusion mit Hilfe des Zellseparators gegenüber der manuellen Austauschtherapie und dem chronischen Transfusionsprogramm sind:

- Senkung der Konzentration der Sichelzellen und Ersatz durch normale Erythrozyten;
- Verkürzung der Dauer einer akuten Schmerzkrise und damit der Behandlungszeit;
- gezielte Korrektur von Hb und Hkt ohne signifikante Beeinflussung weiterer Bluttransfusionen (Plasmaproteine, Leuko- und Thrombozyten);
- Ausdehnung der transfusionsfreien Intervalle;
- Verringerung der Anzahl stationärer Aufenthalte wegen Schmerzkrisen;
- Verringerung des Bedarfs an peripher und zentral wirksamen Analgetika;
- Reduktion der Eisenüberladung.

Neben den medizinischen Gründen sollte auch der soziale Gesichtspunkt Beachtung finden: Die Vergrößerung des Zeitintervalls bedeutet für die Patientin eine Verbesserung der Lebensqualität auch in psycho-sozialer und beruflicher Hinsicht.

Summary

Sickle-cell anemia is one of the most common hemoglobinopathies. The therapy consists of symptomatical measures like giving analgetics, decreasing blood viscosity, and red cell transfusions. We present a cascuistic of a 23-year-old Turkish female patient with a homozygous form of sickle-cell disease, who was treated with analgetics, multiple red blood cell transfusions and Desferal because of severe pain crises. From November 1992 until June 1993 we performed automated red cell exchange transfusions with six fresh, washed and leukocyte-depleted red blood cell units with a continuous flow cell separator (Cobe Spectra). We propose to prefer the exchange with the cell separator to the conventional transfusion therapy by manual exchange or a chronic transfusion program in severe sickle-cell crises.

Literatur

1 Dietzelbinger H, Begemann H, Rastettes J (eds): Klinische Hämatologie. Heidelberg, Springer 1993, pp 295–308.

2 Sergeant GR: Sickle Cell Disease, 2nd Ed. Oxford, Oxford Medical Publication, 1992.

3 Davies SC, et al: Blood Rev 1989;3:29–44.

4 Lubin E, et al: in Hoffmann R (ed): Hematology. New York, Churchill Livingstone, 1991.

5 Dickerhoff R, et al: Dtsch Ärztebl 1990;25/26:1466–1470.

Dr. C. Schneider
Institut für Transfusionsmedizin und Transplantationsimmunologie
Westfälische Wilhelms-Universität Münster
Albert-Schweitzer-Straße 33
D-48149 Münster (Deutschland)

Sibrowski W, Stangel W, Wegener S (Hrsg): Transfusionsmedizin 1993/94.
Beitr Infusionsther Transfusionsmed. Basel, Karger, 1994, vol 32, pp 382 – 387

Qualitätssicherung in der Transfusionsmedizin aus internationaler Sicht

K. H. Gänshirt

Biotest-Pharma, Dreieich, Deutschland

Bei der Fülle der derzeit angebotenen Literatur, Fortbildungsveranstaltungen sowie sonstigen Informationen über Qualitätssicherung ist es ratsam, sich darauf zu konzentrieren, was vom europäischen und deutschen Gesetzgeber empfohlen oder gefordert wird. Hierbei ist zu unterscheiden zwischen den in Form der ISO-, EN- sowie DIN-Normen vorliegenden Ausführungen in DIN 9000–9004 [1], die Grundlagen zur Erlangung des CE-Zeichens darstellen und für alle Industrie- und Dienstleistungsbetriebe innerhalb Europas verbindlich sind, und den für pharmazeutische Betriebe geltenden Gesetzen und Richtlinien nationaler, europäischer und internationaler Herkunft.

Entsprechend dem deutschen Arzneimittelgesetz AMG §4/1986/88 [2] und der EC-Guideline [3] ist derjenige ein pharmazeutischer Unternehmer, der unter seinem Namen Arzneimittel (auch Blut- und Plasmapräparate) herstellt und/oder in den Verkehr bringt. Dementsprechend ist er auch verpflichtet, für sein Unternehmen einen Herstellungsleiter, der Produkte herstellt, verpackt und in den Verkehr bringt, einen Kontrolleiter, der die Qualität der hergestellten Produkte prüft, und einen Vertriebsleiter, der die Ware ordnungsgemäß in den Verkehr bringt und für die Einhaltung der Werbevorschriften verantwortlich ist, einzustellen.

Von der WHO, der EU sowie in der Betriebsverordnung für pharmazeutische Unternehmer [4] werden die Herstellung, Qualitätskontrolle und der Vertrieb von pharmazeutischen Produkten nach «Good manufacturing practice» (gute Manieren beim Produzieren, GMP) [5] vorgeschrieben.

Für die Durchführung von Untersuchungen toxikologischer und pharmakologischer Natur fordert das Bundesgesundheitsamt (BGA) das Arbeiten nach «Good laboratory practice» (GLP) [5]. Dies ist als Vorstufe [5, 6] für alle analytischen Untersuchungsmethoden in Laboratorien anzusehen.

Der Aufbau eines Qualitätssicherungssystems wird gemäß obigen Gesetzen und Richtlinien gefordert. Dies erweitert die in den Bereichen Herstellung, Qualitätskontrolle und Vertrieb beschriebenen Anforderungen auf die Bereiche Beschaffung, Auslieferung, Marketing, Technik sowie Forschung und Entwicklung.

Die pharmazeutische Qualitätssicherung bedeutet entsprechend der EG-Richtlinie [5]: «Gesamtheit aller vorgesehenen Maßnahmen, die getroffen werden, um sicherzustellen, daß die Arzneimittel die für den beabsichtigten Gebrauch erforderliche Qualität aufweisen».

Beim Aufbau eines betrieblichen Qualitätssicherungssystems (QSS) hat man zunächst 5 Elemente (*5 M*) zu beschreiben bzw. festzulegen (Abb. 1).

Methode: Produktionsverfahren, Prüfverfahren, die validiert sein müssen.

Material: Spezifikation und Prüfmethoden für Ausgangs-, Zwischen- und Endprodukte.

Maschine: Kessel, Zentrifugen, Rührer, Wärme- und Kühlgeräte, sonstige technische Ein- und Vorrichtungen sowie sämtliche Analysengeräte.

Milieu: Luft, Temperatur, Keim- und Partikelgehalt.

Mensch: Qualifikation, Verantwortung, Stellenbeschreibung.

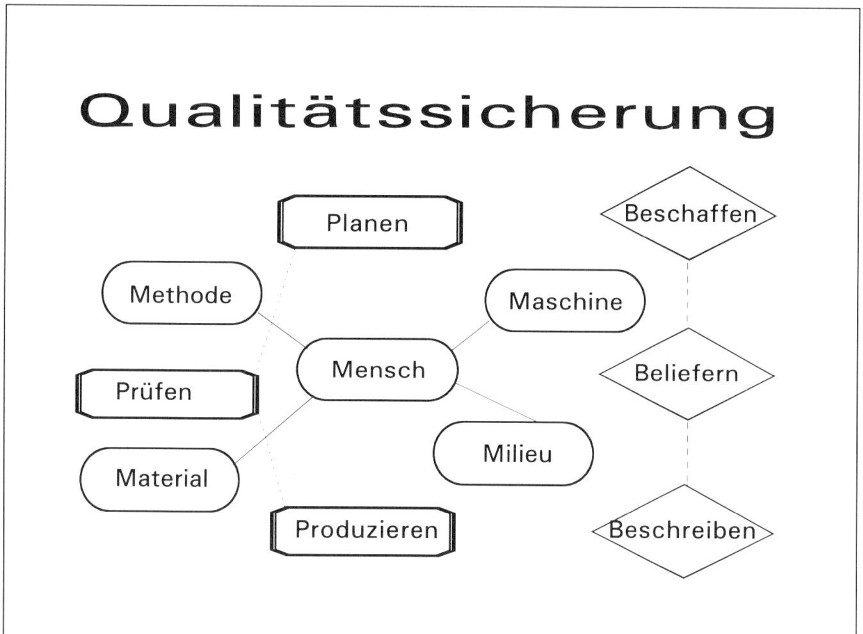

Abb. 1. Schematische Darstellung eines betrieblichen Qualitätssicherungssystems.

Zum zweiten sind *3 P* durchzuführen:

Planen: Für Produktionsabläufe, Projekte in Forschung, Entwicklung und klinischer Prüfung sowie für die Qualitätskontrolle müssen Pläne schriftlich erstellt werden.

Produzieren: Herstellvorschriften (SOP) und Herstellung.

Prüfen: Prüfvorschriften, Freigabekriterien, Untersuchungen.

Als drittes sind *3 B* von großer Bedeutung:

Beschaffen: Lieferantenbewertung, Rohstoffspezifikation, Liefer- und Lagervorschriften.

Beliefern: Lagerung, Versandbedingungen, Auslieferungsnachweise an Abnehmer.

Beschreiben: Dokumentation aller Vorgänge in Herstellung, Qualitätskontrolle, Forschung, Entwicklung, vorklinischer und klinischer Forschung sowie Auslieferung.

Auf eine mathematische Formel gebracht ist demnach:

$$5\ \mathrm{M} + 3\ \mathrm{P} + 3\ \mathrm{B} = 1\ \mathrm{QS}^2$$

In einem Qualitätssicherungssystem müssen folgende Punkte geregelt sein:

1. *Verantwortungsbereiche*

1.1 Pharmazeutischer Unternehmer
Er bringt Arzneimittel unter seinem Namen (Firma/Institut) in den Verkehr.

1.2 Herstellungsleiter
Er ist verantwortlich für das Produzieren, Lagern und Kennzeichnen der Arzneimittel.

1.3 Kontrolleiter
Er prüft die erforderliche Qualität und führt die Freigabe der Produkte durch.

1.4 Vertriebsleiter
Er ist verantwortlich für den Vertrieb und die Einhaltung der Werbevorschriften.
Das Personal in den Schlüsselstellungen hat die erforderliche Qualifikation nachzuweisen.

2. *Räumlichkeiten und Ausrüstung*
Es müssen geeignete und ausreichend große Räumlichkeiten sowie eine geeignete Ausrüstung zur Verfügung stehen.

3. *Dokumentation*
Erforderliche Unterlagen mit Spezifikationen über Ausgangsstoffe und Verpackungsmaterial, Zwischen- und Fertigprodukte sind zu erstellen. Herstellungsvorschriften mit Verpackungsanweisungen, Chargenprotokolle der Fertigung und Verpackung, Wareneingang, Probennahme, Prüfung sind erforderlich.

4. *Produktion*
Fertigprodukte sind nach festgelegten validierten Verfahren (SOP) ordnungsgemäß herzustellen und zu prüfen.

5. *Qualitätskontrolle*
Jede Produktionscharge ist in Übereinstimmung mit den im Rahmen der Zulassung spezifizierten Anforderungen nach festgelegten Vorschriften zu prüfen.

6. *Lagerung/Vertrieb*
Es ist sicherzustellen, daß die Arzneimittel so gelagert, vertrieben und gehandhabt werden, daß die Qualität während ihrer Haltbarkeitsdauer erhalten bleibt und keine Verwechslung auftreten kann.

7. *Selbstinspektion/Rückruf*
Selbstinspektionen zur regelmäßigen Bewertung der Wirksamkeit und Eignung des Qualitätssicherungssystems sind durchzuführen.
Ein System ist zu etablieren, mit dem jede Produktcharge ab der Auslieferung oder nach dem Verkauf zurückgerufen werden kann.

8. *Zusatzbestimmungen*
Darüber hinaus gelten für Blutspendedienste zusätzliche Bestimmungen, die einzuhalten sind [7]:

8.1 Spenderuntersuchungen
Die Untersuchung der Blut- bzw. Plasmapheresespender ist entsprechend der gültigen Richtlinien der Bundesärztekammer (1991) [8,9] sowie der EC-Guidelines [3] durchzuführen.

8.2 Präparationstechnik
Herstellung bzw. Separation in einzelne Bestandteile ist entsprechend den GMP-Guidelines [5] sowie der Richtlinie für die Überwachung des Verkehrs mit Blutzubereitungen durchzuführen.

8.3 Räume
Entnahme-, Präparations- und Lagerräume sind entsprechend GMP-Richtlinien auszurüsten und zu überprüfen.

8.4 Personal
Qualifiziertes Personal ist mit der Durchführung von Herstellung und Prüfung zu beauftragen.

8.5 Hygiene/Reinigung
Ein Hygiene- sowie Reinigungsprogramm ist festzulegen und deren Effizienz zu kontrollieren.

8.6 Look back
Ein Informationssystem nach der Blutentnahme (look back) [3] muß gewährleisten, daß der Blutspendedienst den Abnehmer über die Spenden der letzten 6 Monate informieren kann, wenn sich herausstellt, daß ein Spender von der weiteren Spende ausgeschlossen werden muß.

8.7 Virusinaktivierung
Falls physikalische oder chemische Methoden zur Virusinaktivierung angewandt werden, so müssen sie in den einzelnen Herstellungsschritten mit verschiedenen Virusarten validiert werden [9].

9. *Laboratorien*

Um den Anforderungen der GLP [5, 6] zu entsprechen, müssen folgende Hauptpunkte Beachtung finden:

Probeneingang und Lagerung, Beschriftung der Proben, Validierung der Prüfeinrichtungen, Durchführung der Untersuchungen (SOP), Auswertung und Dokumentation, Abgabe der Ergebnisse und die Beschreibung des Gesamtablaufs.

Für ein GLP-Zertifikat ist außerdem eine externe Inspektion durch eine autorisierte Behörde, z.B. TÜV, Deutsches Institut für Qualitätssicherung, Frankfurt, erforderlich.

Summary

International, European and National laws and guidelines require to establish a Quality Assurance System for manufacturers and distributors of drugs. This includes all departments involved in manufacturing, quality control and distribution.

On the basis of validated written Standard Operation Procedures and documentation of all single processes a high standard for the safety of drugs is achieved. In addition, retracing from the finished product lot and the customer back to raw materials and suppliers is possible.

Literatur

1 DIN-ISO-Normen 9000–9004. Berlin, Beuth-Verlag, 1987.
2 Gesetz zur Neuordnung des Arzneimittelrechts, BGBL 1983, 1984, 1988, 20.7.1988, p 1050 ff.
3 EC-Guidelines for medicinal products derived from human blood and plasma. Biologicals 1992;20:159–164.
4 Betriebsverordnung für pharmazeutische Unternehmer. Edito Cantor Verlag, 1993.
5 GMP/GLP/GCP-Guidelines, Richtlinie der EG-Kommission 91/356/EWG vom 13.6.91. Pharm Ind 1990;52;853–874,573–590.
6 Richtlinien der Bundesärztekammer zur Qualitätssicherung in medizinischen Laboratorien. Lab med 1988;12:45.
7 Richtlinie für die Überwachung des Verkehrs mit Blutzubereitungen, BGBl. 1989;3:105–108.
8 Richtlinien zur Blutgruppenbestimmung und Bluttransfusion. Köln, Deutscher Ärzte-Verlag, 1992.
9 Validation of virus removal and inactivation procedures. Biologicals 1991;19:247–251.

K.H. Gänshirt
Biotest Pharma GmbH
Landsteinerstraße 5
D-63303 Dreieich (Deutschland)

Sibrowski W, Stangel W, Wegener S (Hrsg): Transfusionsmedizin 1993/94.
Beitr Infusionsther Transfusionsmed. Basel, Karger, 1994, vol 32, pp 388 – 393

Qualität und Qualitätssicherung, ein europäisches Problem

H. Schmitt

Laboratorium für Haemogenetik, Springe, Deutschland

Das Thema «Qualität und Qualitätssicherung» hat aus europäischer Sicht so vielfältige Facetten, daß es nicht möglich ist, sie hier erschöpfend zu behandeln. Ich möchte daher vor allem zum Nachdenken über diesen Komplex anregen.

Die erste Schwierigkeit, mit der wir konfrontiert werden, ist die, daß eine europäische Dimension beschrieben werden soll. *Was ist Europa?* Wir leben in einer Zeit, in der sich der Begriff Europa stark wandelt. Die jahrzehntelang gültigen Vorstellungen sind durch die veränderte politische Landschaft hinweggefegt worden.

Ist Europa das Europa der EG und/oder das der Efta?

Ist Europa das Europa des Europarates?

Ist Europa das Europa, das die alten geographischen Grenzen umreißen?

Kann man in einer Zeit, die Grenzen dank moderner Kommunikationsmittel und dank schneller Reisemöglichkeiten vergessen läßt, Qualität und deren Sicherung als ein räumlich begrenzbares Problem beschreiben?

Zahlreiche Fragen, die sich aus der Themenstellung ergeben und auf die ich noch zurückkommen werde.

Doch zunächst sollten wir uns mit dem Hauptanliegen des Themas, der *Qualität*, befassen und den Versuch unternehmen, den Begriff Qualität zu definieren.

Qualität ist die Beschaffenheit, die Eigenschaft einer Sache oder Leistung. Qualität ist so die Beschaffenheit eines Medikaments – und damit auch eines Blutbestandteils – nach ihren Unterscheidungsmerkmalen gegenüber anderen Medikamenten bezüglich ihrer Vorzüge und Mängel. So läßt sich der Begriff Qualität *objektiv* auf meßbare Eigenschaften wie Reinheit oder Menge anwenden. Darüber hinaus besitzt der Begriff Qualität auch eine wesentliche *subjektive* Komponente. Er bringt dann die Abstufung des Eignungswertes gleichartiger Güter – in unserem Fall gleichartiger Medikamente – für die Befriedigung bestimmter Bedürfnisse – in unserem Fall der Behandlung bestimmter Erkrankungen – zum Ausdruck.

In der Philosophie stellt die Qualität eine der Kategorien der von Aristoteles begründeten Kategorienlehre dar. Sie gehört damit zu den gedanklichen Grundformen ontologischer oder logischer Wertigkeit und ist im Kontext mit Substanz, Quantität, Relation, Ort, Zeit, Lage, Haben, Tun und Leiden zu sehen. Qualität ist also in ein Gesamtspannungsfeld eingebettet. Die Kategorien haben in der nacharistotelischen Zeit zwar unterschiedliche Interpretationen erfahren, sind aber unverändert Bestandteil des philosophischen Denkens geblieben. Nach Kant (Kritik der reinen Vernunft) bestimmen die Kategorien a priori die Art und Weise, wie überhaupt Gegenstände erscheinen können; sie verbieten damit jeden Anspruch auf Erkenntnis der Dinge an sich und sind unabhängig von menschlichen Denkformen.

In neuerer Zeit hat N. Hartmann dieses Thema erneut in seiner Kategorialanalyse aufgegriffen. Als eine Ontologie des Realen zielt die Kategorialanalyse auf die Herausarbeitung übergreifender Strukturen ab. Die Grenzen der angenommenen Identität von Erkenntnis und Sein werden zu ermitteln versucht und möglichst für jede Kategorie greifbar gemacht.

Und so ist die Qualität aus der Sicht der Kategorienlehre eine *grundgesetzhafte Aussage.*

Wenden wir uns nach diesem Exkurs den Fragen der Qualität von Blut- und Blutbestandteilen zu. Hier müssen wir feststellen, daß an der Spitze aller Fragen, die der Qualität und deren Sicherung gelten, die Frage nach der Qualitätsphilosophie des jeweiligen Herstellers steht. Sie stellt das *Grundgesetz jeder Arbeit* eines Blutspendedienstes oder pharmazeutischen Unternehmers dar.

Ist dieses Grundgesetz der Qualität europaweit einheitlich strukturiert denkbar?

Welche Parameter beeinflussen in den unterschiedlichen Teilen Europas vor allem die denkbare Qualitätsphilosophie eines Blutspendedienstes oder eines pharmazeutischen Unternehmens?

Entscheidend sind zunächst einmal die gesamtpolitische Situation eines Landes, in welchem die Institution angesiedelt ist, und die Frage, welche gesetzlichen Grundlagen der Tätigkeit zugrunde liegen. Diese Situation wird sehr stark von den jeweiligen soziodemographischen Gegebenheiten mitbeeinflußt. Religion, Ethik, Wirtschaftsstruktur, Bildung, Lebensstandard, soziale Sicherheit, Gesundheitsstruktur, aber auch Freizeitverhalten bilden den Hintergrund für die Formulierung einer Qualitätsphilosophie.

Und hier ist *Europa wahrlich kein einheitlicher Raum.*

Dies läßt die Bedeutung erkennen, die den supranationalen Körperschaften wie WHO, Europarat und EG, aber auch internationalen Institutionen wie der ISBT und dem Internationalen Roten Kreuz zukommen. Nur durch supranationale Bemühungen wird es möglich werden, die soziodemographisch gewaltigen Unterschiede Europas auszugleichen. Und nur in einem soziodemographisch ausgeglichenen Raum werden sich die Grundsätze einer einheitlichen Qualitätsphilosophie verwirklichen lassen. An der Entwicklung der Strukturen solcher allgemein verbindlicher Qualitätsphilosophie waren in prominenter Weise die ISBT und das Internationale Rote Kreuz beteiligt. Das besondere Anliegen der genannten Organisationen war dabei, stets darauf hinzuweisen, daß Qualitätsaspekte *den Blutspender und den Blutempfänger* einschließen müssen.

Ich erinnere hier daran, daß die ISBT 1980 den «Code of Ethics» for Blood Donation and Transfusion» verabschiedet hat und daß dieser Code 1981 von der XXIV. Internationalen Rotkreuzkonferenz in Manila für das Rote Kreuz verbindlich gemacht wurde. Die EG hat ihre Mitgliedsländer 1989 in einer Direktive aufgefordert, die freiwillige und unbezahlte Blutspende zur Basis der Qualitätsphilosophie zu machen.

1991 hat die Förderation der Rot-Kreuz- und Rot-Halbmond-Gesellschaften anläßlich ihrer Generalversammlung in Budapest zwei weitere Beschlüsse gefaßt. Der eine befaßt sich mit der Definition des freiwilligen und unbezahlten Blutspenders, der andere mit den ethischen Prinzipien der freiwilligen und unbezahlten Blutspende (Hannover-Deklaration 1990).

Der Europarat hat 1992 den «Guide to the preparation, use and quality assurance of blood components» herausgegeben. Hier findet sich die Definition des Blutspenders als freiwilligem und unbezahltem Spender (wie sonst könnte er auch Spender genannt werden?) wieder: 'Donation is considered voluntary and non-remunerated if the person gives blood, plasma or cellular components of his own free will and receives no payment for it, either in the form of cash, or in any kind which could be considered a substitute for money. This would include time off work other than that reasonably needed for the donation and travel. Small tokens, refreshments and reimbursement of direct travel costs are compatible with voluntary, nonremunerated donation.'

Hier ist durch den *Europarat eine grundgesetzliche Aussage* im Sinne der eingangs diskutierten Kategorienlehre zu der Qualität des Blutspenders gemacht worden.

Im Code of Ethics der ISBT wird dies noch erweitert definiert: 'Financial profit must never be a motive either for the donor or for those responsible for collecting the donation.'

In keinem der möglichen Europas, die ich eingangs schilderte, sind bis heute diese grundlegenden Aussagen wirklich durchgesetzt worden. So gibt es also bezüglich der Definition des Blutspenders keine Einheitlichkeit.

Die Definition des Blutspenders und somit die Auswahl des Spenders aus einer Population hat eine in zweifacher Richtung wirkende Qualität. Sie schützt zum einen den Spender und zum anderen den Empfänger. Der Empfängerschutz zielt vor allem auf die Minimierung des Risikos der Übertragung von Infektionskrankheiten.

Hier zeichnet sich ein neuerliches Problem der Qualität und ihrer Sicherung aus europäischer Sicht ab. Das Vorkommen von transfusionsmedizinisch relevanten Infektionserkrankungen ist in Europa nicht einheitlich. Dies weisen die einschlägigen Statistiken über die Häufigkeit des Vorkommens von HIV- und Hepatitisinfektionen eindeutig auf.

Bedenkt man, daß man zum Nachweis von HIV- und HCV-Infektionen Antikörperbestimmungen heranzieht, so muß man damit leben, daß es eine Fensterperiode gibt, in der Antikörper noch nicht ausgeprägt sind. In dieser Phase besteht aber potentiell die Möglichkeit der Übertragung einer Infektionserkrankung. Gehen wir davon aus, daß das Restrisiko, eine Infektion zu übertragen, bei 5% der nachgewiesenen Antikörperträger in einer Population liegt, so spielt die Prävalenz von Antikörpern eine ganz entscheidende Rolle für die Sicherheit eines Blutproduktes. Zumindest für nicht virusinaktivierbare Blutbestandteile ist festzustellen, daß es in Europa keine einheitliche Qualität geben kann, da diese von dem jeweiligen verfügbaren Spenderkollektiv abhängig ist; es sei denn, daß es gelingt, das jeweilige Spenderkollektiv so zu steuern, daß die in der Gesamtpopulation enthaltenen höheren Risiken minimiert werden. Dies wirft natürlich auch Fragen bezüglich der Rekrutierung von Blutspendern in bekannten Hochrisikobereichen einer begrenzten Region auf.

Vor dem Hintergrund eines europäischen oder überregionalen Austausches von Blutbestandteilen oder dem Handel mit diesen gewinnen diese Überlegungen eine erhebliche Brisanz. Muß nicht die Einheitlichkeit der Qualität die Grundvoraussetzung für einen erweiterten «Markt» für Blutbestandteile sein?

Auch für virusinaktivierbare Blutbestandteile treffen meines Erachtens diese Überlegungen zu. Die jüngste Vergangenheit hat uns mehrfach gelehrt, daß Infektionen trotz Anwendung einer Virusinaktivierung übertragen wurden.

Nun soll noch ein anderer Aspekt der Qualität diskutiert werden: *Reinheit und Haltbarkeit*.

Ich möchte dies anhand des Erythrozytenkonzentrats tun. Schlägt man den Europarat-Guide auf, so findet man dort 8 Kapitel, die sich mit unterschiedlichen erythrozytenhaltigen Blutprodukten befassen. Kann das heute noch der Qualitätsstandard sein?

Die deutschen Monographien wurden inzwischen teilweise bereinigt. Vollblut und Buffy-coat-haltige Erythrozytenkonzentrate zumindest wurden negativ geschrieben. Unter Qualitätsgesichtspunkten kann es eigentlich nur *ein* Erythrozytenkonzentrat geben: *das gefilterte Erythrozytenkonzentrat in Additivlösung, hergestellt im Top-and Bottom-System.* Dieses Produkt verhält sich aus immunogener Sicht optimal, verhindert bekanntermaßen die Übertragung von CMV und hat einen Restproteingehalt aus dem Plasma von weniger als 400 mg entsprechend einem gewaschenen Erythrozytenkonzentrat.

Zumindest das Buffy-coat-arme Erythrozytenkonzentrat in Additivlösung könnte heute den Qualitätsstandard darstellen. Aus eingangs dargestellten Gründen ist aber Europa und in ihm auch die EG noch weit von solch einfachen, einheitlichen Qualitätsnormen entfernt.

Ähnliche Probleme ergeben sich bezüglich der Festlegung der Lagerfähigkeit von roten Zellen. Als Vollblut noch mit ACD stabilisiert wurde, wurde die Definition getroffen, daß sich am Ende der Lagerzeit nach Übertragung der Konserve noch 70% der roten Zellen nach 24 h im Kreislauf des Empfängers wiederfinden lassen müssen. Dies war ein Kompromiß; 3 Wochen Lagerzeit wurden aus Logistikgründen für notwendig angesehen. Dabei wurde bewußt in Kauf genommen, daß dem Patienten am Ende der Lagerzeit ein partiell unwirksames Arzneimittel übertragen wurde, eine bei Medikamenten geradezu einmalige Situation!

Die Erkenntnis über die Lagerbarkeit von roten Zellen machten in den letzten Jahren erhebliche Fortschritte. So wurden letztlich die oben genannten Additivlösungen eingeführt mit der Zielrichtung, die Lagerfähigkeit der Zellen zu verlängern, also vordergründig zur Vereinfachung der Logistik. Die ganz entscheidende Verbesserung der Wiederfindungsrate der roten Zellen nach einer 3wöchigen Lagerzeit, wie sie bei den ACD-Konserven üblich war, wurde ignoriert. Auch der Europarat-Guide spricht von einer Lagerfähigkeit bis zu 42 Tagen und spricht die Möglichkeit der Optimierung der Therapie der Patienten in keiner Weise an. Ist das europäische Qualität? Unsere eigenen Verhaltensweisen in der Bundesrepublik Deutschland sind keinesfalls qualitätsbewußter.

Auch die Schlüsse, die aus dem Abfall des 2,3-DPG zu ziehen sind, blieben aus. Unbeachtet bleibt, daß nach 10–14 Tagen die gelagerten Erythrozyten aufgrund der Linksverschiebung der Sauerstoffdissoziationskurve ihre originäre Funktion, Sauerstoff im Gewebe zur Verfügung zu stellen, verlieren. Daß diese Zellen bis zu 12 h brauchen, bis sie wieder normal funktionieren, sollte Anlaß sein, ältere Konserven nicht für die Behandlung des akuten Blutverlustes einzusetzen.

Hier könnte europäisches Qualitätsdenken einen Meilenstein für die Therapie mit roten Blutzellen setzen und endlich *das von logistischen Zielen geprägte Verhalten der Blutspendedienste zu einem von der Wirksamkeit der übertragenen roten Zellen her bestimmten Verhalten verändern.*

Die Testung von Infektionsparametern ist ein weites Feld europäischer Divergenz. Selbst in Ländern, die dem Europarat und/oder der EG angehören, finden wir unterschiedliche Praktiken. Dies soll hier nur angemerkt und als Teil der Qualitätsproblematik hingestellt werden.

Betrachten wir Europa als größer als den Europarat, so kumulieren die oben genannten Probleme in schwer abzuschätzender Weise in den Ländern des ehemaligen Ostblocks. Länder mit teilweise hohen Hepatitisraten sind zu vermuten, epidemiologische Studien sind nicht zugängig. Die Konservierungstechniken sind zum Teil noch rückständig, da die finanziellen Mittel zur Optimierung fehlen. Teilweise wirken die pressiven Maßnahmen totalitärer Zeiten auf die Blutspender fort.

Qualität allein macht aber noch kein funktionierendes Blutprogramm. Dies ist vielmehr ein multikategorielles Problem, bei dem die Quantität ebenfalls von entscheidender Bedeutung ist und durchaus Fragen der Qualität beeinflussen kann. Hier spielt die Frage der Selbstversorgung der BRD als der entscheidenden quantitativen Kategorie eine wesentliche Rolle. Europa hat in Teilbereichen viel getan dafür, daß die Bluttransfusion heute einen hohen Standard besitzt. Umgesetzt wurde europäisches Gedankengut in nationales. Trotzdem ist es notwendig, das Erreichte kritisch zu betrachten. Nur so kann Zukünftiges optimal gestaltet werden. Auch bezüglich Qualität und Qualitätssicherung im Bereich der Bluttransfusion ist Europa auf einem guten Weg, aber noch lange nicht am Ziel.

Summary

The problem of quality and quality assurance for the free exchange of blood and blood products in Europe is discussed. The background of all discussion of quality is the categorial theory of Aristoteles. The philosophical basis is described. The fundamental law of the daily work of a blood center has to be a philosophy of quality which depends on the sociodemographic situation in the region. This basic varies from country to country in Europe. The importance of the supranational bodies in Europe is mentioned. The weightiness of the Code of Ethics is discussed. Virus safety, purity and validity of blood and blood products are described as parameters of the quality aspects. Finally it is confirmed that a well running blood program is a multicategorial problem.

Dr. H. Schmitt
Laboratorium für Haemogenetik
Raabeweg 11
D-31832 Springe (Deutschland)

Sibrowski W, Stangel W, Wegener S (Hrsg): Transfusionsmedizin 1993/94.
Beitr Infusionsther Transfusionsmed. Basel, Karger, 1994, vol 32, pp 394 – 396

Qualitätskontrolle von Blutkomponenten mittels Durchflußzytometer

R. Gilli[a], M. Truschnig-Wilders[b], F. Beaufort[c], G. Lanzer[a]

[a] Department für Transfusionsmedizin und Immunhämatologie, Chirurgische Universitätsklinik Graz
[b] I. Medizinische Universitätsklinik Graz
[c] Zentralröntgeninstitut Graz, Österreich

Einleitung

Leukozytenkontaminierte Blutkomponenten führen nicht nur zu Immunmodulation, HLA-Alloimmunisierung, Virusübertragung und febrilen Transfusionsreaktionen, sondern beeinträchtigen auch die Lagerfähigkeit von Thrombozytenkonzentraten.

Leukozytenkontamination von Thrombozytenkonzentraten führt durch Senkung des pH-Wertes zur Verkürzung der möglichen Lagerzeit [1]. Eine weitere Fragestellung betrifft die Bestrahlung von Fresh-frozen-Plasma (FFP) vor der Verabreichung an immunsupprimierte Patienten.

Material und Methoden

Untersucht wurden 50 Thrombozytenkonzentrate, hergestellt an Zellseparatoren CS-3000 Plus der Fa. Baxter, USA. Die in diesen Konzentraten zu erwartenden niedrigen Leukozytenwerte sind mit automatisierten Methoden nicht meßbar.

Die verwendete Methode [2] basiert auf der Bindungsfähigkeit von Propidiumiodid an leukozytäre DNA. Die so markierten Leukozyten entsenden Licht im Rotfluoreszenzbereich.

200 µl des Plättchenkonzentrates werden zu 1000 µl Propidiumiodid pipettiert und bei Raumtemperatur unter Lichtschutz nach Wägung inkubiert. Danach folgt die Analyse im Flußzytometer. Zur Evaluierung der Verteilung und Menge von weißen Blutzellen im FFP wurden 20 Plasmen auf das 50fache konzentriert. Nach Zählung im Coulter Counter wurden die Zellen mit monoklonalen Antikörpern markiert und im Flußzytometer gemessen.

Ergebnisse

Leukozyten in Thrombozytenkonzentraten: Ausgehend von einer möglichen HLA-Alloimmunisierung bei einer Leukozytenkontamination > 10^6 [3,4] bedeutet dies für unsere 200-ml Präparate 5WBC/µl.

Tab. 1

n = 50	1 Einheit = 200 ml		WBC < 10^6/U
72%	< 5,0 WBC/µl	=	< 10^6 WBC/U
20%	> 5,0 WBC/µl	=	> 10^6 WBC/U
8%	nicht beurteilbar (unspezifische Bindungen)		

Weiße Blutzellen in frisch gefrorenem Plasma
1 Unit FFP = 200 ml

	WBC × 10^6/U	Lymphozyten × 10^6/U	T-Lymphozyten × 10^6/U
Σ	143,28	60,65	4470
Ø	7,164 ± 5,66	3,032 ± 3,66	2,135 ± 2,02

Schlußfolgerungen

In 50 untersuchten SD-Thrombozytenkonzentraten, hergestellt an Zellseparatoren CS 3000 Plus, fanden wir in 72% der Fälle Leukozyten < 10^6/U. Da der Gehalt an Leukozyten in einem signifikanten Prozentsatz der Thrombozytenkonzentrate doch > 10^6 WBC/U liegt, wird in unserem Versorgungsbereich routinemäßig gefiltert. Im Plasma fanden wir WBC 7,164 ± 5,66 × 10^6/U, Lymphozyten 3,032 ± 3,66 × 10^6/U und T-Lymphozyten 2,135 ± 2,02 × 10^6/U. Bei diesen Werten ist zu überlegen, ob nicht nur zelluläre Blutkomponenten, sondern auch FFP für immunsupprimierte Patienten zu bestrahlen sind, da eine Mindestlymphozytenanzahl zum Auslösen eine TA-GVHD noch nicht definiert werden konnte.

Summary

Leukocytes in blood components can induce immunomodulation, HLA alloimmunization, febrile reactions, can transmit viruses and shorten the time of storage of platelet concentrates (PC).

Small numbers of leukocytes cannot be counted by automated methods. So we performed fluorescent staining of leukocyte DNA and analyzed 50 samples of single-donor PC by FACS. In 72% of these PC we found white blood cells (WBC) < 5/μl = WBC < 10^6/U. Nevertheless we do filter our PC.

Should fresh frozen plasma (FFP) be irradiated for immunocompromised patients to prevent TA-GvHD? To evaluate the number and distribution of WBC in FFP we stained WBC with moAb and performed FACS analyses. We found WBC 7.164 ± 5.66 × 10^6/U, lymphocytes 3.032 ± 3.66 × 10^6/U and T lymphocytes 2.135 ± 2.02 × 10^6/U. According to these data it should be considered to irradiate FFP for immunocompromised patients.

Literatur

1 Gottschall IL: Vox Sang 1984;47:101–107.
2 Dzik WH: Vox Sang 1990;59:153–159.
3 Fisher M: Vox Sang 1985;49:331–335.
4 Aulmann HM: Organisation der Bereitstellung von Blutpräparaten in einer Großklinik unter besonderer Berücksichtigung der Qualitätssicherung. Herstellung, Prüfung und klinische Anwendung leukozytenreduzierter Blutpräparate. Verlag für Medizin Dr. Ewald Fischer.

Dr. Renate Gilli
Chirurgische Universitätsklinik
Department für Transfusionsmedizin und Immunhämatologie
Auenbruggerplatz 3
A-8036 Graz (Österreich)

Sibrowski W, Stangel W, Wegener S (Hrsg): Transfusionsmedizin 1993/94.
Beitr Infusionsther Transfusionsmed. Basel, Karger, 1994, vol 32, pp 397 – 400

Qualitätskontrolle gelagerter Thrombozytenkonzentrate mittels Durchflußzytometrie

M. Böck[a], *M. Gawaz*[b], *M. U. Heim*[c], *W. Mempel*[a]

[a] Transfusionszentrum, Klinikum Großhadern, Universität München
[b] Medizinische Klinik rechts der Isar der Technischen Universität München
[c] Institut für Transfusionsmedizin und Immunhämatologie der Universität Magdeburg, Deutschland

Einleitung

Einzelspender-Thrombozytenkonzentrate können vor der Transfusion über mehrere Tage gelagert werden. Mit den zur Zeit verwendeten DEHP-freien Beutelsystemen wird eine Lagerungsdauer bis zu 5 Tagen akzeptiert. Allerdings unterliegen die Thrombozyten während dieser Zeit erheblichen morphologischen, biochemischen und funktionellen Veränderungen. Elektronenmikroskopische Aufnahmen zeigen einen Verlust zellulärer Organellen und eine progrediente Zerstörung der Zellmembran; biochemische Untersuchungen weisen einen Verlust von energiereichen Phosphaten, Plättchenfaktor 4 und anderen gerinnungsaktiven Substanzen nach, und Aggregationsstudien belegen einen deutlichen Funktionsverlust [1–3]. Als Ursache dieser Schädigung kann sicherlich nicht ein einzelner biochemischer Prozeß verantwortlich gemacht werden. Vielmehr scheint ein multifaktorielles Geschehen mit vielen Ursachen vorzuliegen, die alle in der gemeinsamen pathophysiologischen Endstrecke einer Zellaktivierung münden [4]. Die vorliegende Untersuchung versucht, mit durchflußzytometrischen Methoden diese Aktivierungshypothese zu erhärten und durch Messung von Oberflächenproteinen weitere Informationen über die Funktionsfähigkeit gelagerter Thrombozyten zu erhalten.

Material und Methoden

Einzelspender-Thrombozytenkonzentrate wurden mittels Zytapherese gewonnen und unter konstantem Mischen für 7 Tage bei Raumtemperatur gelagert. Täglich wurden Aliquots zur Analyse entnommen. Die Thrombozytenzahl wurde auf 300 000/µl adaptiert.

Zur Bestimmung des Glykoproteins GMP 140 wurde ein monoklonaler Antikörper (Anti-CD62, FITC-markiert, Dianova, Hamburg) eingesetzt. 40 µl des Thrombozytenkonzentrates wurden in An- bzw. Abwesenheit von ADP (10^{-4} M) mit 5 µl FITC-markiertem Anti-CD62 (Sättigungskonzentration) für 25 min bei Raumtemperatur inkubiert; anschließend erfolgte die durchflußzytometrische Analyse mit einem FACSscan (Becton Dickinson, Mountain View, USA).

Für die Messung des Oberflächenprotein-Komplexes IIb/IIIa wurden die Thrombozyten mit Anti-CD 41 (FITC-markiert, Dianova, Hamburg) inkubiert (25 min, Raumtemperatur) und anschließend im Durchflußzytometer analysiert. Die mit der Fibrinogenbindung einhergehende Konformationsänderung dieses Rezeptorkomplexes wurde nach Stimulation mit ADP (10^{-4} M) mit FITC-markiertem Anti-LIBS 1 (Dr. M. Ginsberg, La Jolla, USA) gemessen (Inkubation 25 min, Raumtemperatur).

Ergebnisse

Tabelle 1 zeigt die Bindung von Anti-GMP 140 an die thrombozytäre Oberfläche im Laufe der Lagerung; deutlich erkennbar nimmt die Expression dieses Glykoproteins täglich zu. Nach Zugabe von ADP zeigt sich am ersten Tag der Lagerung eine erhebliche Steigerung der GMP-140-Freisetzung; diese nimmt allerdings täglich ab und ist am 7. Tag der Lagerung fast nicht mehr nachweisbar.

Im Gegensatz zu GMP 140 nimmt der Nachweis von GP IIb/IIIa an der thrombozytären Oberfläche täglich ab (mittlere Fluoreszenzintensität: Tag 0 676±3,4; Tag 1 664±3,5; Tag 2 654±8,1; Tag 3 648±4,7; Tag 4 656±4,1; Tag 5 652±3,4; Tag 6 649±6,8; Tag 7 643±6,0). Auch die LIBS 1-Expression nach Stimulation mit ADP wird täglich geringer (mittlere Fluoreszenzintensität: Tag 0 435±33; Tag 1 415±31; Tag 2 378±32; Tag 3 347±41; Tag 4 325±45; Tag 5 300±45; Tag 6 317±27; Tag 7 264±36).

Diskussion

GMP 140 ist ein Glykoprotein, das in ruhenden Thrombozyten vorwiegend in der Membran der Alpha-Granula im Intrazellulärraum lokalisiert ist. Werden

Tab. 1. Expression von GMP 140 auf der Oberfläche gelagerter Einzelspender-Thrombozytenkonzentrate ohne und mit Stimulation (ADP 10^{-4} M) (n = 7, $\bar{x}$ ± SEM)

	Lagerungsdauer, Tage							
	0	1	2	3	4	5	6	7
Unstimuliert	258 ± 9,9	250 ± 11,5	263 ± 11,0	264 ± 7,4	277 ± 8,2	282 ± 8,1	291 ± 3,5	311 ± 9,1
Stimuliert	356 ± 12,1	355 ± 14,4	332 ± 13,1	328 ± 10,0	327 ± 7,2	321 ± 8,9	314 ± 6,9	314 ± 7,3

Thrombozyten aktiviert, so kommt es zu einer Freisetzung der Alpha-Granula an die Zelloberfläche und zur Expression von GMP 140. Der Nachweis von GMP 140 an der externen Zellmembran stellt daher einen guten Indikator für eine Thrombozytenaktivierung dar. Ähnlich den Ergebnissen anderer Autoren [5] exprimieren gelagerte Thrombozyten zunehmend dieses Glykoprotein an der Zelloberfläche. Dies muß als progrediente Aktivierung dieser Zellen gedeutet werden. Unter Stimulation allerdings nimmt die Expressionsfähigkeit von GMP 140 täglich ab, was auf eine verminderte Fähigkeit, die in den Alpha-Granula enthaltenen gerinnungsaktiven Substanzen freizusetzen und damit auf eine verminderte Funktionsfähigkeit hinweist.

Die hämostatische Funktion der Thrombozyten ist eng geknüpft an deren Fähigkeit, Fibrinogen zu binden. Hierfür steht das Glykoprotein IIb/IIIa als Rezeptor zur Verfügung. Ein Verlust dieses Oberflächenproteins bedeutet eine verminderte Fähigkeit der Thrombozyten, Fibrinogen zu binden, und eine reduzierte hämostatische Funktion. Gelagerte Thrombozyten weisen allerdings nicht nur eine Abnahme der GP IIb/IIIa-Rezeptordichte an ihrer Zelloberfläche auf, sondern sind auch gekennzeichnet durch eine reduzierte Bindung von Anti-LIBS 1 nach Stimulation. Da dieser Antikörper die durch eine Fibrinogenbindung ausgelöste Konformationsänderung des Glykoproteins IIb/IIIa erkennt, muß dies als zusätzlicher Hinweis auf eine reduzierte Fibrinogenbindungsfähigkeit gewertet werden.

Gelagerte Thrombozyten sind somit durch deutliche Veränderungen ihrer Oberflächenproteine in vitro gekennzeichnet. Ob dies auch nach Transfusion dieser Zellen in vivo von Bedeutung ist, bleibt weiteren Untersuchungen vorbehalten.

Summary

Storage of single-donor platelets is currently limited to 5 days. During this period, however, numerous morphologic and biochemical changes have been observed. The present study describes increased binding of anti-GMP 140 to stored single-donor platelet concentrates; this reveals a progressive activation process. In contrast, when stored platelets are stimulated with ADP, GMP 140, expression is reduced indicating a diminished release reaction. Additionally, the GP IIb/IIIa receptor complex and its fibrinogen-induced binding site (LIBS1) are reduced by storage time, demonstrating a diminished fibrinogen binding. Further experiments have to clarify whether these changes observed in vitro translate into a reduced hemostatic capacity after transfusion in vivo.

Literatur

1 Kretschmer V, et al: Beitr. Infusionstherapie Klin Ernähr 1986;15:127–147.
2 Böck M, et al: Transfusion 1993;33:311–315.
3 Böck M, et al: Infusionstherapie 1991;18:137–142.
4 Chernoff A, et al: Transfusion 1992;32:386–390.
5 Rinder HM, et al: Transfusion 1991;31:409–414.

OA Dr. med. Markus Böck
Institut für Transfusionsmedizin
und Immunhämatologie/Blutbank
Universitätsklinikum
Leipziger Straße 44
D-39120 Magdeburg (Deutschland)

Sibrowski W, Stangel W, Wegener S (Hrsg): Transfusionsmedizin 1993/94.
Beitr Infusionsther Transfusionsmed. Basel, Karger, 1994, vol 32, pp 401 – 404

Flow Cytometric Determination of Leukocytes and Lymphocyte Subsets in Thrombocytapheresis Products

H.S.P. Garritsen, W. Sibrowski

Institut für Transfusionsmedizin und Transplantationsimmunologie der Universität Münster, Germany

Introduction

A number of transfusion complications in platelet transfusion, like alloantibodies against HLA and febrile reactions, are caused by residual leukocytes in the platelet concentrate [1]. The incidence of such transfusion complications correlates with the number of leukocytes transfused into patients [2]. Therefore quantification of the residual leukocytes in platelet concentrates is an important issue in transfusion medicine. However, not only the quantity but also the quality of the transfused leukocytes is of importance. At this moment, there will always be a contamination of other cell types in a thrombocytapheresis product due to the available equipment. To determine the nature of this contamination we developed a flow cytometric method based on the identification of leukocytes by scatter properties and DNA fluorescence.

Material and Methods

Donors

40 thrombocytapheresis donors of our institute were included in this study. Their ages were between 22 and 61 years (mean 31, median 26). Their donation frequency was between 1 and 62 times (mean 17, median 12). They were in good condition and fulfilled the criteria for cytapheresis as proposed by the German Federation of Transfusion Institutes (DGTI).

Method

Blood of the donors was obtained by venipuncture. Heparin was used as anticoagulant (150 USP sodium Heparin 10 ml). Human leukocyte preparations were optained by adding 190 ml of lysing buffer (8.29 g/l NH_4Cl, 0.0037 Na_2EDTA, 1.00 g/l $KHCO_3$) to 10 ml of whole blood and incubated for 20 min at 37 °C. The (erythrocyte-lysed) blood suspension was washed three times with phosphate-buffered saline (PBS).Cell suspension were adjusted to a concentration of 10^7 cells/ml in PBS containing 0.005 sodium azide and 1% serum albumin.

Isolation of leukocytes from platelet concentrates: 0.5–1.0 ml of the platelet concentrate was used. By adding 19 ml of lysing buffer (8.29, 0.0037 Na_2EDTA, 1.00 g/l $KHCO_3$) to 1 ml of the platelet concentrate and incubated for 2 min at 37 °C. The cell suspension was washed three times with PBS. Cell suspensions were adjusted to a concentration of 10^7 cells/ml in PBS containing 0.005 sodium azide and 1% serum albumin.

Immunofluorescence: Briefly, 100 μl of cell suspension was incubated with 20 μl of pretitered monoclonal antibody for 30 min of ice. Subsequently cells were washed twice and resuspended in 1 ml PBS buffer. Cells were fixed in PBS buffer containing 0.5% paraformaldehyde.

LDS-751: A stock solution of LDS-751 (exciton, Dayton, Ohio, USA) was prepared by dissolving 0.2 mg LDS-751 in 1 ml ethanol abs. 0.5 ml of this stock solution was dissolved in 50 ml PBS. 10 μl of this solution was added to the cell suspension and incubated overnight before flow cytometric analysis.

Flow cytometry analysis: The labeled cell suspension was analyzed using a 15-mW FACScan flow cytometer operating at 488 nm and using consort 30 software (BDIS). 10,000 events (peripheral blood) and 200–500 events (platelet concentrate) were aquired.

Results

Incidence and distribution of lymphocyte subsets in the peripheral blood and the resulting platelet concentrate of cytapheresis donors are presented in table 1. In this table the absolute and relative numbers of positive cells for each monoclonal antibody are given. Combinations of monoclonal antibodies are presented in the last three rows.

Discussion

Several flow cytometric methods for the identication of leukocytes in platelet concentrates have been described, mostly using a DNA stain like propidium iodide [3]. The disadvantage of using this kind of fluorescent DNA stains is that their fluorescence is very intensive, causing problems in combination with the weak fluorescence of phycoerythrine(PE)- or fluorescein isothiocyanate(FITC)-labeled monoclonal antibodies for identifying specific types of cells. Stienstra and de Vos [4] already showed that it is possible to identify leukocytes in platelet concentrate solely on the basis of their scatter properties by manipulating the scatter properties of the platelets using a specific preparation procedure. In our view scatter properties of events only are not enough to define cells as leukocytes. We therefore developed a flow cytometric method with a relatively weak fluorescent DNA stain (LDS-751) which can be excited at 488 nm but has a maximum emission above 650 nm (an

Table 1. Incidence and distribution of lymphocyte subsets in the peripheral blood and platelet concentrate of cytapheresis donors

	Peripheral blood					Platelet concentrate					Significance[1]
	mean		median		SD	mean		median		SD	
	rel	abs	rel	abs	rel	rel	abs	rel	abs	rel	
CD3	76	1298	77	1192	16	79	237	75	222	21	ns
CD4	44	753	46	832	9	42	126	42	129	10	ns
CD8	31	529	35	488	7	35	105	37	121	11	ns
G/D T cells	2	34	3	42	2	3	9	2	11	1	ns
CD19	9	153	8	190	5	9	27	13	34	6	ns
CD16	14	243	12	265	3	11	34	14	47	8	ns
CD56	13	226	9	210	5	14	46	11	35	6	ns
CD57	10	174	9	203	7	13	42	10	39	9	ns
HLA-DR	5	85	7	71	2	4	11	3	9	1	ns
CD3/CD57	5	85	6	77	5	6	19	7	23	7	ns
CD3/TCRD1	2	34	3	44	2	3	10	2	11	1	ns
CD16/CD56	5	85	4	66	5	11	33	9	39	6	$p<0.05$

[1] ns = Not significant.

alternative is 7-actino aminomycin D, 7-AAD). This DNA stain can be used with PE- or FITC-labeled monoclonal antibodies against cell surface antigens. Similar to Stienstra and de Vos, our lysis procedure enables a better separation between platelets and leukocytes. This method is well suited for the determination of leukocyte distribution and lymphocyte subsets in platelet concentrates. In healthy donors the majority of contaminating leukocytes consists of lymphocytes and a few monocytes. There are no significant differences in lymphocyte subset distribution of peripheral blood and corresponding platelet concentrate.

Summary

To determine the nature of the leukocyte contamination of platelet concentrates we developed a method to identify the immunophenotype of the leukocytes in platelet concentrates. Flow cytometry is ideally suited for this type of rare event detection. Using LDS-751, Forward Scatter and Side Scatter and a modified lysis protocol we were able to discriminate leukocytes from platelets and erythrocytes leaving 2 fluorescent channels free for immunophenotypic analyses. With this protocol we analyzed the leukocyte content and lymphocyte subset distribution pattern of peripheral blood and of the resulting thrombocytapheresis product of 40 blood donors at our institute.

We found that the leukocyte content of the platelet concentrate existed almost purely (median 97%, 95–99%) of lymphocytes and monocytes (median 2%, 0–5%), granulocytes were < 1%. Within the lymphocyte population in thrombocytapheresis products the distribution of CD3, CD19, CD4, CD8, CD57, CD5, HLA-DR and gamma/delta T cells did not differ significantly from the corresponding distribution in the peripheral blood of the donors. We conclude that this flow cytometric method can be used as quality control to monitor leukocyte content and lymphocyte distribution of platelet concentrates.

References

1 Klein H, et al: in Education Program of the 34th Annual Meeting of the American Society of Hematology (ASH), Anaheim, Dec. 1992, pp 76–83.

2 Kao K, Scornik J: Transfusion 1989;29:774–777.

3 Dzik W, et al: in Int Soc of Blood Transfusion/Amer Ass of Blood Banks Joint Congress 1990, Abstract S232.

4 Stienstra S, de Vos D: in Sekiguchi E (ed): Clinical Application of Leukocyte Depletion. Proc. 3rd Hokkaido Symp. on Transfusion Medicine 1991. London, Blackwell Scientific, 1991, pp 63–76.

Dr. H. S. P. Garritsen
Institut für Transfusionsmedizin und Transplantationsimmunologie der
Westfälischen Wilhelms-Universität Münster
Albert-Einstein-Straße 32
D-48149 Münster (Germany)

Sibrowski W, Stangel W, Wegener S (Hrsg): Transfusionsmedizin 1993/94.
Beitr Infusionsther Transfusionsmed. Basel, Karger, 1994, vol 32, pp 405 – 407

Durchflußzytometrische Qualitätskontrolle bei der Stammzellseparation

J. Zingsem[a], S. Serke[b], V. Weisbach[a], R. Zimmermann[b], T. Zeiler[b], D. Kampe[b], O. Kunhardt[b], R. Eckstein[a]

[a] Abteilung für Transfusionsmedizin, Friedrich-Alexander-Universität Erlangen,
[b] Blutbank, Abteilung Innere Medizin und Poliklinik m.S. Hämatologie und Onkologie, Universitätsklinikum Rudolf Virchow, Freie Universität Berlin, Deutschland

Der Einsatz von Stamm- und Vorläuferzellen, die mittels Zytapherese aus dem peripheren Blut gewonnen wurden, scheint besonders unter dem Aspekt der beschleunigten Thrombozyten- und Leukozytenrekonstitution nach myeloablativer Therapie von Vorteil gegenüber der autologen Knochenmarktransplantation zu sein [1]. Optimale Transplantate können allerdings so nur gewonnen werden, wenn neben einer optimierten Separationstechnik auch der Separationszeitpunkt so gewählt wird, daß der Patient einen maximalen Stammzellanteil im peripheren Blut aufweist. Die Stammzellen werden durch ihre Fähigkeit definiert, in einer In-vitro-Kultur Granulozyten und Monozyten (GM-CFC) zu bilden bzw. dazu auszudifferenzieren [2]. Da diese Zellkultur erst nach 10–14 Tagen beurteilt werden kann, ist sie zur Terminierung allerdings ebensowenig geeignet wie die Leuko- oder Thrombozytenzählung, da mit zunehmender Thrombozytenzahl sowohl Separationsausbeute (WBC, MNC, GM-CFC) als auch die Anzahl gesammelter GM-CFC sinken und mit zunehmender WBC- und MNC-Zahl die Separationsausbeuten sinken, wobei kein eindeutiger Bezug zur Menge der gesammelten GM-CFC besteht [3, 4]. Als Indikator können stattdessen die Leukozyten herangezogen werden, die das CD-34-Merkmal auf ihrer Zelloberfläche tragen. Hierbei kann man von einem Verhältnis von etwa 5–10 CD-34-positiven Zellen je GM-CFC ausgehen [5, 6]. Betrachtet man den Stamm- und Vorläuferzellanteil im peripheren Blut der Patienten in der Regeneration nach Chemotherapie, stellt man fest, daß mit zunehmender Anzahl zirkulierender GM-CFC (CD34) zwar die Separationsausbeute sinkt, die Anzahl gesammelter GM-CFC aber steigt.

Zur Terminplanung der Stammzellseparationen hat sich das in Tabelle 1 gezeigte Schema bewährt. Bei diesen Patienten mit Keimzelltumoren wurden tägliche Blutbildkontrollen nach Chemotherapie und Start der G-CSF-Gabe

Tab. 1. Untersuchungs- und Separationsschema

	Tage nach Therapiebeginn																				
	Mo	Di	Mi	Do	Fr	Sa	So	Mo	Di	Mi	Do	Fr	Sa	So	Mo	Di	Mi	Do	Fr	Sa	So
	0	1	2	3	4	5	6	7	8	9	10	11	12	13	14	15	16	17	18	19	20
Hydratation																					
Chemotherapie																					
G-CSF (5 µg/kg)																					
BB, maschinelle Differenzierung	X	X	X	X	X	X	X	X	X	X	X	X	X	X	X	X	X	X	X	X	X
Bestimmung der CD-34-positiven Zellen	X									X*	X*	X*			X*	X*	X*	X*	X*		
PBSC-Separation	sobald CD-34-pos. Zellen > 1000/ml (10000/ml)																				

X = Bestimmen, X* = bestimmen, falls Leukozyten > 1000/µl.

(5 µg/kg/Tag) durchgeführt. Nach Wiederanstieg der Leukozyten auf Werte von > 1000 / µl erfolgte der Start der täglichen CD-34-Bestimmung. Der Start der Stammzellseparationen erfolgte nach Überschreiten eines Mindestanteils CD-34-positiver Zellen, der ursprünglich 1000 Zellen je ml betrug und zwischenzeitlich schrittweise über 2000 und 5000 auf derzeit 10 000 Zellen je ml gesteigert wurde, da bei diesen Werten zwar die Stammzellausbeute reduziert, die gesammelte Stammzellmenge jedoch erhöht war.

Zur Kontrolle des Stammzellgehaltes im jeweils gesammelten Konzentrat wurde ebenfalls neben Leukozytenzählungen und -differenzierung sowie GM-CFC-Bestimmung der Anteil an CD-34-positiven Zellen bestimmt.

Die CD-34-Bestimmung erfolgte aus Vollblut bzw. Zytapheresekonzentrat. Die Durchflußzytometrie wurde wie beschrieben [7] mit dem CD-34-Antikörper QBEND-10 als Phycoerythrin-Konjugat durchgeführt. Zur Abgrenzung der Vorläuferzellen von reiferen Leukozyten wurden zusätzlich FITC-markierte CD-33-, CD-3-, CD-14-, CD-45-RA-Antikörper eingesetzt. Alle Messungen erfolgten im 3fach-Ansatz, ausgewertet wurden jeweils 50 000 Zellen. Das Ergebnis der CD-34-Bestimmung lag etwa 2 h nach Separationsende vor.

Auf der Basis des oben genannten bekannten Verhältnisses zwischen CD-34-positiven Zellen und GM-CFC wurde die zu erwartende Stammzellmenge im Konzentrat berechnet. Als sichere Stammzelldosis für die hämatopoetische Regeneration nach autologer Transplantation konnten in der Vergangenheit in der eigenen Abteilung $5–7 \times 10^4$ GM-CFC/kg Körpergewicht festgestellt werden. Bei vorsichtiger Kalkulation wurden daher je Patient möglichst $50–70 \times 10^4$ CD-34-positive Zellen/kg Körpergewicht gesammelt.

Die Entscheidung, ob dieses Ziel erreicht ist oder ob weitere Separationen durchgeführt werden müssen, kann durch die durchflußzytometrische Qualitätskontrolle bereits 1–2 h nach Ende der jeweiligen Separation getroffen werden. Somit läßt sich für die Stammzellseparation und -transplantation im Gegensatz zu operativ zu entnehmenden Knochenmarkstammzellen planen, welche Dosis an hämopoetischen Stammzellen gewonnen und transplantiert wird. Hieraus resultiert zum ersten eine größere Sicherheit für den Patienten, da bei unbefriedigenden Separationsergebnissen sofort eine zusätzliche Zytapherese für den Folgetag geplant werden kann, zum zweiten eine geringere Belastung für den Patienten, da nur die wirklich benötigte Anzahl an Zytapheresen und diese zum optimalen Zeitpunkt durchgeführt werden.

Summary

Peripheral blood-derived haematopoietic stem cells (PBSC) are used as an alternative to bone marrow stem cells for autologous transplantation. One of the most important prerequisites for successful PBSC separation is the precise determination of the optimal separation days. As we previously demonstrated that neither PLT counts nor WBC counts in the peripheral blood (PB) are of predictive value for the amount of colony-forming cells (CFC) in the patients' PB, we started a daily monitoring of CD-34-positive cells to determine the beginning of the separation series. In addition to routine cell counts and CFU testing we assessed the number of CD 34^+ in the PBSC concentrates to ascertain the number of separations needed for each patient. Due to the strong correlation of CD 34^+ cells to CFC it is possible to predict the number of CFC collected within 2 h after finishing the PBSC separation and to calculate the efficiency of the separation for quality control.

Literatur

1 To LB, et al: Bone Marrow Transplant 1987;2:103–108.
2 Fauser AA, et al: Blood 1979;5:1023–1027.
3 Zingsem J, et al: in Kretschmer V, Stangel W, Eckstein R (eds): Transfusionsmedizin 1992/93. Beitr Infusionsther. Basel, Karger, 1993, vol 31, pp 111–119.
4 Zingsem J, et al: Transfus Sci 1993;14:75–77.
5 Serke S, et al: in Kretschmer V, Stangel W, Eckstein R (eds): Beitr Infusionsther. Basel, Karger, 1993, vol 31, pp 124–129.
6 Serle S. et al: Brit J Haematol 1991;77:453–459.
7 Sovalat H, et al: in Wunder EW, Hénon PR (eds): Peripheral Blood Stem Cell Autografts. Berlin, Springer, 1993, pp 107–127.

Dr. Jürgen Zingsem
Abteilung für Transfusionsmedizin und Hämostaseologie
in der Chirurgischen Klinik, Friedrich-Alexander-Universität Erlangen-Nürnberg,
Krankenhausstraße 12, D-91054 Erlangen (Deutschland)

Sibrowski W, Stangel W, Wegener S (Hrsg): Transfusionsmedizin 1993/94.
Beitr Infusionsther Transfusionsmed. Basel, Karger, 1994, vol 32, pp 408 – 414

Von Willebrand Factor Multimers in Virus-Inactivated Plasmas and F VIII Concentrates

U. Budde, E. Drewke

Allgemeines Krankenhaus Harburg, Hamburg, Germany

Introduction

Mature von Willebrand factor (vWf) consists of 2,050 amino acid residues and circulates as a series of disulfide-linked multimers with molecular weights between 1×10^6 and 20×10^6 [1]. The vWf stabilizes F VIII in plasma and is involved in platelet adhesion at high shear rates. While the first function is independent of the grade of multimerization, the latter needs the full range of large vWf multimers [2]. Recently new virus-inactivated plasmas and F VIII concentrates, double-inactivated by heat and chemical treatment, became available. To evaluate whether these treatments have detrimental effects on the structure of the vWf protein we compared some of these products with fresh frozen plasma (FFP), and the Biotest F VIII concentrate with two F VIII concentrates inactivated by pasteurization or solvent/detergent (SD) treatment.

Material and Methods

Solvent/detergent- (SD, 1 vial) and methylene blue- (MB, 5 bags) treated plasmas were purchased from the manufacturers (Octapaharma GmbH, Langen, Germany and DRK Transfusion Service Niedersachsen, Springe, Germany). After reconstitution or thawing the plasmas were portioned and stored at –70 °C.

The F VIII concentrates [Haemate HS (3 lots) and Beriate (1 lot) Behringwerke, Marburg, Germany; Intersero (2 lots), Wiesbaden, Germany, and Biotest (3 lots), Dreieich, Germany] were donated by the manufacturers. After reconstitution they were portioned and stored at –70 °C.

Plasma vWf multimers were evaluated by SDS-agarose discontinuous gel electrophoresis as described [3] with some modifications [4]. Briefly, samples were diluted according to their vWf:Ag content from 1:20 to 1:1,000 with sample buffer (10 mmol/l Tris/HCl, 1 mmol/l EDTA, 2% SDS, pH 8.0), subjected to electrophoresis overnight, and transblotted onto nitrocellulose in 0.04% SDS-containing phosphate (50 mmol/l) buffer, pH 7.4, without methanol. Following immunoperoxidase staining, using a rabbit anti-vWf antibody (Dakopatts, Copenhagen, Denmark) and subsequent labeling with a goat anti-rabbit IgG conjugated to horse-radish peroxidase (Bio-Rad, Richmond, CA, USA), multimers were detected by luminography. After incubation of nitrocellulose membranes with 2 ml of a solution containing 40 mg luminol (Sigma), 10 mg 4-iodophenol (Aldrich, Gillingham, UK) in 1 ml dimethylsulfoxide and 250 µl Perhydrol (Merck, Darmstadt, Germany) per 100 ml TBS (20 mmol/l Tris/HCl, 500 mmol/l NaCl, pH 7.5), the luminating blots were covered by a translucent polyethylene foil followed by exposure of an x-ray film (S-OMAT S, Kodak AG, Stuttgart, Germany) for 10–15 s.

vWf:Ag: Elisa with commercial polyclonal antibodies (Dakopatts, Hamburg), normal range 50–160% [5].

Ristocetin cofactor activity: macroscopic platelet agglutination (Behringwerke, Marburg), normal range 50–160% [6].

F VIII binding capacity of vWf was determined by a new test modified from published methods [7, 8]. In brief, microtiter plates were coated with a monoclonal antibody which binds near the carboxy terminus of the vWf molecule (MAB 2.2.9, kindly provided by Dr. Z. M. Ruggeri). After binding of plasma F VIII/vWf complex to the microtiter wells, the F VIII was removed by incubation with 0.25 M $CaCl_2$. The binding capacity of the bound vWf was tested by incubation with recombinant F VIII (donated by Cutter, Köln, Germany). The bound F VIII activity was determined with a chromogenic test (Immuno, Heidelberg, Germany). In a last step the bound vWf concentration was measured in parallel rows, not used for F VIII determination, by ELISA.

Results

The vWf properties are shown in tables 1 and 2. VWf concentration, ristocetin cofactor activities and F VIII binding capacities of the plasmas were within normal ranges. However, as all plasmas were of blood group AB, the concentrations were rather low. Haemate HS and the Intersero product had about the same levels of vWf as of F VIII:C. The Biotest product showed more variable vWf contents, between 0.5 and 0.8 times the amount of F VIII:C, while Beriate contained only 0.1 times the amount of F VIII:C. The F VIII binding capacity was normal in all products.

The large vWf multimers were missing in the SD-treated plasma prepared from pooled plasmas (figs. 1, 2). In the MB-treated single-donor plasmas the large vWf multimers were much better preserved, with deficiencies only in some bags (figs. 1, 2).

Haemate HS and the Intersero concentrate showed patterns similar to that of normal plasma. While the Intersero product showed the whole-range multimers (figs. 5, 6), Haemate HS lacked the largest plasma multimers (figs. 3, 4). The Biotest concentrate had small and intermediate multimers but lacked most of the large multimers (figs. 5, 6).

Table 1. F VIII/vWf properties of the virus-inactivated plasmas

No.[a]	VIII:C U/ml	vWF: Ag U/ml	RiCof U/ml	F VIII binding capacity, %
1	0.60	0.56	0.54	94
2	0.66	1.12	0.57	67
3	0.68	0.66	0.64	57
4	0.73	0.77	0.56	60
5	0.64	0.86	1.12	60
6	0.44	0.56	0.82	74

[a] 1–5 = MB-treated plasma, 6 = SD-treated plasma.

Table 2. F VIII/vWf properties of the F VIII concentrates

No.[a]	VIII:C[b]	vWF: Ag[b]	RiCof[b]	F VIII binding capacity, %
1	1.02	2.65	1.40	71
2	0.99	2.94	1.68	122
3	1.01	2.68	1.40	93
4	1.25	0.05	0.03	74
5	1.04	0.66	0.69	94
6	0.95	0.71	0.62	76
7	1.14	0.34	0.29	65
8	0.84	0.85	0.96	87
9	0.99	0.55	0.84	69

[a] 1–3 = Haemate, 4 = Beriate, 5–7 Biotest, 8–9 = Intersero.
[b] U per U F VIII according to the declaration of the manufacturer.

Discussion

The F VIII/vWf complex of the tested virus-inactivated plasmas is well enough preserved to be functionally active. The loss of the largest vWf multimers in the pooled plasma has been published by the group of Moake [9]. They stated it to be a useful product for the plasma manipulations in patients with thrombotic thrombocytopenic purpura (TTP) because cryo-depleted plasmas are more effective than normal plasmas. The F VIII concentrates Haemate HS [10–12] and the Intersero product have enough functionally active vWf to correct the hemostatic

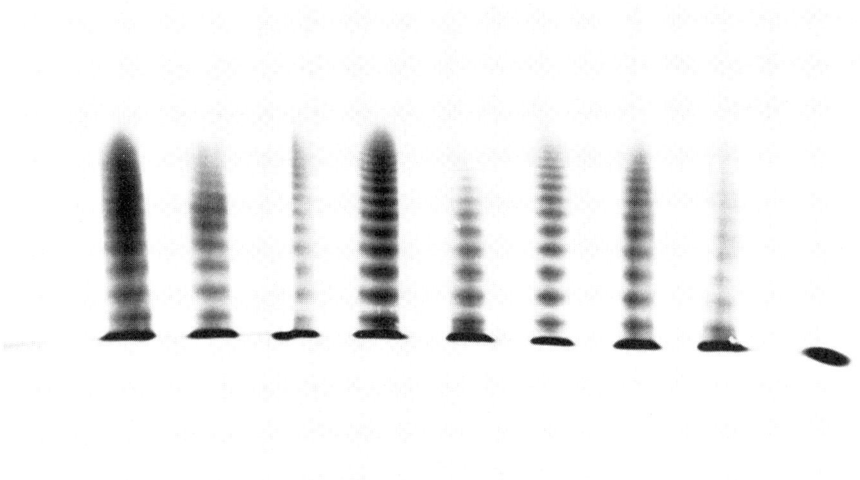

Fig. 1. Low-resolution gel (1.0% LGT-agarose): Multimeric structure of plasma vWf in a normal control plasma (lane 4), SD-treated plasma (lane 5) and MB-treated plasmas (lanes 1, 2, 6, 7, 8). The following applies to figures 1–6: Multimers were detected by luminography as described in 'Material and Methods'. Samples were applied on the top of the gel (cathode), and the direction of electrophoresis is down (anode). Thus, the largest multimers are at the top.

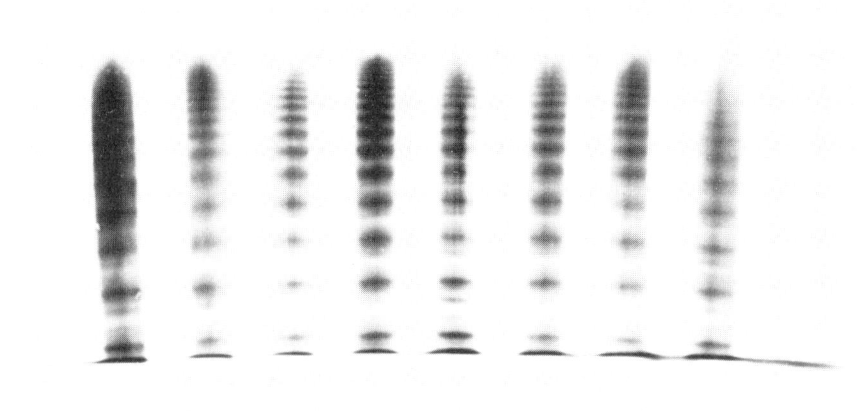

Fig. 2. Intermediate-resolution gel (1.6% LGT-agarose): Multimeric structure of plasma vWf in a normal control plasma (lane 4), SD-treated plasma (lane 5) and MB-treated plasmas (lanes 1, 2, 6, 7, 8).

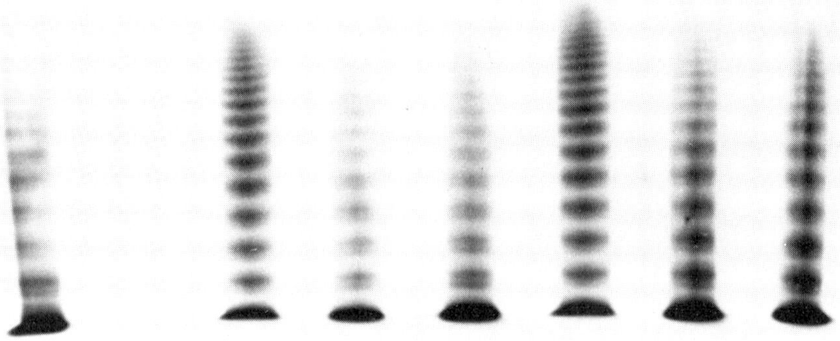

Fig. 3. Low-resolution gel (1.0% LGT agarose): Multimeric structure of vWf in a normal control plasma (lanes 3 and 6), Haemate HS (lanes 4, 5 and 7) and Beriate (lane 8). Lane 2 shows a sample of a patient with type III vWd.

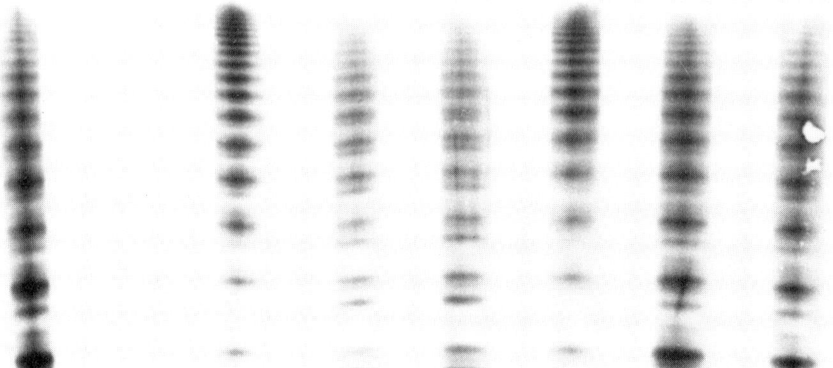

Fig. 4. Intermediate-resolution gel (1.6% LGT-agarose): Multimeric structure of vWf in a normal control plasma (lanes 3 and 6), Haemate HS (lanes 4, 5 and 7) and Beriate (lane 8). Lane 2 shows a sample of a patient with type III vWd.

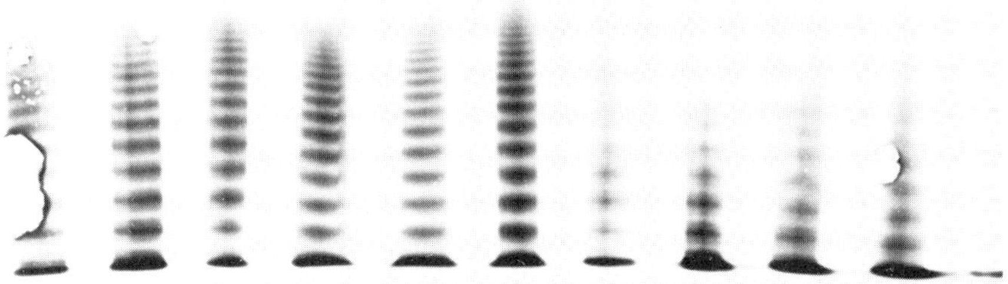

Fig. 5. Low-resolution gel (1.0% LGT-agarose): Multimeric structure of vWf in a normal control plasma (lane 6), Inersero F VIII (lanes 3 and 4) and Biotest F VIII (lanes 7–10).

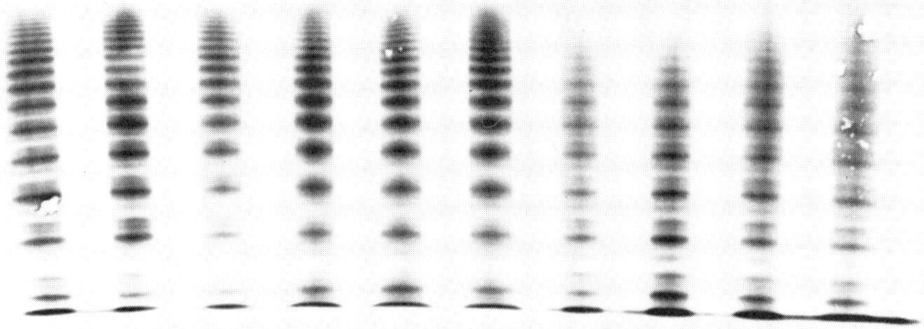

Fig. 6. Intermediate-resolution gel (1.6% LGT-agarose): Multimeric structure of vWf in a normal control plasma (lane 6), Inersero F VIII (lanes 3 and 4) and Biotest F VIII (lanes 7–10).

defect of patients with severe vWd, while the Biotest product is more suitable for the treatment of patients with hemophilia A. Beriate contains not enough vWf to correct the hemostatic defect of patients with severe vWd or to stabilize the F VIII activity after infusion in patients with severe vWd [13].

Summary

The von Willebrand factor (vWf) stabilizes F VIII in plasma and is involved in platelet adhesion at high shear rates. While the first function is independent of the grade of multimerization, the latter needs the full range of large vWf multimers. Recently new virus-inactivated plasmas and F VIII concentrates, double-inactivated by heat and chemical treatment, became available. To evaluate whether these treatments have detrimental effects on the structure of the vWf protein we compared some of these products with fresh frozen plasma (FFP), and the Biotest F VIII concentrate with two F VIII concentrates inactivated by pasteurization or solvent/detergent (SD) treatment.

The large vWf multimeres were preserved in single-donor plasmas and laboratory plasma pools. All commercial pool products showed a loss of the largest vWf multimers. While SD-treated plasma and the F VIII concentrates from Behring and Intersero contained enough large vWf multimers to allow tratment of patients with von Willebrand disease (vWd), the Biotest F VIII concentrate showed a loss of large and some intermediate multimers and is less suitable for the tratment of patients with vWd.

References

1 Titani K, et al: Biochemistry 1986;25:3171.
2 Ruggeri ZM, et al: Blood 1987;70:895.
3 Ruggeri ZM, Zimmerman, et al: J Clin Invest 1982;70:1124.
4 Budde U, et al: Thromb Haemost 1990;63:312.
5 Cejka J: Clin Chem 1982;28:1356.
6 Brinkhous KM, et al: Thromb Res 1975;6:267.
7 Nishino M, et al: Blood 1989;74:1591.
8 Lopez Fernandez MF, et al: Am J Hemat 1992;40:20.
9 Chintagumpala M, et al: Blood 1992;80(suppl):63a (Abstr.)
10 Berntorp E, Nilsson IM: Vox Sang 1989;56:212.
11 Köhler M, et al: Blut 1985;50:25.
12 Fricke WA, Wong Yu M: Am J Hemat 1989;31:41.
13 Mannucci PM: Thromb Haemost 1992;68:84–87.

PD Dr. Ulrich Budde
Abteilung für Bluttransfusionsdienst/Blutkonservendepot
Allgemeines Krankenhaus Harburg
Eißendorfer Pferdeweg 52
D-21075 Hamburg (Germany)

Sibrowski W, Stangel W, Wegener S (Hrsg): Transfusionsmedizin 1993/94.
Beitr Infusionsther Transfusionsmed. Basel, Karger, 1994, vol 32, pp 415 – 418

Aktivitäts- und Konzentrationsbestimmungen von Gerinnungsfaktoren in konventionellen und virusinaktivierten gerinnungsaktiven Plasmen

G. Lutze, K.-J. Hartung

Institut für Klinische Chemie, Universitätsklinikum, Otto-von-Guericke-Universität Magdeburg, Deutschland

Gerinnungsaktives Plasma ist ein unentbehrliches Therapeutikum für eine Reihe von Gerinnungsstörungen, insbesondere im Bereich der Intensivmedizin und der operativen Medizin.

Gefrorene gerinnungsaktive Plasmen von 4 Herstellern wurden untersucht:

- Konventionelle Plasmen (4 Chargen)
  Fresh Frozen Plasma (FFP) (Institut für Blutspende- und Transfusionswesen der Medizinischen Akademie Magdeburg)
- Solvent-Detergent-Inaktivierung (6 Chargen)
  Octaplas (Octapharma GmbH)
- Solvent-Detergent-Inaktivierung (6 Chargen)
  Virusinaktiviertes Frischplasma VIP-NW (DRK-Blutspendedienst Nordrhein und Westfalen-Lippe gGmbH)
- Methylenblau-Licht-Inaktivierung (6 Chargen)
  Frischplasma VIP-LSA (DRK-Blutspendedienst Sachsen-Anhalt).

Die Ergebnisse sind in Tabelle 1 zusammengefaßt.

Summary

Deep-frozen conventional plasma without viral inactivation [fresh frozen plasma (FFP)] and virus-inactivated plasma units [solvent/detergent (SD) procedure, methylene blue/illumination (MB) procedure] were investigated with regard to their contents of particles and their activities and concentrations, respectively, of blood clotting factors. Particles could be proved in FFP and in MB-treated plasma, but not in SD-treated plasma. Results of the global tests prothrombin time, partial

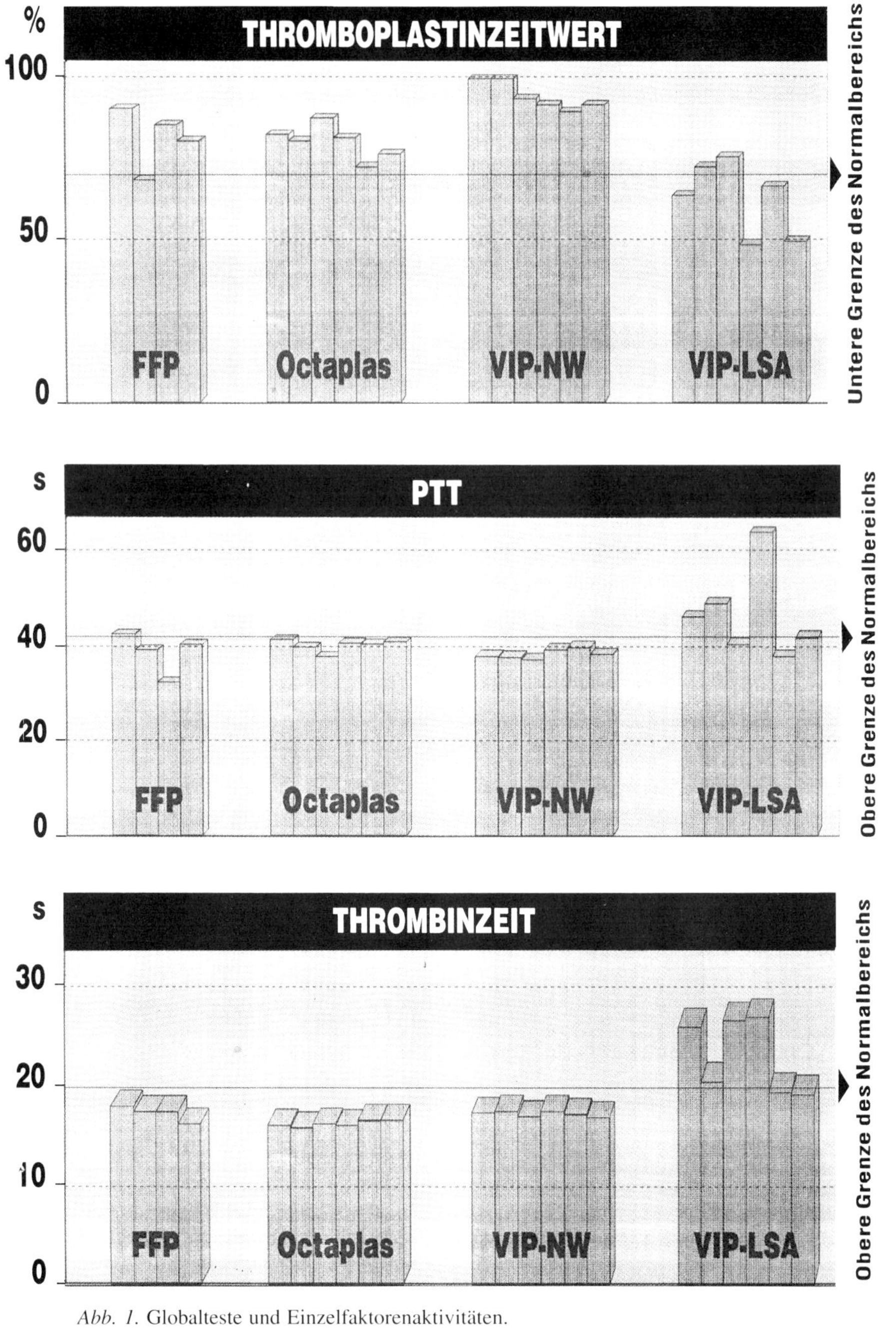

Abb. 1. Globalteste und Einzelfaktorenaktivitäten.

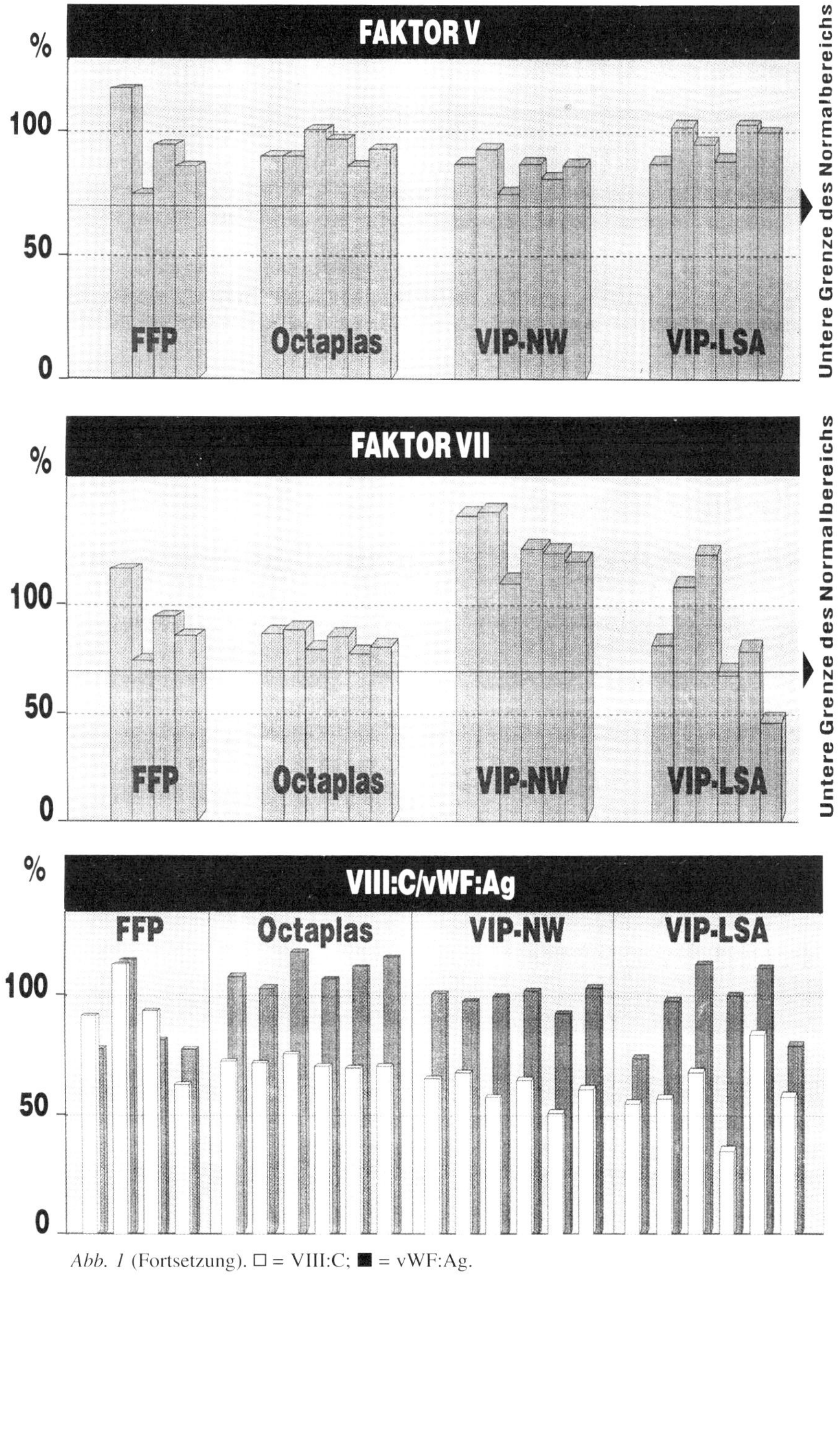

Abb. 1 (Fortsetzung). □ = VIII:C; ■ = vWF:Ag.

Tab. 1

	FFP	Octaplas, VIP-NW	VIP-LSA
Allgemeines			
1. Virusinaktivierung	fehlend	SD-Verfahren	MB-Verfahren
2. Material	Einzelplasma	Poolplasma	Einzelplasma
3. Makroskopie	klar/trübe	klar	stark trübe (grünlich)
Partikelnachweis			
1. Elektronische Zählung	Partikel nachweisbar	Partikel nicht nachweisbar	Partikel nachweisbar
2. Mikroskopie	Zellreste und Aggregate unterschiedlicher Größe	Zellpartikel nicht nachweisbar	Zellreste und kleine Aggregate
Gerinnungsanalysen (Abb. 1)			
1. Zutreffendes für alle Komponenten	individuelle Schwankungen (Einzelplasma)	geringe Chargenunterschiede (Poolplasma)	individuelle Schwankungen (Einzelplasma)
2. Globalteste	fast immer Normalbereiche	stets Normalbereiche	teilweise pathologische Werte
3. Einzelfaktoren[1]	vereinzelt verminderte Werte	Normalbereiche	– teilweise verminderte Werte – Hinweise auf Dysfibrinogene
4. Gerinnungsinhibitoren		Protein-S-Aktivität vermindert	AT III teilweise vermindert
5. Fibrinolysekomponenten		α_2-Antiplasmin vermindert	

[1] VIII-Komplex siehe Abb. 1.

thromboplastin time and thrombin time as well as the activities of blood clotting factors were located in normal range in SD-treated plasma. However, pathological results were partly found in MB-treated plasma. Activities of protein S and α_2-antiplasmin were lessened in SD-treated plasma. FFP and MB-treated plasma showed interindividual variations of outcomes (single-donor plasma units) in contrast to SD-treated plasma (pooled donor plasma units).

Prof. Dr. G. Lutze, Institut für Klinische Chemie,
Universitätsklinikum, Otto-von-Guericke-Universität,
Leipziger Straße 44, D-39120 Magdeburg (Deutschland)

Sibrowski W, Stangel W, Wegener S (Hrsg): Transfusionsmedizin 1993/94.
Beitr Infusionsther Transfusionsmed. Basel, Karger, 1994, vol 32, pp 419 – 421

Erste Ergebnisse einer prospektiven randomisierten klinischen Studie zum Vergleich von Solvent-Detergent-inaktiviertem Plasma (SDP-TNBP/Triton X-100) und unbehandeltem Fresh-frozen-Plasma

Y. Mortelmans, K.H. Beck, V. Kretschmer

Abteilung für Transfusionsmedizin und Gerinnungsphysiologie, Universitätsklinikum Marburg, Deutschland

Obwohl das viriusinaktivierte Plasma schon verbreitet eingesetzt wird, fehlen bis heute noch immer differenzierte klinische und laboranalytische Daten, die belegen, daß die Wirksamkeit dieses Plasmas derjenigen von unbehandeltem FFP gleichwertig ist. Anliegen der noch laufenden Studie ist es, beide Plasmapräparate hinsichtlich ihres Hämostasepotentials (Aktivatoren/Inhibitoren) sowie ihrer Wirkung beim Empfänger zu vergleichen.

Im folgenden sollen die ersten, noch sehr präliminären Ergebnisse dargestellt werden.

Material und Methoden

Untersucht wurden Proben des jeweils transfundierten Plasmapräparates sowie des Empfängers vor und 15 Minuten nach Plasmagabe. Zahlreiche Hämostaseparameter wurden bestimmt, von denen folgende in diese Auswertung einbezogen wurden:

1. Einzelgerinnungsfaktoren: V, VII, VIII:C und Protein S der Plasmen.
2. In-vivo-Recovery des Faktors VII.
3. Marker für Aktivierung der Gerinnung (MAC): Prothrombinfragment 1.2., Fibrinmonomere, D-Dimere, Thrombin-Antithrombin-III-Komplexe, Plasmin-Antiplasmin-Komplexe, Fibrinogen-Spaltprodukte.

Aus den einzelnen jeweils vor und nach der ersten Plasmatransfusion ermittelten MAC-Werten wurde ein Quotient gebildet:

$$Q = \frac{\text{MAC post}}{\text{MAC prä}}.$$

Die Patienten wurden klinisch mittels APACHE-II-Score-System evaluiert [1]. Nähere Einzelheiten bezüglich Studiendesign, Patientengruppen und Methoden siehe [2].

Ergebnisse und Diskussion

Tabelle 1 zeigt ausgewählte Parameter, die an zwei Chargen SD-inaktivierten Plasmas (SDP 797 und SDP 6197) und unbehandeltem FFP bestimmt wurden und bei SD-Plasma der Charge 797 außerhalb des Normbereiches lagen. Alle übrigen untersuchten Faktoren waren normal.

Bei drei Patienten (Tab. 2) wurde die In-vivo-Recovery des Faktors VII ermittelt. Alle drei Patienten erhielten nacheinander FFP und SD-Plasma (oder umgekehrt). Ihr klinischer Zustand zum Zeitpunkt der Plasmasubstitution war nach

Tab. 1. Qualitätskontrolle von SD-Plasma und FFP (ausgewählte Parameter)

	SDP 797 n = 12	SDP 6197 n = 8	FFP n = 31
F VII, %	196 ± 5*	84 ± 4	93 ± 17
F V, %	49 ± 2*	70 ± 7	112 ± 17
F VIII, %	44 ± 5*	64 ± 5	94 ± 30
Protein S, %	36 ± 3*	62 ± 24	110 ± 20

* Außerhalb des Normalbereiches.

Tab. 2. In-vivo-Recovery (%) des Faktors VII bei 3 Patienten nach Plasmatransfusion mit SD-Plasma und FFP

Patient	SDP 797	FFP
1	116	93
2	94	96
3	94	42

Tab. 3. MAC-Quotient (MACpost/MACprae) bei Plasmatransfusion

	SDP 797		SDP 6197		FFP
Patientenzahl	4		5		5
MAC-Quotienten, Anzahl	21		30		30
MAC-Quotient[1]	1,67		1,03		0,89
Signifikanz[2]		$p < 0,05$		$p < 0,05$	

[1] Median. [2] Kruskal-Wallis-Test.

dem Score-System vergleichbar. Der hohe Gehalt an Faktor VII im SDP 797 schien nahezu vollständig in vivo nachweisbar zu sein. Innerhalb kurzer Zeit (< 2 h) glichen sich die Recovery-Werte von FFP und SD-Plasma an.

Weiterhin erhielten 14 Patienten entweder FFP (n = 5) oder SDP (4 Patienten SDP 797 und 5 Patienten SDP 6197) (Tab 3). Die drei Transfusionsgruppen waren klinisch nach dem Score-System vergleichbar. Dabei zeigte die Patientengruppe die signifikant höchsten Mittelwerte für die verschiedenen Quotienten aus Aktivierungsmarkern der Gerinnung (MAC-Quotienten), welche das Plasma SDP 797 erhielten. Dieser im Sinne von Gerinnungsaktivierung zu interpretierende Befund war jedoch klinisch ohne Relevanz. Im Hinblick auf die geringe Fallzahl bleibt noch abzuwarten, ob sich dieser Befund an einem größeren Patientenkollektiv bestätigen läßt, und ob er, wie in dieser Studie, nur für eine irregulär hergestellte SD-Plasma-Charge Gültigkeit hat. Die schlechte Qualität der SDP-Charge 797 wurde darauf zurückgeführt, daß dieses Plasma in der ersten Phase der großtechnischen Routine-Produktion aus einem relativ kleinen Plasmapool hergestellt wurde.

Unabhängig davon scheint der mittlere MAC-Quotient aus allen sechs gemessenen Aktivierungsmarkern als Parameter geeignet zu sein, um Gerinnungsaktivierung im Zusammenhang mit Plasmasubstitution sehr sensitiv und frühzeitig zu erkennen.

Summary

We report on preliminary results of a randomised clinical study comparing solvent/detergent-inactivated plasma to untreated FFP. Factors V, VII, VIII:C and protein S in the plasma units and in 14 patients were determined. Additionally, we measured prothrombin fragments 1,2, fibrin monomers, D-dimers, thrombin-antithrombin III, plasmin-antiplasmin complexes and fibrinogen degradation products as markers of activated coagulation (MAC), and calculated ratios of MACpost/MACpre. One batch of SD plasma (SDP 797) with very high FVII and very low protein S seemed to produce significant changes in vivo without any clinical relevance. The bad quality of this batch could be due to virus inactivation in the early phase of large-scale routine production from a plasma pool that was too small.

Literatur

1 Knaus WA, et al: Crit Care Med 1985;13:818–829.

2 Beck KH, et al: in Sibrowski W, et al (Hrsg): Transfusionsmedizin 1993/94. Beitr Infusionsther Transfusionsmed. Basel, Karger, 1994, vol 32, pp 440–444.

Prof. Dr.Volker Kretschmer
Abteilung für Transfusionsmedizin und Gerinnungsphysiologie
Klinikum der Philipps-Universität
Conradistraße, D-35033 Marburg (Deutschland)

Sibrowski W, Stangel W, Wegener S (Hrsg): Transfusionsmedizin 1993/94.
Beitr Infusionsther Transfusionsmed. Basel, Karger, 1994, vol 32, pp 422 – 427

Thrombozytenmembran-Glycoproteine in Thrombapherese- und Thrombozytenkonzentraten

J. Dittmann, J. Riggert, J. U. Wieding, G. Simson, M. Köhler

Abteilung Transfusionsmedizin, Universitätskliniken, Göttingen, Deutschland

Einleitung

Der Bedarf an Thrombozytenkonzentraten ist durch die veränderten Therapiekonzepte bei malignen Erkrankungen, insbesondere den hämatologischen, stark gestiegen. Verschiedene Herstellungsverfahren sind möglich, eine Lagerung oft unumgänglich.

Bei der Präparation, Lagerung und Weiterverarbeitung sind die Thrombozyten zahlreichen inneren und äußeren Einflüssen ausgesetzt, die einerseits zu Aktivierung, andererseits zu Funktionsverlusten führen können. Wesentlich für die Thrombozytenfunktion sind Membranrezeptoren, Membranglycoproteine, hier vor allem GP Ib (CD 42b) und GP IIb/IIIa (CD 41a). Die Aktivierung hingegen läßt sich an der Exprimierung neuer Membranglycoproteine nachweisen. Marker hierfür sind GMP-140 (CD 62) und weitere wie GP 53 (CD 63). Der Grad der Expression dieser Glycoproteine kann mittels spezifischen fluoreszenzmarkierten monoklonalen Antikörpern durchflußzytometrisch bestimmt werden [1]. Kürzlich wurde gezeigt, daß die Thrombozytenaktivierung, gemessen mit GMP-140, signifikant mit der In-vivo-Recovery von transfundierten Thrombozyten korreliert [2].

Wir haben daher durchflußzytometrisch untersucht, inwieweit verschiedene Herstellungsmethoden, Lagerung und Weiterverarbeitungsschritte Einfluß auf das Glycoproteinmuster der Thrombozyten hinsichtlich Funktion und Aktivierungsgrad nehmen.

Material und Methoden

Herstellung der Thrombozytenkonzentrate

Die Herstellung von Thrombozytenkonzentraten (TK) aus Buffy coat mit 4-fach-Beuteln (n = 10) erfolgte nach Pietersz et al. [3, 4].

TK aus gepooltem Buffy coat (BCP) (n = 5) wurden hergestellt durch «sterile docking» von 5 Buffy coats, die in einen Beutel überführt und mit frischem Plasma eines der Spender auf 500 ml aufgefüllt wurden. Nach Zentrifugation mit 700 × g für 10 min (ohne Bremse) wurde der Überstand abgepreßt und nach Leukofiltration in einen Lagerbeutel abgefüllt.

Die Thrombozytapheresen mit Zellseparatoren (TP) (n = 17) führten wir mit der Cobe Spectra und der Fresenius AS 104 mit Dual-needle-Technik nach Angaben der Hersteller durch. Die durchschnittlichen Separationszeiten lagen bei der Spectra bei 92 min, Durchfluß 55 ml/min, ACD-Ratio 1:8,6, Zentrifugationsgeschwindigkeit 2400 U/min, die der AS 104 bei 89 min, Durchfluß 50 ml/min, ACD-Ratio 1:8,0 und 1884 U/min.

Waschen der Thrombozyten (n = 7 TK): Die TK wurden mit 10% ACD-A (Baxter, Unterschleißheim) angesäuert, ruhten 15 min und wurden dann 15 min horizontal agitiert. Danach wurde mit 2827 × g für 10 min bei 22 °C zentrifugiert, das Plasma manuell abgepreßt und die Thrombozyten in einer entsprechenden Menge isotoner NaCl-Lösung resuspendiert.

Filtern (n = 75 TP): Die TK wurden etwa 1 h nach Separationsende durch «sterile docking» an Leukozytendepletionsfilter (Pall PI 50) geschweißt, gefiltert und in den Lagerbeutel zurückgeführt.

Lagerung: Die Lagerung aller Präparate erfolgte unter horizontaler Rotation bei 60 U/min bei Raumtemperatur (22 °C).

Fluoreszenzmessung mit Durchflußzytometrie

Wir verwendeten die nach Tschöpe et al. [5, 6] modifizierte Methode.

Der Kontrollgruppe gesunder Blutspender wurden 4,5 ml Vollblut in 0,5 ml Entnahmemedium PF 4 (Behringwerke, Marburg) ungestaut aus einer peripheren Vene entnommen und sofort mit Paraformaldehyd 1%, Endkonzentration 0,5%, fixiert. Durch zweimalige Zentrifugation bei 200 × *g* wurde PRP (platelet-rich plasma) gewonnen. 500 µl Thrombozytenkonzentrat wurden entsprechend fixiert. Die fixierten Thrombozyten wurden in Waschlösung (3,8% Natriumcitrat in PBS) mit 10% Kaninchenserum gewaschen, resuspendiert und das Pellet auf 50 000 Zellen/µl verdünnt.

Je 50 µl Plättchensuspension wurden mit jeweils 10 µl der monoklonalen Antikörper (Anti-CD 41a, -CD 42b, -CD 62, -CD 63 und Anti-IgG1 – alle von Dianova, Hamburg) für 30 min bei Raumtemperatur in Dunkelheit inkubiert. Nach einem weiteren Waschschritt erfolgte die sofortige Messung mit dem FACScan (Becton Dickinson, Heidelberg), und zwar 10 000 Thrombozyten pro Probe unter Verwendung der Lysis-II-Software. Der Prozentsatz der spezifischen Fluoreszenz wurde unter Subtraktion der unspezifischen IgG-Bindung errechnet. Das Gerät wurde mit der AutoCOMP-Software geeicht (CaliBRITE-Beads, BD), Fluoreszenzstandards mit dem FCSC-Quantum-Series-9er-Kit (FCSC, USA) festgelegt.

Um das Ausmaß der Freisetzung der α-Granulainhalte auf die Membranoberfläche zu untersuchen, bedienten wir uns eines von Rinder et al. [7] verwendeten Indexes, der das Produkt aus Prozentsatz der aktivierten Plättchen und der mittleren Fluoreszenz (MF) bildet:

$$\text{Thrombozytenaktivierung total} = \frac{\%\ \text{CD-62-positiver Thrombozyten} \times \text{MF von CD-62}}{100}$$

Ergebnisse

Herstellung

Hinsichtlich der Funktionsglycoproteine GP Ib und GP IIa ändert sich die Anzahl positiver Zellen kaum. Die MF von CD 41a zeigt keine signifikante

Änderung, die des CD 42b nimmt bei allen Herstellungsprozessen leicht ab, beim Zellseparationskonzentrat am geringsten (Abb. 1). Die MF bei den Aktivierungsmarkern CD 62 und CD 63 steigt an (Abb. 1), ebenso die Anzahl positiver Zellen.

Lagerung

Bei der Lagerung fluktuiert die MF des CD 41a stark bei gleichbleibendem Prozentsatz positiver Zellen. Die MF von CD 42b sinkt bei allen Präparaten deutlich, wobei ihr Abfall bei Thrombapheresepräparaten von Tag 1 auf Tag 3 am stärksten ist, während sie bei den anderen Herstellungsarten kontinuierlich abnimmt (Tab. 1). Die Anzahl positiver Zellen sinkt um maximal 7%.

CD 62 und CD 63 steigen in MF und Prozentzahl positiver Zellen während der Lagerung stetig an. Die Korrelation zwischen diesen Aktivierungsmarkern ist schwach signifikant, wobei der Anteil positiver Zellen besser korreliert als die MF. Abbildung 2 verdeutlicht das Ausmaß der Freisetzung der beiden Glycoproteine auf die Membranoberfläche während der Lagerung.

Weiterverarbeitung

Bei der Bestrahlung treten keine wesentlichen Änderungen des Glycoproteinmusters auf. Beim Waschen fällt die MF des CD 42b um 10–30% ab, die des CD 62 steigt geringfügig an.

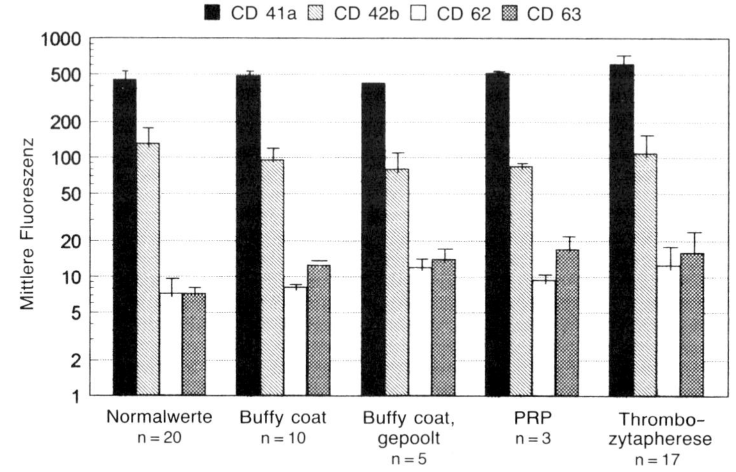

Abb. 1. Einflüsse unterschiedlicher Herstellungsarten von Thrombozytenkonzentraten auf die Membranglycoproteine (MF) der Thrombozyten; als Vergleich Plättchenglycoproteinmuster gesunder Normalpersonen. Y-Achse = mittlere Fluoreszenz (MF).

Tab. 1. Veränderungen der mittleren Fluoreszenz von CD 41a und CD 42b auf Thrombozyten bei Lagerung von Thrombozytenkonzentraten (TK) verschiedener Herstellungsart (Mittelwert ± Standardabweichung)

	Tag	CD 41a (GP IIb/IIIa)	CD 42b (GP Ib)
Normwerte		456 ± 77	141 ± 47
TK-Apherese	1	605 ± 148	108 ± 55
n = 17	3	426 ± 113	76 ± 30
	5	620 ± 138	75 ± 30
TK aus Buffy coat	1	483 ± 85	95 ± 17
n = 10	3	423 ± 43	76 ± 33
	5	490 ± 114	61 ± 10
TK aus Buffy coat,	1	419 ± 29	80 ± 29
gepoolt	3	515 ± 59	84 ± 21
n = 5	5	562 ± 151	71 ± 16
PRP (platelet-rich plasma)	1	512 ± 20	89 ± 10
n = 3	3	610 ± 31	81 ± 13
	5	620 ± 23	64 ± 17

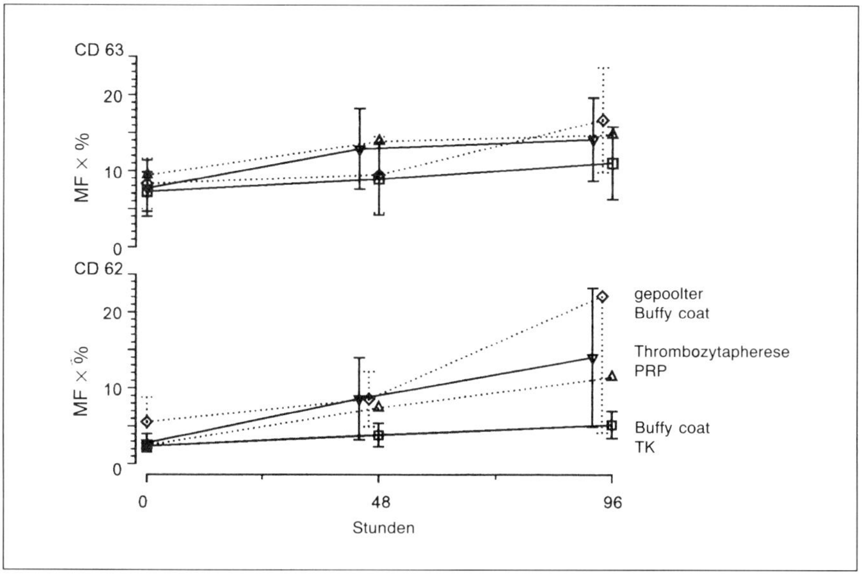

Abb. 2. Exprimierung von CD 62 und CD 63 auf Thrombozyten in Konzentraten bei Lagerung über 96 Stunden (nach Rinder et al. [7] als Produkt von MF und Prozent positiver Zellen dargestellt).

Beim Filtern nimmt die MF des CD 42b geringfügig ab, die Aktivierungsmarker bleiben gleich.

Diskussion

Studien an Thrombozyten werden durch deren Reagibilität erschwert, dies gilt auch für durchflußzytometrische Untersuchungen mittels monoklonaler Antikörper. Die große Zahl der zu untersuchenden Proben machte es notwendig, mit fixierten Thrombozyten zu arbeiten, um die Bedingungen konstant zu halten und Aktivierungen durch Probenverarbeitung zu verhindern. Einflüsse auf die Antikörperbindungsfähigkeit, insbesondere bei CD 62, mußten dabei in Kauf genommen werden [1]. Allerdings eröffnet die Verwendung fixierter Thrombozyten die Möglichkeit der Standardisierung der Testsysteme, z.B. durch Ringversuche.

Veränderungen der Glycoproteinmuster durch den Produktionsprozeß zeigten sich bei allen Herstellungsarten. Die deutliche Abnahme der MF des GP Ib im Vergleich zum Glycoproteinmuster auf nativen Thrombozyten von gesunden Probanden und der Anstieg der Aktivierungsmarker GMP-140 und GP 53 markieren die Einflüsse der Herstellungsbedingungen auf die Membranglycoproteine. Die Unterschiede zwischen den verschiedenen Präparationsarten waren dabei relativ gering. Auffällig ist die hohe Variabilität bei allen Markern, besonders auch bei den Zellseparationspräparaten. Studien über verschiedene Zellseparatoren und Separationsprotokolle, bei denen von einzelnen Spendern im Untersuchungszeitraum mehrere Präparate gewonnen wurden, deuten auf starke interindividuelle Schwankungen hin [7, 8].

Während der Lagerung stieg die Expression der Aktivierungsmarker, insbesondere des GMP-140, beträchtlich an, GP Ib hingegen zeigte eine Fluoreszenzminderung um bis zu 30%. Die Veränderungen von Tag 1 auf Tag 3 sind stärker als in den Folgetagen. Sowohl die Abnahme des für die Adhäsion der Plättchen wichtigen GP Ib als auch die zunehmende Expression von Aktivierungsmarkern spiegeln den funktionellen Status der untersuchten Thrombozyten im Sinne einer zunehmenden Funktionsminderung.

Lagerungsschäden bedingen eine geringere Recovery und eine geringere Überlebenszeit nach Transfusion gelagerter im Vergleich zu frischen Thrombozyten. Der Grund dafür wird unter anderem in der zunehmenden Exprimierung von GMP-140 gesehen [7]. Es wird vermutet, daß aktivierte Thrombozyten nach Transfusion selektiv eliminiert werden, sei es durch Adhäsion an die Gewebsmakrophagen oder durch Sequestration zirkulierender Leukozyten/Thrombozyten-Komplexe oder andere Mechanismen [7].

Die durchflußzytometrische Untersuchung der Thrombozytenmembranglycoproteine könnte ein geeignetes Mittel zur Evaluation von Zellschädigungen sein und damit eine bessere Qualitätskontrolle von TK ermöglichen.

Summary

Membrane glycoprotein (GP) expression on platelets changes during preparation of concentrates and storage. Recent studies proved that the increased expression of the GMP-140 (CD 62), a GP appearing on platelets after activation, correlates with the in vivo recovery of transfused platelets. We therefore investigated the expression of this and three other GP (GP IIb/IIIa, GP, Ib, GP 53), detected by flow cytometry, in normal controls and in platelet concentrates prepared by four different methods (apheresis, preparation from buffy coat, from pooled buffy coat and platelet-rich plasma) after preparation and during storage. Furthermore we investigated the influence of filtration, radiation and washing platelet concentrates on the expression of GP.

The results can be summarized as follows: (1) The mean surface fluorescence (MF) is a better parameter for the evaluation of preparation and storage lesions than the total number of positive cells. (2) The mean fluorescence of GP Ib in platelet concentrates is generally lower than in normal controls and decreases continuously during storage; there is a small loss of GP Ib through washing and filtration. (3) GP IIb/IIIa fluctuates during preparation and storage, therefore it is not suitable for evaluation of quality. (4) The percentage of CD 62 positive cells and their mean fluorescence is higher in platelet concentrates than in normal controls and increases during storage continuously. There is a weak correlation of CD 62 with CD 63. (5) The changes of GP in apheresis concentrates and concentrates obtained from whole blood are similar after preparation and during storage.

Literatur

1 Shattil SJ, et al: Blood 1987;70:307–315.
2 Rinder HM, et al: Transfusion 1991;31:409–414.
3 Pietersz RNI, et al: Vox Sang 1985;49:81–85.
4 Pietersz RNI, et al: Vox Sang 1987;53:208–213.
5 Tschöpe D, et al: Platelets 1990;1:127–133.
6 Tschöpe D, et al: Semin Thromb Hemost 1991;17:433–438.
7 Rinder HM, et al: Transfusion 1993;33:25–29.
8 Dittmann J, et al: Transfus Med 1993;3:28.
9 Trulzi DJ, et al: Transfusion 1992;32:529–533.
10 Slichter SJ: Thromb Haemostas 1991;66:185.

Jutta Dittmann
Abteilung für Transfusionsmedizin der Universitätskliniken Göttingen
Robert-Koch-Straße 40
D-37075 Göttingen (Deutschland)

Sibrowski W, Stangel W, Wegener S (Hrsg): Transfusionsmedizin 1993/94.
Beitr Infusionsther Transfusionsmed. Basel, Karger, 1994, vol 32, pp 428 – 430

Enzymimmunoassay zur Bestimmung von Serotonin in gelagerten Thrombozytenkonzentraten

I. Ganschow, H.-P. Benn, R. Fischer, U. Cassens, R. Dittmer, P. Kühnl

Abteilung für Transfusionsmedizin, Universitätsklinikum Eppendorf, Hamburg, Deutschland

Einleitung

Während der Alterung des Thrombozyten (PC) kommt es unter bestimmten Voraussetzungen zu einem Verlust des in den «dense Granula» gespeicherten Serotonins (5-Hydroxytryptamin; 5-HT). Diese Eigenschaft könnte für die Qualitätskontrolle gelagerter PC herangezogen werden. Der neue Enzymimmunoassay (EIA)-Kit (Fa. IBL, Hamburg) zur Bestimmung von 5-HT ist eine Alternative zu den bisher bekannten radioimmunologischen Techniken, die den Umgang mit radioaktiven Stoffen und einen Szintillationszähler voraussetzen, und zu HPLC-Methoden, für die ein elektrochemischer oder Fluoreszenzdetektor erforderlich ist.

Material und Methode

Thrombozytenkonzentrate

Für die Lagerungsversuche wurden Aphereseprodukte (Cobe, Fresnius) und Buffy-coat-Produkte eingesetzt. Die Lagerung erfolgte über 7 Tage bei 22 °C und unter Bewegung. In der Regel wurden täglich Aliquots für die Thrombozytenzählung, pH-Messung und für die 5-HT-Bestimmung entnommen.

Herstellung von Thrombozytenpellets

1 ml PC wurde in 1 ml kalter isotonischer Kochsalzlösung [1] durch Zentrifugieren bei 4 °C und 1200 × *g* in Pellet und Plasma/NaCl-Überstand aufgetrennt. Die Pellets wurden mit 1 ml Aqua dest. versehen und zusammen mit den Überständen bis zur Weiterverarbeitung im EIA bei –70 °C tiefgefroren.

Das Auftauen der Proben erfolgte bei Zimmertemperatur, die vollständige Thrombozytenlysierung durch 3maliges Behandeln der wässrigen Thrombozytensuspension mit flüssigem Stickstoff. Nach Zentrifugation bei 3000 × *g* wurden die Pelletüberstände für die 5-HT-Bestimmung im

Thrombozyten eingesetzt, die durch Vortex homogenisierten Plasma/NaCl-Überstände für die 5-HT-Bestimmung im Plasma.

Enzymimmunoassay

Der 5-HT-ELISA ist ein kompetitiver EIA, für den durch vorherige Acylierung mit 25 µl Acylierungsreagens das in 20 µl Pelletüberstand und in 100 µl Plasma/NaCl enthaltene 5-HT quantitativ in N-Acetyl-Serotonin umgewandelt wird: Je 50 µl fünf verschiedener Standardkonzentrationen und acylierter Proben werden auf einer mit Ziege-anti-Kaninchen-Antikörper beschichteten Mikrotiterplatte mit 50 µl Biotin-Serotonin und 50 µl Antiserum (Kaninchen) gemischt und 18 Stunden bei 2–8 °C inkubiert. Nach 3 Waschschritten erfolgt die Zugabe von 150 µl Enzymkonjugat (anti-Biotin-alkalische Phosphatase) und 2stündige Inkubation bei Raumtemperatur. Nach weiteren 3 Waschschritten werden 200 µl Substratlösung (PNPP) hinzugefügt und 1 Stunde bei Raumtemperatur inkubiert. Die Farbreaktion wird durch Zugabe von 50 µl 2N NaOH abgestoppt und die Farbintensität bei 405 nm in einem ELISA-Reader gemessen. Der 5-HT-Gehalt der Proben wird an der aus den Meßwerten der Standardkonzentrationen erstellten Standardkurve abgelesen.

Ergebnis

Der 5-HT-Gehalt in gelagerten PC und im Suspensionsmedium (Plasma) konnte in einem neu entwickelten EIA spezifisch und ausreichend empfindlich in einem Bereich zwischen 2 und 1000 ng/10^9 PLT nachgewiesen werden (Abb. 1).

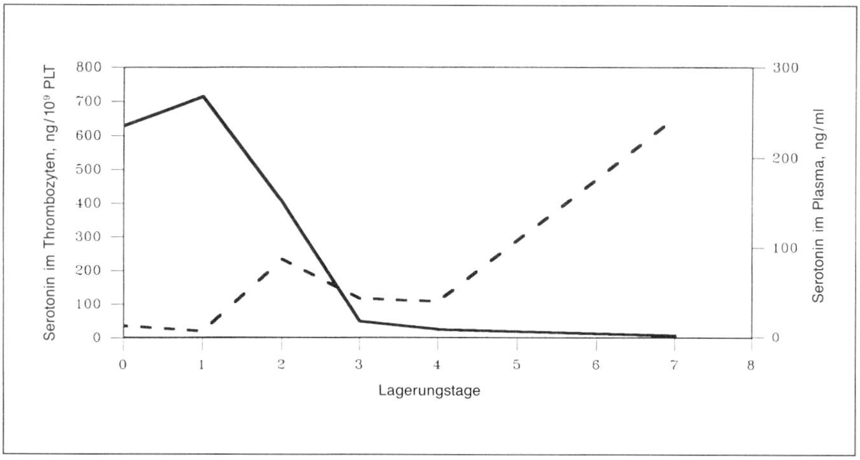

Abb. 1. Serotonin-Konzentration im Thrombozyten (—) und im Plasma (– –) eines gelagerten Aphereseproduktes (Fresenius).

Summary

A new enzyme immunoassay (EIA) was applied on measurements of serotonin (5-HT) in stored platelet concentrates (PC). PC were prepared by apheresis of two separators (Cobe, Fresenius) or from buffy coats and stored for a period of 7 days at 22 °C and agitating. Measurements were done in pellets and suspension medium (plasma). Detection of 5-HT was specific and sensitive within the bounds of 2 and 1,000 ng/10^9 PLT.

Dipl.-Chem. I. Ganschow
Abteilung für Transfusionsmedizin des Universitätsklinikums Eppendorf
Martinistraße 52
D-20251 Hamburg (Deutschland)

Sibrowski W, Stangel W, Wegener S (Hrsg): Transfusionsmedizin 1993/94.
Beitr Infusionsther Transfusionsmed. Basel, Karger, 1994, vol 32, pp 431 – 433

Zur klinischen Effektivität von kryokonservierten Blutzellen

B. Gebhardt[a], *D. Barz*[b], *D. Wagner*[a]

[a] DRK-Institut für Transfusionsmedizin Dresden
[b] DRK-Institut für Transfusionsmedizin Berlin, Deutschland

Einleitung

Die Präparation kryokonservierter Erythrozyten zeichnet sich durch besondere Reinheit und klinische Verträglichkeit aus. Ihre Übertragung führt zu keinerlei Nebenwirkungen. Nicht die Ermittlung der Restleukozytenzahlen, sondern die direkte Bestimmung von Restantigenen nach der Filtration bzw. Kryokonservierung erweist sich als der richtige Parameter zur Beurteilung der Qualität von roten Zellkonzentraten.

Material und Methoden

Die Blutfiltration wird mit Erythrozytenfiltern Typ BPF4 (Fa. Pall) durchgeführt, die Herstellung kryokonservierter Erythrozyten erfolgt nach der Methode von Toursel et al. [1]. Der Antigennachweis von HLA-Klasse I, II und Granulozyten-Antigenen wird mittels MAIPA nach Kiefel et al. [2] geführt. Dafür werden monoklonale Antikörper (Fa. Dianova) gegen β_2-Mikroglobulin, HLA-DR und NAII eingesetzt.

Ergebnisse

Während man bei kryokonservierten Zellen keine Antigene findet, zeigen 5 der 26 getesteten Erythrozytenproben nach Filtration noch etwa 50% HLA-Antigenität gegenüber den Ausgangswerten (Abb. 1). Im Vergleich filtrierte zu kryokonservierten Blutzellen ergibt sich keine Relation zwischen Zellzahlreduktion und Beseitigung von HLA-Antigenen als Agentien, die eine Immunisierung auslösen. Die Ergebnisse der *In-vitro-Testungen* zeigt Tabelle 1.

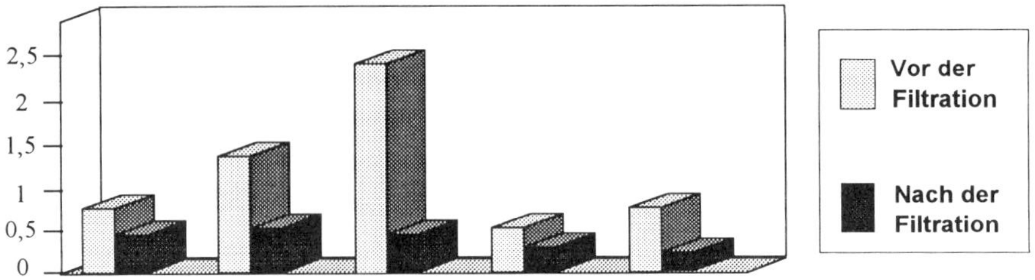

Abb. 1. Filtrationseffekt von 5 Erythrozytenpräparaten (buffy-coat-arm in SAG-M). Bestimmung von HLA-Klasse-I-Antigenen (MAIPA).

Tab. 1. In-vitro-Testung von Erythrozyten auf Antigene von HLA (Klasse-I und -II) und von Granulozyten (NA1, NA2)

	Nach Filtration				Kryozellen nach Tauprozeß			
	n	positiv	negativ	$\bar{x}$	n	positiv	negativ	$\bar{x}$
Zellzählung	6				25			
(× 10^7/TE)				0,4				1,05
MAIPA, Klasse I	26	5	21		7	0	7	
MAIPA, Klasse II	14	0	14		n.t.			
MAIPA, Granulozytenantigene NA1, NA2	14	0	14		n.t.			

n. t. = Nicht getestet; TE = Transfusionseinheit; $\bar{x}$ = Mittelwert.

In-vivo-Testungen

Während bei einer Gruppe von 41 transfusionsbedürftigen Patienten (aplastische Anämie, AML) nach Übertragung von kryokonservierten Erythrozyten (Frequenz 2–39 Konserven pro Patient) keinerlei Immunisierung festgestellt werden konnte, traten bei 8 unter 22 Patienten mit vergleichbaren Diagnosen und Transfusionsfrequenzen nach Übertragung filtrierter Erythrozyten HLA-Antikörper auf.

Diskussion

Trotz bisher geringer vorliegender Fallzahlen zeigen die Ergebnisse die Überlegenheit kryokonservierter Blutzellen gegenüber filtrierter Erythrozyten. Die Prozesse von Frieren, Tauen und Waschen garantieren absolute Freiheit von

Leukozyten- und Thrombozytenantigenen [3]. Die Kryokonservierung ist die einzige Zellpräparation, die eine sichere Langzeiteinlagerung von Blutzellen garantiert und bei langen Vorbereitungszeiten auf besondere chirurgische Eingriffe eine Absicherung mit autologem Blut gestattet.

In Übereinstimmung mit Norol et al. [4] wird empfohlen, kryokonservierte Blutzellen bei polytransfundierten Patienten und bei Patienten mit leukozytären und thrombozytären Antikörpern einzusetzen.

Summary

The best quality control in the examination of the alloimmunization of blood preparations is not the counting of leukocytes but the direct determination of the antigenicity by means of MAIPA. The results show a number of preparations containing about 50 p.c. of HLA antigenicity after filtration.

Literatur

1 Toursel W: Probl Hämatol Transfus Transplant (Microfiche-Zschr.) 1973;1:34–38.
2 Kiefel V, et al: Blood 1987;70:1722–1726.
3 Gebhardt B: Unveröffentlichte Untersuchungen.
4 Norol F, et al: Vox Sang 1993;64:130–134.

PD Dr. B. Gebhardt
Institut für Transfusionsmedizin Dresden
Fiedlerstraße 23
D-01307 Dresden (Deutschland)

Sibrowski W, Stangel W, Wegener S (Hrsg): Transfusionsmedizin 1993/94.
Beitr Infusionsther Transfusionsmed. Basel, Karger, 1994, vol 32, pp 434 – 436

Determination of Bleeding Risk in Thrombocytopenic Patients with Platelet Transfusion Therapy

V. Kretschmer[a], *B. Huss*[a], *S. Weber*[a], *S. Bewarder*[a], *T. Schulzki*[a], *H. Köppler*[b], *J. Heimanns*[b]

[a] Department of Transfusion Medicine and Hemostaseology and
[b] Department of Internal Medicine, University Hospital, Marburg, Germany

The platelet count does not really reflect the true bleeding risk in chronically thrombocytopenic patients. Recently we reported on two modifications of an in vitro bleeding test (IVBT) which appeared to be suitable for the evaluation of primary nonvascular hemostasis in thrombocytopenic and anemic patients (platelets 10,000–50,000/µl, hematocrit 16–30 l/l) [1]. We report on the clinical study conducted with the IVBT modification which proved to be superior.

Material and Methods

50 thrombocytopenic patients, 42 with bone marrow hypoplasia and 8 with autoimmune thrombocytopenia, were followed up for a total of 686 days and received 161 platelet transfusions (mainly from cell separator). The IVBT was carried out with the Thrombostat 4000® (VDG, Seon, Germany, now Baxter) in triplicate using 120-µm filters and evaluating the occlusion time (OT). Additionally, cell count, hematocrit, body temperature, platelet volume, platelet distribution width, Simplate® time and a detailed analysis of bleeding signs for the calculation of a bleeding score were performed. For further methodical details see [2].

Results and Conclusions

The IVBT modification used allowed the determination of platelet-related bleeding risk in thrombocytopenic patients. With the IVBT, significant differences in platelet function in different patients could be demonstrated, which primarily reflected the underlying disease. In addition, bone marrow regeneration correlated with platelet function. From the findings of this study the criteria for the indication

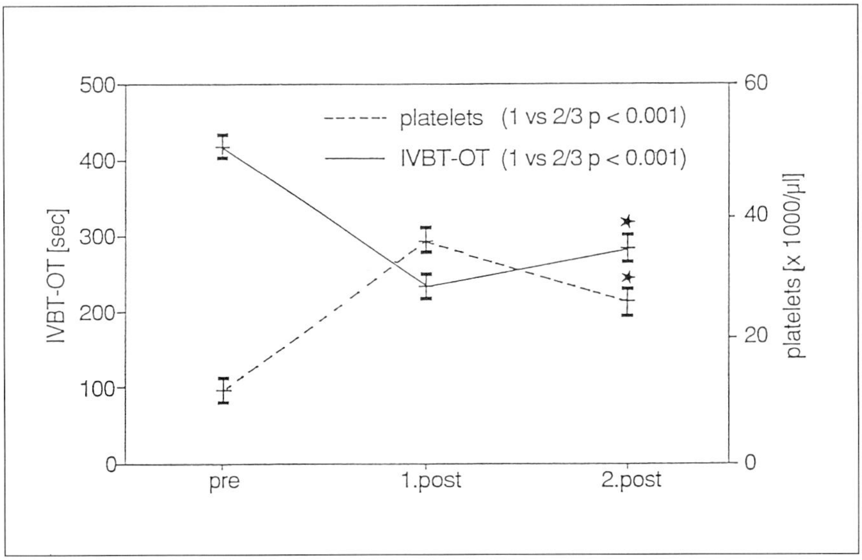

Fig. 1. Pre- and posttransfusional IVBT occlusion time (OT) and platelet counts (means and 95% confidence intervals) in 27 patients who received 124 transfusions of platelet concentrates from cell separator (*n = 96).

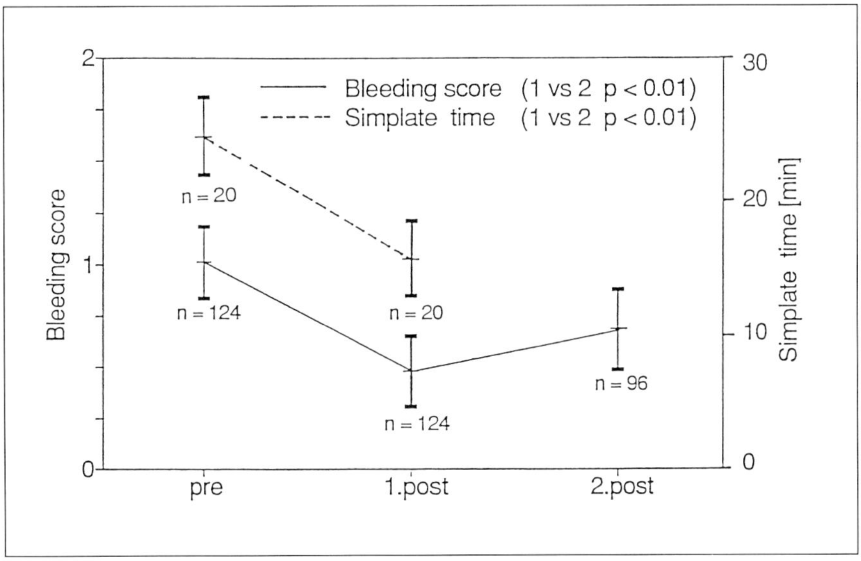

Fig. 2. Pre- and posttransfusional bleeding scores and Simplate® times (means and 95% confidence intervals) in up to 124 transfusions (27 patients) of platelet concentrates from cell separator.

of platelet transfusion can be formulated which include platelet function as well as the platelet count. Increased individual bleeding risk factors have to be considered too. But before generalization these criteria have to be verified by a controlled prospective study. In addition, the IVBT was well suited to prove the efficacy of platelet transfusions (fig. 1, 2).

On the other hand, the test still involves too much labor and cost for routine application. The next generation of equipment and improved disposables should solve these problems. For further details see [2].

Summary

In a clinical study (50 thrombocytopenic patients) we determined the bleeding risk and the platelet transfusion efficacy by a special modification of the in vitro bleeding test (IVBT, Thrombostat 4000®). Additionally, cell count, hematocrit, body temperature, platelet volume and distribution width, Simplate® bleeding time and a bleeding score were investigated. The use of the modified IVBT proved to be promising to find a clearer indication of platelet transfusion and to estimate its efficacy.

References

1 Kretschmer V, et al: Transfus Sci 1993;14:27–34.
2 Kretschmer V, et al: Transfus Sci (in press, 1994).

Prof. Dr. Volker Kretschmer
Klinikum der Philipps-Universität
Abteilung für Transfusionsmedizin und Gerinnungsphysiologie
Conradistraße
D-35033 Marburg (Germany)

Sibrowski W, Stangel W, Wegener S (Hrsg): Transfusionsmedizin 1993/94.
Beitr Infusionsther Transfusionsmed. Basel, Karger, 1994, vol 32, pp 437 – 439

Verkürzung der durch Acetylsalicylsäure verlängerten Blutungszeit mittels Desmopressin

K.-H. Beck, U. Bleckmann, P. Mohr, V. Kretschmer, B. Huss

Abteilung Transfusionsmedizin und Hämostaseologie, Universitäts-Klinik Marburg, Deutschland

Einleitung

Die durch Acetylsalicylsäure (ASA) verlängerte Blutungszeit (BZ) kann durch Desmopressin (DDAVP) verkürzt werden. Der ursächliche Zusammenhang mit dem von Willebrand-Faktor (vWF) ist bislang nicht bewiesen. Wir benutzten zusätzlich den In-vitro-Blutungstest (IVBT), der spezifisch und sensitiv die non-vaskuläre primäre Hämostase prüft [1], um den DDAVP-Effekt zu bestätigen und herauszufinden, ob er auf einem isolierten Effekt von freigesetzten Plasmafaktoren und/oder einer Alteration der Plättchen beruht.

Material und Methoden

16 Probanden nahmen zweimal im Abstand von 12 h 100 mg ASA ein und erhielten nach 24 sowie 32 h DDAVP (0,4 μg/kg Körpergewicht [KG] in 250 ml 0,9% NaCl) i.v. infundiert. Blutproben wurden zu den Zeitpunkten 0*, 2, 4, 12*, 24*, 26, 32*, 34 und 48 h entnommen (*vor Applikation der Medikamente).

Folgende Parameter wurden untersucht:

1. In-vivo-Effekte: In-vivo-Blutungszeit (Simplate®, Organon Teknika); $CaCl_2$- und ADP-induzierte IVBT (Thrombostat® 4000, Baxter), Einzelheiten unter [2]; Plättchenaggregationstests (Kollagen 4 μg/ml, Arachidonsäure 0,5 mg/ml, ADP 2 und 4 μmol); vWF (aggregometrisch PAP-4, MÖLAB).

2. DDAVP-Effekt auf Plasma: Untersuchung von Kompositionsblut im IVBT. Kompositionsblut wurde hergestellt aus 200 μl plättchenarmem Plasma (PAP), gewonnen 2 h nach DDAVP-Gabe (26 h), und 800 μl Zitratblut nach ASA-Einnahme (24 h). Kompositionsblut mit PAP vor DDAVP diente als Kontrolle (24 h).

3. DDAVP-Effekt auf Plättchen: Untersuchung von Kompositionsblut im IVBT. Kompositionsblut wurde hergestellt aus 200 μl Plättchen, isoliert mittels Dichtegradienten aus Zitratblut 2 h

nach DDAVP-Gabe (26 h), und 800 µl Zitratblut nach ASA-Einnahme (24 h). Kompositionsblut mit Plättchen vor DDAVP-Gabe diente als Kontrolle.

Die statistische Auswertung erfolgte nach Mann und Whitney.

Ergebnisse

1. Simplate-BZ und die ADP-induzierte IVBT (BV > BZ) wurden signifikant durch ASA verlängert. Dieser Effekt wurde durch DDAVP, das einen deutlichen Anstieg des vWF erzeugte, kurzzeitig völlig aufgehoben. Eine zweite DDAVP-Gabe war weniger effektiv. Simplate-BZ und IVBT (ADP) korrelierten exzellent ($r^2 = 0{,}98$), das gleiche galt für die inverse Korrelation des vWF mit Simplate-BZ ($r^2 = 0{,}97$) und IVBT ($r^2 = 0{,}99$) (Tab. 1).

Die Plättchenaggregationstests (maximale Transmission) verschlechterten sich vorübergehend nach DDAVP-Applikation.

3. Der Zusatz von PAP, gewonnen 2 h nach DDAVP-Infusion, zu Zitratblut konnte in vitro den ASA-Effekt im IVBT aufheben ($p < 0{,}001$).

4. Der Zusatz von Plättchen, separiert aus Zitratblut, entnommen nach DDAVP-Infusion, zu Zitratblut konnte den ASA-Effekt im IVBT zumindest deutlich reduzieren ($p < 0{,}01$).

Diskussion

Die Studie zeigt bei der Messung von Simplate-BZ und IVBT, daß DDAVP den ASA-Effekt auf Plättchen für Stunden vorübergehend aufhebt.

Tab. 1. Korrelation von von-Willebrand-Faktor (vWF) mit Simplate®-Blutungszeit (BZ) und In-vitro-Blutungstest (IVBT)

Zeitpunkt	BZ, s	IVBT, s	vWF, %	ASA	DDAVP
0*	329	74	95	+	
12*	–	–	–	+	
24*	573	82	128		–
26	348	48	297		
32*	459	68	187		+
34	395	53	289		

* Untersuchungen vor Applikation der Medikamente.

Dieser Effekt wird vor allem durch Plasmafaktoren hervorgerufen und korreliert eng mit der Konzentration des vWF. Der zusätzlich festgestellte direkte Effekt auf die Plättchen bedarf der weiteren Abklärung. Im Plättchenaggregationstest läßt sich der positive Effekt von DDAVP nicht nachweisen. Der IVBT ist offensichtlich besser geeignet, das funktionelle Verhalten der Thrombozyten in vivo widerzuspiegeln.

Summary

The pathomechanism of desmopressin (DDAVP)-dependent shortening of the bleeding time prolonged by acetylsalicylic acid (ASA) was investigated by the Ivy bleeding time (BT) and the in vitro bleeding test (IVBT). Additionally, platelet aggregation and von Willebrand factor (vWF) were determined. The possible effect on plasma or platelets was examined by blood compositions containing citrated whole blood after ingestion of ASA plus either plasma or platelets after application of DDAVP (control: plasma or platelets after ASA). Excellent correlations were found between BT and IVBT as well as vWF ($r^2 = 0.97–0.99$). In contrast, platelet aggregation decreased after administration of DDAVP. Experiments with blood compositions showed an effect of plasma and platelets as well in the IVBT after DDAVP administration. The results demonstrate the superiority of the IVBT to describe the in vivo function of platelets in comparison with the platelet aggregation test.

Literatur

1 Kretschmer V, et al: Thromb Res 1989;56:593–602.
2 Dietrich G, et al: Lab Med 1993;17:1–7.

Dr. Karl-Heinz Beck
Klinikum der Albert-Ludwigs-Universität
Zentrale Einrichtung Transfusionsmedizin
Hugstetter Straße 55
D-79106 Freiburg (Deutschland)

Sibrowski W, Stangel W, Wegener S (Hrsg): Transfusionsmedizin 1993/94.
Beitr Infusionsther Transfusionsmed. Basel, Karger, 1994, vol 32, pp 440 – 444

Protocol and Preliminary Results of a Clinical Study for Comparison of Solvent/Detergent-Inactivated Plasma VIP versus FFP with Special Consideration of the Balance of Hemostasis

K.H. Beck, Y. Mortelmans, V. Kretschmer

Department of Transfusion Medicine and Hemostaseology, University Hospital Marburg, Germany

Material and Methods

Hypercoagulability was recorded by using prothrombin fragment 1+2 (F 1+2, Behring), fibrin monomers (FM, Boehringer/Ma) and thrombin – AT III complexes (TAT, Behring) and hyperfibrinolysis by antiplasmin-plasmin (APP, Behring), fibrinogen split products (FgDP, Organon Teknika) and D-dimers (DD, Behring) as markers of activated coagulation (MAC). All tests were enzyme immunoassays performed according to the instructions of the manufacturers. To detect an activation of coagulation by infusion of the respective plasma type, the ratio of MAC after/before plasma replacement was determined. The same evaluation was done with the plasma inhibitors (see below).

Furthermore, we assayed PT (%), aPTT, fibrinogen (derived), all coagulation factors except F XIII as well as AT III, plasminogen, protein C (PC), PS and α_2-antiplasmin (APL). All parameters of coagulation were determined by functional assays on ACL 300 R: aPTT (Platelin®, Organon Teknika), PT (Thromborel S®, Behring), coagulation factors (factor-deficient plasma, Behring), PC (aPTT clotting assay, Instrumentation Laboratory), AT III (Coatest AT III, KabiVitrum), plasminogen (Coatest plasminogen, KabiVitrum).

The hematocrit of each blood sample was determined. Citrated whole blood (1 part 0.11 *M* sodium citrate + 9 parts of whole blood) was centrifuged (1,700 × *g*), platelet-poor plasma after determination of PT, aPTT and fibrinogen aliquoted (600 µl) and shock-frozen within 1 h in precooled (–70 °C) metal supports. Further determinations were carried out en bloc at a later time. Values were corrected for hematocrit.

CPD plasma of blood groups 0 and A of our own production was collected in batches of 150 and 200 liters, respectively, inactivated by Octapharma with the SD method (TNBP, Triton X 100; 30 °C, 4 h) and delivered back to us as deep-frozen material (batch numbers 797 and 6197).

Patients

The patients included in the study had one of the above mentioned disorders, carried blood group 0 or A and had a PT of less than 50%. No plasma or plasma products had been given bevore. Statistical analysis was done by the Mann and Whitney test.

Study Protocol [3]

FFP (240 ml) and VIP (200 ml) were randomly distributed. Two plasma units were given and should be infused over a time period of 1 h. Blood sampling took place just before and after the first infusion of the respective day and every 3 h until 12 h after the beginning of the first replacement as well as at the early morning of the following day. Transfusions of other blood products in between were not taken into account, and kinetic studies were stopped at this point. On the 2nd day of treatment we switched to the other plasma type for the further treatment. Blood sampling intervals were the same.

This study design had been chosen to see the direct effect of plasma replacement on in vivo blood coagulation as independent as possible from the basic disease. By switching early to the other plasma type a direct comparison of the recovery of the clotting factors and their kinetics and the markers of activated coagulation (MAC) should be possible. Extension of the treatment over several days with one plasma type should show cumulative long-term effects. The change of plasma type was omitted in DIC. For massive transfusions, a separate protocol was prepared [3]: Plasma was provided on request of the anesthetist. Blood sampling took place as often as possible but always before the first plasma transfusion and after massive transfusion. The anesthetist was requested to precisely record the times of infusion, transfusion and blood sampling. To ensure the comparability of the patients in the different therapy groups, a clinical score (APACHE II) was introduced.

Results

The in vitro investigation of both plasma types showed no significant difference between FFP and VIP as far as markers of activatd coagulation are concerned (table 1). However, SD plasma of batch 797 (blood group 0) contained activated factor VII [4]. The very preliminary data were gained from 14 patients receiving a total of 18 transfusions (12 FFP/24 VIP) altogether.

The average level of inhibitors in plasma before replacement was 51% in AT III, 42% in PC, 63% in PS, and 52% in APL. Ratios of PS and APL were significantly worse in VIP (table 2). But there was only a small difference in APL when compared to replacement with the VIP batch of better quality (blood group A, 6197).

Table 1. Markers of activated coagulation in VIP and FFP

	VIP	FFP (n = 10)
F 1+2, nmol/l	0.7	0.7 ± 0.3
FM, μg/ml	1.0	1.2 ± 1.1
DD, μg/ml	12.0	15.6 ± 13.9
TAT, μg/ml	1.9	1.7 ± 0.4
APP, μg/ml	193.0	311.0 ± 152.0
FgDP, μg/ml	195.0	132.0 ± 81.0

Table 2. Ratio (R) of inhibitor levels after/before plasma transfusion

	FFP	VIP 0 + A	VIP A
AT III	1.4	1.1	1.1
PC	1.3	1.2	1.2
PS	1.1	0.8*	0.9
APL	1.2	1.0**	0.9

In comparison with FFP: $*p \leq 0.05$, $**p \leq 0.001$.

Table 3. Ratio (R) of MAC levels after/before plasma transfusion

	FFP	VIP	p
F 1+2	0.8	1.8	n.s.
FM	1.0	1.0	n.s.
DD	1.1	1.0	n.s.
TAT	1.3	1.1	n.s.
APP	0.9	1.0	n.s.
FgDP	1.0	1.2	n.s.

n.s. = Not significant.

Table 4. MAC ratio (R) compared in the two different VIP batches

	VIP A	VIP 0	p
F 1+2	1.2	4.0	0.02
FM	1.0	1.2	n.s.
DD	0.9	1.0	n.s.
TAT	1.0	2.0	n.s.
APP	1.0	1.0	n.s.
FgDP	1.2	1.4	n.s.

Examining the MAC ratios under this respect, F 1+2 was increased, but the elevation was not significant in VIP compared to FFP. FM and TAT, which would indicate the clinical consequence, were in balance. Subsequently, the fibrinolytic markers showed no change (table 3).

If MAC were only considered in batch 797 (blood group 0), an elevation could be found in all MAC ratios but a significant one in F 1+2, exclusively (table 4). When the MAC ratios for all markers mentioned in table 4 were calculated additively, also a significant difference between batch 797 and FFP could be found (1.67 vs. 0.89; Kruskal Wallis $p = 0.014$) [4].

Discussion

In summary, the clinical alterations due to VIP replacement in comparison to FFP were small with respect to the hemostatic balance. The reduced inhibitor capacity after SD treatment did not exceed a slight hypercoagulability shown by the higher F 1+2. Even regarding the lower quality of one VIP batch, higher F 1+2 levels did not produce significantly higher FM levels (table 4).

So far, a disadvantage of VIP in comparison to FFP in clinical application could not be found. Similar findings are reported by Hellstern et al. [5] and Pehta et al. [6]. But the low number of cases investigated does not allow definite conclusions. Studies on a larger scale are required. Additionally, we have to point out that the lower quality of batch 797 may be due to initial technical problems with too small a plasma pool in a larger-scale production. The following batches investigated showed the intended quality.

As a result, the study design shows suitable biochemical markers for answering the question if the application of SD-VIP generates or amplifies imbalances in in vivo hemostasis. With the diagnostic tools applied in this study, virtually irrelevant alterations of in vivo hemostasis can be elucidated when transfusing batches of irregularly produced plasma.

Summary

Solvent/detergent virus-inactivated plasma (VIP) contains markedly reduced protein S (PS) and α_2-antiplasmin (APL) beside other slightly decreased inhibitors. This could possibly be critical for the balance of hemostasis in diseases in which plasma inhibitors are reduced. A heterogeneous group of 14 patients with 18 plasma transfusions (12 FFP/24 VIP, 2 units per transfusion) was investigated. The patients suffered from dilution coagulopathy, liver disease, disseminated intravascular coagulation (DIC), hyperfibrinolysis, or received massive transfusions. Prothrombin fragment 1+2, fibrin monomers, D-Dimers, thrombin – AT III complexes, antiplasmin-plasmin complexes and fibrinogen degradation products as markers of activated coagulation (MAC) were measured. Blood samples were taken before and after plasma replacement. Significant differences between VIP and FFP should be recognized by comparing the ratio of MAC after/MAC before plasma transfusion. Patients showed an average inhibitor plasma level of AT III 51%, protein C 44%, PS 63%, and APL 52%. Only the F 1+2 ratio was obviously higher in the VIP group but not significantly. So the remaining MAC ratios did not show any significant difference. Our preliminary data showed no indication for a higher state of activation of coagulation in patients receiving VIP in comparison with those receiving FFP, if the VIP had the quality required.

Solvent/detergent (SD) inactivation of transfusion-relevant viruses in plasma was successfully performed by Horowitz et al. [1]. The procedure leads to a partial reduction of the activity of clotting factors [2]. PS and APL are more severely affected. Therefore, treatment with VIP might activate or at least increase the activation of coagulation, especially in patients with reduced plasma inhibitors. To clarify this problem, the following disorders with the indication for plasma replacement were included in a prospective randomized study of FFP vs. VIP: *massive transfusion; dilution coagulopathy; disturbance in liver synthesis; disseminated intravascular coagulation (DIC); primary hyperfibrinolysis.* Low PS levels could induce hypercoagulability by reduced F VIII and F V inhibition, and low APL could induce hyperfibrinolysis by reduced plasmin inhibition.

References

1 Horowitz B, et al: Blood 1992;79:826–831.
2 Hellstern P, et al: Vox Sang 1992;63:178–185.
3 Mortelmans Y, et al: Infusionsther Transfusionsmed 1993;20 (suppl):54.
4 Mortelmans Y, et al: in Sibrowski W, et al (Hrsg): Transfusionsmedizin 1993/94. Beitr Infusionsther Transfusionsmed. Basel, Karger, 1994, pp 419–421.
5 Hellstern P, et al: Infusionsther Transfusionsmed 1993;20 (suppl 2):16–18.
6 Pehta J, et al: Blood 1992;80:suppl 1.

Dr. Karl-Heinz Beck
Klinikum der Albert-Ludwigs-Universität
Zentrale Einrichtung Transfusionsmedizin
Hugstetter Straße 55
D-79106 Freiburg (Germany)

Sibrowski W, Stangel W, Wegener S (Hrsg): Transfusionsmedizin 1993/94.
Beitr Infusionsther Transfusionsmed. Basel, Karger, 1994, vol 32, pp 445 – 447

Our First Experience of Transfusion Support in Allogeneic Bone Marrow Transplantations

L. Fregatova[a], O. Volkova[a], G. Platonova[a], B. Afanasiev[a]

[a] Petrov Research Institute of Oncology, Clinical Center of Advanced Medical Technologies; Department of Bone Marrow Transplantation, St.-Petersburg, Russia

Introduction

During the last 3 years, 72 bone marrow transplantations (BMT) have been performed, including 30 allo-BMT. The patients' ages ranged from 2 to 55 years. All allo-BMTs were carried out in patients with hematological diseases.

Materials

30 patients with hematological diseases received BMT from HLA-identical siblings; 12 of them were red blood cell (RBC)-matched and 18 were RBC-mismatched (12 major and 6 minor). Such big numbers of cases with RBC-mismatched BMT, compared with literature data [2], seem to be explained by national and geographical peculiarities of our country.

Because RBC incompatibilities between donor and recipient were inevitable, a number of immunohematologic complications after BMT were anticipated. So we used a modified method of bone marrow processing (BMP) and immunohematologic monitoring after BMT to prevent these complications.

Methods

Bone Marrow Processing (BMP). Bone marrow (BM) was harvested from the donor under general anesthesia by multiple aspirations from posterior iliac crests and mixed immediately with heparinized tissue culture media in 500-ml plastic bags.

(1) Acquirement of buffy coat by centrifugation of plastic bags (at 980 *g* for min at 20 °C).

(2) Sedimentation of RBC after adding 6% dextran (Polyglucin) in the ratio 1:1 by volume.

(3) Removing of RBC.

(4) Centrifugation and removing of supernatant.

Immunohematologic Assay. IgG and IgM anti-A and anti-B isohemagglutinin titers were determined by the dithiothreitol method. Direct antiglobulin tests were performed with panel antiglobulin reagents (polyspecific, anti-IgG, anti-IgM, and anti-IgA sera).

Results

The modified BMP method provided (a) sufficient recovery of nucleated cells (mean 72.6%, range 60–95%), (b) a significantly reduced quantity of the residual RBC (mean 4.3%, range 2–6.6%). The BM concentrates were well tolerated and had no adverse effects on the BM engraftment. In 4 cases with small-volume BM grafts we used the simple and reliable technique for RBC removal described by Chan et al. [1] and adapted to our possibilities.

Following the first centrifugation of 50% donor-incompatible RBC we substituted with a corresponding quantity compatible with donor and recipient RBC (group 01), washed and irradiated. This part of RBC was added to create a 'shelf' to facilitate cell separation in the plastic bag.

Autologous RBC were reinfused to young donors. In these cases the mean recovery of nucleated cells was 80%, and the percentages of residual RBC and of residual incompatible RBC were 2% and 0.9%, respectively. Marrow infusions were well tolerated with no evidence of transfusion reaction.

In our study the onset time of erythropoiesis differed between RBC-matched and RBC-mismatched transplants (the mean delay of the appearance of reticulocytes in peripheral blood after RBC-incompatible BMT was 10 days). In these cases there was also a 1.7-fold increase of the requirement of RBC transfusions.

Conclusion

We obtained satisfactory results using our modified BMP method, and the 'shelf' method of RBC depletion of BM. We observed that the onset time of erythropoiesis was longer and transfusion support was greater for RBC-incompatible transplantations than for RBC-compatible ones.

References

1 Chan KW, Herd SL, Stanley CE, Wandsworth LD: ABO-incompatible pediatric bone marrow transplantation: A simple method to remove red blood cells from small volume marrow grafts. Bone Marrow Transpl 1991;8:473–476.

2 Pelz LD: Immunohematologic problems associated with bone marrow transplantation. Transfus Med Rev 1987;2:85–100.

Summary

Incompatibility of blood group antigens in bone marrow transplantation (BMT) requires the depletion of red blood cells from donor bone marrow in order to avoid fatal transfusion reactions. We purified 72 human bone marrows prior to transplantation from red blood cells by a modified method using simple centrifugation and sedimentation in 6% dextran. Small-volume samples (n = 4) were prediluted with compatible homologous red blood cells to reduce the loss of stem cells during the preparation steps. 12 of 30 allogeneic bone marrows were ABO major incompatible with the patient's blood group. Although we did not observe any transfusion reactions nor graft rejections, in ABO incompatible transplantations, donor reticulocytes appeared 10 days later in the peripheral blood than in patients who received an ABO compatible bone marrow. Concordantly, incompatible patients needed 1.7 times more red blood cell units after BMT.

Dr. Liubov Fregatova
Department of Bone Marrow Transplantation
Clinical Center of Advanced Medical Technologies
pr. Dynamo 3
197042 St.-Petersburg (Russia)

Sibrowski W, Stangel W, Wegener S (Hrsg): Transfusionsmedizin 1993/94.
Beitr Infusionsther Transfusionsmed. Basel, Karger, 1994, vol 32, pp 448 – 452

Immediate-Type Hypersensitivity Reactions after Platelet Transfusion

D. Wilhelm, A. Fiebelkorn, S. Görg, M. Klouche, H. Klüter, H. Kirchner

Institute of Immunology and Transfusion Medicine, University of Lübeck, Germany

Introduction

Nowadays the majority of transfusion reactions are non-haemolytic, since red cell compatibility testing is regularly performed prior to transfusion [1]. Although transfusion reactions are well studied and well documented, little is known about immediate-type non-haemolytic transfusion reactions (NHTR). These reactions vary from urticarial reactions to severe anaphylactic shock symptoms and occur with a frequency of 1–2% [2]. Since 1991, 212 NHTR of unknown aetiology after fresh frozen plasma (FFP), red cell concentrate (RCC) and platelet concentrate (PC) transfusions have been documented and analysed in our institute of transfusion medicine in Lübeck. Other known risks, such as HLA antibodies both in the PC and in the recipients' sera, or bacterial contamination of the transfused blood products, were excluded. All PC were transfused after leucocyte filtration by using a bed-side filtration device. While after RCC fever and chill were the major symptoms, hypersensitivity reactions were prevalent after PC and FFP transfusion. Since limited data exist regarding hypersensitivity NHTR after PC substitution, we focused our attention towards parameters which might be associated with these reactions, such as complement activity [3] and total serum IgE concentrations [4]. Furthermore, specific IgE antibodies were investigated as further evidence for allergic NHTR. These different parameters were measured both in the PC itself and in the sera of patients.

Material and Methods

According to a previous publication [5] the reported cases of NHTR (n = 57) after PC transfusion were divided into three groups with regard to the symptoms observed (table 1). All PC were transfused after leucocyte filtration by using a bed-side filtration device (PL 50, Pall, Dreieich, Germany).

Table 1. Classification of NHTR according to the symptoms observed

Group	Reactions	
1	febrile reactions:	fever and chill
2	allergic reactions:	rash, itching, urticaria, or concomitant circulatory distress
3	circulatory reactions:	circulatory distress with no signs of allergic events

As an indicator for the total haemolytic complement activity, CH 100 was measured according to a method described elsewhere (Agarose gel immunodiffusion, The Binding Site, Birmingham, GB) [6]. CH 100 concentrations below 300 U/ml were considered as 'decreased' (own investigations) and indicated that complement activation had occurred. Total serum IgE was measured by fluoroimmunoassay (Pharmacia Biosystems, Freiburg, Germany) and total IgE levels > 100 kU/l were regarded as 'increased' [7]. Specific IgE antibodies against 8 different common aeroallergens (sx1: weed, trees, pollen, mite, dust, cat and dog epithelia) and 6 different common food allergens (fx5: egg white, milk, two different flours, fish, peanut) were measured (CAP RAST fluoroimmunoassay, Pharmacia Biosystems, Freiburg) as further evidence for allergies.

Results

The majority of observed NHTR after PC substitution were allergic symptoms, as expected. The frequency and distribution of these reactions are illustrated in figure 1.

Our study includes 4 patients who suffered from multiple hypersensitivity NHTR after PC transfusion. While the first NHTR were mostly mild (i.e. rash or itching), NHTR following repeated PC transfusions occurred almost immediately

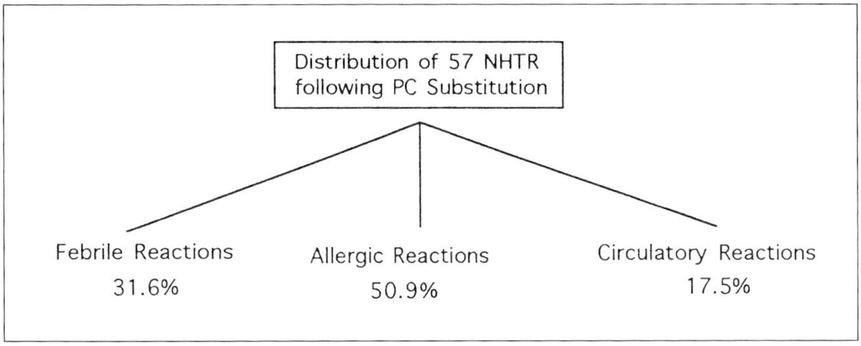

Fig 1. Frequency and distribution of NHTR after PC transfusion.

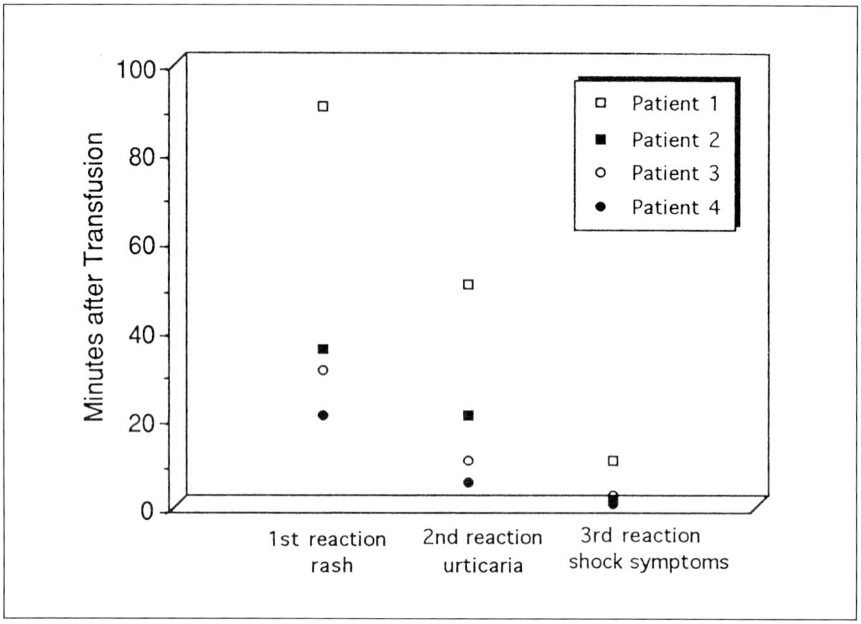

Fig 2. NHTR after repeated PC transfusions (n = 4).

and with increasing severity, e.g. shock symptoms (fig. 2). With regard to our laboratory investigation no major alterations were detected in the PC itself. Specific IgE antibodies were found in only two (3.5%) of the 57 transfused PC. C3c, C4, CH 100 concentrations and total serum IgE levels were within normal ranges (data not shown).

In contrast, alterations of these parameters were observed in the recipients' sera. Complement activity was significantly decreased in sera of patients who suffered from circulatory distress (group 3) after transfusion. In this group, complement activation had occurred in 80% of all patients. If febrile reactions (group 1) were diagnosed after PC substitution, complement activity was decreased in the recipients' sera in 50% of all cases reported. In group 2 (allergic reactions) complement activity was decreased in only 17.2% of all sera investigated. No significant differences in total serum IgE concentrations between the three groups were detected. In contrast, specific IgE antibodies correlated with different forms to NHTR. While 93% of all patients suffering from allergic transfusion reactions showed these antibodies, specific IgE antibodies were detected in the sera of only 16.6% of patients with febrile NHTR and 20% of patients with circulatory distress after transfusion. A summary of these results is given in table 2.

Table 2. Complement activity, serum IgE levels and specific IgE antibodies in recipients' sera after NHTR

	Group 1 febrile reactions (n = 18)	Group 2 allergic reactions (n = 29)	Group 3 circulatory distress (n = 10)
Decreased complement activity[a]	9 (50%)	5 (17.2%)	8 (80%)
Total serum IgE[b], kU/l	111.28 ± 196.6	144.2 ± 173.21	162.9 ± 274.5
Specific IgE antibodies[a]	3 (16.6%)	27 (93.1%)	2 (20%)

[a] Total (per cent). [b] Values are mean ± SD.

Discussion

Our analysis of NHTR following PC transfusion demonstrates that the majority of NHTR were allergic transfusion reactions. A mild first NHTR has to be taken seriously since after repeated PC substitution this mild reaction can immediately change into sometimes life-threatening severe NHTR. Similar observations have been published after FFP transfusion [8].

Our laboratory investigation further demonstrates that no significant alterations were measured in the PC itself regarding complement activity, total serum IgE and specific IgE antibodies. In contrast, significant changes in the parameters were detected in the recipients' sera: complement activation had occurred in the majority of patients who suffered from circulatory distress after PC transfusion, while allergic NHTR were not associated with decreased complement activity. Total serum IgE concentrations were of minor diagnostic value for NHTR, probably due to large individual variances in total serum IgE concentrations [9]. The incidence of specific IgE antibodies, however, was clearly associated with allergic NHTR, but not with febrile reactions or circulatory distress after PC transfusion. According to this result we postulate that atopic patients have a higher risk of suffering from hypersensitivity NHTR after platelet substitution than non-atopic recipients [10]. We therefore suggest to consider allergy diagnoses for patients who require multiple PC transfusions. Additionally, this diagnosis should be performed for patients who have suffered a first NHTR, even if the reaction was only mild. These prophylactic measures and the resulting treatment might help to reduce the risk of unexpected immediate-type hypersensitivity NHTR in the future.

Summary

Non-febrile non-haemolytic transfusion reactions (NHTR) after platelet substitution vary from severe (anaphylactic shock) to mild (urticaria) forms. Although the symptoms of these immediate-type hypersensitivity reactions are well documented, little is known about their pathophysiology. We therefore examined sera from patients suffering from different forms of NHTR regarding total serum IgE, specific IgE antibodies and complement activity. Our results show that specific IgE antibodies in the recipients' sera were clearly associated with immediate-type hypersensitivity NHTR and conclude that atopic patients have a higher risk of suffering from these forms of transfusion reactions than non-atopic patients. Allergy diagnostic for patients who require platelet transfusions should be considered in case of multiple platelet substitution.

References

1 Rush B, Lee NL: Anaesth Intensive Care 1980;8:125–131.
2 Kevy SV, et al: Transfusion 1962;2:71.
3 Miletic VD, Popovich O: Transfusion 1993;33:150–154.
4 Johansson SGO: Ann Allergy 1982;48:325–330.
5 Buck SA, et al: Transfusion 1987;27:391–393.
6 Alexander RL: Clin Chem 1980;26:314–317.
7 Zetterström O, Johansson SGO: Allergy 1981;36:537.
8 Mollison PL, Engelfried CP, Contreras M: Blood Transfusion in Clinical Medicine; 8th ed. Oxford, Blackwell Scientific, 1988, vol 16, p 737.
9 Grigoreas C, Pappas D, Galatas ID, Kollias G, Papadimos S, Papadakis P: Allergy 1993;48:142–146.
10 Wilhelm D, Klouche M, Fiebelkorn A, Görg G, Klüter H, Kirchner H: Lancet 1993;342:364.

Dr. D. Wilhelm
Institut für Immunologie und Transfusionsmedizin
Universität Lübeck
Ratzeburger Allee 160
D-23538 Lübeck (Germany)

Sibrowski W, Stangel W, Wegener S (Hrsg): Transfusionsmedizin 1993/94.
Beitr Infusionsther Transfusionsmed. Basel, Karger, 1994, vol 32, pp 453 – 458

Pränatale Substitutionstherapie bei fetaler Alloimmunthrombozytopenie

G. Giers[a], J. Hoch[a], R. Bald[b], J. Fischer[a], H. Kroll[c], V. Kiefel[c], R.E. Scharf[a], P. Hanfland[a], M. Hansmann[b], C. Mueller-Eckhardt[c]

[a] Institut für Experimentelle Hämatologie und Transfusionsmedizin der Universität Bonn
[b] Universitäts-Frauenklinik Bonn, Abteilung für Pränatale Diagnostik und Therapie
[c] Institut für klinische Immunologie und Transfusionsmedizin der Universität Gießen, Deutschland

Einleitung

Die fetale Alloimmunthrombozytopenie (FAITP), Erstbeschreibung durch Moulinier 1958 [1], ist der Zustand eines beschleunigten Thrombozytenabbaus beim Feten. Dieser Thrombozytenabbau wird durch einen mütterlichen Alloantikörper verursacht, welcher gegen ein vom Vater vererbtes plättchenspezifisches Antigen des Feten gerichtet ist. Zu einer Immunisierung der Mutter kann es durch den diaplazentaren Übertritt kindlicher Thrombozyten schon im Verlaufe der ersten Schwangerschaft kommen. Bei dieser Erkrankung spielen wie auch beim analogen Bild des Morbus haemolyticus neonatorum nur Antikörper der IgG-Klasse eine Rolle, weil allein sie diaplazentar auf den Fetus übertragen werden. In der europäischen Bevölkerung ist mit einer Häufigkeit von 1:2000 bis 1:5000 Geburten das am häufigsten involvierte Antigen das Zw^{a} (Pl^{A1})-Antigen, gefolgt vom Br^{a}-Antigen.

Intrakranielle Blutungen mit neurologischen Defiziten (oder intrauteriner Fruchttod) kommen in etwa 10–20% der betroffenen Feten vor [2]. Insgesamt ist es jedoch schwierig, genaue epidemiologische Zahlen zu nennen, da die Dunkelziffer offenbar sehr hoch ist. So wird einerseits die FAITP als Ursache eines Spontanaborts bei schon vor der 20. Schwangerschaftswoche betroffenen Feten verkannt, andererseits als Symptom einer septischen Neugeborenenerkrankung fehlinterpretiert. Dies verdeutlicht die Notwendigkeit, die fetomaternale thrombozytäre Blutgruppeninkompatibilität häufiger in die differentialdiagnostischen Erwägungen einzubeziehen und entsprechende serologische (d.h. immunhämatologische) Untersuchungen zu veranlassen. Verfahren und Notwendigkeit einer pränatalen Diagnostik und Therapie werden zur Zeit noch kontrovers diskutiert [2–7].

Ziel der Studie

Ziel der Studie war es, einerseits den Stellenwert der hochdosierten IgG-Therapie der Mutter durch die pränatale Diagnostik zu evaluieren, andererseits das invasive pränatale Management zu standardisieren.

Patienten und Methoden

Anamnestische und serologische Daten zu vorausgegangenen Schwangerschaften der Patientinnen sind in Tabelle 1 dargestellt.

Untersucht wurden die fetalen Thrombozytenzahlen, das thrombozytäre Antikörperspektrum im mütterlichen und fetalen Serum sowie die mütterlichen, väterlichen und fetalen thrombozytären Oberflächenantigene. Als immunhämatologische Testverfahren kamen der MAIPA (*M*onoclonal *A*ntibody-specific *I*mmobilization of *P*latelet *A*ntigens)-Test [3, 5] und der TAIFT (*T*hrombozyten-*A*dhäsion-*I*mmun*f*luoreszenz*t*est) zur Anwendung [6, 8].

Fetale Blutabnahmen und Cordozentesen wurden individuell angepaßt. Dabei wurde regelmäßig ein kompatibles Thrombozytenkonzentrat intrauterin transfundiert. Die i.v. IgG-Therapie der Schwangeren wurde in der Dosierung von 1 g/kg Körpergewicht/Woche in mindestens 5 aufeinanderfolgenden Wochen durchgeführt (Tabelle 2). Einzelheiten des pränatalen Managements der Behandlung der FAITP am Universitätsklinikum Bonn sind in Tabelle 3 dargestellt.

Tab. 1. Anamnestische Daten der Patientinnen[a]

Patientin Nr.	Familien-anamnese	Thrombozyen × 10^9/l		Blutungs-anamnese (pp)	Anti-körper	Väterliche Thrombo-zyten
		pp	minimal			
1	1. Kind	21	13	P,H	Anti-Zw^a	$Zw^{a/a}$
2	3. Kind	8	8	P	Anti-Zw^a	$Zw^{a/a}$
3	1. Kind	24	24	P,H	Anti-Zw^a	$Zw^{a/a}$
4	1. Schwangerschaft					
	Gemini I	57	21	P,H	Anti-Zw^a	$Zw^{a/a}$
	II	62	13			
5	1. Kind	22	3	P,H,E	Anti-Zw^a	$Zw^{a/a}$
6	1. Kind	15	3	P	Anti-Zw^a	$Zw^{a/a}$
7	Abort	–	–	–	Anti-Zw^a	$Zw^{a/a}$

[a] pp = post partum; P = Petechien; H = Hämatome; E = Ekchymosen.

Tab. 2. Behandlungsdaten von 7 Patientinnen. Angegeben sind der Zeitpunkt der 1. Cordozentese, die Anzahl der fetalen Punktionen sowie die Dauer der intravenösen (i.v.)-IgG-Therapie.

Patientin Nr.	1. fetale Punktion (SSW)[a]	Anzahl der fetalen Punktionen	i.v.IgG (Wochen)
1	31	4	4
2	20	13	8
3	28	5	6
4	21	6	7
5	22	5	8
6	33	2	3
7	25	6	12
$\bar{x}$	25,7	5,9	6,9

[a] SSW = Schwangerschaftswoche.

Tab. 3. Pränatales Management der FAITP am Universitätsklinikum Bonn

Antikörperbestimmung (TAIFT, MAIPA)

Erste fetale Blutuntersuchung in der 20.–25. SSW

Intravenöse IgG-Infusion der Schwangeren (1g/kg KG)

Regelmäßige intrauterine Thrombozytentransfusion (mütterliche oder Antigen-negative Spenderthrombozyten)

Sectio caesarea in der 35. SSW (unter Bereitstellung kompatibler Thrombozytenkonzentrate)

Tab. 4. Diagnose der fetalen Alloimmunthrombozytopenie

Anamnese:
- Neonatale Thrombozytopenie unklarer Genese
- Abort unklarer Genese

Nachweis der Antikörper (z.B. Zw^a oder Br^a)
- im Serum der Schwangeren

Nachweis des korrespondierenden Antigens
- auf den väterlichen Thrombozyten

Cordozentese:
- Thrombozytopenie des Fetus
- Nachweis des Antikörpers im Serus des Fetus
- Nachweis des Antigens auf den fetalen Thrombozyten

Ergebnisse

Die diagnostischen Kriterien einer FAITP sind in Tabelle 4 dargestellt.

Abbildungen 1 und 2 zeigen exemplarisch die klinischen Verläufe zweier Patientinnen (Feten). Während im Fall der Patientin Nr. 4 die Wirksamkeit der IgG-Therapie im Schwangerschaftsverlauf gesichert werden konnte (fetaler Thrombozytenanstieg > 50 000/µl), waren in den anderen 6 Fällen, wie z.B. bei Patientin Nr. 3, zusätzliche Thrombozytentransfusionen in wöchentlichen Abständen notwendig, um ein ausreichendes primäres Hämostasepotential (fetale Thrombozyten > 20 000/µl) zu gewährleisten.

Diskussion

Nach dieser Studie konnte ein Erfolg der mütterlichen Hochdosis-IgG-Therapie nur in einem Fall gesichert werden. Dies steht im Gegensatz zu anderen Arbeitsgruppen (z.B. Bussel, 1990 [2]). In den verbleibenden 6 Fällen konnte nur durch konsequente (mitunter wöchentliche) fetale Thrombozytensubstitution ein ausreichendes primäres Hämostasepotential des Fetus erreicht werden.

In Anbetracht des hohen Blutungsrisikos von annähernd 20% [9] bei nachfolgenden Geschwisterkindern erscheint das invasive Vorgehen bei einem für die Universitäts-Frauenklinik Bonn geltenden eingriffsassoziierten Risiko von < 1% als gerechtfertigt. Eine individuelle Risikoabwägung ist dennoch in jedem einzelnen Fall unerläßlich. Wir können somit frühere Befunde von Mueller-Eckhardt [6] und Nicolini [7] bestätigen, welche schon 1988 den Nutzen der intrauterinen Transfusionstherapie mit kompatiblen Thrombozyten vor alleiniger hochdosierter IgG-Therapie der Schwangeren hervorhoben.

Schlußfolgerungen

Bei der hohen intrauterinen Blutungsgefährdung und einem unzureichend gesicherten Effekt einer i.v. IgG-Therapie der Mutter ist das oben genannte invasive Vorgehen zur Verhinderung intrauteriner Blutungskomplikationen unserer Meinung nach notwendig und gerechtfertigt. Die beschriebenen Optionen und Verfahren sollten jedoch nur unter optimalen Bedingungen bei eingespielter interdisziplinärer Zusammenarbeit zwischen Pränatal- und Transfusionsmediziner durchgeführt werden.

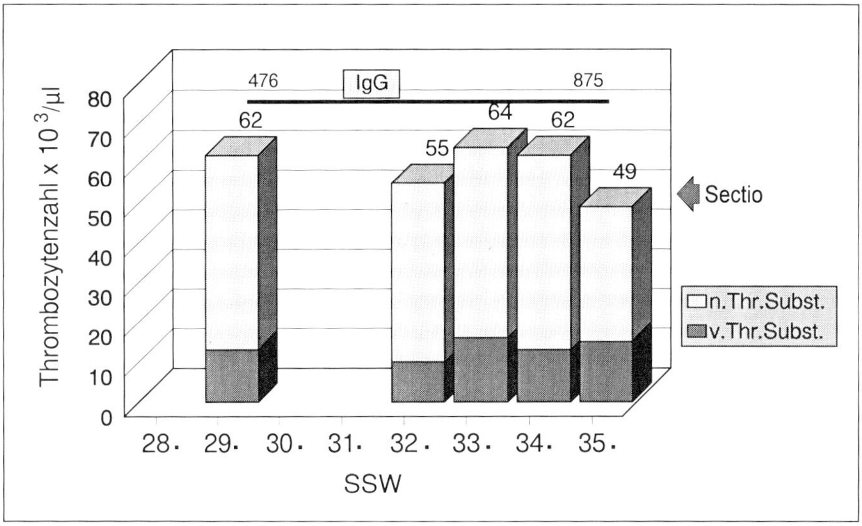

Abb. 1. Verlauf bei Patientin Nr. 3. Die Patientin kam in der 29. Schwangerschaftswoche (SSW) zur Behandlung. Die fetalen Thrombozytenzahlen stiegen (wie bei 5 anderen Patientinnen) unter i.v. IgG-Gabe nicht über 15 000/µl an, obwohl diese Therapie über 7 Wochen durchgeführt wurde. Thr.-Subst. = Thrombozytensubstitution.

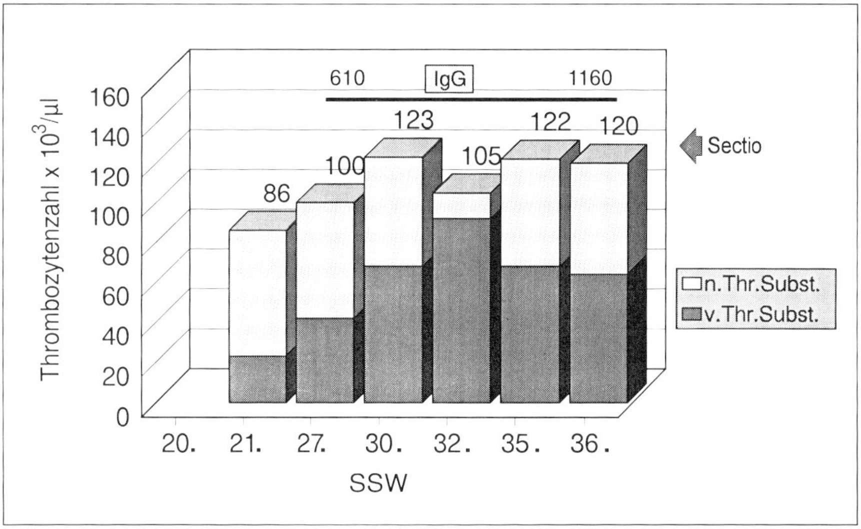

Abb. 2. Verlauf bei Patientin Nr. 4. Die Patientin kam in der 21. SSW zur Behandlung. Initial lagen die Thrombozyten bei 18 000/µl. Unter IgG-Therapie stiegen die Thrombozyten im Durchschnitt auf Werte um 60 000/µl an. Die Patientin wurde in der 36. SSW per Sectio entbunden. Thr.-Subst. = Thrombozytensubstitution.

Summary

Fetal alloimmune thrombocytopenia is caused by maternofetal transfer of platelet antibodies. Since the thrombocytopenic fetus is threatened by intracranial hemorrhage, prenatal observation and, if necessary, treatment is required. However, the benefit of therapeutic options, including intravenous IgG (ivIgG) or platelet transfusions, is still controversial. In this study we have evaluated the effect of maternal ivIgG and intraumbilical platelet transfusions on fetal platelet counts in 7 cases. All patients were multiparous women who were immunized against the Zw^a antigen during previous pregnancies and had given birth to at least one severely thrombocytopenic infant. First umbilical blood was sampled at the 26th week of gestation. Maternal treatment of ivIgG was given over 7 weeks, the mean number of intrauterine platelet transfusions was 5,9. In 6 of 7 cases the basal platelet count before transfusion did not rise or even further decreased during maternal ivIgG treatment. In one case the baseline platelet count increased from 18,000/µl to 60,000/µl during ivIgG. We conclude that, in general, ivIgG alone has no detectable effect on fetal alloimmune thrombocytopenia. Since platelet counts can be very low as early as 20 weeks of gestation, careful fetal monitoring by umbilical blood sampling is required. Platelet transfusions in short intervals appear to be the only effective regimen to increase platelet counts in extremely thrombocytopenic fetuses.

Literatur

1 Moulinier J: Iso-immunisation maternelle anti-plaquettaire et purpura neonatal. Le systeme de groupe plaquettaire Duzo. Proc 6th Congr Eur Soc Haematol Basel, Karger, 1958, pp 817–820.

2 Bussel JB, et al: Antenatal management of fetal alloimmune and autoimmune thrombocytopenia. Transfus Med Rev 1990;4:149–162.

3 Kiefel V, et al: Monoclonal antibody-specific immobilization of platelet antigen (MAIPA): A new tool for the identification of platelet-reactive antibodies. Blood 1987;70:1722–1726.

4 Retznikoff-Etievant MF: Management of alloimmune neonatal and antenatal thrombocytopenia. Vox Sang 1988;55:193–201.

5 Daffos F, et al: Prenatal treatment of fetal alloimmune thrombocytopenia. Lancet 1988;ii:910.

6 Mueller-Eckhardt C, et al: Prenatal treatment of fetal alloimmune thrombocytopenia. Lancet 1988;ii:910.

7 Nicolini, U, et al: In utero platelet transfusion for alloimmune thrombocytopenia. Lancet 1988;ii:506.

8 Schneider W, et al: The platelet adhesion immunofluorescence test: A modification of the platelet suspension immunofluorescence test. Blut 1981;43:389–392.

9 Mueller-Eckhardt C, et al: 348 cases of suspected neonatal alloimmunthrombopenia. Lancet 1989;ii:363–366.

Dr. med. Dr. rer. nat. G. Giers
Institut für Experimentelle Hämatologie
und Transfusionsmedizin der Universität Bonn
Sigmund-Freud-Straße 25
D-53105 Bonn (Deutschland)

Sibrowski W, Stangel W, Wegener S (Hrsg): Transfusionsmedizin 1993/94.
Beitr Infusionsther Transfusionsmed. Basel, Karger, 1994, vol 32, pp 459 – 466

Ex-vivo-Blutungszeit zur Kontrolle der Thrombozytentransfusion

D. Söhngen[a], *E. Hattstein*[a], *A. Heyll*[a], *B.M.E. Kuntz*[b], *G. Meckenstock*[a], *W. Schneider*[a]

[a] Abteilung für Hämatologie, Onkologie und klinische Immunologie, Medizinische Klinik und Poliklinik und

[b] Institut für Blutgerinnung und Transfusionsmedizin der Heinrich-Heine-Universität, Düsseldorf, Deutschland

Einleitung

Thrombozytopenie ist auch weiterhin die häufigste Ursache für Blutungen. Sie ist dabei meist bedingt durch verminderte Plättchenbildung im Knochenmark. Bei Patienten mit hämatologisch-onkologischen Erkrankungen wird allgemein bei Unterschreiten von 20×10^9/l Thrombozyten eine prophylaktische Substitution empfohlen [1, 2]. So zeigte beispielsweise Heyll [3] im Rahmen einer retrospektiven Untersuchung an unserer Klinik, daß von 231 Patienten mit akuter myeloischer Leukämie (AML) insgesamt 18 (7,7%) bereits innerhalb der ersten 28 Tage nach Therapiebeginn an Blutungskomplikationen verstarben (= Frühtodesfälle; Abb.1).

Da Bluttransfusionen generell mit Nebenwirkungen, wie z.B. Infektionsübertragung, Fieber, Schüttelfrost, Hämolyse einhergehen können, da ferner die Immunisierung und insbesondere die Herstellung von Thrombozytenkonzentraten (TK) teuer und arbeitsintensiv ist und schließlich Blutspender nicht unbegrenzt zur Verfügung stehen, ist eine Überprüfung und gegebenenfalls Vorhersagbarkeit des Transfusionserfolges anzustreben [4]. So konnten Harker und Slichter [5] mittels Ivy-Blutungszeit (BZ) eine inverse lineare Korrelation zwischen Blutungszeit und Thrombozytenzahl zeigen (Thrombozytenwerte zwischen 10×10^9/l und 100×10^9/l). Diese Form der BZ ist jedoch sehr belastend für die Patienten und zeigt zudem erhebliche Streuung, so daß sie heute nur speziellen Fragestellungen vorbehalten bleibt und im allgemeinen bei immunkompromittierten thrombozytopenischen Patienten sogar eher kontraindiziert ist.

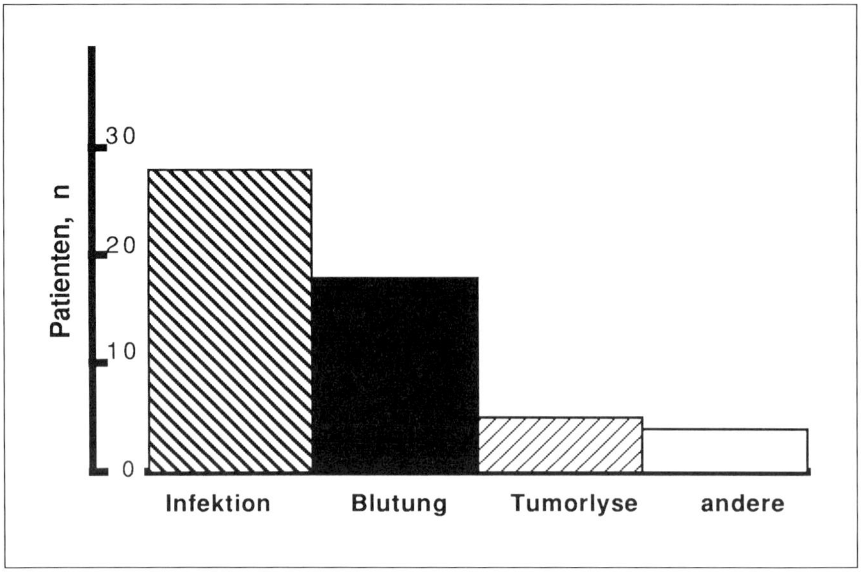

Abb. 1. Frühtodesfälle (n = 56) bei Induktionschemotherapie von Patienten mit akuter myeloischer Leukämie (n = 231).

Von Kratzer [6] wurde 1985 ein In-vitro-Modell zur primären Hämostase entwickelt. Nach Modifikation ist es nun möglich, selbst bei Thrombozytenwerten zwischen 10×10^9/l und 50×10^9/l reproduzierbare BZ zu erzielen [7–10]. Während nach Kretschmer plasmatische Gerinnungsstörungen praktisch keinen Einfluß ausüben (ausgenommen von-Willebrand-Syndrom), scheint neben der Thrombozytenzahl besonders der Hämatokrit die BZ zu beeinflussen (inverse lineare Korrelation) [8, 11].

Im folgenden möchten wir die Ergebnisse einer prospektiven Studie vorstellen, bei der mittels Ex-vivo-BZ nicht nur die Transfusion von TK kontrolliert wurde, sondern gleichzeitig versucht wurde, den Transfusionserfolg vorherzusagen. Gleichzeitig wurde der Einfluß von Leukozytenfiltern bei Plättchentransfusion überprüft.

Material und Methoden

Bei Patienten mit akuter lymphatischer bzw. myeloischer Leukämie, Myelodysplasie, multiplem Myelom und Bronchialkarzinom (n = 32) wurden insgesamt 61 TK prophylaktisch bei Thrombozytenwerten unter 20×10^9/l transfundiert. Die Herstellung der TK erfolgte als Einzelzytapheresen mittels Zellseparator Haemonetics V50. Die TK enthielten durchschnittlich $(1{,}53 \pm 0{,}65) \times 10^{11}$ Thrombozyten, $(0{,}95 \pm 0{,}849) \times 10^{8}$ Leukozyten. Alle TK wurden HLA-A-, -B-adaptiert und AB0-kompatibel transfundiert sowie leukozytendepletiert (Sepacell PL 10AF®, n = 36; PALL PL 50 KL®; n = 20; PALL PL 50 KLE®; n = 5). Die *Blutabnahmen* am Patienten für Ex-vivo-BZ (Citratvollblut 1:10) und Thrombozytenzählung erfolgte unmittelbar vor und 1 h nach Transfusionsende. Zusätzlich wurden Thrombozyten und Leukozyten vor und nach Filtration gezählt (Phasenkontrastmikroskop/Doppelbestimmung).

Die ex-vivo-BZ wurde analysiert mittels Thrombostat 4000® (VDG, Seeon) bei einer Filterapertur von 120 µm. Die Messung als Doppelbestimmung wurde nach Vorinkubation (4 min bei 37 °C) bei 40 mbar Unterdruck innerhalb 1 h nach Blutabnahme mit den Aggregantien ADP (40 µl/10 m*M*) und Kollagen (als Filterbeschichtung) durchgeführt. Bei *Vorversuchen* mit jeweils 10 Normalprobanden wurde die Ex-vivo-BZ einerseits bei konstantem Hämatokrit (HK; 40%) und Thrombozytenwerten zwischen 10×10^9/l und 200×10^9/l, als auch bei konstanter Thrombozytenzahl (200×10^9/l) und variablem HK (15–55%) gemessen.

Um eine *Vorhersagbarkeit* des Transfusionserfolges mittels Ex-vivo-BZ zu prüfen, wurde eine Probe aus dem TK vor Transfusion mit der vom Patienten gemischt (HK 40%, Thrombozytenwert 100×10^9/l, 1 h bei 37 °C).

Der Nachweis von HLA-Antikörpern erfolgte mittels Lymphozyten-Toxizitätstest (LCT) [12, 13]. Der Transfusionserfolg wurde als korrigiertes Inkrement (CCI) ermittelt. Es errechnet sich entsprechend folgender Formel [14]:

$$\mathrm{CCI} = \frac{\text{Inkrement} \times \text{KO}}{\text{transfundierte Thrombozytenmenge}} \quad (\text{Norm} > 7000).$$

Im Mittel zeigte sich ein CCI von 14 533 ± 11 866. Zur *statistischen Auswertung* wurden Mittelwert und Standardabweichung und Korrelationskoeffizient angegeben. Die Untersuchung auf statistische Signifikanz erfolgte mittels Chi-Quadrat-Test.

Ergebnisse

Im Rahmen von Vorversuchen konnte eine gute Korrelation zwischen Ex-vivo-BZ und Thrombozytenzahl bei konstantem HK nachgewiesen werden (Abb. 2). Nach logarithmischer Transformation ergab sich eine signifikante Linearität (Abb. 3). Ferner konnten wir bei konstanter Thrombozytenzahl eine lineare Abhängigkeit der Ex-vivo-BZ vom HK nachweisen (Abb. 4). Auffällig war die Anzahl nichthämolytischer Transfusionsreaktionen trotz weitgehender HLA-A-, -B- und AB0-Übereinstimmung bzw. Kompatibilität und trotz Verwendung von Leukozytenfiltern (Tab. 1).

Der Thrombozytenverlust durch die verwendeten Filter war sehr unterschiedlich. Die prozentuale Leukozytendepletion war annähernd gleich (Tab. 2).

Durch Nachspülen der Filter mit 250 ml 0,9% NaCl konnte zwar der Großteil der zuvor zurückgehaltenen Thrombozyten zurückgewonnen werden, allerdings wurden durch Nachspülen umgekehrt auch wieder Leukozyten freigesetzt. So wurden bei Sepacell PL 10 AF insgesamt 4,4 ± 6,18% der zuvor zurückbehaltenen

Tab. 1. Nichthämolytische Transfusionsreaktionen

	Reaktionen bei	
	n	%
Thrombozytenkonzentrate (n = 61)	9	14,70
Patienten (n = 32)	6	18,75

Juckreiz (n = 3); Fieber (n = 3); Flush (n = 1); Urtikaria (n = 2).

Tab. 2. Prozentuale Zelldepletion der verwendeten Leukozytenfilter

Filter	Thrombozytenverlust		Leukozytendepletion	
	%	n	%	n
Sepacell PL 10 AF ®	16,0 ± 8,7	36	98,84	10
PALL PL 50 KL®	10,9 ± 6,0	20	98,5	10
PALL PL 50 KLE®	7,5 ± 4,1	5	99,64	5

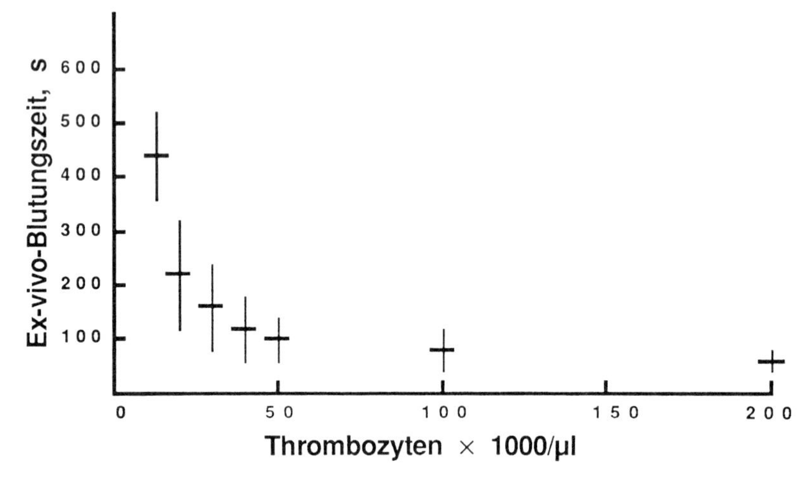

Abb. 2. Ex-vivo-Blutungszeit in Abhängigkeit von der Thrombozytenzahl bei konstantem HK von 40% [n = 10; Mittelwert ± 1 Standardabweichung (SD)].

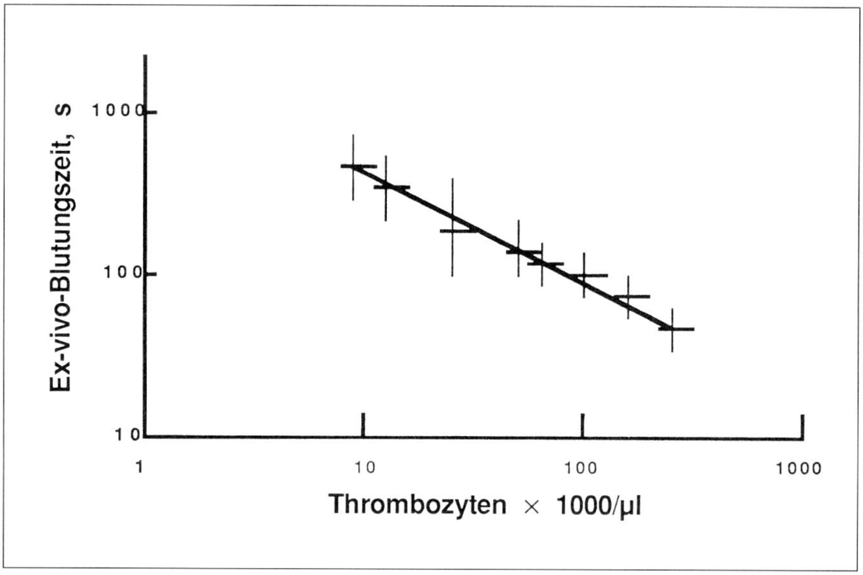

Abb. 3. Ex-vivo-Blutungszeit in Abhängigkeit von der Thrombozytenzahl bei konstantem HK von 40% (n = 10; Mittelwert ± 1 SD; r = – 0,91; p < 0,001; log Y = – 0,55 log X + 4,6).

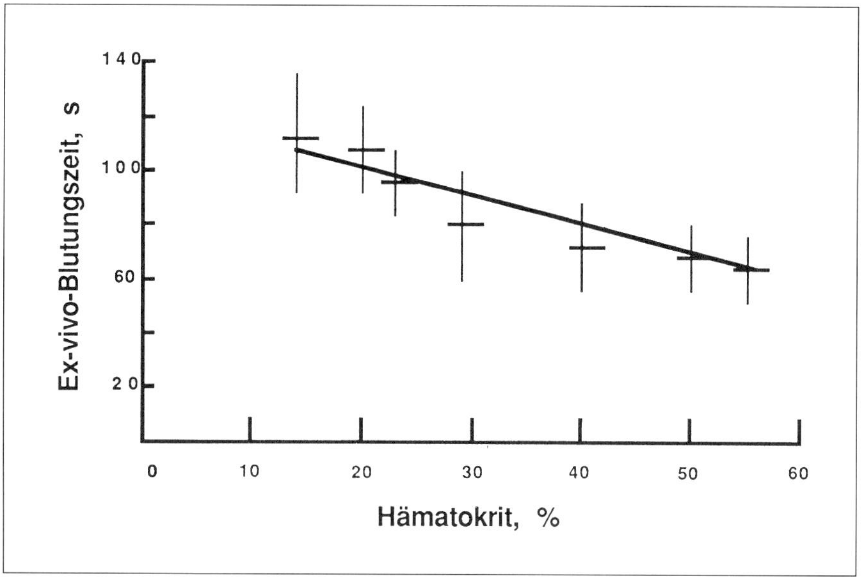

Abb. 4. Ex-vivo-Blutungszeit in Abhängigkeit vom HK bei konstanter Thrombozytenzahl (200 000 Thrombozyten/µl; n = 10; Mittelwert ± 1 SD; r = – 0,90; p < 0,001; Y = – 1,1 X + 120,7).

Leukozyten und 91,2 ± 17,2% der Thrombozyten wieder freigesetzt (n = 10). Bei PALL 50 KL wurden 0% der Leukozyten und 45,3 ± 6,4% der Thrombozyten wieder freigesetzt (n = 5). Bei PALL 50 KLE konnte dagegen eine Nachspülung nur unter Druck (Druckmanschette; Δp_{max} 300 mm Hg) erfolgen, wobei 2,17 ± 2,56% der Leukozyten und 97,6 ± 4,8% der Thrombozyten wiedergewonnen wurden (n = 5). Die Überprüfung der Thrombozytenfunktion aus einem TK vor und nach Filtration mittels Ex-vivo-BZ unter standardisierten Bedingungen zeigte keine signifikanten Unterschiede (Tab. 3). Hierbei wurden der TK-Probe vor bzw. nach Filtration AB0-gleiches Erythrozytenkonzentrat und AB-Citratplasma zugesetzt.

Zwischen CCI und Ex-vivo-BZ zeigte sich eine gute Übereinstimmung (Konkordanz). So fanden wir bei gutem CCI (> 7000) eine Verbesserung (= Verkürzung) der Ex-vivo-BZ in 89% aller Fälle ($p < 0,01$) und bei schlechtem CCI (< 7000) eine fehlende Verbesserung bei 71% ($p < 0,05$). Dabei wurde zuvor die Ex-vivo-BZ entsprechend dem Hämatokrit korrigiert (Umrechnungsformel: $Y = -1,1\ X + 120,7$ entsprechend der Regressionsgeraden Y auf X aus Abbildung 4; dabei entspricht X dem HK des Patienten und Y der Ex-vivo-BZ in Sekunden, die vom zuvor ermittelten Wert subtrahiert werden muß, um die Ex-vivo-BZ in Sekunden zu erhalten, die einem HK von 40% entspricht). Eine Verbesserung der Ex-vivo-BZ wurde angenommen, wenn sich eine Verkürzung um mehr als 1 × Standardabweichung vom Normalkollektiv (Abb. 2) ergab unter Berücksichtigung des jeweiligen HKs und der entsprechenden Thrombozytenzahl. Bezüglich der Vorhersagbarkeit des Transfusionsergebnisses zeigte sich nach Mischung einer Probe aus dem TK mit Patientenblut unter standardisierten Bedingungen eine Verbesserung der Ex-vivo-BZ mit gleichzeitig gutem CCI nach Transfusion des TK in 74% aller Fälle ($p < 0,05$). Dabei wurde eine Probe aus dem TK mit Patientenblut gemischt (HK 40% und Thrombozyten 100×10^9/l; 1 h bei 37 °C).

Tab. 3. Überprüfung der Thrombozytenfunktion mittels Ex-vivo-BZ vor und nach Filtration (PALL 50 KLE Nr. 1–5; Sepacell PL 10 AF Nr. 6+7) unter standardisierten Bedingungen (Endansatz: HK 40% und Thrombozytenzahl 100×10^9/l)

Laufende Nr.	Ex-vivo-BZ, s vor Filtration	nach Filtration
1	126	107
2	94	98
3	137	115
4	111	101
5	96	107
6	145	154
7	160	177

Bei insgesamt 3 Patienten konnten wir spezifische HLA-Antikörper nachweisen [12, 13]. Bei Vortestung der Ex-vivo-BZ vor Transfusion ergab die Mischung aus TK-Probe mit Patientenblut unter den genannten standardisierten Bedingungen eine Verbesserung der Ex-vivo-BZ, obgleich das CCI bei 5 von 6 Transfusionen unter 7000 lag und somit ein schlechtes Transfusionsergebnis zeigte.

Diskussion und Schlußfolgerungen

Die beschriebene Ex-vivo-BZ nach Kratzer [6] ist zur standardisierten Überprüfung von TK-Transfusionen geeignet. Die Methode zeigt eine klare Abhängigkeit von Thrombozytenzahl und HK, wie bereits von Kretschmer et al. [8–11] gezeigt werden konnte. Mit ihrer Hilfe kann unter bestimmten Voraussetzungen eine Vorhersage des Transfusionserfolges gemacht werden. Zu beachten ist allerdings, daß eine HLA-Immunisierung des Patienten durch eine solche Vortestung nicht erkannt zu werden scheint. Weitere Untersuchungen sind hier notwendig, und vor allem wäre die Beantwortung der Frage, ob thrombozytenspezifische Antikörper erkannt werden könnten, von klinischem Interesse.

Wie weiter gezeigt wurde, sind die verwendeten Leukozytenfilter effektiv bezüglich Leukozytendepletion, zeigen jedoch unterschiedlichen Verlust an Thrombozyten. Nachspülen der Filter nach TK-Transfusion mit 0,9% NaCl kann nicht empfohlen werden, obgleich sich dadurch der Thrombozytenverlust erheblich verringern läßt. Interessanterweise konnten wir mit Hilfe der Ex-vivo-BZ unter standardisierten Bedingungen keine Beeinflussung der Plättchenfunktion durch die verwendeten Filter nachweisen. Wie wir weiter zeigen konnten, muß trotz Verwendung von Leukozytenfiltern mit vermehrten nichthämolytischen Transfusionsreaktionen gerechnet werden.

Summary

Thrombocytopenia is the most common cause of bleeding tendency and, if due to impaired platelet production, is best treated by platelet transfusion. For patients with acute leukemia prophylactic platelet transfusion should be considered if platelet count is below 20×10^9/l. This will be underlined by a retrospective analysis at our clinic of 231 patients suffering from acute myelocytic leukemia (AML FAB M1-7) and showing an early-death rate of 7.7% by bleeding complications. To estimate the effectiveness of platelet transfusions, not only stopping of bleeding symptoms and corrected count increment (CCI) should be taken into account but also whether the patient has fever, sepsis, hepato-splenomegaly or has taken special drugs. Measuring the in vivo bleeding time is of little use for low reproduction and is stressing for patients. In 1985 Kratzer described a new and sensitive method for the evaluation of platelet function. After modifying this method it is now possible to test platelet function even with platelet counts below 50×10^9/l.

Prior tests show (1) no influence on bleeding time by plasmatic coagulation disorders (including coumarin and full-dose heparin therapy); (2) a great sensitivity for detecting patients with von Willebrand syndrome; (3) the bleeding time is inversely correlated to hematocrit (15–55%) with constant platelet count (20×10^9/l) ($r = 0.90$; $n = 10$; $p < 0.001$); (4) that, keeping hematocrit constant (40%), the bleeding time is linear (after log transformation) to platelet count [(10–200) $\times 10^9$/l] ($r = 0.91$; $n = 10$; $p < 0.001$).

In a prospective study we investigated 61 platelet transfusions (AB0 and HLA A-, B-compatible) in 32 patients suffering from leukemias or solid tumors. Platelet concentrates were performed routinely using cell separators for plateletapheresis. White-cell depletion was done in all platelet concentrates using standard filter systems (PL 10A®, Diamed; PL 100® und PL50®, PALL). White-cell depletion varies between 98.5 and 99.6% and platelet loss between 7.5 and 16.0%. Despite white-cell depletion, 18% of our patients showed non-hemolytic transfusion reactions (flush, fever, urticaria). Bleeding time was markedly improved in 89% of all platelet transfusions (measured 1 h after transfusion), also showing an improved increment (CCI > 7000; $p < 0.01$). 71% of the patients without improved increment (CCI < 7000) also had an impaired bleeding time ($p < 0.05$). Prior incubation of patient blood and platelet concentrate (1 h at 37 °C; hematocrit 40% and 100×10^9/l platelets) showed an improved bleeding time in 91%; after transfusion of these concentrates, 74% also showed an improved increment (CCI > 7000; $p < 0.05$). Patients being HLA-alloimmunized could not have been detected by prior testing.

In conclusion, the described ex vivo bleeding time may be helpful in controlling platelet transfusion therapy although prior testing could not detect HLA alloimmunization.

Literatur

1 Söhngen D, Schneider W: Klin Wochenschr 1991;69:419–425.
2 Söhngen D, Schneider W: Klin Wochenschr 1991;69:379–386.
3 Heyll A: Habilitationsschrift, Düsseldorf, 1992.
4 Söhngen D, Heyll A: Intern Praxis (im Druck).
5 Harker LA, Slichter SJ: N Engl J Med 1972;287:155–158.
6 Kratzer MAA, Born GVR: Haemostasis 1985;15:357–362.
7 Dietrich G, et al: in Kretschmer V, Stangel W, Sachs V (eds): Transfusionsmedizin 1990/91. Beitr Infusionsther. Basel, Karger, 1991: vol 26, pp 183–185.
8 Kretschmer V, et al: Thromb Res 1989;56:593–602.
9 Kretschmer V, et al: Transfus Sci 1993;14:27–34.
10 Kretschmer V, et al: Blut 1989;59:188.
11 Kretschmer V, et al: Anaesthesist 1989;38 (suppl):582.
12 Kuntz BME, et al: Forschungsergeb Transfusionsmed Immunhaematol 1991;8:357–363.
13 Terasaki Pl, McClelland JD: Nature 1964;204:998–1000.
14 Mueller-Eckhardt C (Hrsg.): Transfusionsmedizin. Berlin, Springer 1988;367–372.

Dr. med. Dietmar Söhngen
Medizinische Klinik und Poliklinik
Heinrich-Heine-Universität
Moorenstraße 5
D-40225 Düsseldorf (Deutschland)

Sibrowski W, Stangel W, Wegener S (Hrsg): Transfusionsmedizin 1993/94.
Beitr Infusionsther Transfusionsmed. Basel, Karger, 1994, vol 32, pp 467 – 469

Der posttransfusionelle Thrombozytenanstieg: Einfluß klinischer Faktoren

K.H. Muggenthaler[a], *M. Böck*[b], *M.U. Heim*[b], *W. Mempel*[a]

[a] Transfusionszentrum (Medizinische Klinik III), Klinikum Großhadern, Universität München
[b] Institut für Immunhämatologie und Transfusionsmedizin, Universität Magdeburg, Deutschland

Einleitung

Die zunehmende Intensivierung der Chemotherapien bei Patienten mit hämatologisch-onkologischen Systemerkrankungen sowie die daraus entstehenden, oft lange andauernden Knochenmarkaplasien haben den Bedarf an Thrombozytenkonzentraten während der letzten Jahre stark ansteigen lassen. Viele dieser Präparate führen jedoch gerade bei polytransfundierten hämatologisch-onkologischen Patienten nicht zu einem befriedigenden Anstieg der Thrombozytenzahlen im peripheren Blut. Die Ursachen hierfür sind vielfältig. Neben HLA- bzw. thrombozytären Antikörpern spielen eine Vielzahl klinischer Faktoren eine Rolle; beschrieben wurden unter anderem eine disseminierte intravaskuläre Gerinnung, eine Splenomegalie oder die Gabe von Amphotericin B [1–3].

Die vorliegende Studie untersucht retrospektiv an einem hämatologisch-onkologischen Patientengut klinische Parameter, die mit dem Ausmaß des posttransfusionellen Inkrements korrelieren.

Material und Methoden

401 Einzelspender-Thrombozytenkonzentrate (Transfusionszeitraum: Januar bis Juni 1990; Patientenzahl: 46; Alter: 17–80 Jahre, Median 49 Jahre) wurden in die Studie aufgenommen. Die Transfusion erfolgte an Patienten mit folgenden Diagnosen: akute myeloische Leukämie (AML; 171 Präparate), akute lymphatische Leukämie (ALL, 91 Präparate), myelodysplastisches Syndrom (MDS, 40 Präparate), chronische myeloische Leukämie, (CML; 37 Präparate), andere hämatologische Diagnosen (29 Präparate), nichthämatologische Diagnosen (18 Präparate).

Aus den Patientenunterlagen wurden folgende Daten erfaßt: Diagnose, Körpertemperatur, Lebergröße, Milzgröße, Gabe und Dauer von Antibiotika, Blutgruppenkompatibilität zwischen Spender und Empfänger, vorausgegangene Transfusionen, Lagerungsdauer der Präparate, Leukozytenkontamination der Präparate.

Als Maß für den Thrombozytenanstieg wurde das «Corrected count increment» am Morgen nach der Transfusion errechnet. Die statistische Auswertung erfolgte mit dem BMDP-Programm (Multivarianzanalyse). Als Signifikanzniveau wurde ein p-Wert ≤ 0,05 gewertet.

Ergebnisse und Diskussion

Folgende patientenspezifische Parameter waren signifikant mit dem Ausmaß des posttransfusionellen Thrombozyteninkrements assoziiert (die Zahlen in Klammern geben den jeweiligen p-Wert an):

1. Hepatosplenomegalie: Patienten mit Hepato- (0,007) bzw. Splenomegalie (< 0,001) wiesen ein signifikant niedrigeres Thrombozyteninkrement auf als Patienten ohne Leber- bzw. Milzvergrößerung. Dieses bestätigt die Ergebnisse anderer Autoren [2].
2. Diagnose: Die Diagnose «Leukose» war mit einem deutlich geringeren Thrombozytenanstieg verbunden als andere Diagnosen (0,011). Dies ist sicherlich mehr auf die jeweiligen Begleitumstände (z.B. Splenomegalie bei CML) als auf die Diagnose per se zurückzuführen.
3. Antibiotikagabe: Die gleichzeitige intravenöse Gabe von Antibiotika verschlechterte den Erfolg der Thrombozytentransfusionen deutlich (< 0,001). Dieser Effekt wurde verstärkt, je länger die Antibiotika gegeben wurden. Zur Erklärung dieser Beobachtung sind weitere Untersuchungen notwendig.
4. Während Zahl (< 0,001) und Zeitpunkt (< 0,001) der vorausgegangenen Thrombozytentransfusionen von großem Einfluß waren, zeigte sich keine Abhängigkeit von vorausgegangenen Erythrozytentransfusionen. Dies könnte darauf zurückzuführen sein, daß zum Zeitpunkt der Untersuchung zwar bereits alle Erythrozytenkonzentrate leukozytendepletiert transfundiert wurden, nicht jedoch die Thrombozytenkonzentrate.
5. AB0-Kompatibilität: AB0-identische Präparate resultieren in einem signifikant besseren Inkrement als Major-inkompatible Transfusionen (0,047). Ähnliche Ergebnisse wurden bereits von anderen Autoren beschrieben [4, 5].
6. Lagerungsdauer: Je länger Thrombozytenkonzentrate vor der Transfusion gelagert wurden, um so geringer war das posttransfusionelle Inkrement (0,004). Dies könnte auf die in jüngster Zeit intensiv diskutierten lagerungsbedingten Veränderungen der Thrombozyten zurückzuführen sein [6].
7. Leukozytenkontamination: Je mehr Leukozyten im Präparat gemessen wurden, um so geringer war der posttransfusionelle Thrombozytenanstieg (0,03).

Besonderer Wert sollte bei der Auswahl der Präparate auf AB0-Kompatibilität zwischen Spender und Empfänger sowie eine kurze Lagerungsdauer und eine geringe Leukozytenkontamination gelegt werden, da diese Parameter – im Gegensatz zu Splenomegalie, Antibiotikagabe usw. – meist relativ gut zu beeinflussen und von erheblicher Bedeutung für den Transfusionserfolg sind.

Summary

The results of platelet transfusions depend upon a variety of different conditions; besides alloimmunization, a lot of clinical factors are responsible for transfusion success. The present paper tries to work out clinical findings, which are related to successful or unsuccessful platelet transfusions. The following criteria could be identified to influence posttransfusion platelet increment: hepatomegaly, splenomegaly, diagnosis, antibiotics, number and time of previous platelet transfusions, AB0 compatiblity, pretransfusion storage time and leucocyte contamination. Therefore, in platelet transfusion therapy a high value should be set on AB0 compatibility, brief storage time and low leucocyte contamination, since these parameters – in contrast to the other influencing factors – can easily be controlled.

Literatur

1 Slichter SJ; in Nance ST (ed): Transfusion Medicine in the 1990's. Arlington VA, AABB;1990, pp 95–177
2 Bishop JF, et al: Transfusion 1991;31:392–396.
3 Bishop JF, et al: Blood 1988;71:383–387.
4 Murphy MS: Transfusion 1988;28:401–402.
5 Eckstein R, et al; in Kretschmer V, Stangel W, Sachs V (eds): Transfusionsmedizin 1989/90. Beitr Infusionsther. Basel, Karger, 1990; vol. 26; pp 157–159.
6 Böck M, et al: Transfusion 1993;33:311–315.

Dr. Markus Böck
Universität Magdeburg
Institut für Transfusionsmedizin und Immunhämatologie
Leipzigerstraße 44
D-39120 Magdeburg (Deutschland)

Sibrowski W, Stangel W, Wegener S (Hrsg): Transfusionsmedizin 1993/94.
Beitr Infusionsther Transfusionsmed. Basel, Karger, 1994, vol 32, pp 470 – 473

Die transfusionsassoziierte akute Lungeninsuffizienz: eine seltene, aber lebensbedrohliche Transfusionsreaktion

J. Bux[a], *J. Hoch*[b], *L. Bindl*[c], *C. Mueller-Eckhardt*[a]

[a] Institut für Klinische Immunologie und Transfusionsmedizin der Universität Gießen.
[b] Institut für Experimentelle Hämatologie und Transfusionsmedizin der Universität Bonn
[c] Zentrum für Kinderheilkunde der Universität Bonn, Deutschland

Einführung

Die transfusionsassoziierte akute Lungeninsuffizienz [*T*ransfusion-*R*elated *A*cute *L*ung *I*njury (TRALI)], tritt innerhalb von 6 h nach Bluttransfusion auf und äußert sich klinisch in schnell zunehmender Dyspnoe. Die Röntgenthoraxaufnahme zeigt beidseitige Infiltrate wie bei einem Lungenödem. Verantwortlich gemacht werden zumeist im Spenderblut enthaltene, leukozytäre Antikörper. Die Inzidenz wird mit 0,02%, die Letalität mit 5% angegeben [1]. Wir berichten über 2 Fälle von TRALI, wobei die Diagnose erst durch den Nachweis granulozytärer Antikörper gestellt werden konnte.

Material und Methoden

HLA-Antikörper wurden im Lymphozytotoxizitätstest (LCT) nachgewiesen. Der Nachweis granulozytärer Antikörper erfolgte unter Verwendung eines Granulozytenpanels in einem modifizierten Granulozytenimmunfluoreszenztest (GIFT) und -agglutinationstest (GAT).

Ergebnisse

Fall 1. Eine 50jährige Frau wurde wegen eines mechanischen Ileus laparotomiert. Im Verlauf der Operation erhielt sie 2 ungefilterte Erythrozytenkonzentrate. 3 h nach Transfusion begann die Patientin eine zunehmende Atemnot und

Tab. 1. Fall 1, serologische Untersuchungsergebnisse: Antikörpersuche

Methode	Patientenserum	Spenderserum 1	Spenderserum 2
GIFT	3 von 4 Testzellen positiv	negativ	negativ
GAT	negativ	negativ	negativ
LCT	negativ	negativ	negativ

Tab. 2. Fall 1, serologische Untersuchungsergebnisse: Granulozytenverträglichkeitsprobe

Seren	Patientenzellen			Spenderzellen 1			Spenderzellen 2		
	GIFT	GAT	LCT	GIFT	GAT	LCT	GIFT	GAT	LCT
Patient	–	–	–	+++	–	–	+++	–	–
Spender 1	–	–	–	–	–	–	–	–	–
Spender 2	–	–	–	–	–	–	–	–	–

– = Negativ;
+++ = stark positiv.

Hypoxämie zu entwickeln, die schließlich eine künstliche Beatmung für 2 Tage notwendig machte.

Die Röntgenthoraxaufnahme zeigte das Bild eines Lungenödems. Es fanden sich keine Hinweise für eine Volumenüberladung oder Herzinsuffizienz. Hinsichtlich einer Alloimmunisierung gegen Leukozyten waren bei der Patientin 3 Schwangerschaften sowie eine Bluttransfusion vor einem Jahr bekannt. Die Ergebnisse der serologischen Untersuchung zeigen die Tabellen 1 und 2.

Fall 2. Einem 2jährigen Mädchen wurde am Ende einer Korrekturoperation eines Vorhofseptumdefektes plättchenreiches Plasma transfundiert. Eine 4–5h später einsetzende Dyspnoe mit Hypoxämie machte eine künstliche Beatmung für 5 Tage notwendig. Die Thoraxaufnahme zeigte das Bild eines interstitiell-alveolären Lungenödems. Eine kardiale Ursache war nicht feststellbar. Die Granulozytenzahl sank von 6500/μl bei Aufnahme auf 2600/μl 6 h nach Operation und stieg 72h später wieder an. In den Tabellen 3 und 4 werden die serologischen Befunde gezeigt.

Im Serum der 45jährigen Blutspenderin (3 frühere Schwangerschaften) fanden sich starke granulozytäre Antikörper.

Tab. 3. Fall 2, serologische Untersuchungsergebnisse: Antikörpersuche

Methode	Spenderserum	Patientenserum
GIFT	4 von 4 Testzellen stark positiv	negativ
GAT	4 von 4 Testzellen schwach positiv	negativ
LCT	4 von 4 Testzellen schwach positiv	negativ

Tab. 4. Fall 2, serologische Untersuchungsergebnisse: Granulozytenverträglichkeitsprobe

Seren	Patientenzellen			Spenderzellen		
	GIFT	GAT	LCT	GIFT	GAT	LCT
Patient	–	–	–	–	–	–
Spender	+++	+++	–	–	–	–

– = Negativ; +++ = stark positiv.

Diskussion

Nach dem Ausschluß anderer, insbesondere kardialer Ursachen für ein Lungenödem kommt dem Nachweis leukozytärer Antikörper bei TRALI wesentliche diagnostische Bedeutung zu. In 36 Fällen von TRALI fanden sich bei 89% der Blutspender und 6% der Empfänger Antikörper, die mit Granulozyten reagierten [1]. Die Bedeutung granulozytärer Antikörper wird durch unsere Befunde sowie durch den Nachweis NA2- und NB1-spezifischer Alloantikörper bei TRALI unterstützt [2, 3]. Wie unsere Fallberichte zeigen, ist bei Verdacht auf TRALI sowohl Spender- als auch Empfängerblut zu untersuchen. Plasma- und Thrombozytenpräparate von Spendern, die bereits zu einem TRALI-Zwischenfall geführt haben, sind zu verwerfen. Patienten mit leukozytären Antikörpern und TRALI-Reaktion sollten nur leukozytenarme Blutprodukte erhalten.

Summary

Two patients developed within several hours after blood transfusion severe shortness of breath which required temporary artificial ventilation. X-ray pictures of the chest showed pulmonary edema in both patients. No cardiac causes for edema were found. Detection of granulocyte antibodies in the sera of one patient and one blood donor confirmed the suspected diagnosis of transfusion-related acute lung injury.

Literatur

1 Popovsky MA, et al: Transfusion 1985;25:573–577.
2 Chapman JF, et al: Transfusionsmedizin 1991;1 (2;Abstract):25.
3 Yomtovian R, et al: Lancet 1984;i:244–246.

Dr. J. Bux
Institut für Klinische Immunologie und Transfusionsmedizin
Langhansstraße 7
D-35385 Gießen (Deutschland)

Sibrowski W, Stangel W, Wegener S (Hrsg): Transfusionsmedizin 1993/94.
Beitr Infusionsther Transfusionsmed. Basel, Karger, 1994, vol 32, pp 474 – 475

Immunoglobulin High-Dose Therapy: RBC-Alloantibodies in Commercial Preparations and Haemolytic Anaemia: A Case Report

A. Kluge[a], *R. Dopfer*[b], *I. Pfeiffer-Wolf*[a], *D. Roelcke*[a]

[a] Institute for Immunology, University Hospital, Heidelberg
[b] Paediatric Department, University Hospital, Tübingen, Germany

Case Report

Because of idiopathic thrombocytopenia, a 4-year-old girl received a high dose of immunoglobulin (Ig) preparation (400 mg/kg body weight on 2 × 5 days). She developed haemolytic anaemia. The analysis of a blood sample 12 days after the start of the Ig therapy showed: B Rh+, CcD.ee, K–, direct Coombs test and autoantibody tests were negative. Not only anti-A (titer 8 to 16), but also anti-B (titer 4), anti-D (titer 1) and anti-K (traces) were found. A strong binding of the antibodies from the Ig preparation and, with the addition of human complement (humC), of C3 on the child's RBCs could be demonstrated. The results give strong evidence of an immune haemolysis resulting from alloantibodies as a side effect of high-dose therapy of immunoglobulin.

Investigation

We analysed in vitro 12 different Ig preparations for i.v. application (from 8 vendors) for the occurrence of alloantibodies. Anti-A and anti-B were found in all preparations (using a gel-centrifugation technique / GelT and a conventional test-tube technique). The titers were between 1 and 128 (GelT). In vitro, haemolysis did not occur when humC was added. Surprisingly, irregular alloantibodies were found in 7 of the 12 preparations (also GelT, once using the test-tube method). The titers were between 1 and 16 (GelT). Specificities were 5 anti-D, 1 anti-C, 1 anti-e, 1 anti-K, 1 panagglutinin, 1 protease phenomenon.

Discussion

Anti-A/B are a common component of immunoglobulin preparations. The German Pharmacopoeia 1992 (DAB-10) [1] and the quality regulations of the

Council of Europe (1992) [2] do not mention anti-A/B content in immunoglobulin (normal human). A titer limit of 32 for anti-A/B Ig i.v. was defined for the first time by the Expert Commission in the 1993 entry of the European Pharmacopoeia [3].

Side-effects, i.e. immune haemolytic anaemia, in patients (except blood group 0) must be taken into account in the accumulating use of the Ig high-dose therapy [4]. We therefore suggest AB0 blood group-specific i.v. immunoglobulin preparation production and declaration. We make this suggestion in analogy to our earlier observed side-effects of factor VIII preparations [5]. Specific factor VIII for blood group A or B and factor VIII for blood group AB are now available to circumvent these side reactions.

Summary

A 4-year-old girl with idiopathic thrombocytopenia, who received immunoglobulin (Ig) in high dosage, developed haemolytic anaemia. Incompatible alloantibodies but no autoantibodies were found in her blood. In vitro the Ig preparation led to a strong fixation of alloantibodies and C3 on the girl's RBCs. Because of these reactions we investigated 12 Ig preparations and found irregular alloantibodies in 7 of them. The guidelines for quality assurance and other possibilities for lowering side reactions are discussed.

References

1 Deutsches Arzneibuch 1991/92 (DAB 10). Stuttgart/Frankfurt, Dt. Apotheker/Govi-Verlag.

2 Der Bundesminister für Gesundheit (Hrsg): Empfehlungen des Europarates zu Blut und Blutzubereitungen. Bundesanzeiger, Bonn, 1993.

3 Council of Europe, European Pharmacopoeia Commission: Human Immunoglobulin for Intravenous Use (Draft Feb. 1993).

4 Wahn V, Werdan K (Hrsg): Neue Aspekte beim Einsatz von i.v. Immunglobulinen (Workshop Travemünde 10.–12.9.1992). Infusionsther Transfusionsmed 1993;20(suppl 1):1–149.

5 Kluge A, Schimpf K: Immunhämatologische Nebenwirkungen von Gerinnungspräparaten aus Humanplasma; in Schimpf K (Hrsg): Fibrinogen, Fibrin und Fibrinkleber. Nebenwirkungen der Therapie mit Gerinnungsfaktorenkonzentraten.Stuttgart, Schattauer, 1980, pp 327–333.

6 Bundesverband der Pharmazeutischen Industrie (Hrsg): Rote Liste 1992, Arzneimittelverzeichnis des BPI. Aulendorf/Württ., 1992.

Prof. Dr. A. Kluge
Institut für Immunologie der Universität Heidelberg
Im Neuenheimer Feld 305
Postfach 10 30 60
D-69020 Heidelberg (Deutschland)

Sibrowski W, Stangel W, Wegener S (Hrsg): Transfusionsmedizin 1993/94.
Beitr Infusionsther Transfusionsmed. Basel, Karger, 1994, vol 32, pp 476 – 480

Safety and Quality Criteria for Autologous Blood Donations

G. Caspari[a], W.H. Gerlich[a] and the Committee for Virus Safety of the Society for Virology[b]

[a] Institute of Medical Virology, Justus Liebig University, Gießen, Germany
[b] Members of the Committee: W.H. Gerlich, Gießen, PhD; G. Caspari, Gießen, MD; H.J. Eggers, Cologne, MD; J. Löwer, Langen, MD; N. Müller-Lantzsch, Homburg/Saar, PhD; D. Neumann-Haefelin, Freiburg, MD; G. Pauli, Berlin, PhD; H. Rabenau, Frankfurt, MD; K.-E. Schneweis, Bonn, MD; O. Thraenhart, Essen, MD

The best blood for transfusion is the patient's own blood. Preoperative donations of autologous blood have increased sharply in the USA, from less than 30,000 units in 1982 to 397,000 units in 1987 [1] and 442,000 in 1989 [2]. In Germany, the concept of using autologous blood for transfusion received a strong thrust from the Federal Supreme Court (Bundesgerichtshof), in a ruling of December 17, 1991 (AZ: VI ZR 40/91). The court decreed that every prospective blood recipient undergoing elective surgery has to be informed of the possibility of preoperative autologous blood donations and, if eligible, be given the opportunity to make use of this method. Consequently, all major Red Cross Blood Transfusion Centers have established preoperative autologous blood donation programs in which they cooperate with local hospitals. In the Red Cross Blood Transfusion Center in Springe, Lower Saxony, autologous donations have increased from less than 100 in 1988 to more than 3,000 in the first seven months of 1993. University- and hospital-based blood banks offer similar services. In most of these institutions, autologous donations are processed exactly as required for homologous blood donations [3] in order to assure the same high level of quality and safety.

Beyond this, many surgery departments try to establish their own autologous blood-donation programs without seeking participation of blood banks or specialists in transfusion medicine. This practice is permitted in Germany, under the restriction that there is no further processing of the blood, e.g. into red blood cells and fresh frozen plasma. Furthermore, under these circumstances, preparation and retransfusion of autologous blood must take place in the same department and under supervision and responsibility of one and the same person [4]. Nevertheless, collection of autologous blood donations represents production for a drug, and great care is demanded to insure that the consequences of inferior production conditions do not outweigh the advantages of autologous versus homologous blood transfusion. The first problem that limits the use of autologous blood is the fact that the donor is not in perfect health. Beyond the question of possibly unfavorable effects of donation on the general condition of the patient, a central issue is the fact that the patient's blood must not be bacteremic. The difficulty of fulfilling this prerequisite may be much greater in autologous blood donations than in blood from healthy homologous donors. It may, additionally, be more difficult to draw the blood under sterile conditions.

Most hospital departments will have problems in maintaining adequate processing, storage and testing of autologous blood. The majority of autologous transfusions will be performed using unprocessed whole blood that is not buffy-coat-free. This is, however, no longer considered to represent the state of the art in transfusion medicine. In fact, the German Federal Health Authority (Bundesgesundheitsamt) plans to announce that it will no longer license whole-blood preparations. The preparation of red blood cells and fresh frozen plasma from autologous blood is presently the method of choice and may soon be mandatory. Therefore, suitable conditions for production according to good manufacturing practice [5] must be fulfilled. Adequate storage facilities include vibration-free freezers with continuous temperature monitoring.

An additional question that remains the subject of heated debate concerns the need for testing autologous blood for infectious agents. Many of the small hospital departments cannot provide adequate laboratory testing, and many of these have drawn the conclusion that testing is not necessary since the patient can only become infected with an agent that he already had.

In a recent discussion of 'current aspects preoperative autologous donation of judicial relevance', Kretschmer [6] also questions whether testing is generally necessary if donation and retransfusion take place in one and the same hospital department. The author differentiated between licensed blood banks which may not risk distributing potentially infectious blood, and hospital departments which, by definition, do not release blood for use in patients other than the donors themselves. A recent amendment to the official German guidelines requires that for autologous donations, only hematocrit or hemoglobin concentration be measured [7]. At the same time there remain numerous arguments for general testing of autologous donations for the presence of infectious agents [8].

In the USA, 20% of the autologous blood units were not tested for infectious disease markers in 1987 [9]. In 1989, the Center for Biologics Evaluation and Research of the US Department of Health and Human Services presented guidelines for autologous donations, recommending that testing has to be performed for hepatitis B surface antigen, anti-HIV and syphilis antibodies. If any of these tests were positive it was suggested that the blood has to be discarded; however, transfusion was also permitted under certain conditions.

Why then should autologous blood units be tested? For hepatitis B patients, the popular argument that retransfusion of infectious blood may lead to reactivation of infection, is probably of minor importance. A patient suffering from acute, self-limiting hepatitis B is likely to be too severely ill to qualify for blood donation. The risk that the patient might be transfused with high concentrations of hepatitis B virus after almost overcoming the disease is hence low. On the other hand, if the patient already has an oligosymptomatic or asymptomatic hepatitis B with HBsAg and anti-HBc antibodies, retransfusion is unlikely to be harmful since the retransfused blood presumably does not contain significantly greater quantities of virus than the circulating blood of the patient. Certainly, a much more critical appraisal must be made in regard to retransfusion of blood containing HCV. Retransfusion of HCV-contaminated blood into chimpanzees has been shown to lead to a flare-up of hepatitis [10]. There is no evidence available regarding the potential effects of retransfusing HIV-positive blood.

The dangers connected with hepatitis C reactivation may be adequate to justify *testing of all autologous blood donations.* For hepatitis B, the infection per se is not a reason to rule out autologous blood donations – assuming, of course, that only the patient is retransfused with his own infectious blood. Experience shows, however, that it cannot be taken for granted that this prerequisite will be fulfilled without possible mishaps. It was recently reported in the Morbidity and Mortality Weekly Reports of the Centers for Disease Control that 3 patients were infected with HIV after receiving their blood that had been extracorporally marked and reinjected. In fact, these 3 patients did not receive their own blood, but unwittingly received the blood from AIDS patients [11]. In 77 of 158 transfusion-related deaths due to hemolytic transfusion reactions that were reported to the FDA between 1976 and 1985, the blood had been given to the wrong patient [12]. Many of these errors took place in surgical units. In 10 cases the intended and the actual recipient had the same last name and in 5 cases the intended recipient's roommate received the blood. Murphy and McCleland [13] took death rates that had been previously published as a basis for their estimations of clerical error. They assume a lethality of 10% for ABO mismatched blood and a likelihood that mismatched blood would have an incompatibility of 33% with the existing distribution of blood groups. Multiplication of the death rate by 30 would result in a wrong-patient transfusion rate of 1 in 12,700. In their own study, they found 2 ABO mismatches in 30,456 units transfused over an 24-month period. Linden et al. [14] estimate a 1 in 12,000 risk of transfusion error upon analyzing data reported in New York State over a 22-month period. Errors also occur with preoperative autologous donations. In one study of autologous blood transfusion, major human error was documented in 13 of 175 study patients. The result was the use of homologous rather than autologous blood in some of the patients [15].

The risk of human error is lower in institutions with strict, detailed production procedures and permanent, sophisticated supervision and control techniques as is the case in experienced blood banks. The risk is much higher when there are no procedures for identification, control and supervision and when the acting persons are not fully aware of the risks involved.

We therefore recommend that *all donors of autologous blood should be tested* for all relevant markers for infection. Marker-positive patients should not donate autologous blood – not for medical reasons, but rather to insure transfusion safety for other patients. If, for example, due to extremely rare blood groups or difficult combinations of antibodies, preoperative autologous transfusion of an infectious patient appears indispensable, blood units should be so *clearly and distinctly marked as infectious* for hepatitis B, hepatitis C or HIV, that even under the most problematic conditions in the operation theater, all possible dangers of a mix-up can be excluded.

Summary

The authors discuss the quality control criteria for autologous blood donations. They recommend that all autologous donations be tested for serological markers of blood-transmissible diseases. Marker-positive donors should not donate autologous blood. If autologous donation seems indispensable, infectious donations should be clearly marked as infectious.

References

1 Surgenor DM, et al: N Engl J Med 1990;322:1646–1651.
2 Popovsky MA: Am J Clin Pathol 1992;97:297–300.
3 Richtlinien zur Blutgruppenbestimmung und Bluttransfusion. Aufgestellt vom wissenschaftlichen Beirat der Bundesärztekammer und vom Bundesgesundheitsamt. Überarbeitete Fassung 1991. Deutscher Ärztetag Köln, 1992.
4 Köhler M: Niedersächsisches Ärztebl 1992; Heft 19: 20–23.
5 European Community: Vol. 4: Good manufacturing practice for medicinal products. Brussels, Luxembourg: 1992 (and special annex: Manufacture of products derived from human blood or human plasma, III/3232/92-EN).
6 Kretschmer V: Infusionstherapie 1992;19:53–55.
7 Ergänzende Empfehlungen zu den Richtlinien zur Blutgruppenbestimmung und Bluttransfusion der Bundesärztekammer über Eigenblutspende und Eigenbluttransfusion. Gemeinsame Erklärung der Deutschen Gesellschaft für Transfusionsmedizin und Immunhämatologie, der Deutschen Gesellschaft für Anästhesiologie und Intensivmedizin, der Deutschen Gesellschaft

für Chirurgie, des Berufsverbandes Deutscher Anästhesisten und des Berufsverbandes der Deutschen Chirurgen. Anästhesiol Intensivmed 1988;3/88:91–92.
8 Heim MU, Mempel W: Beitr Infusionsther 1991;28:313–316.
9 Anderson BV, Tomasulo PA: Transfusion 1988;28:394–396.
10 Farci P, et al: Science 1992;258:135–139.
11 CDC: MMWR 1992;41:575–578.
12 Sazama K: Transfusion 1990;30:583–590.
13 Murphy WG, McCleland DBL: Vox Sang 1989;57:59–62.
14 Linden JV, et al: Transfusion 1992;32:601–606.
15 Simpson MB, et al: J Bone Joint Surg Am 1992;74:652–658.

Dr. Gregor Caspari
Institute of Medical Virology
Justus Liebig University
Frankfurter Straße 107
D-35392 Gießen (Germany)

Sibrowski W, Stangel W, Wegener S (Hrsg): Transfusionsmedizin 1993/94.
Beitr Infusionsther Transfusionsmed. Basel, Karger, 1994, vol 32, pp 481 – 487

Risikoabwägung und -minderung bei präoperativer Eigenblutspende

V. Kretschmer, M. Weippert-Kretschmer, Y. Mortelmans, B. Huss, T. Schulzki

Abteilung für Transfusionsmedizin und Gerinnungsphysiologie, Universitätsklinikum Marburg, Deutschland

Die präoperative Eigenblutspende (EBS) ist nur bei positiver Nutzen-Risiko-Bilanz indiziert. Unseres Erachtens sollten dabei folgende Aspekte abgewogen werden:

1. statistisches Risiko homologer Transfusionen (HT)
2. statistisches Risiko autologer Transfusionen (AT)
3. individuelles Risiko der EBS
4. Transfusionswahrscheinlichkeit
5. individueller medizinischer Nutzen der AT
6. Aufwand und Kosten.

Im folgenden werden diese einzelnen Aspekte näher charakterisiert und der Versuch unternommen, ihre Wertigkeit anhand einer mathematischen Formel etwas mehr zu objektivieren.

Abzuwägende Aspekte

Statistisches Risiko homologer Transfusionen

Anhand internationaler Studien besteht das Hauptmortalitätsrisiko bei HT in hämolytischen Transfusionsreaktionen [Übersicht bei 1]. Mit tödlich verlaufenden hämolytischen Transfusionsreaktionen ist im Mittel einmal auf 167 000 Blutkonserven (1:53 000–1:281 000 Blutkonserven) zu rechnen. Für die drei wichtigsten durch Blut übertragbaren Infektionen durch HIV-1/2, HCV und HBV wird die Mortalität derzeit in Deutschland mit 1:260 000 Blutkonserven angegeben [2]. Andere Ursachen für tödliche Komplikationen spielen eine sehr untergeordnete Rolle (etwa 1:500 000 Blutkonserven [1]). Daraus errechnet sich ein mittleres Mortalitätsrisiko für HT von etwa 1:75 000 Blutkonserven.

Statistisches Risiko autologer Transfusionen

Um das tatsächliche Risiko von AT zu benennen, fehlen bisher die entsprechenden statistischen Zahlen. In erster Linie liegt das an der noch zu geringen Gesamtzahl von AT. Daher kann man das Risiko von AT nur anhand der statistischen Zahlen für die HT schätzen. Von den tödlichen hämolytischen Transfusionsreaktionen bei HT werden mindestens 50% durch organisatorische Fehler hervorgerufen, die auch bei AT möglich sind [1]. Darüber hinaus besteht ein größeres Risiko bakteriell kontaminierter Blutkonserven infolge hämatogen streuender Infektionsherde, z.B. bei «septischer Hüfte». Daher schätzen wir das Mortalitätsrisiko bei AT auf etwa 1:172 000 Blutkonserven (ausführlich bei [1]).

Individuelles Risiko der EBS

Auch über die Frequenz von Nebenwirkungen der EBS gibt es nur wenige Mitteilungen. Um eine statistisch relevante Angabe zum Mortalitätsrisiko von EBS zu bekommen, dürfte auch die Gesamtzahl der EBS nicht genügen. Ohne Frage besteht selbst bei isovolämisch durchgeführter EBS eine zusätzliche Belastung des Patienten durch die Spende: Streß, Hb-Abfall, Viskositätsänderung. Hb-Abfall und Viskositätsminderung sind unproblematisch, solange der Patient hämodynamisch gegenregulieren kann. Weiterhin beinhaltet die Applikation von Plasmaexpandern ebenfalls ein Risiko. Wie aus einer Mitteilung von AuBuchon et al. [3] erkennbar wird (Tab. 1), ist das Risiko der EBS deutlich höher als bei der normalen Fremdblutspende, wenn die Patienten die für Spender gültigen Gesundheitskriterien nicht erfüllen. Schließlich sollte auch die Möglichkeit von Fehlern nicht unterschätzt werden, die bei der Durchführung der EBS gemacht werden können und den Patienten während der Spende oder bei Retransfusion der Blutkonserven möglicherweise gefährden.

Wir können uns daher nicht der Auffassung anschließen, die von manchen Klinikern geäußert wird, daß OP-Fähigkeit auch EBS-Fähigkeit bedeutet, da das Risiko für eine Operation viel höher anzusetzen ist und auch angesetzt werden darf,

Tab. 1. Risiko EBS (n = 5703 Spenden) [nach 3]

	n	%
Reaktionen	165	2,9
Normalspenderkriterien		
– erfüllt	127	2,6
– nicht erfüllt	38	4,6
davon schwere kardiovaskuläre Reaktionen	4	0,45

als dies für die EBS vertretbar ist. Der operative Eingriff stellt eine notwendige therapeutische Maßnahme dar, für die im allgemeinen keine Alternative besteht. Dagegen bringt die EBS ein zusätzliches Risiko mit sich, für die mit der HT eine anerkannte und relativ risikoarme Alternative zur Verfügung steht. Daher darf das Gesamtrisiko aus EBS und AT unseres Erachtens nicht höher als das Risiko von HT sein, wenn die AT nicht mit einem besonderen Nutzen für den Patienten einhergeht (siehe unten). Bei der Indikation zur EBS muß deshalb der Gesundheitszustand des Patienten mitberücksichtigt werden (siehe unten).

Transfusionswahrscheinlichkeit

Bei der Risikoabwägung von AT und HT wird häufig außer acht gelassen, daß das Risiko von HT nur der Zahl der tatsächlich transfundierten Blutkonserven entspricht, während bei AT das damit verbundene EBS-Risiko für alle bereitgestellten, unter Umständen aber gar nicht benötigten Blutkonserven gilt. Daher ist die Transfusionswahrscheinlichkeit mit in die Risikoabwägung einzubeziehen. Zum Zeitpunkt, wo zwischen EBS/AT oder späterer HT entschieden werden muß, beträgt das Mortalitätsrisiko für HT bei einer Transfusionswahrscheinlichkeit von 100% 1:75 000 (siehe oben), bei einer Transfusionswahrscheinlichkeit von 5% aber nur 1:1,5 Millionen.

Individueller medizinischer Nutzen

Es gibt Anhaltspunkte dafür, daß Tumorausbreitung und Infektionsanfälligkeit durch HT gefördert werden [4]. Allerdings wird dies noch immer kontrovers diskutiert. Zumindest scheint dieser Effekt durch Reduktion des Leukozytengehalts der Blutkonserven eliminiert werden zu können [5]. Die diskutierte immunsuppressive Wirkung von homologen Blutkonserven kann daher derzeit nicht als ein hartes Kriterium für die generelle Bevorzugung von EBS/AT gelten, zumindest nicht, wenn Buffy-coat-freie Erythrozytenpräparate zur Anwendung kommen.

Dagegen besteht ein eindeutiger Nutzen der AT bei Immunisierung des Patienten gegen hochfrequente Erythrozytenantigene oder mit nicht eindeutig differenzierbaren erythrozytären Antikörpern, wo die Versorgung mit Fremdblut problematisch ist. Das Risiko inkompatibler Transfusionen ist immer höher als für EBS und AT einzuschätzen.

Aufwand und Kosten

Die medizinische Sicherheit hat klar Vorrang vor ökonomischen Aspekten. Das Sicherheitsbedürfnis muß jedoch dort hintenangestellt werden, wo das Risiko von HT aufgrund geringer Transfusionswahrscheinlichkeit sehr gering ist und der Kostenfaktor sehr hoch angesetzt werden muß, weil die Blutkonserven überwiegend weggeworfen werden müssen. Daher sind EBS auch aus ökonomischen

Gründen in der Regel nicht für die Absicherung von eventuellen Blutungskomplikationen, d.h. einer Transfusionswahrscheinlichkeit von < 10%, vertretbar.

Risikoabwägung

Die verschiedenen Aspekte (ohne die ökonomischen) können in nachfolgende mathematische Formel gebracht werden:

$$R_{AT} \times T_W + R_{EBS} + N_{EBS} \leq R_{HT} \times T_W$$

R = Risiko, T_W = Transfusionswahrscheinlichkeit, N = Nutzen.

Ein genereller medizinischer Nutzen (N) von EBS/AT kann derzeit nicht als ausreichend gesichert gelten (N = 0). Entsprechend vereinfacht sich die Formel.

Ist das Mortalitätsrisiko für EBS = 0, wie z.B. bei Normalspendern, ergibt sich gemäß der oben genannten Zahlen ein um den Faktor 2,3 höheres Risiko für HT:

$$R_{AT} \times T_W \leq R_{HT} \times T_W \quad \text{bzw.} \quad R_{AT} \leq R_{HT}$$

$$R_{AT} = \frac{1}{172\,000} \qquad R_{HT} = \frac{1}{75\,000} \qquad R_{AT} = \frac{R_{HT}}{2{,}3}$$

Beträgt die Transfusionswahrscheinlichkeit 100% ($T_W = 1$), darf das Mortalitätsrisiko der EBS nach unseren Annahmen nicht mehr als 1:132 000 betragen, um eine positive Risikobilanz zu erhalten:

$$\frac{1}{172\,000} \times 1 + R_{EBS} \leq \frac{1}{75\,000} \times 1$$

$$R_{EBS} \leq \frac{1}{172\,000} - \frac{1}{75\,000} = \frac{1}{132\,000}$$

Bei einer Transfusionswahrscheinlichkeit von 5% ($T_W = 0{,}05$) ist die Risikobilanz bezogen auf Mortalität nur positiv, wenn das Mortalitätsrisiko für EBS ≤ 1:2,5 Mio beträgt, eine Prämisse, die sicher nur bei ausgewählten Patientenkollektiven erfüllt ist. Bei Patienten mit Herzoperationen besteht eine sehr hohe Transfusionswahrscheinlichkeit, so daß in diesem Zusammenhang EBS meist gerechtfertigt sind. Andererseits soll dieses «Zahlenspiel» verdeutlichen, daß EBS bei herzkranken Patienten mit geringer Transfusionswahrscheinlichkeit wie z.B. bei einer unkomplizierten Cholezystektomie, Struma-OP oder Hysterektomie in der Regel nicht indiziert ist. Die Risikobereitschaft des Patienten darf hier nicht den Ausschlag geben, obwohl nach unserem Rechtsverständnis das Recht auf

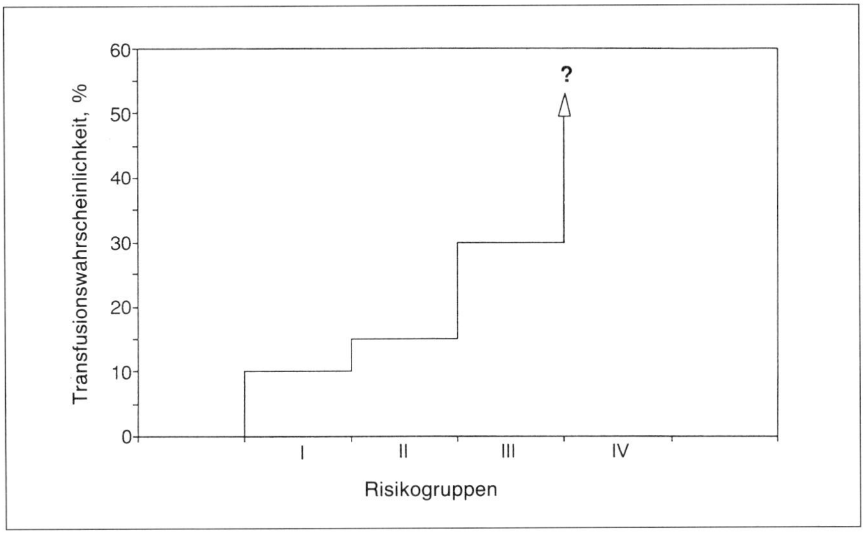

Abb. 1. Erforderliche Transfusionswahrscheinlichkeit für Indikation zur EBS bei zunehmendem Gesundheitsrisiko (Risikogruppen I–IV) des Patienten (Modell).

Tab. 2. Risikogruppen für EBS

I	Normale systemische Organfunktion (SOF) ohne unterstützende Medikation
II	Normale SOF mit Medikation oder leicht gestörte SOF ohne Medikation (geringer als in III)
III	Mäßig gestörte SOF (siehe Tab. 3)
IV	Schwer gestörte SOF (stärker als in III)

Tab. 3. Risikogruppe III für EBS

- RR diastolisch 120–140 mm Hg und < 120 mm Hg in Ruhe
- RR systolisch 200–240 mm Hg und < 200 mm Hg in Ruhe
- Puls 50–60 min^{-1} unter β-Blockern
- mehr als 5 ES/min
- Arrhythmia absoluta perpetua
- Atemnot nach leichter Anstrengung (50 m gehen, 1 Stockwerk steigen, 1 km Fahrrad fahren)
- in den letzten 6 Monaten keine Anstrengung möglich, aber keine Dyspnoe oder Orthopnoe
- Nicht vasovagale oder unklare Synkope vor > 3 Monaten und < 1 Jahr
- Bewußtseinsstörung vor > 3 Monaten und < 1 Jahr
- Stabile Angina pectoris mit Angina-freiem Zeitraum von > 1 Woche und < 1 Monat
- Herzinfarkt vor > 3 Monaten und < 1 Jahr
- Andere Gründe für mäßig gestörte systemische Organfunktionen

Selbstbestimmung Vorrang hat. In einem kompetent geführten Arztgespräch sollte es fast immer gelingen, den Patienten davor zu bewahren, aus Angst vor AIDS ein zu hohes Spenderisiko einzugehen.

Risikominderung bei EBS

Anhand einer eingehenden Anamnese und entsprechenden Untersuchung sollte vom Patienten ein Risikostatus für die EBS erhoben werden. Dieser kann bei der Nutzen-Risiko-Abwägung zur EBS hilfreich sein, indem bei Zugehörigkeit zu einer Gruppe mit höherem Risiko eine größere Transfusionswahrscheinlichkeit erfüllt sein muß, um EBS zu befürworten. Als Diskussionsgrundlage schlagen wir ein Vorgehen gemäß Abbildung 1 vor. Dabei wurde eine Einteilung in 4 Risikogruppen zugrunde gelegt, die in Anlehnung an die Kriterien der American Association of Anesthesiology (ASA) von uns definiert wurden (Tab. 2, 3). Zusatzkriterien (Tab. 4) führen zu einer Verschiebung in die nächsthöhere Gruppe, jedoch nicht weiter als in Gruppe III. Patienten, die die allgemeingültigen Ausschlußkriterien (Tab. 5) aufweisen, werden primär von der EBS ausgeschlossen.

Darüber hinaus kann das EBS-Verfahren dem Risikostatus angepaßt und damit das Risiko der EBS weiter reduziert werden (Tab. 6).

Tab. 4. Zusatzkriterien

- Alter > 70 Jahre
- mehr als 30% Übergewicht
- anamnestisch orthostatische Hypotonie
- bekannte vasovagale Synkopen (zuverlässig diagnostiziert)
- labiler Diabetes mellitus

Tab. 5. Ausschlußkriterien zur EBS

- Hb zu niedrig (< 11,5 ± 0,5 g/dl)
- keine großlumige Armvene
- Hypotonie (systolisch < 100 mm Hg)
- hämatogen streuende Infektion (und Krankheiten wie M.Crohn und Colitis ulcerosa)
- Instabile Angina pectoris
- Koronare Hauptstammstenose
- Aortenstenose (Gradient > 70 mm Hg)

Tab. 6. Risikostatus und EBS-Verfahren

Risikogruppe	Vorgehen bei EBS
I	Normalspende ohne Volumenersatz
II	Blutentnahme unter erhöhter personeller Aufsicht mit nachfolgendem Volumenersatz (z. B. 500 ml 6%ige Hydroxyethylstärke)
III	Gründliche Voruntersuchung einschließlich EKG, Blutentnahme isovolämisch mit gleichzeitigem Volumenersatz (z.B. 500 ml 6%ige Hydroxyethylstärke), EKG-Monitoring und unmittelbare Anwesenheit eines Arztes
IV	Wie bei Risikogruppe III, aber unter intensivmedizinischen Bedingungen

Summary

Preoperative autologous blood donation is only indicated if a positive balance between benefit and risk can be struck. In this contribution the different aspects to be considered are described and valued. By a mathematical formula we try to correlate the different aspects somewhat more objectively.

In addition, we define 4 risk groups by the state of health of the patients which allow to estimate the risk of the patient by blood donation more easily and help to reduce it by selection of the appropriate donation procedure.

Literatur

1 Kretschmer V: Der Chirurg, BDCo, Heidelberg, Springer (im Druck).
2 Sibrowski W, et al: Infusionsther Transfusionsmed 1993;20 (suppl 2):4–9.
3 AuBuchon JP, et al: Transfusion 1988;28 (suppl):34S (S 121).
4 Triulzi DJ, et al: in Nance SJ (ed): Transfusion Medicine in the 1990's, Arlington, VA. American Association of Blood Banks, 1990, pp 1–33.
5 Jensen LS, et al: Br J Surg 1990;77 (5): 513–518.

Prof. Dr. Volker Kretschmer
Klinikum der Philipps-Universität
Abteilung für Transfusionsmedizin und Gerinnungsphysiologie
Conradistraße
D-35033 Marburg (Deutschland)

Sibrowski W, Stangel W, Wegener S (Hrsg): Transfusionsmedizin 1993/94.
Beitr Infusionsther Transfusionsmed. Basel, Karger, 1994, vol 32, pp 488 – 491

Screening auf Marker für transfusionsassoziierte Infektionen bei autologen Blutspenden

R. Zimmermann[a], N. Schwella[b], V. Weißbach[a], H.G. Heuft[b], R. Eckstein[a]

[a] Abteilung für Transfusionsmedizin, Universität Erlangen-Nürnberg
[b] Blutbank, Abteilung für Innere Medizin und Poliklinik m.S. Hämatologie und Onkologie, Universitätsklinikum Rudolf Virchow, Freie Universität Berlin, Deutschland

Hintergrund

Die Herstellung von Fremdblutkonserven unterliegt genauen Regeln, die in europäischen und nationalen Gesetzen und Verordnungen festgelegt sind [1, 2]. Unter anderem ist eine Palette von serologischen Untersuchungen zur Vermeidung transfusionsassoziierter Infektionen vorgeschrieben. Inzwischen gewinnt die Eigenblutspende zur Vorbereitung planbarer operativer Eingriffe mit absehbarem Transfusionsbedarf zunehmende Bedeutung. Bei der Herstellung von Eigenblutkonserven kann jedoch von den oben genannten Regeln abgewichen werden [2]. Insbesondere ist ein serologisches Screening der Eigenblutspender nicht ausnahmslos üblich. Dabei existieren wenige Daten über die Verbreitung von Erregern transfusionsassoziierter Infektionen in Eigenblutspender-Kollektiven.

Wir untersuchen seit langem die Patienten, die im Rahmen unseres Eigenblut-Programms spenden, auf die auch für die Freigabe von Fremdblut relevanten infektionsserologischen Marker. Im folgenden sind die Befunde von 4038 konsekutiven Eigenblutspenden von 1708 Patienten aus Berlin dargestellt.

Material und Methoden

Im Untersuchungszeitraum Juni 1990 bis Januar 1993 wurden die Seren von 1708 Patienten bei 4038 autologen Blutspenden untersucht. Das mediane Alter dieser Patienten war 61 Jahre (Bereich 10–88). Die Geschlechtsverteilung zwischen Männer und Frauen war 1 zu 1,5.

Alle Seren wurden auf Antikörper gegen HIV-1/2 (Anti-HIV-1/2; ELISA der II. Generation, Behringwerke, Marburg), Antikörper gegen *Treponema pallidum* (TPHA; Hämagglutinationstest,

Murex, Burgwedel), Antikörper gegen Hepatitis-B-Virus-Core-Antigen (Anti-HBc; ELISA der I. Generation, Sorin Biomedica, Düsseldorf) und auf Hepatitis-B-Virus-Surface-Antigen (HBsAG; ELISA der II. Generation, Sorin Biomedica, Düsseldorf) untersucht. 1948 Spenden wurden mit einem ELISA der I. Generation, 2090 Spenden mit einem ELISA der II. Generation auf Antikörper gegen Hepatitis-C-Virus (Anti-HCV; Ortho Diagnostic Systems, Raritan, New York) getestet. Außerdem wurde bei jeder Spende die Serum-GPT (DGKC-Methode GPT opt., Roche, Basel) gemessen.

Ergebnisse

Von den 4038 getesteten autologen Blutspenden waren 13 (0,32%) positiv im TPHA-Test und 29 (0,72%) im HBs-Antigen-ELISA. 83 (4,26%) bzw. 49 (2,34%) zeigten Antikörper gegen HCV im ELISA der I. bzw. II. Generation. Bei 642 von 4038 Spenden (15,9%) fand sich Anti-HBc. Keine Spende wies Antikörper gegen HIV auf. Die Serum-GPT war bei 29 (0,64%) Konserven über 45 U/l erhöht. Bezogen auf die geschlechtsabhängigen Normbereichsgrenzen der Serum-GPT (23 U/l bei Männern, 19 U/l bei Frauen) fand sich allerdings bei 332 Spenden (8,2%) ein pathologischer Befund. Von den 132 im Erst- oder Zweitgenerations-Anti-HCV-Test positiven Konserven wiesen 28 gleichzeitig eine erhöhte Serum-GPT und 15 Antikörper gegen HBc-Antigen auf.

Die Ergebnisse sind in Tabelle 1 zusammengefaßt. Insgesamt erfüllten 206 von 4038 Eigenblutkonserven (5,1%) nicht die Anforderungen, die laut den Richtlinien zur Blutgruppenbestimmung und Bluttransfusion an Fremdblut zu stellen wären. 1030 Eigenblutkonserven (25,5%) wiesen einen pathologischen Befund auf, wenn der Anti-HBc-Test und die Erhöhung der Serum-GPT über den Normalbereich in die Bewertung einbezogen werden.

Tab. 1. Rate pathologischer Screeningbefunde, bezogen auf die Gesamtzahl der Spenden (Spalte a; n = 4038) und auf die Zahl der untersuchten Spender (Spalte b; n = 1708)

	a, %	b, %
Anti-HIV-1+2	0,0	0,0
TPHA-Test positiv	0,3	0,3
Anti-HCV (I. Generation)	4,3	5,4
Anti-HCV (II. Generation)	2,3	2,5
HBsAG	0,7	1,0
Anti-HBc	15,9	16,0
GPT > 45 U/l	0,6	1,1
GPT > obere Normgrenze	8,2	11,7

Diskussion

Ein erheblicher Anteil der im Rahmen unseres Eigenblutprogramms hergestellten Blutbestandteilskonserven (5,1%) erfüllt nicht die Erfordernisse, die für die Freigabe von Fremdblut gelten, und ist als potentiell infektiös anzusehen [2]. Noch wesentlich höher liegt dieser Anteil, wenn der Surrogat-Marker Anti-HBc einbezogen wird. Allerdings ist einschränkend zu betonen, daß es sich bei der Mehrzahl der Anti-HBc-positiven Eigenblutspender um Patienten mit abgelaufenen HBV-Infektionen ohne Zeichen einer fortbestehenden Hepatitis handelt.

Dennoch weisen die dargestellten Daten auf eine erhebliche Durchseuchung von Eigenblutpatienten mit Hepatitisviren hin. Damit geht von in Verkehr gebrachten Eigenblutkonserven ein gewisses Risiko für medizinisches Personal und für Transfusionsempfänger aus. Die Durchführung der gleichen Freigabeuntersuchungen wie bei Fremdblut (mindestens Anti-HIV-1+2, Anti-HCV, HBsAG, GPT) ist deshalb nach unserer Meinung unbedingt zu empfehlen. Lediglich auf den TPHA-Suchttest könnte verzichtet werden aufgrund der üblicherweise mehrtägigen bis mehrwöchigen Lagerung von Erythrozytenkonzentraten bei 4 °C bzw. von gefrorenen Plasmen bei –30 °C. Eigenblutprodukte mit pathologischen Screeningbefunden sollten speziell gekennzeichnet werden, um das Risiko einer Verwechslung zu minimieren. Das grundsätzliche Verbot der homologen Transfusion von autologen Blutprodukten sollte den Anwendern regelmäßig verdeutlicht werden.

Allerdings sind wir nicht der teilweise vertretenen Meinung, daß bei Einhaltung dieser Vorsichtsmaßnahmen eine Vernichtung hergestellter Eigenblutkonserven vorgenommen werden muß [3]. Lediglich die Retransfusion einer anti-HIV-positiven Eigenblutkonserve sollte unseres Erachtens strikt unterbleiben. Grundsätzlich muß aber für die Reinfusion von autologen Blutprodukten ebenso wie für die homologe Bluttransfusion eine strenge Indikationsstellung erfolgen.

Summary

Autologous blood donation is increasingly used in preparing patients for elective surgical procedures. The aim is to diminish the transmission of transfusion-associated infections, to avoid transfusion-related immunosuppression and to relieve the general blood supply. However, autologous blood donation programs do not necessarily incorporate serologic donor screening.

From June 1990 to January 1993 we examined 4,038 consecutive autologous donations from 1,708 patients. The median age was 61 years (range 10-88), the sex ratio was 1/1.5 male/female. We tested each unit for serum ALT, anti-HIV1+2, HBsAG, anti-HBc, anti-HCV, and *Treponema pallidum* antibodies (TPHA test). The overall rates of positive test results were: ALT>45 U/l 0.64%, anti-HBc 15.9%, HBsAG 0.72% and TPHA test 0.32% of all units; anti-HCV (1st gen.) 4.26% of 1,948 and anti-HCV (2nd gen.) 2.34% of 2,090 donations. With respect to the sex-related normal range of the local laboratory, 332 (8.2%) of all components had an elevated serum ALT level. No donation was positive for anti-HIV1/2. The overall rate of components with pathological findings in tests for ALT, HCV antibodies, HBs antigen and/or Treponema antibodies was 11.7%.

We conclude from these data that a substantial proportion of autologous blood is potentially harmful in cases of mistake solely with respect to serologic screening results. Procedures to minimize the risk of mistake of autologous blood should routinely include serologic screening and marking of units with pathological findings.

Literatur

1 Empfehlungen des Europarates und der Weltgesundheitsorganisation zu Blut und Blutzubereitungen; Bundesanzeiger, Köln, 1993.
2 Richtlinien zur Blutgruppenbestimmung und Bluttransfusion, Köln. Deutscher Ärzte-Verlag, 1992.
3 Autologous Transfusion Practice. International Forum. Vox Sang 1990;58:234–253.

Dr. Robert Zimmermann
Abteilung für Transfusionsmedizin
Universität Erlangen-Nürnberg
Krankenhausstraße 12
D-91054 Erlangen (Deutschland)

Sibrowski W, Stangel W, Wegener S (Hrsg): Transfusionsmedizin 1993/94.
Beitr Infusionsther Transfusionsmed. Basel, Karger, 1994, vol 32, pp 492 – 494

Autotransfusion in Bocksprungtechnik bei Patienten mit koronarer Herzkrankheit und geplantem aortokoronarem Venenbypass

J. Koscielny, H. Kiesewetter, F. Jung, G. Pindur, K. Jakobs, E. Wenzel

Abteilung für Klinische Hämostaseologie und Transfusionsmedizin, Universität des Saarlandes, Homburg, Deutschland

Ziel

Ziel der Studie ist die Erprobung und Qualitätssicherung einer speziellen Bocksprungtechnik als fremdblutsparende Maßnahme.

Material und Methode

An 40 von 100 Patienten mit koronarer Herzkrankheit (KHK) wurde vor einer aortokoronaren Bypaßoperation in einer randomisierten doppelblinden placebokontrollierten Studie Eigenblut in «Bocksprungtechnik» gesammelt. Innerhalb von 8 Wochen wurde jeweils die Gewinnung von 3–4 Erythrozytenkonzentraten und 0,9–1,2 l Plasma vorgenommen. Das substituierte Volumen (Verum: HES 200/0,5 10%, Placebo: 0.9% NaCl) entsprach dem Volumen des entnommenen Blutes (Abb. 1). Jeder Patient erhielt täglich 200 mg Fe^{2+} oral.

Ergebnisse

Klinisch profitierten nur die mit HES behandelten Patienten in der Phase der Eigenblutgewinnung signifikant (Abb. 2). Zwei Patienten zeigten unerwünschte Begleiterscheinungen (1,49% bei Blutentnahmen). Der peri- und postoperative Verlauf war vergleichbar. Nur in der NaCl-Gruppe erhielt ein Patient homologe Erythrozytenkonzentrate. Kein Patient starb prä, peri- oder postoperativ.

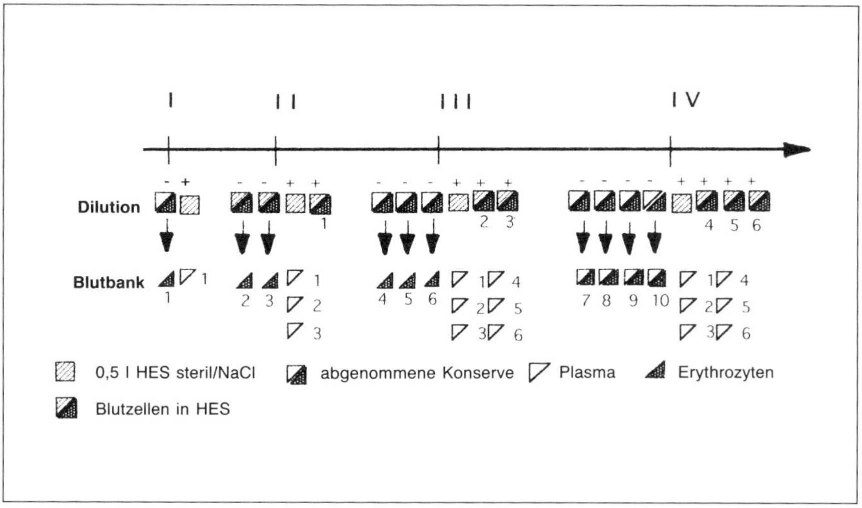

Abb. 1. Schema der Bocksprungtechnik zur Eigenblutgewinnung. Gewonnenes Eigenblut: 1,2 l Plasma + 0,8 l Erythrozyten.

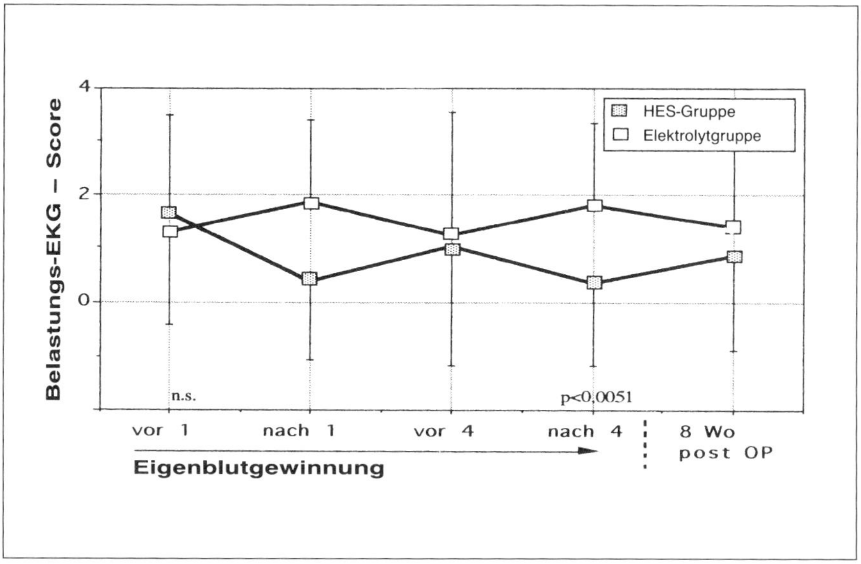

Abb. 2. Belastungs-Score für die HES- und NaCl-Gruppe vor und nach dem ersten, vor und nach dem letzten Bocksprung sowie 8 Wochen nach der Entlassung. Vor 1 = vor dem ersten Bocksprung, nach 1 = nach dem ersten Bocksprung, vor 4 = vor dem vierten Bocksprung, nach 4 = nach dem vierten Bocksprung, 8 Wo post OP = 8 Wochen postoperativ.

Schlußfolgerungen

Von den kardiochirurgischen Patienten kamen nur 40% für eine Eigenblutspende in Frage; für diese scheint die isovolämische Hämodilution mit HES 200/0,5 10% eine geeignete und sichere Form der präoperativen Blutgewinnung zu sein. Eine körperliche Belastung sollte vor und nach jeder Eigenblutspende durchgeführt werden. Bei verschlechterter Belastbarkeit sollten keine weiteren Eigenblutspenden vorgenommen werden.

Summary

Clinically, only patients treated with HES in stage of autologous blood sampling benefited significantly. Two patients showed adverse effects. The peri- and postoperative course was comparable. In the NaCl group one of the patients received homologous erythrocyte concentrates. None of the patients died pre-, peri- or postoperatively. 40% of the cardiosurgical patients could be considered for autologous blood donation. Isovolemic hemodilution with HES 200/0,5 10% was a suitable and safe measure in preoperative blood sampling. Physical exercise test should be performed before and after autologous blood donation. A reduced exercise tolerance suggests to stop autologous blood donation.

Dr. med. J. Koscielny
Abteilung für Klinische Hämostaseologie und Transfusionsmedizin
Universität des Saarlandes
D-66421 Homburg/Saar (Deutschland)

Sibrowski W, Stangel W, Wegener S (Hrsg): Transfusionsmedizin 1993/94.
Beitr Infusionsther Transfusionsmed. Basel, Karger, 1994, vol 32, pp 495 – 497

Maschinelle Gewinnung von Erythrozytenkonzentrat und Frischplasma in der Eigenblutspende mittels Haemonetics MCS-3P

G. Matthes, E. Richter, A. Pruß

Institut für Transfusionsmedizin, Universitätsklinikum Charité, Humboldt-Universität zu Berlin, Deutschland

Einleitung

Die Anwendung der Eigenblutspende wird oftmals für Krankenhäuser durch fehlende Voraussetzungen wie Geräte, Raum oder Personal begrenzt. Vorgestellt wird die maschinelle Vollblutspende, die die Gewinnung von einer Einheit SAGM-Erythrozytenkonzentrat und einer Einheit Frischplasma in einem Schritt gestattet. Die Charakterisierung der gewonnenen Blutpräparate und die Lagerung des Erythrozytenkonzentrats für den Einsatz in der Eigenblutspende waren Zielstellung des Beitrages.

Material und Methodik

11 Spender (3 männliche, 8 weibliche) spendeten am neuen Zellseparator MCS-3P (RBCPS-Programm) innerhalb von 7,5 ± 2,1 min ein Erythrozytenkonzentrat, resuspendiert in 80 ml SAG-Mannitol (EK-SAGM: 335 ± 28 g, Hk 0,52 ± 0,06, Hb 10,0 ± 1,3 mmol/l, WBC 7,34 ± 1,9 Gpt/l, PLT 263 ± 77 Gpt/l), und ein Frischplasma (239 ± 35 g, Proteingehalt 65 ± 5,5 g/l, RBC 0,03 ± 0,01 Tpt/l, WBC 0,24 ± 0,02 Gpt/l, PLT 36 ± 5,7 Gpt/l). Das prozessierte Blutvolumen betrug 519 ± 28 ml. Bei jedem Spender wurden 230 ml NaCl-Lösung zur Volumenkompensation nach der Abnahme innerhalb von 5,3 ± 1,9 min infundiert.

Die gewonnenen Erythrozytenkonzentrate wurden für 42 Tage bei 4°C gelagert und folgende Parameter wöchentlich zur Charakterisierung der Blutpräparate gemessen: ATP- und 2,3-DPG-Gehalt (gekoppelter optischer Test, Fa. Boehringer), pH-Wert (Orion), freies Hämoglobin (spektroskopisch), freies Kalium (flammenphotometrisch), Glukose- und Laktatgehalt (Hitachi), Hämoglobin-Oxymetrie (AVL 500). Am Ende der Lagerung waren alle Blutpräparate steril.

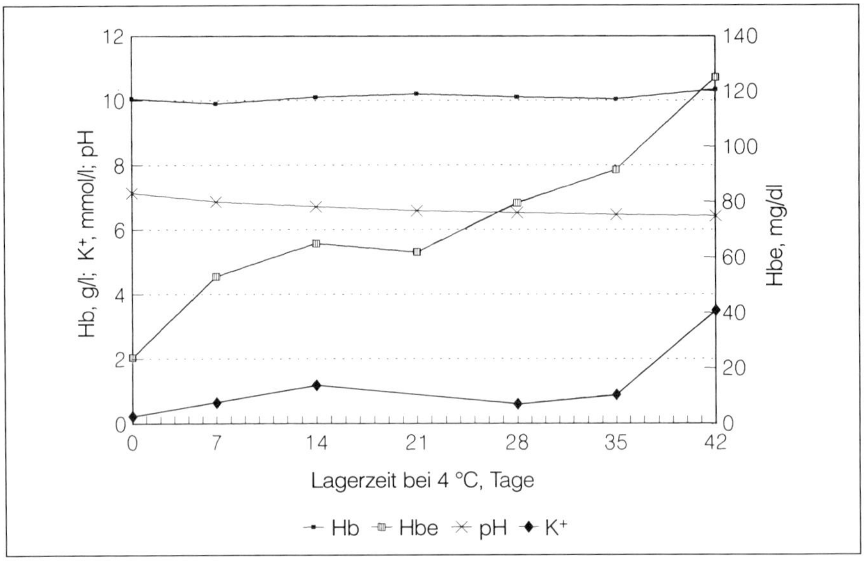

Abb. 1. Verhalten von Hämoglobin, freiem Hämoglobin, pH und Kaliumionen während der hypothermen Lagerung von maschinell gewonnenem Erythrozytenkonzentrat, resuspendiert in SAG-Mannitol (Haemonetics-Zellseparator MCS-3P, RBCPS-Programm, n = 11).

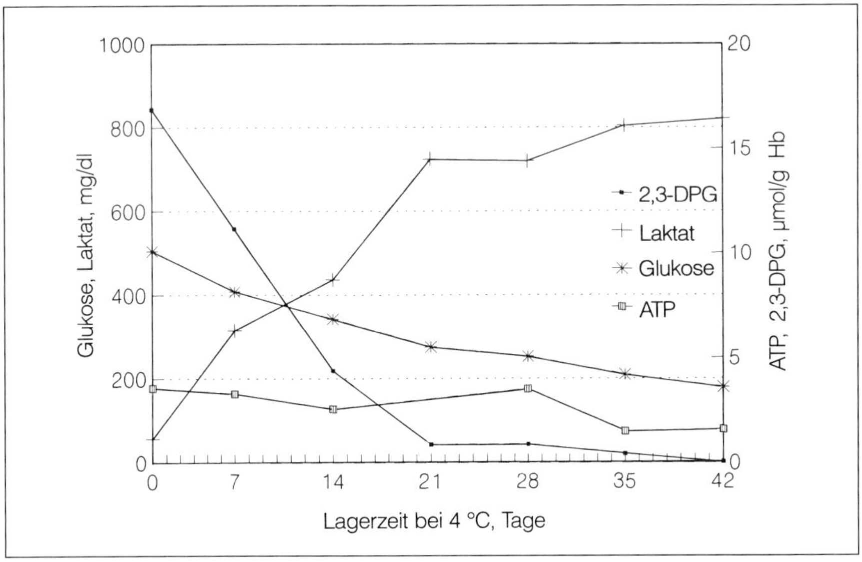

Abb. 2. Verhalten von zellulärem ATP und 2,3-DPG, Glukose und Laktat während der hypothermen Lagerung von maschinell gewonnenem Erythrozytenkonzentrat, resuspendiert in SAG-Mannitol (Haemonetics-Zellseparator MCS-3P, RBCPS-Programm, n = 11).

Ergebnisse und Schlußfolgerungen

Die durch maschinelle Vollblutspende hergestellten EK-SAGM zeigen im Verlaufe der hypothermen Lagerung keine Unterschiede zu konventionell separierten Erythrozytenkonzentraten (Abb. 1, 2); der 2,3-DPG-Gehalt ist innerhalb von 7 Tagen eher besser erhalten. Der dem Vollblut entsprechende Leukozytengehalt in den EK-SAGM sollte durch eine In-line-Filtration reduziert werden. Die PLT-Konzentration in den Frischplasmen könnte durch eine Modifikation der Separationsparameter auf einen Restgehalt von unter 30 Gpt/l reduziert werden.

Mit der maschinellen Vollblutspende am Zellseparator MCS-3P (Haemonetics) ist das Prinzip der Komponententherapie in der Eigenblutspende einfach und ohne zusätzlichen Aufwand an Personal, Raum usw. umzusetzen.

Summary

The application of an autologous blood programme in hospitals is often limited by missing preconditions such as equipment, room, or staff. A component therapy in autologous blood donation is now easily possible by an automated whole blood donation with cell separator MCS-3P which allows in one step the collection of one unit red cell concentrate and one unit of plasma in 7 min. The quality of the collected blood preparations meets the requirements.

Prof. Dr. med. Gert Matthes
Institut für Transfusionsmedizin
Universitätsklinikum Charité
Medizinische Fakultät der Humboldt-Universität zu Berlin
Schumannstraße 20/21
D-10098 Berlin (Deutschland)

Sibrowski W, Stangel W, Wegener S (Hrsg): Transfusionsmedizin 1993/94.
Beitr Infusionsther Transfusionsmed. Basel, Karger, 1994, vol 32, pp 498 – 501

Rejuvenation von Eigenblutkonserven durch Waschen mit glukose-adenin-phosphat-citrathaltiger Lösung

G. Matthes[a], *E. Richter*[a], *U. Tofoté*[a], *I. Pawlow*[a], *W. Kucera*[b], *D. Lerche*[b]

[a] Institut für Transfusionsmedizin und
[b] Institut für medizinische Physik und Biophysik, Universitätsklinikum Charité, Humboldt-Universität zu Berlin, Deutschland

Einleitung

Die Zielstellung dieser Untersuchungen bestand in einer einfachen und schonenden Hypothermie-Rejuvenierung von verfallenen roten Blutzellen durch maschinelles Waschen der Erythrozyten in einer chloridfreien Konservierungslösung, die eine selektive intrazelluläre pH-Erhöhung bewirkt [1, 2].

Material und Methodik

Als Ausgangsmaterial wurden 35 Tage bei 4 °C gelagerte, in SAG-Mannitol resuspendierte Erythrozytenkonzentrate (EK-SAGM) verwendet. Die Rejuvenierung der EK-SAGM erfolgte am Plasmapheresegerät Ultralite (Haemonetics), indem die Blutkonserven steril an ein Plasmasammelset angedockt (SCD-Gerät, Terumo), insgesamt mit 2 Liter einer chloridfreien ARC8-Konservierungslösung nach Meryman [3] (139 m*M* Glucose, 33,3 m*M* Natriumzitrat, 2,9 m*M* Mononatriumphosphat, 12 m*M* Dinatriumphosphat, 2 m*M* Adenin, pH 7,4, Osmolalität 126 mosmol/l) gewaschen und damit resuspendiert wurden (Hk 0,5). Danach schloß sich eine Nachlagerung für 63 Tage bei 4 °C an.

Zur Charakterisierung der Erythrozyten wurden folgende Parameter in wöchentlichen Abständen nach der Rejuvenierung gemessen: Hb, Hk, MCV, MCHC (Dilab-Analyzer), 2,3-DPG-Gehalt (Test-Kit, Fa. Boehringer), extrazellulärer (pHe) und intrazellulärer (pHi, nach dreimaliger Gefrier-Tau-Hämolyse) pH-Wert (Orion 720 A), Chloridionenkonzentration (Orion 720 A), freies Hämoglobin (spektroskopisch, Hitachi-UV-Photometer), Glukose- und Laktatgehalt (Hitachi-Analyzer), pO50 (AVL 500), morphologischer Index (Shape Quality Index) und Filtrations-/Rigiditätsindex (FI) [Details in 4 und 5]. Am Ende der Nachlagerungsphase waren alle rejuvenierten Erythrozytenkonzentrate steril.

Ergebnisse und Schlußfolgerungen

Nach dem großvolumigen Waschen der verfallenen EK-SAGM mit der ARC8-Lösung vermindert sich die extrazelluläre Cl^--Konzentration auf 25 mmol/l. Der pHe-Wert wird von 6,5 auf 7,2 gehoben. Der pHi steigt erwartungsgemäß infolge der Cl^--Depletion von 6,7 auf 7,7 unmittelbar nach dem Waschen und bleibt bis 21 Tage über 6,8 bestehen. Der 2,3-DPG-Gehalt wird rejuveniert und erreicht Normwerte am Tag 21 der Nachlagerung, um danach kontinuierlich abzufallen. Das freie Hämoglobin und Laktat werden durch die Rejuvenierungsprozedur ausgewaschen und entsprechen nach 21–28 Tagen Nachlagerung den Initialwerten. Interessant sind die Konsequenzen der Rejuvenierung in bezug auf die Sauerstofftransportkapazität der Zellen (Abb. 1). Parallel mit dem 2,3-DPG-Gehalt steigt der Halbsättigungsdruck (pO50) auf 3,6 kPa und bleibt auch nach dem DPG-Abfall der roten Zellen in der Nachlagerungsphase erhalten.

Die morphologischen und rheologischen Eigenschaften der rejuvenierten Erythrozyten zeigt Abb. 2. Nach der Rejuvenierung verändert sich bis zu 21 Tagen Nachlagerung der morphologische Index kaum – im Gegensatz zum FI, der durch die Waschprozedur zunächst um 18% ansteigt. Nach 21 Tagen Nachlagerung

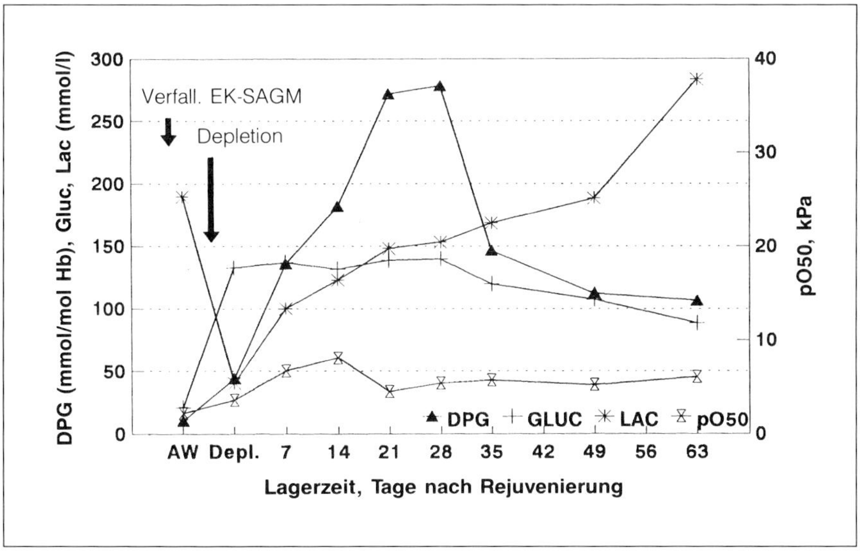

Abb. 1. Verhalten von zellulärem 2,3-DPG (DPG), Glukose (Gluc), Laktat (Lac) und pO50 (standardisiert, pH 7,4; 37 °C) vor und nach Rejuvenierung von 35 Tage gelagerten Erythrozytenkonzentraten EK-SAGM (= AW) sowie im Verlaufe der Nachlagerung dieser rejuvenierten roten Blutzellen bei 4 °C über 63 Tage (n = 8).

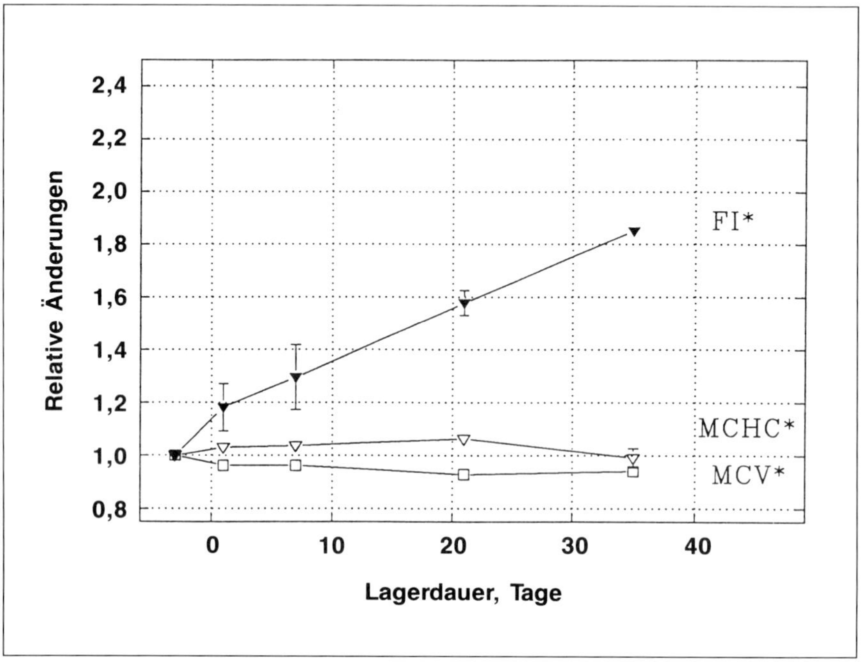

Abb. 2. Relative Änderungen des Filtrations-/Rigiditätsindex (FI, n = 3), MCV (n = 6) und MCHC (n = 6) (*normiert auf den 35-Tage-Wert in EK-SAGM, ± SD) nach Rejuvenierung 35 Tage gelagerter Erythrozytenkonzentrate (EK-SAGM).

werden FI-Werte erreicht, die geringfügig über den für Vollblutkonserven am 35. Lagerungstag liegen.

Das Verfahren vermeidet die bekannten nachteiligen Effekte einer Rejuvenierung durch Inkubation mit speziellen Additivlösungen (mehrstündige Inkubation bei 37 °C, Stoffwechselprodukte verbleiben in den Blutkonserven usw.) und würde sich insbesondere für einen Einsatz in der Eigenbluttransfusion anbieten.

Summary

Outdated red cell concentrates (RCC-SAGM) were washed with a chloride-free, glucose-adenine-phosphate-citrate preservation solution. After resuspension of the red cells in this solution a hypothermic storage for additional 63 days was performed. Quality parameters (2,3-DPG, glucose, lactose, free hemoglobin, pH, chloride, pO50, shape quality index, filtration index) of the preserved red blood cells became normal within 7–11 days after the rejuvenation procedure. The data prove that a rejuvenation of outdated blood by a simple washing procedure allows a post-storage time of 21 days.

Literatur

1 Minakami S, et al: in Brewer GJ (ed): Erythrocyte Structure and Function. New York, Liss, 1976, pp 149–166.
2 Matthes G, et al: in Sibrowski, et al (Hrsg): Transfusionsmedizin 1993/94. Beitr Infusionsther Transfusionsmed. Basel, Karger, 1994, vol 33, pp 495–497.
3 Meryman HT: Vox Sang 1991;60:88–98.
4 Lerche D, et al: Clin Hemorheol 1992;12:341–355.
5 Kucera W, et al: Z Med Lab Diagn 1986;27:262–267.

Prof. Dr. med. Gert Matthes
Institut für Transfusionsmedizin
Universitätsklinikum Charité
Medizinische Fakultät der Humboldt-Universität zu Berlin
Schumannstraße 20/21
D-10098 Berlin (Deutschland)

Sibrowski W, Stangel W, Wegener S (Hrsg): Transfusionsmedizin 1993/94.
Beitr Infusionsther Transfusionsmed. Basel, Karger, 1994, vol 32, pp 502 – 504

Die Bestrahlung von Wundblut aus Tumoroperationen zur Retransfusion

E. Hansen[a], *S. Schlosser*[a], *J. Altmeppen*[a], *N. Kutz*[a], *R. Knüchel-Clarke*[b], *K. Taeger*[a]

[a] Klinik für Anästhesiologie und [b] Institut für Pathologie, Klinikum der Universität Regensburg, Deutschland

Einleitung

Tumorchirurgie geht häufig mit einem erheblichen Blutverlust einher. Gerade für diese Patienten, bei denen homologe Transfusionen als besonders nachteilig angesehen werden, ist die intraoperative Autotransfusion wegen der Gefahr der Tumorzellaussaat kontraindiziert. Wir haben kürzlich Wundblut aus einer Reihe verschiedener tumorchirurgischer Eingriffe systematisch untersucht und darin Tumorzellen regelmäßig und in erheblicher Anzahl, zwischen 10^1 und 10^7, nachgewiesen [1], wodurch die Kontraindikation bestärkt wird. Erfolgversprechende Berichte über die Elimination von Tumorzellen in Blut durch Leukozytenfilter [2, 3] konnten wir nicht bestätigen. Die Testung von 8 verschiedenen Filtern mit einer Reihe unterschiedlicher Tumorzellen ergab, daß die Rückhalterate für Zellen aus Primärtumoren oder aus Wundblut deutlich unter der für Tumorzellinien lag, die an die Haftung an Fremdoberflächen adaptiert sind [4]. Die gemessene log-2- bis log-4-Reduktion durch Leukozytendepletionsfilter reicht nicht aus, um die im Wundblut auftretenden Tumorzellen sicher zu eliminieren.

Wir haben nun in einer experimentellen Untersuchung geprüft, ob eine effektivere Tumorzellelimination durch eine γ-Bestrahlung des Blutes möglich ist. Das zugrundeliegende Prinzip ist die Strahlenresistenz der kernlosen Erythrozyten und die Strahlensensibilität der kernhaltigen Tumorzellen.

Methoden

Blutspenden von Probanden wurden mit einem Autotransfusionsgerät (AT 1000; Electromedics, Englewood, USA) zu gewaschenen Erythrozytenkonzentraten (EK) aufbereitet, entsprechend den Verhältnissen bei der intraoperativen Autotransfusion oxygeniert, was die Strahlenempfindlichkeit erhöht, und schließlich eine möglichst hohe Zahl an Tumorzellen zugesetzt. Verwendet wurden etablierte Tumorzellinien (ECACC, Salisbury, UK), Primärzellkulturen aus Wundblut und Zellen aus soliden Tumoren nach mechanischer und enzymatischer Dissektion. Aus einer unbestrahlten Stichprobe und dem bestrahlten EK wurden mittels Dichtegradientenzentrifugation die Tumorzellen isoliert [1], gezählt, Verdünnungen angesetzt und in Zellkultur gebracht. Nach 7–14 Tagen wurde die Zahl der sichtbaren Kolonien bestimmt. Die Bestrahlung erfolgte in einem Blutbestrahlungsgerät (IBL 437C, Kobaltquelle, 6,4Gy/min; CIS bio international, Gif sur Yvette F) mit 50 Gy, einer Dosis, die für Tumorzellen mit typischerweise einem D_0-Wert zwischen 1 und 2 Gy eine log-12-Reduktion erwarten läßt. (D_0 als Maß für die Strahlenempfindlichkeit von Zellen bezeichnet die Dosis, die das Teilungsvermögen jeweils auf etwa 1/3 reduziert.)

Ergebnisse

Während die verschiedenen Tumorzellinien (n = 12) vor Bestrahlung eine Koloniebildungsrate von 1–8 Kolonien pro 10 Zellen aufwiesen, wurde nach Bestrahlung des Blutes mit 50 Gy auch bei 10^8–10^{10} eingesetzten Tumorzellen keine Koloniebildung mehr beobachtet. Bei Zellen aus verschiedenen Karzinomen (n = 10) waren ursprünglich 10^4–10^5 Zellen zur Bildung einer Kolonie notwendig, bei aus Wundblut kultivierten Tumorzellen (n = 3) 10^2 Zellen. Auch hier konnten trotz Zellzahlen zwischen 10^9 und 10^{10} nach der Blutbestrahlung keine Kolonien mehr nachgewiesen werden. Die durchflußzytometrische Zellzyklusanalyse zeigte die Zellen nach 10 Tagen Zellkultur im «mitotic arrest». Bei Versuchen über den Einbau des Nukleotidanalogons BrdUrd wies keine der Zellen einen verbliebenen DNS-Stoffwechsel auf.

Diskussion

Der Vergleich der Koloniebildungsraten vor und nach Bestrahlung ergibt den Nachweis einer Reduktion um mindestens 7 bis 9 log-Stufen. Damit ist gezeigt, daß eine Bestrahlung mit 50 Gy Tumorzellen mit einer hohen Sicherheit eliminiert, so daß eine Retransfusion vertretbar erscheint. Die bestrahlten Zellen sind nicht tot, aber nicht mehr teilungsfähig. Der wesentliche Angriffspunkt der Strahlenwirkung ist die DNS. Die Dosis von 50 Gy ist so gewählt, daß selbst bei einer maximal angenommenen Tumorzellzahl im Wundblut von 10^9 nach Bestrahlung nur noch ein Promille einer teilungsfähigen Zelle zu erwarten ist.

Zahlreiche Untersuchungen belegen, daß eine Bestrahlung mit 50 Gy die 24-Stunden-Überlebenszeit von Erythrozyten nach Transfusion als wichtigsten Parameter der Integrität der Zellen nicht einschränkt. Auch andere, weit empfindlichere Blutzellen wie Granulozyten oder Thrombozyten werden dabei nicht beeinträchtigt [5, 6]. Nur in Studien über die Auswirkungen einer Bestrahlung auf gelagerte

Blutkonserven oder die Lagerung von bestrahltem Blut sind Kaliumanstiege beobachtet worden, die allerdings außer bei Neugeborenen keine klinische Relevanz haben [7]. Es handelt sich um eine geringe, reversible Erhöhung der passiven Permeabilität, die sich im Laufe der Zeit während Lagerung bei 4 °C ausbildet [8]. Die Bestrahlung von Wundblut ist eine völlig andere Situation: Hier wird frisches Blut aufbereitet und gewaschen und nach Bestrahlung ungekühlt gleich retransfundiert. Die Bestrahlung von Wundblut aus Tumoroperationen erscheint demnach ohne wesentliche Risiken durchführbar.

Diese Methode soll nun im Rahmen einer klinischen Studie geprüft werden, um auch für Tumorpatienten die Möglichkeiten für eine Hämotherapie zu erweitern.

Summary

Intraoperative autotransfusion is contraindicated in tumor surgery because of the danger of tumor cell dissemination. We have tested the elimination of tumor cells in blood by irradiation for safe retransfusion. Tumor cells of various origin were mixed to washed red blood cells from volunteer blood donations. The blood was irradiated with 50 Gy. After isolation of the tumor cells by density gradient centrifugation they were tested for colony formation. While with different tumor cell lines (n = 12) 10 cells were sufficient to yield several colonies, as many as 10^{10} cells did not result in any colony after irradiation of the blood. Similar results were obtained with cells cultured from blood salvaged during tumor surgery (n = 3), and with tumor cells prepared from various carcinomas (n = 10). Flow cytometric DNA analysis showed the irradiated cells in mitotic arrest. None of these cells had residual DNA metabolism expressed as incorporation of BrdUrd. We were able to demonstrate a rate of reduction in dividing cells of up to 10^9. With the typical irradiation sensitivity of tumor cells, with D_0 values between 1 and 2 Gy, a dose of 50 Gy results in an effective log 12 reduction, sufficient for safe elimination of tumor cells found in shed blood. No adverse effects of the γ-irradiation on the blood cells are to be expected, especially since the blood is retransfused without storage.

Literatur

1 Hansen E, et al: Anaesthesiology 1993;79(suppl 3):A122.
2 Wiesel M, et al: Urologe 1992; 31:182–185.
3 Miller GV: Br J Surg 1991; 78:713–715.
4 Hansen E, et al: in Mempel W, et al (Hrsg): Eigenbluttransfusion. München, Sympomed, 1994, vol 3, pp 116–122.
5 Button LN, et al: Transfusion 1981; 21:419–426.
6 Schiffer LM, et al: Blood 1966; 27:831–843.
7 Davey RJ, et al: Transfusion 1992; 32:525–528.
8 Brugnara C, et al: Transfusion 1992; 32:246–252.

Dr. Dr. Ernil Hansen
Klinik für Anästhesiologie, Klinikum der Universität Regensburg
Franz-Josef-Strauß-Allee 11, D-93053 Regensburg (Deutschland)

Sibrowski W, Stangel W, Wegener S (Hrsg): Transfusionsmedizin 1993/94.
Beitr Infusionsther Transfusionsmed. Basel, Karger, 1994, vol 32, pp 505 – 511

Herstellungskostenvergleich allogener und autogener Blutkonserven

U. Diekamp

Bluttransfusionsdienst am Zentralkrankenhaus St.-Jürgen-Straße, Bremen, Deutschland

Einleitung

Trotz großer Geldnot im Gesundheitswesen und obwohl ihre Kostenauswirkungen bisher völlig unzureichend analysiert sind, nimmt autologe Transfusion rasant zu; denn, *Politik verspricht* «erstklassige» Medizin; *Rechtsprechung verpflichtet* zur Patientenaufklärung über risikoärmste Behandlung; *Kostenträger garantiert* Übernahme jeder medizinisch notwendigen Leistung; *so informierter Patient* verlangt risikoärmere, autogene Konserven auch für Operationen mit sehr geringer Transfusionsinzidenz. Aber, *der zu «wirtschaftlicher Behandlung» verpflichtete Dienstleister* muß diese kennen und abwägen.

Ich kenne die Herstellungskosten meiner allogenen Konserven gut. Präoperative Herstellung autogener Blutkonservendepots stieg ab 1987 von 0,2 auf 7,1% der Konservenentnahmen 1992. Notwendiges Personal und Logistik sowie der 83%-Anteil an Patienten fremder Spitäler erzwangen eine sorgfältige Herstellungskostenanalyse autogener Konserven. Heute können wir die Herstellungskosten autogener und allogener Konserven vergleichen. Unsere Vorgaben: Lege-artis-Herstellung ohne faulen Qualitäts- und Sicherheitskompromiß, Einhalten von Arzneimittelgesetz, d.h. Trennen jeder Konserve in gefrorenes Frischplasma und Buffy-coat-freie Erythrozyten mit SAG-M; Testen jeder Konserve auf infektionsserologische Unbedenklichkeit. Aufwandsentschädigung erhalten nur Spender allogener Konserven ab der zweiten Konserve.

Methodik

Ich unterscheide direkte Kosten, die für Material und Personal, und indirekte und investive Kosten. Ich erfasse *Materialkosten* separat für die Bereiche Herstellung und empfängerbezogene Leistungen. Artikel für beide Bereiche ordne ich anteilig nach Leistungsvolumen jedem Bereich zu.

So berücksichtige ich alle Verluste, Wiederholungen, Kontrollen und andere oft vernachlässigte Kostenfaktoren.

Personalkostenberechnung beruht prinzipiell auf den Größen: Ist-Kosten je wirklich gearbeitete Zeiteinheit und Soll-Zeitaufwand je definierte Tätigkeit. Ist-Personalkosten gab die Personalabteilung. Über Ermitteln von Soll-Zeitaufwand je Leistung und dem daraus abzuleitenden Personalbedarf berichte ich anderswo [1]. Ist-Kosten pro Stunde mal Soll-Zeitwert pro Tätigkeit ergibt Personal-Sollkosten je Tätigkeit und, durch Addieren der einzelnen Aufgaben, Personalkosten zur Herstellung einer Konserve.

Indirekte und investive Kosten erhielt ich vom Betrieblichen Rechnungswesen (BRW). Die Zuordnung zum Bereich Herstellung erfolgte in Abstimmung mit dem BRW entsprechend dem Anteil des Bereichs am Gesamtvolumen des Instituts (z.B. Quadratmeter, Personalstärke, Analysenzahl usw.). Die Kosten des Bereichs Herstellung dividierte ich durch die Zahl der Konservenentnahmen im Jahr 1992.

Ergebnisse

Materialkosten (Tab. 1) sind mit gut DM 50,– für jede allogene und autogene Konserve praktisch gleich. Der bei etwa 30% der Patienten erforderliche Volumenersatz schlägt jeweils mit fast DM 25,– zu Buche. Tabelle 2 gibt Ist-*Personalkosten*

Tab. 1. Materialkosten[1] zur Herstellung *einer* Konserve

	Autogen	Allogen
Material zur Entnahme: Erfrischungen	2,52	2,52
Eisensubstitution, Hb-Bestimmung	2,12	2,12
U-Beutel mit SAG-M, 3- bzw. 4-fach-	15,39	17,95
Clips, Etiketten, Verpackung, Porto	11,07	8,57
	31,10	31,16
Reagenzien zur Eignungsuntersuchung, 1. u. 2. Konserve:		
ALT, TPHA, HB_sAg, Anti-HCV, Anti-HIV-1/-2	13,69	13,69
Blutgruppe, Antikörpersuchtest (AKST)	4,90	4,90
Labormaterial (MTP, Röhrchen, potenzierende Medien)	0,63	0,63
	19,22	19,22
Zwischensumme für 1. und 2. Konserve (je Konserve)	50,32	50,38
Ab 3. Konserve (Blutgruppe und AKST vereinfacht, DM 1,10)	46,52	46,58
Volumenersatz (> 60 J., < 18 J., < 50 kg): HES	24,73	–

[1] Tatsächliche Kosten 1992 dividiert durch Zahl der Leistungen (inklusive Mehrwertsteuer).

Tab. 2. Ist-Personalkosten: Was kostete 1992 im Bluttransfusionsdienst (BTD) die Arbeitsstunde je Berufsgruppe?

Berufsgruppe	BTD-Gesamtpersonal		Kosten je Mitarbeiter, DM	Effektive Jahresarbeitszeit, h[1]	Kosten je Arbeitsstunde DM
	Kosten, DM	Ist-VK, n			
Funktionsdienst	509 873	8,66	58 877	1 407	41,85
Med.-techn. Dienst (MTA/AH/Verwaltungsangestellte)	1 483 207	26,44	56 097	1 485	37,78
Ärztlicher Dienst	628 759	5,17	121 617	1 599	76,06

[1] 253 Tage × 7,7 h minus Fehl-/Wege-/Umziehzeiten (3,46% Wege-/Umziehzeit plus dokumentierte Fehlzeit über 15% plus 15% genehmigte Fehlzeit).

je Stunde je Berufsgruppe für das Jahr 1992. Tabelle 3 gibt Personalaufwand je Tätigkeit; der nimmt ab mit zunehmender Konservenzahl vom selben Spender bzw. Patient: Ab 3. Konserve bestätige ich nur AB0/D-Antigeneigenschaften und verkürze den Antikörpersuchtest. Zu Personalkosten zähle ich auch Spendern allogener Konserven ab der 2. Konserve gezahlte Aufwandsentschädigungen. Personalkosten zur Herstellung der 1. autogenen Konserve sind DM 164,55 und ab der 3. DM 136,17; bei allogenen Konserven analog DM 113,01 für 1. und DM 140,27 ab der 3. Die Differenz zwischen autogenen und allogenen Konserven liegt an aufwendigerer Betreuung bei Entnahme (60 min Assistenz versus 28,6 min), intensiverer Depotführung (39 min versus 4 min) und größerem Zeitbedarf des Entnahmearztes (20 min versus 14 min). Personalkosten für Komponentenherstellung, -testung und -freigabe sind identisch.

Indirekte (DM 23,86; Tab. 4) und *investive Kosten* (DM 11,55; Tab. 5) zur Herstellung autogener und allogener Konserven sind hier gleich. Tabelle 6 gibt eine *Übersicht der Herstellungskosten autogener und allogener Konserven:* Abgesehen von der 1. allogenen Konserve ohne Aufwandsentschädigung sind die Herstellungskosten fast identisch. Tabelle 7 vergleicht *Herstellungskosten für allogene und autogene Depots* mit 1–3 Konserven: DM 710,– für das übliche autogene 3-Konserven-Depot gegenüber DM 663,– für ein allogenes. Nur unter Weglassen aller Eignungstests ab der 2. autogenen Konserve ergäbe sich ein Kostenvorteil von DM 32,– für das autogene 3-Konserven-Depot. Bei unseren Erst-, Zweit- und Dauerspenderanteilen von 10%, 5% und 85% kostet die Herstellung einer durchschnittlichen allogenen Konserve DM 221,05.

Diskussion

Der Herstellungskostenvergleich autogener und allogener Konserven basiert auf Kostenblättern eines kommunalen Bluttransfusionsdienstes und Buchungen des Betrieblichen Rechnungswesens eines 1500-Betten-Krankenhauses. Ich sehe

Tab. 3. Personal-Soll-Kosten zur Herstellung einer autogenen bzw. allogenen Konserve

Funktion	DM/h	Autogen		Allogen	
		min[a]	DM	min[a]	DM
Sekretärin (Termine, Buchung, Briefe)	37,78	15	9,45	15	9,45
Entnahmeassistenz (KR, AH)	41,85	60	41,85	28,6	19,95
MTA für Komponentenherstellung und -abgabe	37,78	16,5	10,39	16,5	10,39
MTA für Depotführung	37,78	39	24,56	4	2,52
Entnahmearzt	76,06	20	25,35	14	17,75
Laborarzt für Konservenfreigabe	76,06	9,5	12,04	9,5	12,04
Zwischensumme ohne Eignungstests			123,64		72,10
«Spender» (Aufwandsentschädigung, ab 2. Konserve)			0,00		55,00
1. Konserve					
MTA für Eignungstests	37,78	53,7	33,81		33,81
Laborarzt für Ergebniskontrolle	76,06	5,6	7,10		7,10
			40,91		40,91
2. Konserve					
MTA für Eignungstests		42,0	26,45		26,45
Laborarzt für Ergebniskontrolle		4,4	5,58		5,58
			32,03		32,03
Jede weitere Konserve (Blutgruppe und AKST vereinfacht)					
MTA für Eignungstests		17,3	10,89		10,89
Laborarzt für Ergebniskontrolle		1,8	2,28		2,28
			13,17		13,17
Gesamt: 1. Konserve mit Eignungstests			164,55		113,01[b,c]
2. Konserve mit Eignungstests			155,67		159,13[c]
Jede weitere Konserve mit Eignungstests			136,17		140,27[c]

[a] Für Personalbedarf je Einzelleistung, siehe [1].
[b] Ohne Aufwandsentschädigung.
[c] Im Durchschnitt DM 138,50, wenn 85% Dauer-, 10% Erst- und 5% Zweitspender sind.

keinen Anlaß, an der Zuverlässigkeit der Angaben zu zweifeln. Ohne Spenderaufwandsentschädigung repräsentieren Personalkosten von 88,99 DM 40,3% der Herstellungskosten der durchschnittlichen allogenen Konserve (DM 221,05) und mit DM 456,39 sogar 64,2% der Herstellungskosten des hier üblichen autogenen 3-Konserven-Depots (DM 710,42). Die Personalkostenzuordnung beruht auf ei-

Tab. 4. Indirekte Kosten für den Bereich Konservenherstellung im Jahr 1992

Kostenart	Betrag, DM	Kostenfaktoren
Medizinischer Bedarf	20 200	Fremdvergebene Untersuchungen usw.
Wirtschaftsbedarf	60 600	Schutzkleidung, Wäsche, Fremdreinigung, Bücher, Zeitschriften usw.
Verwaltungsbedarf	96 000	Büromaterial, Leiharbeit, Personalbeschaffung usw.
Instandhaltung	63 200	Dachreparatur und ähnliches
Müllabfuhr	14 000	
Steuern, Versicherung	7 800	
Gebrauchsgüter	17 374	Zentrifugeneinsätze und ähnliches
Innerbetriebliche Leistungen	50 000	Handwerker, TSZ, Betriebsarzt, Wäscherei, Gärtnerei, Z.-Labor usw.
Umlagen	200 000	Porto, Telefon, Energie, Außenanlagen
Gesamt	529 200	= DM 23,86 je Konserve (bei 22 176 Spenden)

Tab. 5. BTD, investive Kosten 1992: Anteil je Konserve

	Neuwert	Abschreibungszeitraum (pro Jahr)		Anteil für Empfängerbereich, %	Jahresabschreibung Bereich Herstellung
		Jahre	%		
Gebäudekosten	2 018 291	50,0	2	20	32 293
Technische Anlagen	423 271	13,7	6	20	20 317
Einrichtungen					
Medizin. Bedarf	1 492 499	8,0	12,5	20	149 350
Wirtschaftsbedarf	290 914	6,7	15	20	34 910
Technischer und Verwaltungsbedarf	120 337	5,0	20	20	19 254
					256 124
Anteil je Konserve bei 22 176 Entnahmen					DM 11,55

nem in unserem Hause bewährten Verfahren [1]. Von den Gesamtkosten 1992 (ohne Investitionen) in Höhe von TDM 6903 entfielen auf den Bereich Herstellung TDM 4759. Bei 22 176 Konservenentnahmen bedeutet dies für jede Konserve DM 214,60 (Tab. 8). Dieser Betrag weicht nur unwesentlich ab von den hier dargestellten Herstellungskosten der durchschnittlichen allogenen Konserve von

Tab. 6. Vergleich der Herstellungskosten für die 1., 2. und jede weitere Konserve, autogen versus allogen

Lfd.-Nr.	SAE[1]	TEU[2]	VE[3]	Direkte Kosten[4]		Zuzgl. DM 23,86	Zuzgl. DM 11,55
				autogen	allogen	indir. Kosten	invest. Kosten
1. Konserve	0	+	0	–	163,39	187,25	198,80
	0	+	0	214,87	–	238,73	250,28
	0	+	+	239,60	–	263,46	275,01
	0	0	0	154,74	–	178,60	190,15
2. Konserve	+	+	0	–	209,51	233,37	244,92
	0	+	0	205,99	–	229,85	241,40
	0	+	+	230,72	–	254,58	266,13
Jede weitere Konserve	+	+	0	–	186,85	210,71	222,26
	0	+	0	183,33	–	207,19	218,74
	0	+	+	208,06	–	231,92	243,47

[1] Spenderaufwandsentschädigung.
[2] Transfusionseignungsuntersuchungen.
[3] Volumenersatz.
[4] Material- plus Personalkosten (s. Tab. 1 und 2).

Tab. 7. Herstellungskostenvergleich autogener und allogener Depots mit 1–3 Konserven

Depotgröße	Autogen[a]		Allogen[b]
	TEU nur der 1. Konserve	TEU aller Konserven	
1 Konserve	250,28	250,28	221,05
2 Konserven	440,43	491,68	442,10
3 Konserven	630,58	710,42	663,15

[a] Bei Volumenersatz zusätzlich DM 25,– pro Konserve.
[b] Mittel bei 85% Dauer-, 10% Erst- und 5% Zweitspendern.

Tab. 8. Herstellungskostenanteil an BTD-Gesamtkosten je Konserve für 1992

BTD-Gesamtkosten[1], 1992	DM	6 903 392
Davon für Herstellung[1]	DM	4 758 963
Hergestellte Konservenzahl	n	22 176
Durchschn. Kosten je Konserve	DM	214,60

[1] Ohne Investitionskosten.

DM 221,05 (inklusive DM 11,55 investiver Kosten). Dies heißt, ich ordnete 1992 lediglich DM 113 098 oder 1,6% der gesamten Institutskosten inkorrekt zu. Damit kann ich leben. Sekundäre Kosten der präoperativen Bereitstellung autogener Konserven bleiben hier unberücksichtigt [2].

Summary

Comparing direct, indirect and capital costs for preparing allogeneic versus autogenous blood reveals: If one applies modern blood banking (component preparation, routine safety tests prior to blood release for transfusion), supplies and reagent costs for allogeneic and autogenous units are identical, if patient needs no postphlebotomy volume replacement. Personnel costs are higher for preparing autogenous units, because patients require extra care compared to experienced blood donors and because autogenous blood inventory control takes more time. Indirect and capital costs are the same. At our blood bank, the costs for preparing a 3-unit autogenous blood depot are DM 710,42 as compared to DM 663,15 for 3 allogeneic units.

Literatur

1 Diekamp U: in Sibrowski W, et al (Hrsg): Transfusionsmedizin 1993/94. Beitr Infusionsther Transfusionsmed. Basel, Karger, 1994, pp 512–516.

2 Diekamp U: in Sibrowski W, et al (Hrsg): Transfusionsmedizin 1993/94. Beitr Infusionsther Transfusionsmed. Basel, Karger, 1994, pp 517–519.

Prof. Dr. U. Diekamp
Bluttransfusionsdienst
Zentralkrankenhaus St.-Jürgen-Straße
D-28205 Bremen (Deutschland)

Sibrowski W, Stangel W, Wegener S (Hrsg): Transfusionsmedizin 1993/94.
Beitr Infusionsther Transfusionsmed. Basel, Karger, 1994, vol 32, pp 512 – 516

Personalbedarf für präoperative Herstellung autogener Blutkonserven verglichen mit allogenen Blutkonserven

U. Diekamp

Bluttransfusionsdienst am Zentralkrankenhaus St.-Jürgen-Straße, Bremen, Deutschland

Einleitung

1992 stellten wir präoperativ 1572 autogene Blutkonserven (PAB) her. Wir ermittelten den dafür notwendigen Personalbedarf und verglichen ihn mit dem für allogene Blutkonserven (ABK).

Methodik

Tabelle 1 listet die methodischen Aspekte dieser Arbeit.

Ergebnisse

Tabelle 2 zeigt den Zeitaufwand (min) für alle zur Herstellung je einer PAB bzw. ABK anfallenden Leistungen: PAB braucht mehr Entnahmeassistenz, mehr Arztzeit zur Untersuchung und mehr MTA-Zeit zur Depotkontrolle; andere Sollzeiten je Leistung sind gleich.

Tabelle 3 zeigt die Personalschlüssel einzelner Berufsgruppen, dargestellt als «Konservensollzahl» je Vollkraft (VK) und als Anzahl VK, die notwendig zur Herstellung von je 1000 Konserven sind (letzteres beim medizinisch-technischen Dienst für PAB in Relation zur Depotgröße, da der Umfang der MTA-Leistungen ab der 3. PAB deutlich geringer ist). Der ABK-Schlüssel beruht auf hiesigem Mix von 85% Dauer-, 10% Erst- und 5% Zweitspendern. Wir rechnen mit 1,25 VK zur Herstellung von je 1000 ABK gegenüber 2,48 VK für 1000 Depots mit je einer PAB-Konserve und mit 8,86 VK für 1000 Depots mit je 4 PAB-Konserven.

Tab. 1. Methodik

1. Herstellungsleistungen für allogene	*bzw. autogene Konserven*
a) Arzt untersucht vor 1. Spende, dann jährlich.	Arzt evaluiert vor jeder Entnahme.
b) Konservenentnahme durch Funktionsdienst.	Arzt entnimmt jede Konserve.
c) Kein Volumenersatz.	Volumenersatz < 50 kg, < 18 Jahre, > 60 Jahre.

d) Trennen jeder Konserve in gefrorenes Frischplasma und Buffy-coat-freie Erythrozyten in SAG-M.
e) Testen jeder Konserve: ALT, TPHA, HBsAG, Anti-HCV, Anti-HIV-1/-2, irreg. Ery.-Antikörper.
f) Bei 1. u. 2. Kons.: Blutgruppe, Rh-Formel, Kell-Antigen; ab 3. Kons. nur ABO/D-Antigene.

2. *Effektive Jahresarbeitszeit 1992 (JAZ):* 253 Jahresarbeitstage × 7,7 Stunden – Fehlzeit – Wege- und Umziehzeit (Fehlzeit 1992: Ärzte: 14,2%; MTA und VA: 21,0%; Funktionsdienst: 25,2%; Wege- und Umziehzeit: 3,46%).

3. *Leistungserfassung nichtärztlichen Personals* nach [1][1] (LWR).
Personalbedarfsermittlung für Ärzte: In Anlehnung an Ernst & Young [2] leiten wir folgende Arztzeiten (min) zur Entnahme *einer* PAB ab: Untersuchung vor 1. Entnahme 15 min (ab 2. Entn. 5 min); Phlebotomie 10 min; ggfs. Initiieren des Volumenersatzes (VE) 2 min; Verabschieden des Patienten nach Ruhepause 2 min. Je nach PAB-Depotgröße ergibt sich daraus: eine Konserve: 27 min (mit VE: 29 min); 2 Konserven: 44 (48) min; 3 Konserven: 61 (67) min; 4 Konserven: 78 (86) min. Bei der mittleren Depotgröße von 2,5 Konserven entspricht das einem mittleren Zeitaufwand von 20 min für eine PAB-Entnahme. Für allogene Konserven ist der mittlere Zeitaufwand 14 min je ABK [2]. Für Organisation, Überwachung und Befundkontrolle werden nach [2] auf einen Arzt je 10 nichtärztl. Personen angegeben.
Personalbedarf: Soll-Zeitaufwand für alle Leistungen: JAZ
Personalschlüssel: $\frac{\text{JAZ}}{\text{Soll-Zeit für Leistung}}$ oder $\frac{\text{1000 Leistungen} \times \text{Soll-Zeit}}{\text{JAZ}}$

[1] CAP-Laboratory Workload Recording Method (LWR) publiziert jährlich methoden- und gerätespezifische Zeiteinheiten je Leistung.

Tabelle 4 zeigt die Anwendung dieser Personalschlüssel auf unsere Leistungen im Jahr 1992: Außer beim Ärztlichen Dienst entspricht unser Ist-VK dem hier dargelegten Soll im Bereich Herstellung. 1,5 der fehlenden 2,6 Arztstellen sind jetzt vorhanden.

Diskussion

Effektive Jahresarbeitszeit je Mitarbeitergruppe ist der exakteste Input-Parameter für die Personalbedarfsermittlung. Output-Parameter ist differenzierte Leistungserfassung aufgrund definierter Betriebsabläufe. Ernst & Young [2] bestätig-

Tab. 2. Zeitaufwand (min) nach Tätigkeit und Berufsgruppe je Konserve

Funktion	Berufsgruppe	Autogen	Allogen
Entnahmetermine/Arztbrief Spender bestellen/Konserve buchen	Verwaltungsangestellte/ Arzthelferin	15,0	15,0
Entnahmeassistenz Spenderscreening, Entnahme	Pflegekraft/ Arzthelferin	**60,0**	**28,6**
Komp.-herstellung und -abgabe	MTA	16,5	16,5
Depotführung	MTA	**39,0**	**4,0**
Entnahmearzt/Untersuchungen	Spendearzt	**20,0**	**14,0**
Laborarzt für Freigabe	Laborarzt	9,5	9,5
Transfusionseignungstests			
1. Konserve	MTA	53,7	53,7
	Laborarzt	5,6	5,6
2. Konserve	MTA	42,0	42,0
	Laborarzt	4,4	4,4
jede weitere Konserve	MTA	17,3	17,3
	Laborarzt	1,8	1,8

Tab. 3. Personalschlüssel[a] zur Herstellung von PAB bzw. ABK

Bereich	Zeitaufwand je Konserve (min)	Konserven je Vollkraft	Vollkräfte je 1000 Konserven	Gesamt-VK
Je allogener Konserve				
Büro	15	6 000	0,17	je 1000
Funktionsdienst (FD)	28,6	3 000	0,34	allogener
Med.-technischer Dienst	42,2[b]	2 100	0,47	Konserven
Ärztlicher Dienst (ÄD)	25,6[b]	3 750	0,27	1,25
Je autogener Konserve				
Büro	15	6 000	0,17	
Funktionsdienst	60	1 400	0,71	je 1000
ÄD	34,3[c]	2 800[c]	0,36	autogener
Medizinisch-technischer Dienst je nach				Depots mit
Größe des autogenen Depots	97,3[c]	920[c]	1,09[c]	1 Kons. 2,48
1 Konserve	109,2	820	1,23	2 Kons. 4,80
2 Konserven	97,5	910	1,09	3 Kons. 6,83
ab 3 Konserven				4 Kons. 8,86
je zusätzliche Konserve	+ 73,0	+ 1 220	+ 0,82	

[a] Effektive Jahresarbeitszeit (h): FD: 1407; MTA/VA: 1485; ÄD: 1599.
[b] Bei hiesiger Verteilung: 85% Dauer-, 10% Erst- und 5% Zweitspender.
[c] Bei hiesiger durchschnittlicher PAB-Depotgröße von 2,5 Konserven.

Tab. 4. Der Personalschlüssel wurde im BTD (beinahe!) Realität

Herstellungsumfang 1992 (verdichtet)		Personalschlüssel				Ist-VK 1992 Herstellung
		Gruppe	Jahresleistung/VK	VK-Soll 1992		
Allogene Konserven			*Kons./VK*			
Spendetermine	21 167	VA/AH	6 000	3,53		
Erst- und Jahresuntersuchung	5 180	FD[1]	3 000	6,89		
Konservenentnahmen	20 604	MTD[1]	2 100	9,81		
Komp.-herstellung und -abgaben	59 863	Ärzte	3 750	5,57		
Transfusionseignungstests	201 622			25,80		
					Gesamt	
					FD 11,81	10,71
					MTD 11,52	12,57
					ÄD 6,14	3,50
					29,47	*26,78*
Autogene Konserven			*Depots/VK*			
Spendetermine	1 572	VA/AH[2]	2 400	0,27		
Erstuntersuchungen	657	FD[2]	560	1,12		
Konservenentnahmen	1 572	MTD[2]	366	1,71		
Volumenersatz	463	ÄD[2]	1 121	0,57		
Komp.-herstellung und -abgaben	3 144			3,67		
Transfusionseignungstests	14 506					

[1] Bei 20 604 Konservenentnahmen.
[2] Bei dem hiesigen durchschnittlichen PAB-Depotumfang von 2,5 Konserven.

ten uns korrektes Anwenden der LWR-Methode für nichtärztliches Personal. Allerdings wichen wir einmal von den LWR-Vorgaben ab: Wir reduzierten die dort für die Entnahmeassistenz für PAB gewährte Zeit von 89 auf 60 Minuten. Dies ist noch um 100% über dem Zeitaufwand für die Entnahme von ABK durch Assistenzpersonal und liegt an der intensiveren Betreuung von meist spendeunerfahrenen, multimorbiden, älteren, oft gehbehinderten Patienten, die häufig Volumenersatz benötigen. Außerdem ist PAB-Depotführen sehr aufwendig: Separate Etikettierung und Lagerung müssen gewährleisten, daß PAB als erste Konserve gegeben wird. Für alle anderen nichtärztlichen Tätigkeiten gleicht der Personalbedarf für PAB- dem für ABK-Herstellung.

Die WLR-Methode befaßt sich nicht mit ärztlichen Aufgaben. Daher folgen wir hierfür der Methode von Ernst & Young. Die Ableitung der Anhaltszahlen ist für uns nicht nachprüfbar. Eine andere Methode dafür kennen wir nicht. Wir hoffen, unsere Erhebungen werden geprüft und gegebenenfalls korrigiert.

Unsere Personalausstattung entspricht in etwa dem hier dargestellten Personalschlüssel. Diese Analyse reflektiert also die Realität eines kommunalen Bluttransfusionsdienstes, integriert in ein Großklinikum (1500 Betten) mit einem aktiven PAB-Programm. Das Ärztestellendefizit wurde inzwischen deutlich abgebaut.

Dieser Personalschlüssel orientiert sich an hiesigen Gegebenheiten: Keine mobilen Blutspendetermine; 85/10/5%-Mix von Dauer-, Erst- und Zweitspendern; 7% aller Entnahmen sind PAB. Institute mit höherem Konservenaufkommen bzw. Neuspenderanteil, mit mobilen oder multiplen Entnahmelokalitäten erfordern gegebenenfalls andere Bemessungsmaßstäbe.

Summary

Based on the CAP-Laboratory Workload Recording Method, we compare staffing needs for our preoperative autogenous blood deposit program (PAB) with those for routine allogeneic blood donation (ABD) in our hospital-based community blood center. For the preparation of 1,000 ABD-units, we need 0.17 clerical, 0.34 nursing, 0.47 technologist and 0.27 medical staff full time equivalents (FTE) compared to 0.17/0.71/1.23 and 0.36 FTE, respectively, for 1,000 PAB containing one unit from each donor-patient. For 1,000 PAB containing 4 units from each donor-patient, we require 0.68/2.84/3.96 and 1.38 clerical/nursing/technologist and medical staff, respectively.

Literatur

1 CAP Workload and Personnel Management Committee: Workload Recording Method and Personnel Management Manual, 1992. Northfield, IL. Coll Am Pathol, 1991.

2 Ernst & Young: Wirtschaftlichkeitsanalyse im Zentralkrankenhaus St.-Jürgen-Straße 1988. Frankfurt, Ernst & Young GmbH, 1992.

Prof. Dr. med. U. Diekamp
Bluttransfusionsdienst
Zentralkrankenhaus St. Jürgen-Straße
D-28205 Bremen (Deutschland)

Sibrowski W, Stangel W, Wegener S (Hrsg): Transfusionsmedizin 1993/94.
Beitr Infusionsther Transfusionsmed. Basel, Karger, 1994, vol 32, pp 517 – 519

Sekundäre Kosten der Bereitstellung präoperativ entnommener autogener Blutkonserven

U. Diekamp

Bluttransfusionsdienst am Zentralkrankenhaus St.-Jürgen-Straße, Bremen, Deutschland

Einleitung

Programme für präoperativ entnommene autogene Blutkonserven (PAB) sind teuer. Tabelle 1 listet die drei wesentlichen Kostengruppen. Wir bestimmten die primär betriebswirtschaftlichen Kosten bei Lege-artis-PAB-Herstellung [1, 2]. Dieser Beitrag stellt sekundäre, nicht herstellungsbedingte, vorwiegend dem PAB-Anwender zufallende und kaum gemessene Kosten zur Diskussion [3]. Volkswirtschaftliche, tertiäre Kostenfaktoren sind bisher kaum faßbar [4].

Sekundäre Kosten

Dazu zählen ärztliche Betreuung im Vorfeld: Beratung, Eisen- und eventuell auch Erythropoetingabe; dann der Ambulanzbesuch beim Operateur mit Untersuchen, Festlegen von Operation und Termin, Aufklären und Einwilligen zur Operation sowie Auftragserteilung für das PAB-Depot. Dazu kommem PAB-Transport vom Hersteller zum Anwender, separates PAB-Lagern, Depotkontrollieren und Abrechnen. Wir unterscheiden direkte Material- und Personalkosten, indirekte für Unterhalt von Raum und Geräten sowie investive Kosten; sie variieren mit der Auslastung [3]. Ohne eigene Erfahrung können wir diese Kosten nicht näher beziffern.

Der dritte, potentiell größte Kostenfaktor beim Anwender sind Logistikkosten: Sie resultieren aus Überproduktion, Übertransfusion und vermehrtem Verfall von PAB. Die Literatur hält insgesamt 10% PAB-Anteil an Erythrozytentransfusionen für erstrebenswert [5] und 20–25% für möglich [6], wenn alle geeigneten Patienten mitmachen; spezielle Gruppen erreichen schon heute über 80%. Hohe Beteiligung heißt auch a) Überproduktion, b) Übertransfusion und c) hoher Verfall!

Tab. 1. Kostenfaktoren der präoperativen Bereitstellung autogener Konservendepots

1. Primäre, zuverlässig quantifizierte Kosten (betriebswirtschaftliche Analysen vorhanden)	
Beim Hersteller	
direkte Kosten:	Material und Personal für Herstellung und Qualitätssicherung
indirekte Kosten:	Reinigung, Entsorgung, Porto, Telefon, Energie, Instandhaltung, Zinsen, Versicherung, Umlagen, Verwaltung
Investive Kosten:	Abschreibung für Räume, Einrichtung und Geräte
2. Sekundäre, vage quantifizierte Kosten (betriebswirtschaftliche Analysen spärlich)	
Beim Hausarzt:	Beratung, Eisensubstitution, ggf. Erythropoetin
Beim Anwender	
direkte Kosten:	Material und Personal für Ambulanz zur Voruntersuchung/Aufklärung/ OP-Planung; Konserventransport, separate Lagerung, Depotkontrolle; Statistik, Abrechnung, EDV
indirekte Kosten:	wie unter 1
investive Kosten:	wie unter 1
Logistik-Kosten:	Überproduktion, Übertransfusion und hoher Verfall wegen zu lockerer Indikation für Herstellung und Transfusion, OP-Absage, -Terminänderung
3. Tertiäre, nicht quantifizierte Kosten (volkswirtschaftliche Analysen fehlen)	
Beim Arbeitgeber:	Arbeitsausfall während Konservenentnahme
Beim Patient:	Verdienstausfall während Konservenentnahme, Reisekosten
Bei allen Anwendern allogener Konserven:	Teurung allogener Konserven, deren Verfall bei sinkendem Verbrauch und unverminderter Notwendigkeit zum Vorhalten für Notfälle steigt (stark abhängig vom Versorgungsspektrum). Bei sinkendem Spendenaufkommen fällt weniger Plasma an zur industriellen Aufbereitung (deren Erlöse stützen heute die Preise der allogenen zellulären Komponenten).

Ein Beispiel für a: Die Maxime der Risikominimierung veranlaßt PatientenInnen sogar vor Cholezyst- oder Hysterektomie, auf PAB-Herstellung zu bestehen, trotz Tansfusionsinzidenz von 3 bzw. 8% bei diesen Eingriffen. In Bremen werden jährlich jeweils etwa 1000 dieser Operationen durchgeführt. Die Herstellung eines 2-Konserven-PAB-Depots kostet DM 491,68 [2]. Wegen des hiesigen Verbots, nicht verwendete PAB allogenen Konservendepots zuzuführen, wären 3800 der 4000 für diese Patienten hergestellten Konserven zu verwerfen, nach Herstellungskosten von DM 934 192,–. Hochgerechnet auf 80 Mio. Mitbürger ergäbe allein unnötiges Vorhalten von je 2 PAB für diese beiden meist planbaren Operationen vermeidbare Kosten in Höhe von 135 Mio. DM.

Ein Beispiel für b: PAB wird transfundiert auch ohne Indikation, da «es ja da ist und bei Nichtgebrauch ohnehin verworfen werden würde» [5]. Zu den unnötigen Kosten aus dieser Praxis gibt es keine guten Zahlen. Daneben findet man PAB-Transfusionsraten zwischen 1 und 100% [7].

Ein Beispiel für c: Hier und anderswo [6] verfallen bis zu 30% PAB gegenüber 0,9% allogener Konserven. Wären 10% der 3,7 Mio. in der BRD jährlich transfundierten Erythrozyten-Konserven PAB (370 000), und verfielen 30% hergestellter PAB (120 000), entstünden allein aus dem vermehrten PAB-Verfall zusätzliche Kosten von 60 Mio. DM.

Die Betroffenen der Beispiele a, b und c sind nicht identisch, daher addieren sich die vermeidbaren Kosten. Zusammenfassend sind die beschriebenen Logistik-Kosten aus dem Vorhalten von PAB für den Anwender ein enormer Kostenfaktor. Er kann nur beherrschbar werden, wenn wir die Indikation zur PAB-Herstellung beschränken auf planbare Eingriffe mit einer Transfusionsinzidenz von über 30%. Vor Operationen mit niedrigerer Transfusionsinzidenz ist die präoperative isovolämische Hämodilution die Maßnahme der Wahl [8].

Summary

Preoperative autogenous blood (PAB) deposit programs are expensive. Aside from primary costs of preparing PAB, the user incurs major secondary costs from additional preadmission visits with the surgeon and from excess production, utilization and outdating of PAB (transfer into the allogeneic blood supply is not permitted here). These costs will exceed 200 Mio DM annually, increasing with better acceptance of PAB programs. However, PAB deposits are only indicated if transfusion incidence for the intended elective procedure exceeds 30%. Below that, preoperative, isovolemic hemodilution is considered the method of choice for limiting exposure to allogeneic blood.

Literatur

1 Diekamp U: in Sibrowski W, et al (Hrsg):Transfusionsmedizin 1993/94. Beitr Infusionsther Transfusionsmed. Basel, Karger, 1994, pp 512–516.
2 Diekamp U: in Sibrowski W, et al (Hrsg):Transfusionsmedizin 1993/94. Beitr Infusionsther Transfusionsmed. Basel, Karger, 1994, pp 505–511.
3 Taborski U: in Mempel W, et al (Hrsg): Eigenbluttransfusion, 6. Informationstagung. München, Sympomed, 1994 (im Druck).
4 Birkemeyer JD, et al: Transfusion 1993;33:544–551.
5 Toy PCY, et al: N Engl J Med 1987;316:517–520.
6 von Bormann B, et al: Dtsch Ärztebl 1993;90:2912–2918.
7 Kruskall MS, et al: Transfusion 1986;26:335–340.
8 Ness PM, et al: Transfusion 1992;32:226–230.

Prof. Dr. med. U. Diekamp, Bluttransfusionsdienst
Zentralkrankenhaus St.-Jürgen-Straße, D-28205 Bremen (Deutschland)

Sibrowski W, Stangel W, Wegener S (Hrsg): Transfusionsmedizin 1993/94.
Beitr Infusionsther Transfusionsmed. Basel, Karger, 1994, vol 32, pp 520 – 523

Personalbedarf und Herstellungskosten präparativer Thrombozytapherese: Stimmt das Preis-Leistungs-Verhältnis?

U. Diekamp

Bluttransfusionsdienst am Zentralkrankenhaus St.-Jürgen-Straße, Bremen, Deutschland

Einleitung

Thrombozytenkonzentrat-Herstellung durch Apherese (TAPH) ist aufwendig, das Produkt entsprechend teuer. Abgabepreis laut DKG-NT Nr. 9593 DM 1094,80 (DM 995,– beim DRK-Blutspendedienst Niedersachsen). Die Hämapherese-Kommission der Deutschen Gesellschaft für Transfusionsmedizin und Immunhämatologie (DGTI) empfiehlt als Jahresleistung je Operator/Arzt/MTA 353/530/500 TAPH [1]. Diese Vorgabe bedeutete bei mir personalbedingte Herstellungskosten von DM 507,15 je TAPH (Tab. 1). Die übrigen Kosten betragen hier DM 556,73. Damit wäre wirtschaftliches TAPH-Herstellen hier unmöglich. Ich berichte über den eigenen TAPH-Personalschlüssel.

Methodik

Meine Personalbedarfsermittlung folgt Anhaltszahlen der Gutachter Ernst & Young [2], korrigiert um die effektive Jahresarbeitszeit (JAZ) für 1992 und umgerechnet in Minuten. JAZ = 253 Jahresarbeitstage × 7,7 Stunden – Fehlzeiten – Wege- und Umziehzeit = 1407/1599/1485 für Operator/Arzt/MTA-VA, da Fehlzeiten bei Operators 25,2%, bei Ärzten 14,2% und bei MTA/VA 21%, sowie Wege- und Umziehzeiten 3,46% betragen. Über Personalkosten je Arbeitsstunde berichte ich unter [3].

Ergebnisse

Tabelle 2 listet den Personalbedarf der beteiligten Berufsgruppen mit den daraus resultierenden Personalkosten je TAPH, getrennt für Spender mit (MU)

oder ohne (OU) ärztliche Erst- bzw. Jahresuntersuchung. Der Personalschlüssel bei Spendern-MU ist 1500/1450/2300 für Operator/Arzt/MTA gegenüber 1800/1900/2300 bei Spendern-OU. Die Personalkosten liegen mit DM 148,50 für Spender-MU bzw. DM 122,02 für Spender-OU um mehr als DM 350,– unter dem sich aus dem von der DGTI empfohlenen Personalschlüssel ergebenden Betrag von DM 507,15. Angesichts eines 10%-Anteils von Spendern mit Jahresuntersuchung liegen die tatsächlichen Herstellungskosten je TAPH hier bei DM 681,40.

Tab. 1. Herstellungskosten einer Thrombozytenkonzentratherstellung durch Apherese (TAPH)[a] bei Anwendung des DGTI-Personalschlüssels

	DM/Jahr	DGTI-Soll/Jahr	DM/TAPH	Summe DM/TAPH
1. Personalkosten 1992:				
Funktionsdienst	58 877[b]	353[b]	166,79	
Medizinisch-Technischer Dienst	56 097[b]	500[b]	112,19	
Ärztlicher Dienst	121 617[b]	533[b]	228,17	
Gesamt-Personalkosten je Produkt bei DGTI-Personalschlüssel				*507,15*
2. *Materialkosten 1992:*				
Apherese-Sets	163 780			
	565	TAPH durchgeführt	289,88	
Sonstiges TAPH-Material	14 087			
	565	TAPH durchgeführt	24,93	
Material für Spende und Eignungstests, je Produkt			28,63	
Gesamtmaterialkosten je Produkt				*343,44*
3. *Indirekte Kosten 1992:*	529 200			
	22 739	Konservenentnahmen		*23,27*
4. *Investitionskosten 1992:*				
Räume, Ausstattung	256 129			
	22 739	Konservenentnahmen	11,26	
Zellseparator	130 000			
	8 Jahre : 565	TAPH 1992	28,76	*40,02*
5. *Spenderaufwandsentschädigung* je Produkt				*150,00*
Herstellungskosten je TAPH, gesamt				*1 063,88*

[a] Präparative Thrombozytapherese.
[b] Berechnet auf Vollkraft.

Tab. 2. Personalbedarf und -kosten je TAPH bei Anwendung der Ernst & Young-Anhaltszahlen nach [2] (AZ)[a]

	Funktionsdienst		Ärztlicher Dienst		Med.-Techn. Dienst		Gesamt
	AZ	min	AZ	min	AZ	min	
Tätigkeiten							
Spender bestellen	8 100	10,4	–	–	–	–	
Spender untersuchen	8 100	10,4	6 300	15,2	–	–	
Aphereseprozedur	2 350	35,9	2 350	40,8	–	–	
Freigabeuntersuchung	–	–	1:9,13 MTA	4,3	3 100	28,8	
und Produktkontrolle			1:9,1 FD	6,2	8 550	10,4	
Gesamtzeit/TAPH mit SU[b]	–	56,7	–	66,5	–	39,2	
Gesamtzeit/TAPH ohne SU[b]	–	46,3	–	51,3	–	39,2	
Personalschlüssel							
TAPH mit SU/Vollkraft	1 490		1 450		2 300		
TAPH ohne SU/Vollkraft	1 820	–	1 870	–	2 300	–	
Personalkosten							
DM/TAPH mit SU[b]		39,54		84,28		24,68	148,50
DM/TAPH ohne SU[b]		32,30		65,04		24,68	122,02

[a] Anhaltszahlen (AZ) aus 1988 umgerechnet in Minuten und korrigiert um effektive Jahresarbeitszeit (JAZ).

[b] SU = Spenderuntersuchung immer bei Erstspender, danach im Jahresrhythmus.

Diskussion

Diese Personalbedarfs- und Herstellungskostenermittlung für TAPH beruht auf der effektiven Jahresarbeitszeit je Mitarbeiter als Input-Parameter. Die Methode zur Ableitung der Anhaltszahlen (AZ) von Ernst & Young [2] ist unveröffentlicht und daher nicht nachprüfbar. Bezüglich der nichtärztlichen Leistungen entsprachen die AZ im Prüfjahr 1988 etwa dem Personalbedarf, der sich aus der CAP-Laboratory Workload Recording Methode ermitteln ließ [4]. Bei Fortschreibung bis 1992 entstehen jedoch erhebliche Abweichungen. Die hier vorgestellten Zahlen beinhalten keinerlei HLA-relevante Aktivitäten (Spendersuche nach HLA-Kriterien bzw. HLA-Kompatibilitätsprüfung der Produkte).

Immerhin, bei Herstellungskosten von DM 681,40 ist die präparative Thrombozytapherese auch in einem kommunalen Bluttransfusionsdienst wirtschaftlich zu betreiben.

Summary

During their economic assessment of our medical center, the acountants Ernst & Young recommended staffing levels for our blood bank. Based on this and while applying the effective annual working time of each professional group (donor room personnel: operator/physician/medical technologist), we developed a staffing key for complete preparation and testing of apheresis-platelet concentrates (TAPH): with scheduled complete physical examinations (first-time donor, then annually) 1,500/1,450/2,300 procedures a year are considered an adequate output for the professional groups involved. With routine donor screening, the key is 1,800/1,900/2,300 procedures. This does not include any HLA-related activities. Based on this staffing key, our average personnel costs for TAPH are DM 124.67, or 18.3% of the total costs of such product (DM 681.40).

Literatur

1 Ständige Hämapherese-Kommission der DGTI: Mitteilungen. Infusionsther 1992;19:95.

2 Ernst & Young: Wirtschaftlichkeitsanalyse im Zentralkrankenhaus St.-Jürgen-Straße 1988. Frankfurt, Ernst & Young GmbH, 1992.

3 Diekamp U: in Sibrowski W, et al (Hrsg): Transfusionsmedizin 1993/94. Beitr Infusionsther Transfusionsmed. Basel, Karger, 1994, pp 505–511.

4 CAP Workload and Personnel Management Committee: Workload Recording Method & Personnel Management, 1992 Edition. Coll Am Pathol, Northfield, IL, 1991.

Prof. Dr. med. U. Diekamp
Bluttransfusionsdienst
Zentralkrankenhaus St.-Jürgen-Straße
D-28205 Bremen (Deutschland)

Sibrowski W, Stangel W, Wegener S (Hrsg): Transfusionsmedizin 1993/94.
Beitr Infusionsther Transfusionsmed. Basel, Karger, 1994, vol 32, pp 524 – 530

Transfusion Medicine Teaching for Harmonisation of Blood Transfusion Practice in Europe

U. Rossi

Department of Haematology and Blood Transfusion, Hospital of Legnano, Milano, Italy

The Progress of Transfusional Systems in Europe: Their Dependence on Research and Teaching

The development of blood transfusion practice and organisation has followed a remarkably different pace in European countries, and differences are rather evident now between West and East, North and South: one could hardly expect Europe to be otherwise, given its old history, which has accordingly shaped of course also the composite world of European blood transfusion.

It is certainly true that the development of a transfusional system is unavoidably related to the degree of the general, economical and social level of a country, or of an area of the world. Caution should however be exercised on the influence of huge industrial and commercial interests, aiming to induce a bigger and bigger 'consumption' and to let us all forget the paramount importance of other essential factors: 1) the availability and quality of *blood donors*; 2) the moral and political interest of *Governments and public Authorities*; 3) the *scientific culture and professional dedication* of specialists and staff working in blood transfusion.

Blood donation can't help being a reflection of the political 'health' of a country and of its national 'cohesion'. No doubts should be there, considering the high moral values practised by voluntary blood donors, that Governments should consider the organisation of blood donation and transfusion services as one of the most valuable *political* engagements.

The ways Governments should show their political interest are not limited to adequate funding, but should extend to proper *planning* of health services, to early *education* of general population and to fostering *scientific research.*

If it cannot be denied that progress of Transfusion Medicine in Europe will largely depend on many factors beyond our control, like economic development, political integration, industrial influence, social welfare, scientific progress, cultural education, etc., one should however be fully aware that the establishment of a transfusional system is essentially related to the existence of well-prepared specialists struggling for its improvement, and therefore to the effectiveness of the *specific teaching*, at all levels of medical and non-medical staff formation.

Harmonisation of blood transfusion practice in Europe will mainly depend on harmonisation of European Transfusion Medicine teaching, which is – by the way – more under our control than other political interventions.

Transfusion Medicine (TM)

More problems have emerged recently and have to be faced in the world of blood transfusion: prevention of blood-transmissible viral diseases, autologous transfusion, cryopreservation, therapeutic haemapheresis, bone marrow donation and transplantation, tissue banking, forensic haemogenetics, massive transfusions, information technology and data processing, etc.

'*Blood transfusion*' or '*Transfusion Medicine*'?, first of all. Is this choice just a matter of semantic preference, or maybe a fashion, or does it imply a more meaningful definition of the contents of our discipline and of its boundaries with other neighbouring medical disciplines?

Furthermore, which could be a satisfactory definition of a *Transfusion Medicine specialist*?

These issues, emerging from a session on 'Training and education' at the 1st ISBT European Regional Congress of 1989 in Lugano [1], were discussed at length at the First SIITS-AICT Symposium for European Cooperation (Cernobbio, 1st October 1990) on 'Teaching of Transfusion Medicine' [2].

ISBT and European Harmonisation of TM Postgraduate Specialist Teaching

A '*Proposal of a recommended minimum European curriculum of postgraduate teaching of Transfusion Medicine based upon the 1984–1985's Council of Europe's document*' [3] has been discussed, amended and defined, by the European transfusional community, during the main session on 'Teaching and education in Transfusion Medicine' [3] at the 3rd ISBT Regional (2nd European) Congress in Prague, on 15th October 1991, with the critical participation of representatives of the Council of Europe and of the European Community; has received the scientific consensus of the 1991 ISBT European Congress; has been proposed by the ISBT to the Council of Europe, and has been positively evaluated by its Committee of Experts in Blood Transfusion and Immunohaematology in May 1992.

The core of this proposal lies in the following *definition of a Transfusion Medicine specialist:* ' The specialist in Transfusion Medicine is a medically qualified person, having a thorough knowledge and sound experience of clinical medicine and laboratory medicine, having achieved a specific training in general haematology, immunology and blood transfusion practice, who is capable to ensure a maximum of efficacy and safety – for the donor and for the recipient – to any procedure of blood transfusion, who is responsible for the planning and organisation of the collection, preparation, storage, distribution and optimal use of blood and blood products under a controlled scheme of quality assurance, who can assist and advise on any diagnostic and therapeutic problem of patients requiring transfusion, who is actively participating in research and development and who is able and willing to teach Transfusion Medicine further to doctors, medical students and any other collaborating professionals'.

In other words, the Transfusion Medicine specialist is the physician who provides the *bridge* linking the donor to the patient and allowing the patient to be best helped by the donor.

The proposal emerged in Prague, in a slightly shortened form, has been submitted (on 18/9 and 7/10/1992) to the European Community (EC), as a term of reference for evaluation of any future national curriculum.

Two EC countries, Germany and Great Britain, have in the meantime (1992) established '*Transfusion Medicine*' as an autonomous speciality, in *5 years*, with a curriculum content rather similar to the 'European' one emerged in Prague and approved by the Council of Europe.

Consequently, application has been made to the EC for official *recognition of 'Transfusion Medicine' as an autonomous 'new' speciality* (with 5 years' duration and based on a common minimum European curriculum), reciprocally recognizable between member States according to the 1975 EC Directives, so as to allow circulation of TM specialists within most Western European countries.

Which should be the expected 'accomplished product' of our postgraduate teaching efforts in Transfusion Medicine?

All over Europe, we expect her or him to be a well-prepared clinician with *added* technological skills, managerial abilities and social duties: whatever her or his precise boundaries of activity in different local and clinical settings could be, we expect her or him to be more and more called to *understand* the patients' motivations for transfusion, to actively *help* to reach the patient's diagnosis, to be *interactive* with other clinical specialists to *jointly assess* the type and the extent of the therapy needed by the patient.

TM as an Autonomous Medical Speciality: Its Links with General Haematology

Immunohaematology, that is so relevant to the practice of blood transfusion, is undoubtedly a part of Haematology; from Haematology have also very often developed the organisation and operation of blood transfusion services, which at present time are still mainly directed by haematologists in many European countries. Hence the tendency to consider blood transfusion as a 'subspeciality' of *Haematology*.

It certainly is fundamental to include blood transfusion in the speciality curriculum of General Haematology, to ensure a common ground of knowledge and professional skill to all haematologists, whatever their specific job and field of application will be.

The '*practice*' of '*Transfusion Medicine*' as a specific professional responsibility, however, encompasses today – and increasingly more so in the future – a number of different aspects (immunological, technological, organisational, social), not normally required to such an extent from general haematologists, and certainly necessitating *further training*.

TM is therefore regarded nowadays as representing a *separate speciality* [3], at least in countries with a more developed medical organisation. TM, in other words, has been asked to care also about issues beyond the classical borders of Haematology and Internal Medicine, having to interact with other clinical and laboratory specialists, posing both diagnostic and therapeutic problems.

This does not at all imply that Haematology and Transfusion Medicine should be necessarily organised as separate hospital services; on the contrary, the coexistence of Haematology and Transfusion Medicine in the same department has often proved to be a rational and well functioning solution, allowing a more ready and complete intervention to meet patient's needs.

But it does certainly imply that the *responsibility* of the Department, or at least of the transfusional side of the Department, should be *fully committed to a Transfusion Medicine specialist* [3].

ISBT and European Harmonisation of TM Undergraduate Teaching

At the 4th Regional (3rd European) Congress, held in June 1993 in Barcelona, one session (on 15/6/1993) has been devoted to the 'Teaching of Transfusion Medicine to undergraduate medical students' [4]: based on a thorough recognition of its situation in all European countries, it gave birth to a *proposal of a common minimum European curriculum for Transfusion Medicine teaching to medical undergraduates.* The proposal, after a critical analysis by a specific ESTM study group, will then be forwarded to all European academic authorities.

A new European reform of medical studies, at least for EC countries, has been dictated by the '*Report and Recommendations on Undergraduate Medical Education*' recently (October 1992) adopted by the EC Advisory Committee on Medical Training.

TM is a medical profession deeply 'rooted' in many other scientific and medical disciplines, and its practice typically requires a multi-disciplinary formation. A *specific 'summing up' teaching of TM*, towards the end of the medical undergraduate curriculum, appears to be a logical and highly recommendable step to convey all the acquired basic knowledge into the necessary skills and attitudes of specific transfusional medical practice [4]. It is warmely hoped that the general aspects and informing principles, the structure and the content of this new European curriculum will greatly facilitate the *introduction of TM* and all its disciplinary roots *into the undergraduate medical curriculum.*

Contribution of National Societies to European Harmonisation of TM Teaching

As suggested at the end of the 1989 ISBT European Regional Congress in Lugano, the organization of '*Symposia for European Cooperation*' as part of National Congresses has been undertaken, by the *Italian* National Society, starting in 1990 in Cernobbio, with two Symposia on 'Teaching of Transfusion Medicine' [2] and 'Voluntary blood donors Associations: present and future' [5].

The series continued in 1992, in Roma, with two other Symposia on 'Therapy with plasma and albumin: production and clinical use' [6] and 'Mass media and blood donation' [7].

Common features of these four Symposia have been, so far, the recognition of the present situation possibly in all countries of our new 'broader' Europe, the trial of 'transfusing' all the scientific data and documentation work gathered by the Council of Europe and by National Societies into the European Community, and the elaboration of some concrete proposals or guidelines for further harmonisation within Europe.

Another open field for European harmonisation, on the initiative of the two ISBT Counsellors for the European Region, will be the *strengthening of the link between National Societies and the ISBT*, recently proposed to all the Societies of the 'broader' Europe, to establish a common network of reciprocal information and to discuss the prospects of future scientific activities in the field of TM in Europe.

National Societies should also contribute to the capillary divulgence, among all physicians and professionals in their own countries, of the basic principles and prescriptions on blood transfusion contained in the *ISBT Code* of ethics, that since 13 years are waiting for a complete and generalised application.

Contribution of the ESTM to European Harmonisation of TM Teaching

The 'proposal of a recommended minimum European curriculum' made in Prague in 1991 (clearly indicating TM as deeply rooted in Haematology and Immunology and in many other disciplines) has also been taken as term of references for all didactic activities of the *European School of Transfusion Medicine (ESTM)*, and its 'definition of a Transfusion Medicine specialist' has become a sort of frame and a 'unifying concept' for the harmonisation of TM in Europe aimed to by the ESTM.

The activity of the ESTM has started in September 1992 in Moscow, with a session on TM [8], during a course on 'Paediatric Haematology' organised by the European School of Haematology (ESH).

Other accomplishments in 1993 have been the participation on 12/5/93 in Sec (Prague) to a meeting of the Czech Society of Haematology and Blood Transfusion on 'Future steps in Blood Transfusion Medicine', the co-sponsorship of a scientific session on 13/5/93 in Jerusalem at the joint Meeting of the Mediterranean Blood Club / Israelian Society of Haematology and Blood Transfusion on 'How to learn Transfusion Medicine', the organisation on 12/6/93 in Barcelona of the educational course of the 4th ISBT Regional (3rd European) Congress (and 4th Congress of the Spanish Society of Blood Transfusion) on 'Transfusion Medicine in clinical practice in the year 2000' [9], and the celebration of its first birthday in Russia again with a residential course in St. Petersburg (6–8/9/93) on 'Current problems of Transfusion Medicine in clinical practice' [10].

The Shape of Transfusional Europe

How do we want our '*transfusional Europe*'? What do we actually mean by 'Europe'? Do we mean the '*Europe of the 12*' countries politically assembled in the European Community (EC)? Or the '*Europe of the 26*' countries (by now – September 1993 – plus 13 more with 'special guest status') being members of the Council of Europe (CE)? Or the far more numerous countries (51?, whose exact numeration is still under definition), on the whole belonging to the *geographical and/or political concept of Europe*, broadly conceived to cover a multi-ethnical territory from Portugal to Azerbaidjan, from Iceland to Cyprus? Including Israel – in spite of geography – as in the 'continental' subdivisions of our international scientific Societies?

All these 3 different definitions of 'Europe', each of them, have different levels of institutional, political, promotional, scientific and cultural powers.

Summary

However intended, European integration is approaching, with more or less binding procedures, for many aspects of our countries' political life. *'Transfusional integration'* will require intensive efforts, by all professionals working in blood transfusion all over Europe, to understand that progresses of any kind in *one* nation's Transfusion Medicine will not be completely effective unless they will be *shared* by all the rest of European nations.

Recognition and harmonisation of teaching criteria and training procedures are essential.

The birth and the rapid growth of the European School of Transfusion Medicine (ESTM) is a clear witness of the profound need for increasing harmonisation of the teaching of Transfusion Medicine within Europe.

References

1 Castelli D, (eds): Transfusion in Europe. Proc 1st ISBT Regional Congress European Region, Lugano, 7–10 May 1989. Paris, ISBT – Arnette, 1990.

2 Rossi U, Cash JD (eds): Teaching of Transfusion Medicine. Proc 1st SIITS-AICT Symposium for European Cooperation, Cernobbio, 1st October 1990. Milano, SIITS-AICT, 1991.

3 Rossi U, Cash JD (eds): Teaching and Education in Transfusion Medicine. Proc Main Session on 15th October at the 3rd ISBT Regional (2nd European) Congress in Prague. Milano, ISBT-SIITS-AICT, 1992.

4 Rossi U, Seyfried H (eds): Teaching of Transfusion Medicine to Undergraduate Medical Students. Proc. Session on 15th June 1993 at the 4th ISBT Regional (3rd European) Congress in Barcelona (in press).

5 Rossi U, (eds): Voluntary Blood Donors Associations: Present and Future. Proc2nd SIITS-AICT Symposium for European Cooperation, Cernobbio, 6th October 1990. Milano, SIITS-AICT, 1991.

6 Rossi U, (eds): Therapy with Plasma and Albumin: Production and Clinical Use. Proc 3rd SIITS-AICT Symposium for European Cooperation, Roma, 6th June 1992, Milano, SIITS-AICT, 1992.

7 Rossi U, et al (eds): Mass Media and Blood Donation. Proc 4th SIITS-AICT Symposium for European Cooperation, Roma, 6th June 1992. Milano, SIITS-AICT, 1992.

8 Rossi U, Todd A (eds): Transfusion Medicine in Paediatric Haematology. Proc 1st ESTM Course, Moscow, 7th September 1992. Milano, ESTM, 1993.

9 Rossi U, Van Aken W, Martin-Vega C (eds): Transfusion Medicine in Clinical Practice in the Year 2000. Proc ESTM Educational Course of the 4th ISBT Regional (3rd Europe) Congress, Barcelona, 12th June 1993. Milano, ESTM, 1993.

10 Todd AAM, Rossi U (eds): Current Problems of Transfusion Medicine in Clinical Practice. Proc ESTM Course, St. Petersburg, 6–8/9/1993. Milano, ESTM, 1993.

Prof. Dr. Umberto Rossi
ISBT Counsellor for Western Europe; ESTM President
Primario Servizio di Ematologia e Centro Trasfusionale
Ospedale Civile, USSL 70
I-20025 Legnano/Milano (Italia)

Sachwortverzeichnis / Subject Index